CB135957

SONO

Atualização Terapêutica

Série Sono

- Manual de Métodos Diagnósticos em Medicina do Sono
- Sono – Do Diagnóstico ao Tratamento
- Sono – Atualização Terapêutica

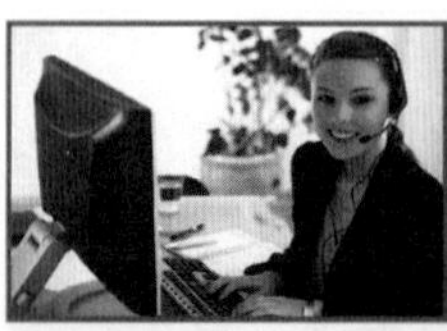

SAL
SERVIÇO DE ATENDIMENTO AO LEITOR
Tel.: 08000267753

www.atheneu.com.br

(21) 99165-6798 Facebook.com/editoraatheneu Twitter.com/editoraatheneu Youtube.com/atheneueditora

Série Sono

SONO

Atualização Terapêutica

Coordenador da Série
Luciano Ribeiro Pinto Junior

Editores
Andrea Frota Bacelar Rêgo
George do Lago Pinheiro
Luciano Ribeiro Pinto Junior

Associação Brasileira do Sono

Atheneu
Rio de Janeiro • São Paulo
2023

EDITORA ATHENEU

São Paulo — Rua Maria Paula, 123 – 18º andar
Tel.: (11) 2858-8750
E-mail: atheneu@atheneu.com.br

Rio de Janeiro — Rua Bambina, 74
Tel.: (21) 3094-1295
E-mail: atheneu@atheneu.com.br

PRODUÇÃO EDITORIAL: Equipe Atheneu
CAPA: Equipe Atheneu
DIAGRAMAÇÃO: Know-How Editorial

CIP-BRASIL. CATALOGAÇÃO NA PUBLICAÇÃO
SINDICATO NACIONAL DOS EDITORES DE LIVROS, RJ

S686

Sono : atualização terapêutica / coordenador da série Luciano Ribeiro Pinto Junior ; editores Andrea Frota Bacelar Rêgo, George do Lago Pinheiro, Luciano Ribeiro Pinto Junior. - 1. ed. - Rio de Janeiro : Atheneu, 2023.
: il. (Sono)

Inclui bibliografia e índice
ISBN 978-65-5586-643-8

1. Sono. 2. Distúrbios do sono. I. Pinto Junior, Luciano Ribeiro. II. Rêgo, Andrea Frota Bacelar. III. Pinheiro, George do Lago. IV. Série.

22-80915 CDD: 616.8498
CDU: 616.8-009.836

Meri Gleice Rodrigues de Souza - Bibliotecária - CRB-7/6439

27/10/2022 01/11/2022

RÊGO, A. F. B.; PINHEIRO, G. L.; PINTO JUNIOR, L. R.
Série Sono – Volume Sono – Atualização Terapêutica

© Direitos reservados à EDITORA ATHENEU – Rio de Janeiro, São Paulo, 2023

Editores

Andrea Frota Bacelar Rêgo

Diretora Médica da Carlos Bacelar Clínica. Doutora em Neurologia pela Universidade Federal do Estado do Rio de Janeiro (UNIRIO). Especialista em Neurologia pela Academia Brasileira de Neurologia (ABN) e em Neurofisiologia Clínica pela Sociedade Brasileira de Neurofisiologia Clínica (SBNC). Especialista em Medicina do Sono pela Academia Brasileira de Neurologia (ABN).

George do Lago Pinheiro

Otorrinolaringologista com área de atuação em Medicina do Sono. Doutorando em Ciências pela Faculdade de Medicina da Universidade de São Paulo (FMUSP). Médico Assistente do Laboratório do Sono do Instituto do Coração (InCor-FMUSP). Médico da Unidade do Sono do Hospital Alemão Oswaldo Cruz.

Luciano Ribeiro Pinto Junior

Especialista em Neurologia pela Academia Brasileira de Neurologia (ABN), Neurofisiologia Clínica pela Sociedade Brasileira de Neurofisiologia Clínica (SBNC) e Medicina do Sono pela ABN. Mestre em Neurologia pela Universidade de São Paulo (USP). Doutor em Ciências pela Universidade Federal de São Paulo (UNIFESP).

Colaboradores

Alan Luiz Eckeli

Professor de Neurologia e Medicina do Sono da Faculdade de Medicina de Ribeirão Preto da Universidade de São Paulo (FMRP-USP).

Alexandre Pinto de Azevedo

Médico Psiquiatra. Assistente do Programa de Transtornos do Sono do Instituto de Psiquiatria (IPq) do Hospital das Clínicas da Faculdade de Medicina da Universidade de São Paulo (HC-FMUSP). Supervisor da Residência Médica em Medicina do Sono do HC-FMUSP. Coordenador Científico da Comissão de Medicina do Sono da Associação Paulista de Medicina (APM).

Anna Carolina Luvizotto Monazzi

Neurologista Infantil pela Santa Casa de Misericórdia de São Paulo. Médica do Sono pela Faculdade de Medicina da Universidade de São Paulo (FMUSP). Colaboradora do Ambulatório e Laboratório do Sono do Instituto da Criança da FMUSP.

Andrea Cecilia Toscanini

Médica Clínica. Doutora em Ciências pela Faculdade de Medicina da Universidade de São Paulo (FMUSP). Pesquisadora do Ambulatório de Sono do Instituto de Psiquiatria (IPq) do Hospital das Clínicas da Faculdade de Medicina da Universidade de São Paulo (HC-FMUSP). Responsável pela Actigrafia do Hospital Israelita Albert Einstein (HIAE). Presidente do Comitê de Sono da Associação Paulista de Medicina (APM).

Andrea Maculano Esteves

Doutorado em Ciências pela Universidade Federal de São Paulo (UNIFESP). Professora MS-3.2 da Universidade Estadual de Campinas (UNICAMP). Membro do Conselho de Educação Física do Comitê Interdisciplinar da Associação Brasileira do Sono (ABS).

Bianca Martins

Psicóloga Clínica pela Universidade do Extremo Sul Catarinense. Formação em Neuropsicologia Clínica pelo Instituto WP Terapias Cognitivas. Psicóloga do Sono pela Associação Brasileira do Sono (ABS) e Sociedade Brasileira de Psicologia (SBP). Psicóloga Membro da AkasA – Formação & Conhecimento.

Camila de Castro Corrêa

Professora do Centro Universitário Planalto do Distrito Federal (Uniplan). Pós-Doutoranda e Doutora em Bases Gerais da Cirurgia pela Faculdade de Medicina de Botucatu (UNESP). Doutorado Sanduíche pela Sapienza Università di Roma. Especialização em Voz em andamento. Especialista em Motricidade Orofacial pelo Conselho Federal de Fonoaudiologia (CFFa). Certificada em Sono pela Associação Brasileira do Sono (ABS). Associada e integrante de comissões na Sociedade Brasileira de Fonoaudiologia (SBFa) e Associação Brasileira de Motricidade Orofacial (ABRAMO).

Cibele Dal Fabbro

Doutora em Ciências pela Universidade Federal de São Paulo (UNIFESP). Mestre em Reabilitação Oral pela Faculdade de Odontologia de Bauru da Universidade de São Paulo (FOB-USP). Especialista em Disfunção Temporomandibular/Dor Orofacial (DTM/DOF) pelo Conselho Federal de Odontologia (CFO). Especialista em Acupuntura pelo Instituto de Ortopedia e Traumatologia do Hospital das Clínicas da Faculdade de Medicina da Universidade de São Paulo (IOT-HC-FMUSP). Coordenadora da Divisão Odontológica e do Curso de Capacitação em Odontologia do Sono do Instituto do Sono. Professora Associada da Universidade de Montreal, Canadá. *Research Center* do CIUSSS & CHUM da Faculdade de Medicina Dentária da Universidade de Montreal. *Research Assistent* do Center for Advance Research in Sleep Medicine da Faculdade de Medicina Dentária da Universidade de Montreal e CIUSSS Nord Île de Montreal.

Claudia Roberta de Castro Moreno

Graduada em Biologia pela Universidade Presbiteriana Mackenzie. Mestre e Doutora em Saúde Pública pela Universidade de São Paulo (USP). Realizou estágio durante o Doutorado no Institute for Circadian Physiology, Cambridge, EUA. Pós-Doutorado pela Faculdade de Saúde Pública da USP; pelo Instituto do Sono da Universidade Federal de São Paulo (UNIFESP), com bolsa de Jovem Pesquisador da Fundação de Amparo à Pesquisa do Estado de São Paulo (FAPESP); e pelo Stress Research Institute, Suécia.

Clélia Maria Ribeiro Franco

Graduada em Medicina pela Universidade Federal de Pernambuco (UFPE). Neurologista certificada pela Associação Brasileira de Neurologia/Associação Médica Brasileira (ABN/AMB). Residência Médica e Mestrado em Neurologia/Neurociências pela Universidade Federal de São Paulo (UNIFESP). Doutorado em Neuropsiquiatria e Ciências do Comportamento pela UFPE. Certificada em Neurofisiologia Clínica pela Sociedade Brasileira de Neurofisiologia Clínica (SBNC) e AMB. Membro titular certificada, participante da Comissão de Ensino e Coordenadora do Departamento Científico de Sono da ABN. Médica Neurologista e Preceptora dos Programas de Residência Médica em Neurologia dos Hospitais Universitários Oswaldo Cruz da UPE e Hospital das Clínicas da UFPE.

Cristiane Assis de Oliveira

Pneumologista. Especialista em Medicina do Sono pela Universidade Federal de São Paulo (UNIFESP). Certificada pela Associação Brasileira do Sono (ABS) e Associação Médica Brasileira (AMB).

Daiana Moreira Mortari

Certificada em Fisioterapia do Sono pela Associação Brasileira do Sono (ABS) e Associação Brasileira de Fisioterapia Cardiorrespiratória e Fisioterapia em Terapia Intensiva (ASSOBRAFIR). Mestre em Ciências Pneumológicas pela Universidade Federal do Rio Grande do Sul (UFRGS).

David Sandes Sobral

Médico pela Escola Bahiana de Medicina e Saúde Pública (EBMSP). Especialista em Otorrinolaringologia pela Associação Médica Brasileira (AMB) e pelo Ministério da Educação (MEC). Especialista em Medicina do Sono pela AMB. Certificado de área de atuação em Cirurgia Craniomaxilofacial pela AMB. Mestre em Ciências Cirúrgicas pela Universidade Federal do Rio Grande do Sul (UFRGS). Ex-Presidente da Regional Bahia da Associação Brasileira do Sono (ABS) e Liga Baiana do Sono. Coordenador dos ambulatórios de Ronco e Apneia e Cirurgia Craniomaxilofacial do Hospital Irmã Dulce. *Editorial Board* do *Brazilian Journal of Otorhinolaryngology* e *Sleep Science*.

Elaine Cristina Marqueze

Graduada em Educação Física pela Universidade do Estado de Santa Catarina (UDESC). Mestre em Saúde Coletiva pela Universidade do Sul de Santa Catarina (UNISUL). Doutora em Ciências pela Faculdade de Saúde Pública da Universidade de São Paulo (USP). Doutora pelo Stress Research Institute da Universidade de Estocolmo, Suécia. Doutora pela Faculdade de Saúde Pública da USP. Livre-Docência pela Faculdade de Saúde Pública da USP. Professora Associada do Programa de Mestrado e Doutorado em Saúde Coletiva da Universidade Católica de Santos (UNISANTOS). Membro do Boarding da Working Time Society (2021-2024). Vice-Presidente da Regional do Litoral e do Vale do Paraíba da Associação Brasileira do Sono (ABS). Representante do Comitê de Cronobiologia da ABS. Membro do Comitê de Epidemiologia da Associação Brasileira de Saúde Coletiva (ABRASCO) (2016-2022). Experiência na área de Cronobiologia Humana, Saúde Pública e Epidemiologia, com ênfase em Trabalho em Turnos e Noturno. Temas centrais de pesquisa: Cronobiologia Humana, Trabalho em Turnos e Noturno e Sono.

Erika Cristine Treptow

Pneumologista, com área de atuação em Medicina do Sono. Médica e Pesquisadora do Instituto do Sono.

Esther Mandelbaum Gonçalves Bianchini

Fonoaudióloga. Especialista em Motricidade Orofacial. Mestre em Educação – Distúrbios da Comunicação pela Pontifícia Universidade Católica de São Paulo (PUC-SP). Doutora em Ciências – Fisiopatologia Experimental pela Faculdade de Medicina da Universidade de São Paulo (FMUSP). Professora do Programa de Estudos Pós-Graduados da PUC-SP. Representante do Conselho de Fonoaudiologia da Associação Brasileira do Sono (ABS).

Evelyn Lucien Brasil

Fisioterapeuta. Referência do Serviço de Adaptação de *Continuous Positive Airway Pressure* (CPAP) do Hospital Israelita Albert Einstein (HIAE). Fisioterapeuta do Sono, certificada pela Associação Brasileira do Sono (ABS). Coordenadora da Pós-Graduação em Sono do HIAE. Mestre em Ciências da Saúde pelo Departamento de Psicobiologia da Universidade Federal de São Paulo (UNIFESP).

Fabiane Kayamori

Fonoaudióloga pela Faculdade de Odontologia de Bauru da Universidade de São Paulo (FOB-USP). Doutora em Ciências pela Faculdade de Medicina da Universidade de São Paulo (FMUSP). Pós-Doutorado em Fonoaudiologia pela Pontifícia Universidade Católica de São Paulo (PUC-SP).

Fabíola Paula Galhardo Rizzatti

Pneumologista com área de atuação em Medicina do Sono pela Associação Médica Brasileira (AMB). Doutora pela Faculdade de Medicina de Ribeirão Preto da Universidade de São Paulo (FMRP-USP). Pós-Doutorado pela Escola Paulista de Medicina da Universidade Federal de São Paulo (EPM-UNIFESP). Professora da disciplina de Pneumologia da EPM-UNIFESP.

Fernanda Louise Martinho Haddad

Professora do Departamento de Otorrinolaringologia e Cirurgia de Cabeça e Pescoço da Universidade Federal de São Paulo (UNIFESP). Mestre e Doutora pela UNIFESP. Área de atuação em Medicina do Sono pela Associação Médica Brasileira (AMB).

Fernando Gustavo Stelzer

Graduado em Medicina pela Universidade Federal de Ciências da Saúde de Porto Alegre (UFCSPA). Residência Médica em Neurologia e em Neurofisiologia Clínica (Eletroencefalografia e Polissonografia). Mestrado em Neurologia pela Faculdade de Medicina de Ribeirão Preto da Universidade de São Paulo (FMRP-USP). Doutorado em Ciências da Saúde pela UFCSPA. Professor do Curso de Medicina da Universidade do Vale do Rio do Sinos (UNISINOS).

Fernando Morgadinho Santos Coelho

Neurologista. Especialista em Medicina do Sono. Professor Livre-Docente do Departamento de Neurologia e Neurocirurgia da Universidade Federal de São Paulo (UNIFESP).

Flávia Baggio Nerbass

Fisioterapeuta. Doutora em Ciências pela Faculdade de Medicina da Universidade de São Paulo (FMUSP). Atuação no Laboratório do Sono do Instituto do Coração do Hospital das Clínicas da Faculdade de Medicina da Universidade de São Paulo (InCor-HC-FMUSP). Especialista em Fisioterapia Cardiorrespiratória pelo InCor-HC-FMUSP. Fisioterapeuta do Sono, certificada pela Associação Brasileira do Sono (ABS) e Associação Brasileira de Fisioterapia Cardiorrespiratória e Fisioterapia em Terapia Intensiva (ASSOBRAFIR) por notório saber. Sócia-Proprietária da TRINO – Terapia Respiratória e do Sono, Pesquisa & Ensino. Membro da Liga Mineira de Sono. Mestre e Doutora em Ciências da Reabilitação pela Universidade Federal de Minas Gerais (UFMG). PhD em Health Sciences pela Univesity of Sydney, Austrália.

Gabriel Natan Pires

Biomédico pela Universidade Federal de Ciências da Saúde de Porto Alegre (UFCSPA). Mestre e Doutor em Psicobiologia pela Universidade Federal de São Paulo (UNIFESP). Pós-Doutorando pela UNIFESP. Diretor de Pesquisa na SleepUp. Pesquisador no Instituto do Sono.

Geraldo Nunes Vieira Rizzo

Especialista em Neurologia, Neurofisiologia e Medicina do Sono pela Associação Médica Brasileira (AMB). Membro da Academia Americana de Medicina do Sono. Membro da Associação Mundial de Medicina do Sono. Membro Titular da Academia Brasileira de Neurologia (ABN). Membro Titular da Sociedade Brasileira de Neurofisiologia Clínica (SBNC). Membro do Serviço de Neurologia do Hospital Moinhos de Vento.

Gisele Richter Minhoto

Psiquiatra com área de atuação em Medicina do Sono pela Associação Brasileira de Psiquiatria (ABP) e Associação Médica Brasileira (AMB). Neurofisiologista Clínica pela Sociedade Brasileira de Neurofisiologia Clínica (SBNC) e AMB. Doutora em Ciências pela Escola Paulista de Medicina da Universidade Federal de São Paulo (EPM-UNIFESP). Professora Titular da Escola de Medicina da Pontifícia Universidade Católica do Paraná (PUC-PR).

Giselle Soares Passos

Graduada em Educação Física pela Universidade de Franca (UNIFRAN). Mestrado e Doutorado em Ciências pelo Departamento de Psicobiologia da Escola Paulista de Medicina da Universidade Federal de São Paulo (EPM-UNIFESP) na área de Medicina e Biologia do Sono, Pós-Doutorado pela Arizona State University/ASU – Edson College of Nursing and Health Innovation, EUA. Professora Associada da Unidade Acadêmica de Ciências da Saúde e Professora Orientadora do Programa de Mestrado em Ciências Aplicadas à Saúde da Universidade Federal de Jataí (UFJ). Membro do Conselho de Educação Física do Comitê Interdisciplinar da Associação Brasileira do Sono (ABS).

Gustavo Antonio Moreira

Doutor em Ciências pela Universidade Federal de São Paulo (UNIFESP). Especialista em Pediatria com área de atuação em Medicina do Sono. Médico e Pesquisador do Instituto do Sono, São Paulo.

Ila Marques Porto Linares

Psicóloga pela Universidade Federal de São Carlos (UFSCar). Mestre em Neurociências pela Faculdade de Medicina de Ribeirão Preto da Universidade de São Paulo (FMRP-USP). Doutora em Saúde Mental pela FMRP-USP. Especialista em Psicoterapia Clínica pelo Paradigma – Centro de Ciências e Tecnologia do Comportamento. Certificada em Psicologia do Sono pela Associação Brasileira do Sono (ABS). Psicóloga Voluntária no Instituto da Criança do Hospital das Clínicas da Faculdade de Medicina da Universidade de São Paulo (HC-FMUSP), atuando no Ambulatório do Sono da Criança.

João Victor Valinho de Moraes

Médico pela Escola Superior de Ciências da Santa Casa de Misericórdia de Vitória, Rio de Janeiro. Médico Psiquiatra pelo Instituto Phillipe Pinel, Rio de Janeiro. Residente em Medicina do Sono pela Universidade de São Paulo (USP). Médico do Trabalho pelas Faculdades Unidas do Norte de Minas (FUNORTE).

Juliana Arcanjo Lino

Certificada em Fisioterapia do Sono pela Associação Brasileira do Sono (ABS) e Associação Brasileira de Fisioterapia Cardiorrespiratória e Fisioterapia em Terapia Intensiva (ASSOBRAFIR). Doutora em Ciências Médicas pela Universidade Federal do Ceará (UFC).

Katie Almondes

Docente do Departamento de Psicologia e do Programa de Pós-Graduação em Psicobiologia pela Universidade Federal do Rio Grande do Norte (UFRN). Mestre e Doutora em Psicobiologia pela UFRN. Pós-Doutorado em Medicina Molecular pela Universidade Federal de Minas Gerais (UFMG); e em Personalidad, Evaluación y Tratamiento pela Universidad de Salamanca, Espanha. Pesquisadora do Conselho Nacional de Desenvolvimento Científico e Tecnológico (CNPq). Coordenadora do Ambulatório do Sono (AMBSONO) e do Ambulatório de Narcolepsia e Apneia do Sono Infantil (AMBNAP). Coordenadora do Curso de Especialização em Sono da UFRN. Psicóloga do Sono pela Associação Brasileira do Sono (ABS) e pela Sociedade Brasileira de Psicologia (SBP).

Leticia Maria Santoro Franco Azevedo Soster

Neurologista Infantil, Neurofisiologista Clínica e Médica do Sono. Responsável pelo serviço de sono infantil e Vice-supervisora do Programa de Residência Médica em Medicina do Sono do Hospital das Clínicas da Faculdade de Medicina da Universidade de São Paulo (HC-FMUSP). Neurofisiologista Clínica e Coordenadora da Pós-Graduação em Sono do Hospital Israelita Albert Einstein.

Liliane P. de Souza Mendes

Fisioterapeuta. Doutora em Ciências pela Faculdade de Medicina da Universidade de São Paulo (FMUSP). Especialista em Fisioterapia Cardiorrespiratória pelo Instituto do Coração do Hospital das Clínicas da Faculdade de Medicina da Universidade de São Paulo (InCor-HC-FMUSP). Fisioterapeuta do Sono, certificada pela Associação Brasileira do Sono (ABS) e Associação Brasileira de Fisioterapia Cardiorrespiratória e Fisioterapia em Terapia Intensiva (ASSOBRAFIR). Sócia-Proprietária da TRINO – Terapia Respiratória e do Sono, Pesquisa & Ensino. Membro da Liga Mineira de Sono.

Luis Fernando Grossklauss

Residência Médica em Neurologia Infantil pela Universidade Federal de São Paulo (UNIFESP). Especialização em Audit Health pela Universidade Gama Filho (UGF). Extensão Universitária em Myologie pela Faculté de Médicine de la Pitié-Salpêtrière, Sorbonne Université, França. Formação em Pesquisa Clínica pela Invitare Pesquisa Clínica Auditoria e Consultoria, Brasil.

Manoel Alves Sobreira Neto

Graduado em Medicina pela Universidade Federal do Ceará (UFC). Residência Médica em Neurologia e Neurofisiologia Clínica e Medicina do Sono no Hospital das Clínicas da Faculdade de Medicina de Ribeirão Preto da Universidade de São Paulo (FMRP-USP). Doutorado em Neurologia pela FMRP-USP. Professor Adjunto da UFC.

Márcia Assis

Neurologista e Neurofisiologista.

Marcio L. de S. Bezerra

Graduação em Medicina pela Universidade Federal do Rio de Janeiro (UFRJ). Residência Médica na Faculdade de Medicina de Ribeirão Preto da Universidade de São Paulo (FMRP-USP). Mestre em Neurologia pela Universidade Federal Fluminense (UFF). Membro Titular da Academia Brasileira de Neurologia (ABN). Membro Titular da Sociedade Brasileira de Neurofisiologia Clínica (SBNC). Especialista em Medicina do Sono pela Associação Brasileira do Sono (ABS), Associação Médica Brasileira (AMB) e pelo Conselho Regional de Medicina do Rio de Janeiro (CREMERJ).

Marco Tulio de Mello

Doutor em Psicobiologia pela Universidade Federal de São Paulo (UNIFESP). Pós-Doutorado pela UNIFESP. Livre-Docente pela UNIFESP e Universidade de Campinas (UNICAMP). Professor Titular da Escola de Educação Física, Fisioterapia e Terapia Ocupacional da Universidade Federal de Minas Gerais (EEFFTO-UFMG). Diretor Técnico do Centro Multidisciplinar em Sonolência e Acidentes (CEMSA). Diretor Técnico do Centro de Estudos em Psicobiologia e Exercício. Pesquisador 1A do Conselho Nacional de Desenvolvimento Científico e Tecnológico (CNPq).

Marcos Gonçalves Santana

Graduado em Educação Física pela Universidade Federal de Goiás (UFG). Mestrado e Doutorado em Ciências pela Universidade Federal de São Paulo (UNIFESP). Pós-Doutorado pela Arizona State University (ASU)/Edson College of Nursing and Health Innovation, EUA. Professor Associado da Unidade de Ciências da Saúde e Professor Orientador do Programa de Pós-Graduação em Ciências Aplicadas à Saúde da Universidade Federal de Jataí (UFJ). Membro do Conselho de Educação Física do Comitê Interdisciplinar da Associação Brasileira do Sono (ABS).

Maria Laura Nogueira Pires

Psicóloga com atuação em Psicologia do Sono. Doutora em Ciências pela Universidade Federal de São Paulo (UNIFESP). Pós-Doutorado pela Oregon Health Science University (OHSU), EUA. Certificação em Psicologia do Sono pela Associação Brasileira do Sono (ABS) e pela Sociedade Brasileira de Psicologia (SBP).

Marieli Timpani Bussi

Mestre em Ciências da Cirurgia pela Faculdade de Ciências Médicas da Universidade de Campinas (FCM-UNICAMP). Especialista em Fonoaudiologia do Sono pela Associação Brasileira do Sono (ABS). Especialista em Motricidade Orofacial pelo Centro Especializado em Fonoaudiologia Clínica (CEFAC). Fonoaudióloga do Ambulatório Multidisciplinar de Distúrbios do Sono da disciplina de Otorrinolaringologia da UNICAMP.

Michel Burihan Cahali

Médico Otorrinolaringologista. Doutor em Ciências pela Faculdade de Medicina da Universidade de São Paulo (FMUSP). Responsável pela Medicina do Sono da Clínica de Otorrinolaringologia do Hospital das Clínicas da Faculdade de Medicina da Universidade de São Paulo (HC-FMUSP). Responsável pela Medicina do Sono do Serviço de Otorrinolaringologia do Hospital do Servidor Público Estadual de São Paulo.

Monica Levy Andersen

Graduada em Ciências Biológicas, Modalidade Médica, pela Universidade Estadual Paulista "Júlio de Mesquita Filho" (UNESP). Mestre e Doutora pelo Departamento de Psicobiologia da Universidade Federal de São Paulo (UNIFESP). Pós-Doutorado pela Emory University, EUA. Chefe da Disciplina de Medicina e Biologia do Sono do Departamento de Psicobiologia da UNIFESP. Diretora de Ensino e Pesquisa do Instituto do Sono. Coordenadora do Conselho Nacional de Controle de Experimentação Animal (CONCEA) (2015-2018). Ganhadora do Prêmio L'Oreal Mulheres na Ciência de 2007. Autora de mais de 560 artigos científicos e mais de 40 capítulos de livros.

Mônica Rocha Müller

Psicóloga Clínica. Especialista em Análise do Comportamento pelo Instituto Brasileiro de Análise do Comportamento (IBAC). Mestre em Psicologia pela Universidade de Brasília (UnB). Psicóloga do Sono, certificada em Psicologia do Sono pela Associação Brasileira do Sono (ABS) e Sociedade Brasileira de Psicologia (SBP) por notório saber. Membro da Comissão de Psicologia da ABS.

Murilo Dáttilo

Nutricionista pelo Centro Universitário São Camilo (CUSC). Doutor e Mestre pela Universidade Federal de São Paulo (UNIFESP). Titulado Especialista em Nutrição em Esportes pela Associação Brasileira de Nutrição (ASBRAN). Pós-Graduado em Nutrição Esportiva e Qualidade de Vida pelas Faculdades Integradas de Santo André (FEFISA). Membro do Corpo Diretivo da Associação Brasileira de Nutrição Esportiva (ABNE). Fundador do Instituto Brasileiro de Nutrição Esportiva (IBNESP).

Pedro Rodrigues Genta

Médico Assistente do Laboratório do Sono do Instituto do Coração do Hospital das Clínicas da Faculdade de Medicina da Universidade de São Paulo (InCor-HC-FMUSP), Serviço de Pneumologia. Professor Livre-Docente pela FMUSP.

Raimundo Nonato Delgado Rodrigues

Médico Neurologista pela Academia Brasileira de Neurologia (ABN). Professor Associado da Faculdade de Medicina da Universidade de Brasília (UnB). Especialista em Medicina do Sono pela ABN e Associação Brasileira do Sono (ABS).

Raphael Alves Campanholi

Graduado em Nutrição e Mestrando em Ciências da Saúde pela Faculdade de Medicina do ABC (FMABC). Membro da Comissão Científica da Associação Brasileira de Nutrição Esportiva (ABNE).

Renata de Andrade Prado Gobetti

Médica Neuropediatra pela Escola Paulista de Medicina da Universidade Federal de São Paulo (EPM-UNIFESP). Doutoranda em Neurociências pela Faculdade de Medicina da Universidade de São Paulo (FMUSP). Médica Colaboradora do Ambulatório e Laboratório de Medicina do Sono Infantil do Instituto da Criança da USP.

Renatha El Rafihi-Ferreira

Certificada em Psicologia do Sono pela Associação Brasileira do Sono (ABS) e pela Sociedade Brasileira de Psicologia (SBP). Doutorado e Pós-Doutorado em Psicologia Clínica pela Universidade de São Paulo (USP). Pesquisadora Colaboradora no Instituto de Psiquiatria (IPq) do Hospital das Clínicas da Faculdade de Medicina da Universidade de São Paulo (HC-FMUSP). Orientadora Pontual no Programa de Pós-Graduação em Psiquiatria do HC-FMUSP. Vice-Presidente da Regional de Santa Catarina da ABS. Membro do Conselho de Psicologia da ABS.

Renato de Carvalho Guerreiro

Bacharel e Licenciado em Educação Física pela Universidade Gama Filho (UGF). Especialista em Treinamento e Condicionamento Físico pela Universidade Estácio de Sá (UNESA). Mestre em Ciências do Exercício pela Universidade do Estado do Rio de Janeiro (UERJ). Doutor em Ciências do Esporte pela Universidade Federal de Minas Gerais (UFMG). Supervisor de Esportes Paralímpicos do Centro de Treinamento Esportivo da UFMG. Membro do Conselho de Educação Física da Associação Brasileira do Sono (ABS). Professor do Curso de Educação Física da Faculdade Pitágoras – Unidade Antônio Carlos.

Renato Stefanini

Colaborador do Grupo de Sono do Departamento de Otorrinolaringologia e Cirurgia de Cabeça e Pescoço da Universidade Federal de São Paulo (UNIFESP). Mestre e Doutor pela UNIFESP.

Rosa Hasan

Médica Neurologista e Especialista em Medicina do Sono. Coordenadora do Laboratório de Sono e Ambulatório de Sono (ASONO) do Instituto de Psiquiatria (IPq) do Hospital das Clínicas da Faculdade de Medicina da Universidade de São Paulo (HC-FMUSP). Coordenadora do Laboratório de Sono e Ambulatório de Sono da Faculdade de Medicina do ABC (FMABC). Coordenadora do Setor de Diagnóstico de Sono do Alta Excelência Diagnóstica.

Rosana S. Cardoso Alves

Graduada em Medicina pela Faculdade de Medicina da Universidade de São Paulo (FMUSP). Residência Médica no Hospital das Clínicas (HC-FMUSP). Mestrado e Doutorado em Neurologia pela FMUSP. Orientadora do Programa de Pós-Graduação do Departamento de Neurologia da FMUSP. Tesoureira da Associação Brasileira do Sono (ABS).

Rowdley Robert Rossi Pereira

Doutor em Ciências (Medicina do Sono) pela Universidade Federal de São Paulo (UNIFESP). Mestre em Ortodontia e Ortopedia Facial pela Universidade Federal do Rio de Janeiro (UFRJ). Especialista em Ortodontia e Ortopedia Facial pela UFRJ. Coordenador da Especialização em Ortodontia pela Faculdade Herrero/Associação Brasileira de Odontologia, Seção do Espírito Santo (ABO-ES).

Sandra Dória Xavier

Graduação em Medicina pela Faculdade de Ciências Médicas da Santa Casa de São Paulo (FCMSCSP). Mestre e Doutora em Medicina pela FCMSCSP. Especialista em Medicina do Sono pela Associação Brasileira do Sono (ABS) e Associação Médica Brasileira (AMB). Professora Instrutora na Faculdade de Medicina da FCMSCSP.

Silvia Gonçalves Conway

Psicóloga Clínica pela Universidade de São Paulo (USP). Mestre em Ciências pela Universidade Federal de São Paulo (UNIFESP). Especialista no Tratamento Não Medicamentoso do Transtorno de Estresse Pós-Traumático e dos Transtornos do Sono. Psicóloga do Sono pela Associação Brasileira do Sono (ABS) e pela Sociedade Brasileira de Psicologia (SBP). Psicóloga do Ambulatório do Sono e Coordenadora do Curso de Formação e Capacitação em Psicologia do Sono do Instituto de Psiquiatria (IPq) do Hospital das Clínicas da Faculdade de Medicina da Universidade de São Paulo (HC-FMUSP). Sócia Fundadora da AkasA – Formação & Conhecimento.

Sônia Maria Guimarães Pereira Togeiro

Pneumologista, com área de atuação em Medicina do Sono. Mestre e Doutora pela Escola Paulista de Medicina da Universidade Federal de São Paulo (EPM-UNIFESP). Médica da disciplina de Clínica Médica e Medicina Laboratorial pela EPM-UNIFESP. Professora Orientadora do Programa de Pós-Graduação em Pneumologia e do Programa de Pós-Graduação em Psicobiologia (Medicina do Sono) da UNIFESP. Pneumologista certificada em Medicina do Sono pela Associação Médica Brasileira (AMB).

Thainá Rocha Braga Machado

Graduada em Medicina pela Faculdade Brasileira UNIVIX. Residência Médica em Otorrinolaringologia pelo Hospital Oftalmológico/Otorrinolaringológico de Sorocaba (BOS). Residência Médica em Medicina do Sono pelo Hospital das Clínicas da Faculdade de Medicina da Universidade de São Paulo (HCFMUSP).

Thays Crosara Abrahão Cunha

Doutora em Clínica Odontológica Integrada (Deformidades Craniofaciais, Disfunção Temporomandibular/Dor – DTM/DOR e Sono) pela Faculdade de Odontologia da Universidade Federal de Uberaba (FO/UFU). Mestre em Ciências (Medicina do Sono) pela Escola Paulista de Medicina da Universidade Federal de São Paulo (EPM-UNIFESP). Especialista em Disfunção Temporomandibular/Dor Orofacial (DTM/DOF) pelo NEON Cursos, Belo Horizonte. Especialista em Dentística pela Associação Brasileira de Odontologia, Seção de Minas Gerais (ABO-MG). Vice-Coordenadora do Curso de Especialização em Disfunção Temporomandibular e Dor Orofacial no NEON Cursos. Coordenadora do Curso de Capacitação em Odontologia do Sono no NEON Cursos.

Valdênio Martins Brant

Bacharel em Educação Física pela Universidade Federal de Minas Gerais (UFMG). Mestre em Ciências do Esporte pela UFMG. Doutorando em Ciências da Reabilitação pela UFMG.

Vanessa Ieto

Doutora em Ciências pela Faculdade de Medicina da Universidade de São Paulo (FMUSP). Certificada em Fonoaudiologia do Sono pela Associação Brasileira do Sono (ABS). Especialista em Motricidade Orofacial pelo Conselho Federal de Fonoaudiologia (CFFa). Mestre em Fonoaudiologia pela Pontifícia Universidade Católica de São Paulo (PUC-SP).

Agradecimentos

Em parceria com a Editora Atheneu e a Associação Brasileira do Sono (ABS), estamos lançando o terceiro volume da *Série Sono*. Só quem já publicou um livro sabe da dificuldade, tempo, trabalho e dedicação que os autores e editores têm que ter para que tudo ocorra dentro do prazo e com o mínimo desejável de erros.

Mais uma vez agradeço à Editora Atheneu, à ABS, a todos os autores dos capítulos, e, em especial, aos meus amigos nessa jornada literária: a Dra. Andrea Frota Bacelar Rêgo e o Dr. George do Lago Pinheiro.

Façam bom proveito deste nosso novo livro: *Sono – Atualização Terapêutica.*

Luciano Ribeiro Pinto Junior

Prefácio

O Sono, do ponto de vista de uma área do conhecimento, tem, por sua natureza, uma dimensão transversal, multidisciplinar e convergente. Tanto no seu objetivo acadêmico de ensino e pesquisa, como na assistência e como pano de fundo para políticas públicas, requer a participação e a interação de diversos profissionais. Esses profissionais devem se comprometer e se prepararem para responder para a sociedade o que esta nos questiona e nos solicita, pois esta é a única maneira de cumprirmos bem o nosso papel de educadores, pesquisadores, prestadores de serviço e gestores. Esta obra da *Série Sono*, volume *Sono – Atualização Terapêutica,* busca de maneira abrangente trazer os aspectos essenciais e necessários para aqueles que se interessam e se dedicam na área do Sono. A atuação desses profissionais, médicos, psicólogos, fisioterapeutas, fonoaudiólogos, cirurgiões-dentistas, biólogos, biomédicos, cronobiologistas, nutricionistas e educadores físicos, é detalhada de forma objetiva e atualizada nas páginas que se seguem. Esta obra se aprofunda também no tratamento específico dos Distúrbios do Sono, englobando a abordagem terapêutica das Insônias, dos Distúrbios Respiratórios relacionados ao Sono, das Parassonias, dos Distúrbios do Movimento, dos Distúrbios do Ritmo Circadiano *Vigília-Sono*, das Hipersonias, dos Distúrbios do Sono na Infância e nas Doenças Neurológicas e Psiquiátricas.

Corroborando para a excelência desta obra, os editores Luciano Ribeiro Pinto Junior, Andrea Frota Bacelar Rêgo e George do Lago Pinheiro, reuniram ilustres especialistas que escreveram os diversos capítulos, nos propiciando uma leitura agradável de temas relevantes atualizados.

O resultado deste trabalho em equipe, multidisciplinar e coerente, pode ser apreciado pelos leitores, aos quais eu desejo um excelente aproveitamento desta obra.

Lia Rita Azeredo Bittencourt

Médica Pneumologista com área de atuação em Medicina do Sono.
Professora Associada e Livre-Docente da Universidade
Federal de São Paulo (UNIFESP). Atual Pró-Reitora
de Pós-Graduação e Pesquisa da UNIFESP.

Sumário

Seção I – Sono: Uma Especialidade Multidisciplinar

Seção I
Sono: Uma Especialidade Multidisciplinar

1

Atuação do Médico

Andrea Frota Bacelar Rêgo
George do Lago Pinheiro
Luciano Ribeiro Pinto Junior

Introdução

Curar às vezes, aliviar com frequência, cuidar sempre.
(Dr. Edward Trudeau)

A todo médico, independentemente da sua especialidade, é imposto um compromisso no momento da sua graduação, o Juramento de Hipócrates:

> Prometo solenemente dedicar a minha vida a serviço da Humanidade. Darei aos meus mestres o respeito e o reconhecimento que lhes são devidos. Exercerei a minha arte com consciência e dignidade. **A saúde do meu paciente será minha primeira preocupação**. Mesmo após a morte do paciente, respeitarei os segredos que a mim foram confiados. Manterei, por todos os meios ao meu alcance, a honra da profissão médica. Os meus colegas serão meus irmãos. **Não deixarei de exercer meu dever de tratar o paciente** em função de idade, doença, deficiência, crença religiosa, origem étnica, sexo, nacionalidade, filiação político-partidária, raça, orientação sexual, condições sociais ou econômicas. Terei respeito absoluto pela vida humana e jamais farei uso dos meus conhecimentos médicos contra as leis da Humanidade. Faço essas promessas solenemente, livremente e sob a minha honra.

Em tempo de tecnologias cada vez mais acessíveis e em maior número, o humanismo é imprescindível às interações sociais e é a base estrutural da relação médico-paciente. Cabe a nós, médicos, aliar os benefícios das novas técnicas do século XXI para o diagnóstico e o tratamento corretos, sem deixar de escutar o nosso paciente, já que a anamnese continua sendo soberana, seguida do exame físico adequado para formularmos hipóteses diagnósticas e confirmá-las com o arsenal atualmente disponível. A comunicação clara e em linguagem apropriada é essencial entre o médico e o paciente, seu responsável e a equipe.

Listen to your patient; he is telling you the diagnosis.
(Dr. William Osler)

Em 2012, a Medicina do Sono foi reconhecida pela Associação Médica Brasileira como área de atuação das seguintes especialidades médicas: Neurologia, Otorrinolaringologia, Pneumologia e Psiquiatria; mais tarde, foram incluídas a Clínica Médica e a Pediatria. Também foi confirmada pela **Resolução n. 2.221/2019**, do **Conselho Federal de Medicina (CFM)**.

O Médico do Sono **deve ser capaz** de realizar atividades de prevenção, diagnóstico e tratamento em indivíduos com transtornos do sono, em todo espectro da vida.

A Terceira Classificação Internacional dos Transtornos do Sono (em inglês, *International Classification of Sleep Disorders* – CIDS-3), lançada em 2014 pela American Academy of Sleep Medicine, aborda aspectos clínicos, diagnósticos e terapêuticos, de acordo com quatro queixas principais do indivíduo: falta de sono, sonolência excessiva diurna, movimentos e/ou comportamentos anormais durante o sono e dessincronização do ritmo vigília-sono.

A CIDS serve como um guia para os médicos identificarem, por meio dos critérios diagnósticos, os seguintes transtornos, divididos em sete seções (Quadro 1.1).

Quadro 1.1 Terceira Classificação Internacional dos Transtornos do Sono (CIDS-3).
A) Transtornos da insônia 1. Transtorno da insônia crônica 2. Transtorno da insônia de curto prazo 3. Outro transtorno da insônia 4. Sintomas isolados e variantes da normalidade 5. Tempo excessivo na cama 6. Dormidor curto
B) Transtornos respiratórios relacionados ao sono 1. Apneia obstrutiva do sono a) Adulto b) Pediátrico 2. Apneia central do sono a) Com respiração de Cheyne-Stokes b) Devido à condição médica sem respiração de Cheyne-Stokes c) Devido à respiração periódica da alta altitude d) Devido a drogas ou substâncias e) Apneia central do sono primária f) Apneia central do sono primária da infância g) Apneia central do sono primária da prematuridade h) Apneia central do sono decorrente do tratamento 3. Transtornos de hipoventilação relacionados ao sono a) Síndrome da hipoventilação da obesidade b) Síndrome de hipoventilação alveolar central congênita c) Hipoventilação central de início tardio com disfunção hipotalâmica d) Hipoventilação alveolar central idiopática e) Hipoventilação relacionada ao sono devido ao uso de drogas ou substâncias f) Hipoventilação relacionada ao sono devido à condição médica 4. Hipoxemia relacionada ao sono a) Transtorno de hipoxemia relacionada ao sono 5. Sintomas isolados e variantes da normalidade a) Roncos b) Catatrenia

Continua...

Quadro 1.1 Terceira Classificação Internacional dos Transtornos do Sono (CIDS-3). *(Continuação)*
C) Transtornos de hipersonolência central 1. Narcolepsia tipo 1 2. Narcolepsia tipo 2 3. Hipersonia idiopática 4. Síndrome de Kleine-Levin 5. Hipersonia devido a uso de droga ou substância 6. Hipersonia associada a transtorno mental 7. Síndrome de sono insuficiente 8. Sintomas isolados e variantes da normalidade – dormidor longo
D) Transtorno do ritmo circadiano sono-vigília 1. Tipo atraso de fase do sono 2. Tipo avanço de fase do sono 3. Tipo sono-vigília irregular 4. Tipo sono-vigília não de 24 horas 5. Transtorno dos trabalhadores em turnos 6. ***Jet Leg*** 7. Transtorno do ritmo circadiano de sono-vigília não especificado
E) Parassonias 1. Parassonias do sono NREM a) Transtornos do despertar (a partir do sono NREM) Despertar confusional Sonambulismo Terror noturno b) Transtorno de comportamento sexual durante o sono c) Transtornos alimentares relacionados ao sono 2. Parassonias do sono REM a) Transtorno comportamental do sono REM b) Paralisia do sono isolada recorrente c) Pesadelos 3. Outras parassonias a) Síndrome da cabeça explosiva b) Alucinações relacionadas ao sono c) Enurese noturna d) Parassonia secundária a condição médica e) Parassonia devido a uso de droga ou substância f) Parassonia, não especificada 4. Sintomas isolados e variantes da normalidade a) Sonilóquio
F) Transtornos do movimento relacionado ao sono 1. Síndrome das pernas inquietas 2. Síndrome dos movimentos periódicos dos membros 3. Câimbras nas pernas relacionadas ao sono 4. Bruxismo relacionado ao sono 5. Transtorno do movimento rítmico relacionados ao sono 6. Mioclonia benigna do sono da infância 7. Mioclonia espinhal do início do sono 8. Transtorno do movimento relacionado ao sono, secundário à condição médica 9. Transtorno do movimento relacionado ao sono, devido a uso de droga ou substância 10. Transtorno do movimento relacionado ao sono, não especificado 11. Sintomas isolados e variantes da normalidade a) Mioclonia fragmentária excessiva b) Tremor hipnagógico do pé e ativação muscular alternante das pernas c) Espasmos hípnicos

Continua...

Quadro 1.1 Terceira Classificação Internacional dos Transtornos do Sono (CIDS-3). *(Continuação)*
G) Outros transtornos do sono
Apêndice A – Condições médicas e neurológicas relacionadas ao sono
1. Insônia familiar fatal
2. Epilepsia relacionada ao sono
3. Cefaleia relacionada ao sono
4. Laringoespasmo relacionado ao sono
5. Refluxo gastresofágico relacionado ao sono
6. Isquemia miocárdica relacionada ao sono

Fonte: American Academy of Sleep Medicine, 2014.

Para se formar um especialista em Medicina do Sono, o médico deve compreender o sono normal, o ciclo sono/vigília, a ontogenia do sono, além de ter conhecimento de suas bases neurais e fisiológicas, de sua etiologia, fisiopatologia, epidemiologia, manifestações clínicas, consequências, impacto socioeconômico, diagnóstico, diagnóstico diferencial, bem como de condutas terapêuticas dos diversos grupos de transtornos do sono mencionados na CIDS. O médico deve considerar os aspectos anatômicos, neuroquímicos, cronobiológicos, psicossociais e genéticos, visando atuar na promoção do sono, em sua prevenção, tratamento e reabilitação naqueles pacientes com transtornos do sono e suas comorbidades.

Quando se fala em diagnóstico, função atribuída **exclusivamente** ao médico, a anamnese geral e dos sintomas relacionados ao sono, exame físico geral e relacionado às doenças do sono, em especial a realização da avaliação da via aérea superior e do esqueleto facial, são práticas obrigatórias, endereçadas ao especialista em Medicina do Sono.

Nessa especialidade, há ferramentas que são utilizadas pelo médico para auxiliar no correto diagnóstico. Para isso, o especialista deve dominar a indicação, orientação e interpretação do diário do sono, os conceitos da estrutura do laboratório do sono relacionados a toda a infraestrutura, além da indicação, realização, análise e interpretação dos exames de polissonografia, incluindo conhecimento de eletroencefalografia, estagiamento do sono e marcação dos eventos associados, por meio da avaliação de sinais biológicos, como a amplificação de sinal, filtros, calibração e artefatos.

Também é atribuição do médico especialista em Medicina do Sono dominar as indicações, contraindicações, limitações e seguimento dos tratamentos farmacológicos e não farmacológicos relacionados aos transtornos do sono. É muito importante estar atualizado com as diretrizes nacionais e internacionais relacionadas à Medicina do Sono.

Algumas peculiaridades dos diversos transtornos serão descritas a seguir.

Papel do médico nas insônias

■ Diagnóstico

O primeiro atendimento de um paciente com insônia, na grande maioria das vezes, será feito por um médico, provavelmente generalista. Portanto, cabe a esse profissional estabelecer um diagnóstico correto para que se tenha um tratamento adequado.

Parece óbvio, mas é fundamental que o paciente tenha mesmo um quadro de insônia. Frequentemente, ele procura o médico com queixas diversas, como: *meu sono não é bom, durmo mal, meu sono é superficial, não sei se estou acordado ou dormindo, acordo muito durante a noite* etc.

Uma anamnese criteriosa e extensa deve ser feita. E isso demanda tempo. Mesmo após uma hora de atendimento, muitos pacientes não conseguem expor todos os seus problemas e angústias, de natureza física ou, principalmente, psíquica.

É o médico que indicará os principais exames complementares a serem pedidos, desde um perfil bioquímico até a realização de uma polissonografia e, atualmente, de uma actigrafia, cada vez mais indicada. Caberá a esse profissional a sua interpretação, que o auxiliará no diagnóstico.

A insônia está inserida em um universo sintomático e nosológico muito amplo e abrangente, com interfaces e comorbidades multissistêmicas.

Diagnóstico diferencial

Dois quadros clínicos podem confundir o correto diagnóstico de insônia: a apneia obstrutiva do sono e os transtornos do ritmo circadiano. Cabe ao médico estabelecer a diferença, uma vez que o tratamento também será distinto. O paciente com apneia ou é assintomático, ou, por vezes, tem o ronco testemunhado pela(o) companheira(o). Eventualmente, o paciente pode relatar que não dorme bem, com muitos despertares durante a noite. O diagnóstico fica um pouco mais complicado quando ocorre a associação de apneia do sono com insônia, quadro cunhado pela denominação *comorbid insomnia and sleep apnea* (COMISA). Nos casos de transtornos do ritmo circadiano, um atraso de fase pode ser confundido com uma insônia inicial, quando o paciente vai para a cama muito cedo e não consegue conciliar o sono. Entretanto, nos casos de avanço de fase, o quadro pode ser confundido com despertar precoce, uma vez que o paciente dorme cedo, porém, consequentemente, desperta precocemente, muito cedo, geralmente na madrugada, tendo a sensação de uma insônia de final de noite.

Tratamento

O planejamento terapêutico das insônias deve ser feito inicialmente pelo médico, sendo sustentado por três pilares: a remoção do fator etiológico, quando houver; o tratamento farmacológico; e a terapia comportamental cognitiva.

A abordagem de um provável fator etiológico ou comórbido que mantenha o sintoma insônia deve ser feita pelo médico. São os casos de insônia + depressão, insônia + doenças neurológicas, ou insônia + condições clínicas adversas, como dores intensas.

Quando a insônia não está associada a nenhum fator causal, condição em que se denomina "transtorno da insônia crônica", o médico deve escolher a melhor estratégia terapêutica, a utilização do melhor fármaco, seja hipnótico ou antidepressivo, ou a indicação de sessões de terapia comportamental.

Mudança de paradigma – importância do médico no primeiro atendimento ao paciente insone

Um plano terapêutico na primeira consulta em pacientes com queixa de insônia é fundamental para o sucesso terapêutico desses pacientes. O médico deve ser mais paciente que o paciente, ter disponibilidade para atendê-lo em retornos constantes, ou mesmo a distância. No primeiro atendimento, deve ser estabelecido o diagnóstico adequado, primeiras orientações comportamentais e cognitivas, as quais devem envolver aspectos psicoeducacionais, higiene do sono e, se possível, algumas orientações de controle de estímulo e restrição de tempo de cama e sono. Também se deve avaliar a indicação de um tratamento farmacológico e a solicitação de um exame de polissonografia e/ou actigrafia.

Dependendo da gravidade do caso, um retorno deve ser breve, de 7 a 15 dias, principalmente nos casos em que ocorre a troca de medicamentos ou a retirada gradual de ansiolítico com alto poder de dependência.

Papel do médico nos transtornos respiratórios relacionados ao sono

■ Diagnóstico

Por se tratar de uma condição de saúde extremamente comum, os transtornos respiratórios do sono em muitos casos são inicialmente avaliados por médicos generalistas ou profissionais das especialidades que são pré-requisitos para a área de atuação em Medicina do Sono. Contudo, a suspeita clínica e o diagnóstico ainda continuam desafiadores em algumas regiões do País, em decorrência do cenário de uma formação insuficiente sobre sono durante a graduação.

É necessário que o médico faça ativamente a busca em sua anamnese por queixas relacionadas ao sono, haja vista que muitas são negligenciadas pelos próprios pacientes por não compreenderem com clareza que há riscos para a saúde quando não se dorme bem.

Muitas doenças crônicas, como hipertensão, arritmias, diabetes *mellitus*, entre outras, têm associação íntima com apneia obstrutiva do sono (AOS), uma afecção que se estima acometer cerca de 49 milhões de brasileiros e 1 bilhão de pessoas no mundo. Cabe ao médico suspeitar e investigar a presença de distúrbio respiratório do sono no indivíduo que apresenta doenças cardiovasculares e metabólicas, com destaque para as que não apresentam controle satisfatório com a terapia empregada. Questionar durante a consulta a presença e a frequência de ronco, ocorrência de sono não reparador e sonolência diurna é estratégia simples, mas com impacto positivo na suspeição e na avaliação de um possível portador de transtorno do sono.

Particularmente a apneia obstrutiva do sono apresenta etiologia multifatorial e, por isso, seu quadro clínico é heterogêneo, compreendendo sinais e sintomas diversos. A apresentação da doença pode ser mais exuberante (ou não) a depender de fatores como tempo de evolução, idade, presença de comorbidades, entre outros, o que não permite traçar um perfil único dos suspeitos para a doença. Atualmente, os sintomas são organizados em subgrupos de portadores da AOS, ou seja, fenótipos diferentes para uma mesma doença.

Diante do quadro clínico sugestivo da doença, ao médico cabe a tarefa exclusiva de realizar o diagnóstico. O exame de polissonografia é o padrão-ouro para essa tarefa, seja na modalidade laboratorial ou domiciliar, com número de canais completo ou reduzido, dentro das recomendações das instituições nacionais e internacionais que regulamentam a Medicina do Sono.

Avaliar o distúrbio respiratório em toda a sua complexidade exige um conhecimento seguro da fisiologia do sono. Os tipos de eventos (apneias ou hipopneias), as saturações média e mínima, o índice de dessaturações (IDO), a despertabilidade e o padrão de sono são fundamentais na determinação da gravidade da doença e na definição da terapia mais adequada. Mesmo sendo uma variável importante, o índice de apneia e hipopneia (IAH) não é suficiente para esse fim quando observado isoladamente. O laudo de polissonografia deve ser explorado em toda a sua extensão, com análise das tabelas e respectivos gráficos, dos dados objetivos e subjetivos para a tomada de decisão mais precisa e segura possível.

Diagnóstico diferencial

A respiração apresenta-se diferente a depender do estado de comportamento, seja vigília ou sono, em razão de diversos mecanismos que atuam nos centros respiratórios, como quimiorreceptores e gases. Por essa razão, enquanto dormimos há uma mudança do drive ventilatório, com impacto direto na patência da via aérea superior. Em função disso, não basta identificar a dessaturação noturna da oxi-hemoglobina, mas é necessário também determinar se ocorre de maneira intermitente ou sustentada, qual a porcentagem de tempo abaixo de 90%, bem como analisar o padrão da curva de oximetria na polissonografia, para melhor avaliar a doença e ampliar o leque de hipóteses diagnósticas.

Por apresentar uma prevalência considerável, a AOS é a primeira hipótese diagnóstica quando se pensa em transtornos respiratórios do sono, que compõem um grupo amplo e diverso de transtornos, a ponto de confundir o diagnóstico. Um exemplo clássico é a síndrome de obesidade-hipoventilação, caracterizada pela presença de obesidade e hipercapnia diurna, apresentando associação com AOS em cerca de 90% dos casos. Como o indivíduo apresenta ronco e piora da dessaturação da oxi-hemoglobina noturna, focar no controle do IAH é uma atuação incompleta. O acompanhamento e o tratamento devem extrapolar a indicação de um aparelho de pressão positiva, mas atentar para medidas de controle da retenção de gás carbônico e suas repercussões clínicas, assim como tratar a obesidade.

Em pacientes com doença cardiovascular ou neurológica, as apneias centrais podem ser frequentes. Diferenciar se o aumento do IAH foi em decorrência da predominância desses eventos, além do padrão respiratório (p. ex., a respiração de Cheyne-Stokes), é essencial para determinar o tipo de terapia, assim como compensar a doença de base. O médico necessita se acercar de amplos dados clínicos e avaliar o laudo de polissonografia minuciosamente na busca por informações que o tornem mais preciso em sua decisão.

Em crianças, doenças genéticas podem desafiar o diagnóstico correto e precoce de alguns transtornos. Para exemplificar, a síndrome de hipoventilação alveolar central congênita é uma causa de dessaturação da oxi-hemoglobina acentuada durante o sono e que pode ser confundida com AOS num primeiro momento. Trata-se de uma alteração no gene PHOX2B, que é responsável pelo controle autonômico da respiração enquanto dormimos. Os recorrentes episódios de hipóxia grave quando associados a alterações anatômicas, como a hipertrofia adenoamigdaliana, podem induzir à conclusão de que a etiologia seja exclusivamente apneia na infância. Entretanto, é possível que mais de um transtorno ocorra concomitantemente, exigindo abordagens terapêuticas mais amplas.

Diagnosticar transtornos respiratórios do sono pressupõe pensar muito além da AOS. Para tanto, o médico deve estar fundamentado no conhecimento teórico amplo do grupo de doenças que afetam a respiração enquanto dormimos. O diagnóstico diferencial bem construído é essencial para uma definição segura da etiologia da doença e, consequentemente, para o sucesso do tratamento indicado.

■ Tratamento

Por apresentar múltiplas causas fisiopatológicas, a AOS não apresenta um único tratamento. Para essa doença, conta-se com os aparelhos de pressão positiva, as cirurgias, a terapia miofuncional orofacial e os aparelhos intraorais, opções com forte embasamento científico e bastante utilizadas no Brasil. Sem dúvida, a abordagem multidisciplinar e interdisciplinar é um dos pilares para melhor adesão e sucesso da terapia empregada.

Novos estudos têm buscado opções terapêuticas para essa doença tão desafiadora, que incluem desde neuroestimulação do nervo hipoglosso até abordagens farmacológicas. Além do mais, não se deve esquecer de outras medidas que podem, sozinhas ou adjuvantes a outros tratamentos, ter papel importante no tratamento da AOS: mudança no estilo de vida, controle da obesidade e terapia posicional, como destaques.

Papel do médico nos transtornos de hipersonolência central

■ Diagnóstico

A investigação de pacientes com queixa de sonolência excessiva diurna requer bastante experiência, visto que é um sintoma inespecífico e subjetivo. Nessa seção, o destaque seria para as ferramentas que auxiliam no diagnóstico. Há escalas que são utilizadas universalmente, validadas para a língua portuguesa, que pontuam a gravidade da sonolência. Uma delas é a Escala de Sonolência de Stanford e a outra é a Escala de Sonolência de Epworth.

O médico especialista em Medicina do Sono deve saber indicar, realizar, analisar e interpretar o teste das múltiplas latências relacionadas ao sono, o teste de manutenção de vigília e o exame de actigrafia.

■ Diagnóstico diferencial

Inúmeras vezes será muito difícil, mesmo para o médico especialista em Medicina do Sono, conseguir fazer o diagnóstico diferencial entre as sonolências derivadas de alterações intrínsecas do sistema nervoso central (SNC) e outros transtornos que interrompem ou fragmentam o sono noturno, como o sono insuficiente por privação voluntária de sono.

Não existem marcadores biológicos para cada hipersonia de origem central, sendo necessário juntar, como peças de um quebra-cabeça, todos os dados coletados na história clínica, nos questionários e escalas e nos exames neurofisiológicos e preencher os critérios diagnósticos descritos na CIDS. Muitas vezes, fazer a dosagem sérica dos anticorpos de histocompatibilidade maior ou a dosagem liquórica da hipocretina não é acessível em alguns estados; esses exames, que seriam peças-chave para o diagnóstico preciso, são onerosos e invasivos, o que dificulta sua realização.

A sonolência também pode ser sintoma de condições como apneia do sono, trabalhos em turnos e efeitos de medicações ou substâncias, que precisam ser descartados pelo médico.

■ Tratamento

Como nas insônias, o tratamento das hipersonias deve ser feito pelo médico e sustentado por três pilares: a remoção do fator causal, quando houver; o tratamento farmacológico; e a terapia comportamental cognitiva. Não se deve esquecer de tratar as condições comórbidas médicas e psiquiátricas, muito prevalentes, que podem colaborar para o aumento da morbidade.

Papel do médico nos transtornos do ritmo circadiano sono-vigília

■ Diagnóstico

Para a abordagem diagnóstica dos transtornos do ritmo circadiano, o médico especialista deve dar ênfase a história e hábitos detalhados para entender o cronotipo e o tempo total de sono necessário de cada paciente, tendo em mente as recomendações da Sleep Foundation. Deve dominar a análise dos diários de sono e do exame de actigrafia, monitorando dias de trabalho, escola, livres e fins de semana. O Questionário de Horne-Ostberg, para determinar o cronotipo, pode ser útil.

■ Diagnóstico diferencial

Como já foi mencionado, muitos diagnósticos equivocados de insônia são feitos inadvertidamente. Muitas vezes, trata-se de transtornos do atraso ou avanço de fase do sono. A síndrome do sono insuficiente e a higiene inadequada do sono com agendas irregulares sempre devem ser descartadas. Alguns pacientes com depressão maior podem cursar com despertar precoce, além de medicações fragmentadoras do sono.

■ Tratamento

O médico, diante do transtorno do ritmo circadiano diagnosticado, deverá ajustar esse ritmo mediante as necessidades e pretensões do paciente. Com frequência, após a confirmação do cronotipo, podemos orientar o indivíduo a organizar suas agendas respeitando seu ritmo biológico. Se não for possível, utilizaremos em nosso favor a luz solar, já que moramos em um país tropical. Também já temos a comercialização da melatonina no Brasil, que deve ser administrada, apenas, sob orientação médica.

Papel do médico nas parassonias

■ Diagnóstico

O médico especialista deve estar familiarizado com as diversas alterações de comportamentos, movimentos, emoções, percepções, sonhos ou atividades autonômicas que possam ocorrer durante cada estágio de sono (sono REM, sono NREM ou durante a transição vigília-sono ou no despertar) e correlacioná-las à faixa etária do paciente. Muito importante saber explicar ao paciente ou seus familiares a fisiopatologia e possíveis desdobramentos a partir desse diagnóstico.

A tecnologia atual ajudou muito na documentação dos eventos, pelos familiares, por meio de vídeos amadores, do próprio *smartphone*, ilustrando-os e auxiliando o médico a elucidar o diagnóstico. Algumas vezes, porém, é necessário realizar polissonografia com montagem estendida para eletroencefalograma e monitorização com vídeo na tentativa de flagrar algum evento para confirmar o diagnóstico.

■ Diagnóstico diferencial

Algumas características do evento físico ou experiência desagradáveis, dependendo do período da noite (transição vigília-sono, durante o sono ou durante o desertar) e da idade de início, já sugerem ou diferenciam as parassonias. Padrões familiares similares, sensibilidade à privação de sono e estressores, funcionamento cognitivo ausente ou mínimo, amnésia para o episódio, conteúdo onírico presente ou ausente, responsividade baixa ou ausente, eventos estereotipados ou não, abertura ocular presente durante o evento e duração dos eventos diferenciam as parassonias de outras enfermidades, como crises epilépticas noturnas e transtornos psiquiátricos.

■ Tratamento

Nem sempre o tratamento medicamentoso é necessário. O médico deve orientar os familiares sobre como lidar com o paciente durante o evento, para que não se machuque. Importante adotar medida de higiene de sono, evitando privação de sono, álcool e cafeinados. Algumas parassonias do sono REM necessitarão de tratamento farmacológico, que será descrito no Capítulo 12 – Tratamento das Parassonias.

Papel do médico nos transtornos do movimento relacionados ao sono

■ Diagnóstico

O médico especialista deve estar familiarizado com queixas de movimentos anormais, relativamente simples, estereotipados ou não, rítmicos ou não, que ocorram próximo ou no decorrer do sono, gerando ou não dores musculares. Estes, por sua vez, podem fragmentar o sono, gerando um sono não reparador. O diagnóstico objetivo se faz por meio da polissonografia, com a monitorização por vídeo e com colocação de eletrodos acessórios se necessário.

■ Diagnóstico diferencial

A formação e o conhecimento médico se fazem necessários para diferenciar manifestações motoras noturnas, como câimbras, artralgias, mialgias, neuropatias periféricas, radiculopatias, distonias, parassonias, mioclonias, insuficiência arterial ou venosa ou manifestações induzidas por drogas, de transtornos do movimento diretamente relacionados ao sono.

■ Tratamento

O médico deve estar apto a orientar sobre os fatores etiológicos relacionados ao diagnóstico, tentando evitá-los. Deve indicar o tratamento, farmacológico ou com aparelhos atualizados, específicos para cada transtorno.

Considerações finais

Cabe ao médico definir o tratamento mais indicado para o seu paciente, por meio de uma análise criteriosa do quadro clínico, de um exame físico apurado e da ampla análise dos exames complementares, como a polissonografia, por exemplo. Pertencer a uma área de atuação que contempla neurologistas, pediatras, pneumologistas, psiquiatras, otorrinolaringologistas e clínicos gerais permite que cada profissional contribua com sua formação específica e expertise para a terapia mais precisa e individualizada.

O diagnóstico de uma doença é ato médico, pois só pode ser dado após a realização de anamnese completa, associada a exame físico direcionado e exames complementares, quando necessários. Diagnosticar é analisar as diversas possibilidades que justifiquem os sinais e sintomas do paciente, o que exige um conhecimento prévio sobre fisiopatologia, evolução, epidemiologia, critérios e métodos diagnósticos, processo conhecido como diagnóstico diferencial. Dedicação, tempo e competência: os segredos do sucesso no diagnóstico correto, na cura ou na atenuação dos sintomas, proporcionando uma qualidade de vida melhor para o paciente.

Referências bibliográficas

1. American Academy of Sleep Medicine. International classification of sleep disorders. 3rd ed. Darien IL: American Academy of Sleep Medicine; 2014.
2. Athayde R, Oliveira Filho J, Lorenzi Filho G, Genta PR. Obesity hypoventilation syndrome: a current review. Jornal Brasileiro de Pneumologia: publicação oficial da Sociedade Brasileira de Pneumologia e Tisilogia. 2018;44(6):510-8.
3. Benjafield AV, Ayas NT, Eastwood PR et al. Estimation of the global prevalence and burden of obstructive sleep apnoea: a literature-based analysis. Lancet Respir Med. 2019;7(8):687-98.
4. Magalang UJ, Keenan BT. Symptom subtypes in OSA: ready for the clinic? Chest, 2021;160(6):2003-4.
5. Ministério da Educação; Secretaria de Educação Superior; Comissão Nacional de Residência Médica (CNRM). Resolução CNRM n. 64, de 23 de dezembro de 2021. Diário Oficial da União. 24 dez. 2021;242(1):146.
6. Rezende JM. O juramento de Hipócrates. In: Rezende JM, editor. À sombra do plátano: crônicas de história da medicina. São Paulo: Editora Unifesp; 2009. p. 31-48.

2

Atuação do Psicólogo

Silvia Gonçalves Conway
Bianca Martins

Ao sono

Tu que embalsamas meia-noite, a sossegada,
E que bondoso fechas, com esse toque atento,
Olhos, da luz guardados, a que a treva agrada,
Ensombrecidos em divino esquecimento;
Sono, ó bem suave! Fecha, se isso te convém,
Em meio a este hino teu, meus olhos que consentem,
Ou que tua papoula atire, só no amém,
Em torno ao leito meu esmolas que acalentem.
Salva-me então do inquisitivo pensamento,
Que pelas trevas com suas forças vem
Cavar como toupeira: ou voltar-me-á a brilhar
No travesseiro o dia, em si tão doloroso!
Na fechadura faze a chave, hábil, girar,
E sela de minha alma o escrínio silencioso.[1]
(Keats*)

Esse poema ilustra a dimensão existencial que cruza a fronteira vigília-sono. Como dormir com a cabeça cheia de pensamentos, cheia de preocupações? Como se entregar

---

* John Keats (1795-1821) foi um dos maiores poetas românticos ingleses, figurando ao lado de P. B. Shelley e Byron. Filho de uma família modesta, perdeu os pais aos 14 anos e tornou-se aprendiz de cirurgião aos 16 anos por influência de seu tutor, quando passou a demonstrar gosto pela poesia inglesa. Em 1816, começou a estudar medicina, mas desistiu da carreira para se dedicar à poesia. Morreu de tuberculose, aos 25 anos, em Roma.

ao silêncio se a mente aflita e inquieta, no anseio por conquistar, provar, inquirir, investigar, não encontra caminhos para a solução dos conflitos ou garantias de segurança? Como se entregar ao silêncio se a inquietude e a aflição da mente se assentam na angústia de uma existência perturbada pelo não se encontrar?

O adormecer é um ato de entrega, dependente da quietude interna, resultante do aconchego, da paz, do sossego e da confiança no simples existir!

Introdução

Como as badaladas do sino da igreja que regem a vida social da cidadela medieval, o ritmo que se alterna entre a vida ativa do dia e a passiva da noite rege a complexidade de operações e organizações intrínsecas à aparente passividade do sono e à aparente atividade exclusiva da vigília. A observação e a investigação mais minuciosas desses estados revelam que ambos guardam em si seus opostos. O dia anseia por passividade; dela depende a noite. A aparente passividade da noite reserva muita atividade, dela depende o dia. Os resguardos do dia "ativo" organizam, preparam e encadeiam a noite; já o sono, na sua aparente passividade, exerce ativamente a organização das informações e experiências do dia e prepara o sujeito para um novo dia. E, assim, esses pares de opostos notabilizam-se como agentes intrínsecos da existência, facultando ou não o pleno exercício do processo homeostático e circadiano. A ausência desse tênue e refinado equilíbrio de pares de opostos está por trás do sofrimento de quem não dorme. E é aqui que a fisiologia do sono, a cronobiologia e a psicologia se complementam para explicar o fascinante fenômeno do ritmo alternante vigília-sono, revelando o quanto a incrível força homeostática e circadiana está atrelada ao consentimento do sujeito.

Psicologia do sono

■ Definição

A Psicologia do Sono, área de integração entre a ciência psicológica e a ciência do sono, estuda a relação entre os aspectos psicológicos, comportamentais, sociais e fisiológicos do padrão vigília-sono nas diferentes faixas etárias, buscando compreender, prevenir e intervir para a promoção do sono saudável e do bem-estar geral do indivíduo, bem como para a promoção de saúde pública.

■ Áreas de atuação do psicólogo do sono

As pesquisas em Psicologia do Sono contribuem para o direcionamento das medidas e práticas de avaliação e intervenção em diversos segmentos da Psicologia, como a Psicologia Clínica, Educacional, Saúde/Hospitalar, Organizacional e do Trabalho, do Esporte, do Trânsito, do Desenvolvimento, incluindo a Neuropsicologia. As intervenções clínicas do psicólogo do sono se aplicam a todos os transtornos do sono e comorbidades que compartilham os sintomas e queixas de problemas de sono. Dentre as intervenções, destacam-se os tratamentos não farmacológicos com base em evidências, como: a terapia cognitivo-comportamental para insônia (TCC-I); a orientação/educação parental para problemas de sono na infância; as intervenções psicológicas para manejo do estresse associado às parassonias; e intervenções comportamentais que auxiliam na adesão ao tratamento de diferentes transtornos de sono.

Vale ressaltar que o exercício da Psicologia do Sono implica: o domínio do conhecimento sobre os aspectos fisiológicos, cronobiológicos, anatômicos e psicológicos envolvidos no sono e nos transtornos do sono; e o amplo entendimento das variadas estratégias de intervenção, sejam mecânicas, cirúrgicas, farmacológicas ou comportamentais, sejam feitas pelo médico, fonoaudiólogo, fisioterapeuta, odontólogo, educador físico ou psicólogo. A contribuição da Psicologia se torna mais rica e potencializa a prática investigativa, clínica e terapêutica do sono em aliança a esse domínio de conhecimentos.

Tratando-se de um livro sobre a abordagem terapêutica dos transtornos do sono, este capítulo destaca os aspectos psicológicos clínicos dependentes do sono e afetados pela privação do sono e aqueles associados às práticas de intervenção clínica para promover um sono de qualidade para os quais a Psicologia do Sono se aplica, com o objetivo de identificar, investigar e intervir a favor do sono e da qualidade de vida.

Aspectos psicológicos dependentes do sono e afetados pela privação do sono

■ Aspectos cognitivos

Além de uma necessidade fisiológica, o sono é também um comportamento adaptativo que deve ser observado em sua complexidade a partir das alterações ontogenéticas, das influências culturais, das modificações ambientais ocorridas ao longo do tempo, assim como das respostas físicas e emocionais desenvolvidas pelos indivíduos a fim de se ajustarem a essas mudanças.

Desde os estudos pioneiros de Patrick e Gilberts em 1897 com privação do sono (PS) em humanos, muitos trabalhos indicam que o sono causa efeitos relevantes na cognição, sendo incontestável o impacto da PS no desempenho cognitivo. A privação de sono aguda em indivíduos saudáveis gera consequências no nível neurobiológico, ou seja, afeta a memória, o aprendizado, o comportamento, a atenção, a cognição, o apetite e a impulsividade e provoca alterações morfológicas.[2]

Entre as inúmeras funções psicobiológicas afetadas pela PS, o impacto sobre os processos cognitivos indiscutivelmente apresenta papel de destaque. A cognição é responsável pelo processamento de estímulos ambientais, compilamento de dados, respostas emocionais e comportamentais dos indivíduos. A atenção, a função executiva e a memória de trabalho correspondem aos três processos básicos do funcionamento cognitivo, responsáveis pelas demais atividades cognitivas.[3] Por serem diretamente afetadas pela PS, serão o destaque deste tópico.

Considera-se a atenção como um processo responsável: pelo nível de ativação e alerta em que uma pessoa se encontra; pelas respostas que esse indivíduo apresenta aos estímulos; por sua capacidade de filtrar informações do ambiente; e por sua condição de sustentar o foco atencional ao estímulo externo durante determinado período.

Prejuízos na atenção oriundos de PS encontram-se bem fundamentados inclusive por meio de eletroencefalograma (EEG), evidenciando-se uma diminuição de atividade na área frontal do córtex que está diretamente relacionada à função atencional.[4]

Ainda na esteira dos prejuízos cognitivos advindos da PS, é consenso no meio acadêmico que o sono exerce um nobre papel na formação e na consolidação da memória. Destacamos o prejuízo acarretado pela PS especificamente na memória de trabalho, em decorrência de sua função de armazenamento de informações de longo prazo. A memória de trabalho é constituída a partir de componentes de armazenamento fonológico (informações de fala e escrita), visuoespacial (informações visuais de marcos espaciais), componente episódico (integração e transferência de informações) e executivo (controle e execução de informações). Conforme demonstrado por Almondes (2017),[5] tanto a privação total de sono quanto a parcial dificultam o armazenamento fonológico e a capacidade visuoespacial, neste caso diretamente associada ao tempo de PS, demonstrando que o sono de má qualidade e/ou insuficiente prejudica a consolidação da memória de trabalho.

Com referência ao conjunto de habilidades altamente refinadas responsáveis pelo planejamento, pelo controle e pela regulação da atividade humana, conhecidas como "funções executivas", o prejuízo pode estar relacionado aos componentes que as definem como iniciativa, planejamento, inibição e ação. Diferentes estudos apontam que a PS afeta o desempenho cognitivo nessa área, prejudicando a tomada de decisão, inibindo o raciocínio verbal, com efeito mais deletério em tarefas de velocidade de processamento e tarefas de atenção/vigilância, confirmando quão danosos podem ser os impactos da PS para a cognição humana e a saúde de modo global.

Sendo a PS tão danosa para as funções neurocognitivas, poderia a inclusão de cochilos no cotidiano diminuir os efeitos da PS e reparar as funções cognitivas?

Com relação à população adulta, a inserção de períodos de sono curto durante o dia mostra-se benéfica para a diminuição da pressão homeostática de sono causada pela PS noturna, favorecendo indicadores de melhora do desempenho cognitivo, especialmente relacionado às funções de consolidação de memória e aprendizagem declarativa.[6]

Reynaud et al. (2018)[7] apontam em revisão sistemática que a relação entre sono, cognição e/ou comportamento tem sido amplamente estudada em adolescentes e crianças em idade escolar. Os autores inferem que as causas da quantidade ou qualidade insuficiente do sono podem ser bastante diferentes e indicam que, apesar de crianças e adolescentes poderem se beneficiar de cochilos, as pesquisas relacionadas a esse grupo ainda apresentam divergências, carecendo de mais investigação para que conclusões possam ser obtidas.

Vale ressaltar que a estratégia de cochilos diurnos deve ser adotada com cautela, uma vez que períodos de sono prolongados durante o dia, como os com duração próxima ou superior a 90 minutos, podem prejudicar a consolidação do sono noturno.

Aspectos emocionais e de humor

A PS é fator de risco para uma série de distúrbios psiquiátricos, incluindo comumente os transtornos de ansiedade e de humor, apresentando resultado deletério não somente sobre os aspectos neurocognitivos, mas também no que tange à saúde psicológica quando considerados os aspectos como as emoções e o humor, que, apesar de guardarem semelhança em termos da expressão externa do comportamento, são distintos conceitualmente. Entende-se a emoção como uma resposta complexa a estímulos internos ou externos que permitem ao indivíduo atender às demandas do seu ambiente por meio de alteração nas experiências subjetivas, no comportamento e na fisiologia.[8] Em contraposição, o humor é tido como um estado mais duradouro e menos presumível de ocorrer em resposta a uma situação ou estímulo específicos. Refere-se a um estado emocional mais prolongado, persistente, que se expressa por meio de gestos e expressões faciais, como a tristeza, a alegria, o luto e o pesar. Nesse sentido, a geração de emoções é uma resposta natural do organismo que determina o estado de humor vivenciado por um indivíduo.

Segundo Tempesta et al. (2018),[9] a PS produz o efeito de potencializar a vivência de emoções negativas, reduzir a ocorrência de emoções positivas e de alterar a maneira como os indivíduos compreendem, expressam e modificam essas emoções, independentemente de sua causa ser: fatores endógenos, como os transtornos psiquiátricos ou outras patologias; fatores ambientais, como a adaptação aos turnos de trabalho noturnos; *jet lag* social; síndrome do sono insuficiente ou outros transtornos do sono. Uma das hipóteses consideradas na fundamentação dessa constatação diz respeito aos componentes envolvidos na regulação emocional e, nesse sentido, o sono desempenha papel de destaque na regulação tanto das emoções quanto do humor.

Sono e regulação do emocional

É bem estabelecido na literatura o papel ativo do sono REM (*rapid eye movement*) na consolidação das memórias afetivas e, portanto, do processamento emocional. Um boa noite de sono diminui a reatividade emocional advinda da exposição a um estímulo emocional, permitindo ao sujeito ajuste do seu comportamento em conformidade com considerações factuais do seu entorno. Esse fenômeno está diretamente relacionado à presença de sono REM, sobretudo em razão do processamento emocional que ocorre nessa fase do sono.[8]

É durante o sono REM que o núcleo declarativo de uma memória emocional é fortalecido, enquanto o "tom afetivo" dessa memória, operacionalizado pela reatividade a qualquer lembrete do evento ou estímulo emocional, é atenuado.[10]

Assim, o processamento da memória afetiva auxilia na regulação emocional, promovendo ampliação da capacidade dos indivíduos de desenvolverem competências internas no sentido de melhor conduzir seu comportamento diante das adversidades presentes no cotidiano, como as dificuldades no trabalho, nos relacionamentos entre pares, nas convivências sociais e familiares, entre outras situações. Ou seja, o processamento emocional habilita o sujeito a abstrair-se da impressão emocional e estritamente pessoal e lidar com o fato de maneira mais realista, direta e assertiva.

Psicoterapia na promoção do sono, da cognição e da regulação do emocional

A era moderna é marcada pelo advento de inúmeras revoluções tecnológicas que marcaram a alteração de diversos hábitos, costumes e práticas econômicas da sociedade. Na área do sono, a descoberta da lâmpada elétrica alterou radicalmente os hábitos e costumes relacionados ao ritmo vigília-sono, delineando um padrão de atividade 24 horas, sobretudo nas grandes cidades, a exemplo dos turnos de trabalho diurnos e noturnos e da oferta de serviços e entretenimento ininterruptos. Em paralelo, o avanço associado às tecnologias digitais e aos meios de comunicação, como os computadores pessoais e os telefones móveis, e o acesso facilitado a diferentes fontes de informações disponíveis no ambiente virtual e nas redes sociais acabaram por promover a quebra do ritmo de repouso noturno e atividade diurna, criando o anseio pela capacidade de atividade ininterrupta ou a falsa impressão dessa condição, o que contraria a necessidade fisiológica dos indivíduos, incluindo o que tange aos aspectos cognitivos e emocionais envolvidos no sono.

Assim, na atualidade o ciclo vigília-sono encontra-se altamente influenciado por demandas externas, com as quais o sujeito se relaciona de maneira temporal errática por ter perdido a referência da organização psicobiológica sincronizada com a natureza. Essa dessincronização circadiana é a base de muitos transtornos do sono, transtornos psiquiátricos e desajustes psicoemocionais. Afinal, as adaptações internas às demandas externas requerem ajustes não só fisiológicos, mas também subjetivos, por parte dos indivíduos, o que implica em processamento cognitivo e emocional. Problemas de sono, rebaixamento de humor, sintomas de ansiedade e depressão derivados de sentimentos de desajustes sociais, emocionais e psicológicos são queixas constantes na clínica psicológica. A falta de organização temporal na relação saudável do padrão atividade-repouso constitui fator causal, mantenedor e/ou reforçador de muitos transtornos do sono, prejudicando a qualidade e a quantidade de sono adequadas e necessárias para a boa saúde física e mental.

Assim, a intervenção psicoterápica se faz não somente na direção de restabelecer o padrão de sono de qualidade, mas no desenvolver a habilidade do sujeito de se descolar do curso externo da prática comunitária para uma avaliação das próprias condições, valores e motivações. A psicoterapia fortalece a recuperação e o reforço do nobre recurso da capacidade do indivíduo de se perceber como produto e produtor de um contexto psicossocial. Esse reconhecimento favorece a tomada de consciência das respostas disfuncionais, desequilibradas e desarmônicas; ajuda a desarticular o comportamento autômato; favorece o sujeito agente, consciente e responsável pela própria vida. Trata-se, portanto, de um processamento cognitivo e emocional feito em vigília, à luz da análise, da reflexão e da expressão das emoções. Esse processo apazigua e conforta porque ambienta o sujeito em si mesmo e com isso ameniza a angústia comumente presente entre pacientes com queixas de dificuldades com o sono, facilitando a intervenção mais focada nas técnicas psicológicas aplicadas ao sono. E é assim que os desafios impostos pela complexa problemática de um sono perturbado impõem a necessidade de um arcabouço psicoterápico amplo e que atenda à necessidade do sujeito que não dorme!

Aspectos psicológicos e abordagem da Psicologia do Sono nos transtornos do sono

▪ Papel do psicólogo do sono na adesão ao uso de aparelho de pressão positiva contínua

Três dimensões distintas e inter-relacionadas destacam-se no processo de adesão ao uso de aparelho de pressão positiva contínua (em inglês, *Continuous Positive Airway Pressure* – CPAP): a biomédica, a social e a psicológica.[11] A Figura 2.1 ilustra a interação entre essas dimensões, especificando os fatores psicológicos e sociodemográficos associados às dificuldades com a adesão e a abordagem terapêutica requerida.

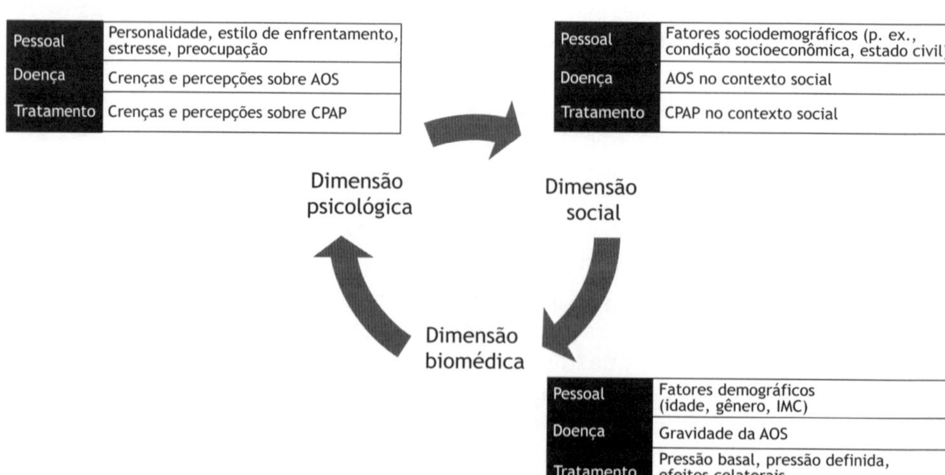

FIGURA 2.1 - Modelo biopsicossocial do uso do CPAP.

AOS: apneia obstrutiva do sono; CPAP: aparelho de pressão positiva contínua; IMC: índice de massa corporal.

Fonte: Adaptada de Crawford et al., 2014.

A dimensão biomédica abrange características demográficas associadas ao transtorno respiratório do sono em questão, em sua maioria estatísticas, como idade, gênero, índice de massa corporal (IMC), etnia, assim como medidas objetivas clínicas ou médicas obtidas por exames clínicos, questionários e escalas validados, como o índice de apneia e hipopneia do sono (ou índices correspondentes) e sintomas associados, como a sonolência diurna, o refluxo etc. Ainda nessa dimensão, a análise desses parâmetros permitirá definir a melhor intervenção, o que, sendo CPAP, implicará em avaliar o tipo de máscara, o equipamento e a pressão ideal, considerando os efeitos colaterais e terapêuticos envolvidos.

A dimensão psicológica é composta por fatores mais dinâmicos e maleáveis que podem interferir na adesão ao CPAP. Esses fatores se referem ao perfil e à dinâmica psicológicos, como o estilo de enfrentamento das adversidades, a motivação, a abertura para mudanças, bem como a presença de estresse, claustrofobia, trauma, pânico e até preocupações diretamente ou indiretamente associadas ao uso do equipamento. Esses fatores podem dificultar a adesão ao tratamento, assim como causar o desenvolvimento ou agravamento de um quadro de insônia. Estima-se que determinantes comportamentais expliquem 20% da variação na taxa de adesão ao CPAP.[12] Assim, fatores psicológicos, incluindo a personalidade, têm sido cada vez mais estudados na terapêutica do CPAP, sugerindo que a maneira como o paciente compreende e se relaciona com a doença pode favorecer ou dificultar a adesão ao tratamento, assim como a paciência, a capacidade de negociação, a capacidade de compreender novas informações, a postura aberta para uma nova rotina e a autoeficácia.*[13] E é aqui que a intervenção do psicólogo do sono faz a diferença, na medida em que pode identificar a prontidão do paciente para mudar; acionar a autoeficácia; promover os ajustes necessários aos traços da personalidade que podem prejudicar a adesão, bem como identificar e tratar os aspectos relacionados à dimensão social. Esta envolve os aspectos culturais, educacionais e econômicos relacionados aos cuidados à saúde, incluindo a perspectiva que o paciente tem do CPAP, identificando e acionando sua rede de apoio. Se, por um lado, a compreensão do impacto do ronco ou da apneia na própria saúde ou na perturbação do sono do parceiro de quarto/cama pode ser fator motivador para a adesão, por outro lado o não envolvimento do cônjuge** no tratamento ou o caçoar dessa condição entre o casal ou em família podem desmotivar a adesão. Assim, nota-se que o desejo do paciente de melhorar também para o benefício do cônjuge, assim como o acompanhamento, o acesso às informações, a aceitação e a participação no tratamento por parte do cônjuge, pode fazer toda a diferença para a adesão, destacando-se a cumplicidade do casal como fator-chave para o exercício do respeito, da cooperação e do apoio, fatores fundamentais para a motivação na direção de iniciar e seguir em tratamento.[13-15] Casais unidos no mesmo objetivo enfrentam e comentam as dificuldades que experimentam e buscam juntos as soluções e os ajustes necessários. Por esse motivo, faz-se necessário envolver o cônjuge e avaliar a qualidade do relacionamento conjugal. O psicólogo do sono pode intervir nesses fatores, bem como identificar outros fatores de resistência por parte do cônjuge ou do paciente no uso do CPAP, como a impressão que o uso do equipamento possa causar a um

* "Autoeficácia" é o termo utilizado para definir a capacidade de compreensão do paciente sobre o benefício a ser alcançado posteriormente à adesão a determinada terapêutica. Quanto maior a compreensão, maior tende a ser a adesão ao tratamento proposto.

**O termo "cônjuge" é empregado aqui num contexto mais amplo, que inclui namorado(a), companheiro(a), parceiro(a) que more com o(a) paciente ou passe parte da semana compartilhando com ele(a) o mesmo leito ou quarto.

ou a ambos em termos de atrativo físico, em termos da interpretação de uma condição de saúde debilitada e, até mesmo, do uso do CPAP como barreira para a intimidade do casal.

Outros aspectos sociais que podem ser alvo de investigação e intervenção do psicólogo do sono se referem a avaliação dos aspectos educacionais que subsidiem a compreensão do transtorno, suas consequências à saúde física e mental, os benefícios da terapêutica do CPAP e os aspectos econômicos e/ou burocráticos para a aquisição do equipamento. Tratando-se do Brasil, cujas facilidades para a inclusão do fornecimento do CPAP pelo sistema de saúde público são bastante precárias, a intervenção do psicólogo pode implicar o auxílio de organização financeira e até orientação burocrática para que o fator econômico não seja uma barreira impeditiva do tratamento.

O Subcapítulo 11.6 Terapia Cognitivo-Comportamental (TCC nas apneias do sono) descreve em detalhes a abordagem da terapia cognitivo-comportamental aplicada à adesão ao CPAP, o que envolve um conjunto de intervenções educacionais e cognitivo-comportamentais capazes de promover aumento na taxa de adesão, aumento do tempo médio de uso do CPAP e diminuição da taxa de desistência.[16] Ela pode ser feita de modo individual, em casal ou em grupo. Esse subcapítulo também discute a abordagem psicológica associada à insônia comórbida à apneia do sono (COMISA), destacando a TCC-I como fundamental para a adesão ao CPAP.

Papel do psicólogo do sono na abordagem da narcolepsia

A sonolência diurna e o sono incontrolável estão entre os primeiros e principais sintomas da narcolepsia, que desde o princípio repercutem na vida familiar, social e ocupacional do paciente. A jornada até o diagnóstico demora em torno de dez anos. Até então, outros sintomas se somam e tendem a se agravar, como os ataques de sono, o sono não reparador e as dificuldades com a memória e a concentração, expondo o paciente a maior risco de acidentes automobilísticos, laborais ou domésticos,[17-20] prejuízos acadêmicos ou laborais,[17,20,21] que dificultam a convivência social, o relacionamento íntimo,[17,20,21] a prática esportiva e de *hobbies*.[17] O baixo reconhecimento e compreensão dessa condição de saúde pela sociedade podem fazer com que os sintomas sejam interpretados como preguiça, desinteresse, descompromisso ou até incompetência, abrindo espaço para a discriminação, a censura e até mesmo a marginalização em ambientes sociais, acadêmicos e laborais.[22] Em vista das dificuldades para o até então exercício costumeiro da vida, e sob essa atmosfera de incompreensão social, é comum que as pessoas com narcolepsia ainda não diagnosticada sintam medo, insegurança e sentimentos de fracasso. Ademais, a limitada eficácia das estratégias tateadas pelo próprio paciente para lidar com as dificuldades que se apresentam[17,23] aumenta a desesperança, inibindo o envolvimento em atividades sociais e, assim, limitando o funcionamento diurno e prejudicando a autoestima.[17] A presença da cataplexia pode aumentar os prejuízos socioemocionais, especialmente quando o paciente se empenha em controlar os afetos e os estímulos emocionais.[18,24]

Essa longa e desgastante jornada até o diagnóstico correto, com todos os desdobramentos descritos, explica e justifica a predisposição ao desenvolvimento de doenças psiquiátricas, sobretudo a depressão,[17-21,25,26] e o impacto na qualidade de vida em diversos domínios[17,19,21] observado em pacientes com narcolepsia. Trata-se, portanto, de uma condição que afeta a dimensão psicossocial e emocional do paciente e que, por isso, requer atenção psicológica especializada para intervir a favor dos aspectos psicodinâmicos, cognitivos e comportamentais envolvidos. Uma vez diagnosticado, o paciente passa a ter um leque de informações e orientações sobre intervenções eficazes e eficientes para a obtenção de uma vigília de qualidade, tanto do ponto de vista farmacológico quanto do não farmacológico.

A abordagem psicológica envolve estratégias de intervenção educacionais, cognitivas e comportamentais, psicoterapia e intervenção social. Além de oferecer entendimento da condição de saúde, orientar e promover a acomodação de novos hábitos, como a higiene do sono, a organização da escala de sono noturno e o cochilo diurno, bem como aumentar a adesão à abordagem farmacológica, o psicólogo do sono intervém sobre os impactos psicossociais das limitações impostas pela narcolepsia. Ao facilitar a expressão dos sentimentos e a miríade de crenças ou imaginários sobre a condição e suas limitações, é criado um ambiente de discussão promotor da ruptura de paradigmas, o que favorece a criatividade e a abertura para novas abordagens sobre a vida,[21] na qual a narcolepsia não precisa ser compreendida como um limite da vida, mas como uma adaptação do viver, como tantas outras condições de saúde, a exemplo das doenças metabólicas. Esse processo é fundamental para promover a comunicação e os ajustes necessários no ambiente familiar, social e laboral. Assim, o psicólogo do sono também intervém para favorecer a criação de rede de apoio consciente e colaborativa, que compreenda e apoie as mudanças necessárias, seja de hábitos, de organização do trabalho ou redesenho de carreira, caso este se mostre necessário. Para além dos ajustes comportamentais que aliviam a pressão do sono, o psicólogo do sono visa desenvolver resiliência emocional, promover saúde mental e o florescimento do potencial da pessoa com narcolepsia.

Observa-se que a diminuição dos problemas psicossociais e o nível de satisfação no trabalho estão associados a atividades que sejam fisicamente ativas; à compreensão da condição por pares; a ambientes que permitam cochilos curtos diurnos, ou agenda de trabalho ajustada ao período de maior alerta diurno; e à adesão à intervenção farmacológica para a narcolepsia.[17,21]

Cabe ressaltar que a participação em grupos de apoio e suporte a pacientes com narcolepsia e seus familiares deve ser incentivada, como modo de obter mais compreensão da condição, partilhar experiências e evitar o isolamento,[20,21] por vezes derivado de sentimentos de discriminação, penalização e culpa. No Brasil, contamos com a Associação Brasileira de Narcolepsia e Hipersonia Idiopática (ABRANHI).* O contato com pessoas com a mesma condição promove esclarecimentos, reforça a adesão às intervenções, aumenta o diálogo e humaniza a própria condição. Livros autobiográficos, *TED Talks* e informações sobre narcolepsia também constituem base de apoio importante para o paciente e seus familiares.**

O Consenso Brasileiro de Narcolepsia apresenta um capítulo bastante detalhado sobre os aspectos psicológicos envolvidos na narcolepsia e a abordagem terapêutica do psicólogo do sono, abordando inclusive o manejo psicológico da cataplexia.[27]

Papel do psicólogo do sono na abordagem das parassonias

O termo "parassonia" (composto por *para*, derivado do grego, e *somnus*, derivado do latim) define o fenômeno de comportamentos típicos da vigília que acontecem em **paralelo**

---

* https://www.facebook.com/ABRANHI/.

** *TED Talk* de uma paciente com narcolepsia: https://www.youtube.com/watch?v=0S9BsVF_JGQ. Página de Julie Flygare, paciente com narcolepsia, autora do livro "Wide awake and dreaming: a memoir of narcolepsy": http://julieflygare.com/wide-awake-and-dreaming-memoir-narcolepsy/. Página de Henry, paciente com narcolepsia, escritor de ciência e autor do livro "Sleepyhead: the neuroscience of a good nigth's rest": https://henrynicholls.com/narcolepsy/.

ao sono. Em geral, esses comportamentos se expressam em resposta a condições emocionais e/ou comportamentais, como o estresse, os sintomas de ansiedade e depressão, o trauma emocional, a má higiene do sono, a privação de sono e o consumo de álcool.[28,29] Assim, do ponto de vista psicológico, o termo "parassonia" é perfeito ao sugerir que os comportamentos típicos da vigília que acontecem em paralelo ao sono correspondem aos aspectos psicológicos e comportamentais que ficaram à deriva durante a vigília, adentrando o espaço do sono noturno e impregnando-o sintomatologicamente das afetações diurnas sem continente ou direção.

É senso comum que a clínica psicológica, sobretudo a psicanalítica, está marcada pelo uso terapêutico dos conteúdos oníricos que se manifestam por meio dos sonhos e dos pesadelos. O espaço psicoterápico e analítico aproveita o singelo contato da consciência mnemônica do sonho para adentrar a fagulha de inconsciência manifesta e trazer mais clareza e compreensão para a vida do sujeito, ampliando o espaço da consciência. Isso quer dizer que o sonho lembrado serve como porta de entrada para o inconsciente, ou seja, representa a ponta do *iceberg* que será explorado no campo psicoterápico e analítico, aumentando a compreensão de si e ampliando as habilidades e recursos psicológicos pessoais.

Apesar da crescente divulgação da Psicologia e da relevância do autoconhecimento como ferramenta imprescindível para a saúde mental e psicológica, nem todas as pessoas compreendem sua importância, expressam interesse por essa jornada ou sabem como conduzi-la. Mesmo se sabendo que os pesadelos estão diretamente associados a perturbações emocionais, baixa atenção é dada ao sofrimento relacionado a eles. Qualificados na ordem de um distúrbio mental, que pode ocorrer de maneira isolada ou associada ao transtorno de estresse pós-traumático,[30,31] uma boa parcela da população geral segue desassistida,[32] apesar de variadas abordagens de intervenção psicológica eficientes estarem bem documentadas.[29-32]

Para além dos sonhos e pesadelos, os comportamentos da vigília que invadem o sono noturno, tornam-se frequentes e perturbam o sujeito, a ponto de fazê-lo procurar ajuda especializada, são explorados pelo psicólogo do sono com o objetivo não somente de oferecer psicoeducação em sono e orientação em relação a medidas de segurança, mas sobretudo de ampliar o entendimento do paciente sobre si mesmo e auxiliá-lo no processo de individuação e autocuidado, aumentando-lhe a qualidade de vida.

A Figura 2.2 ilustra o processo encabeçado pela intervenção psicológica nas parassonias, cuja participação ativa do paciente é elemento-chave para as reflexões e mudança de comportamentos associados aos fatores psicodinâmicos que predispõem e perpetuam os sintomas relacionados às parassonias.

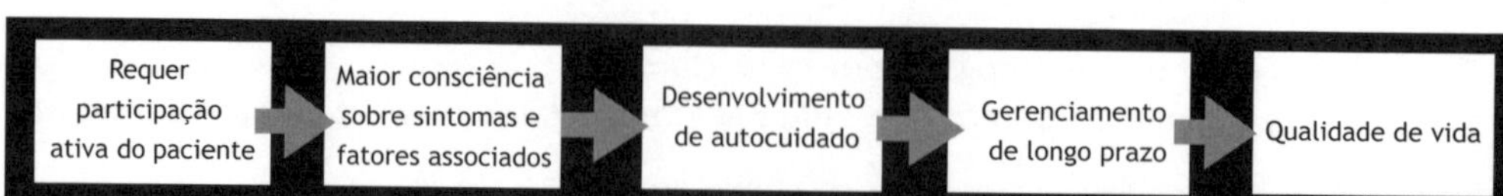

FIGURA 2.2 – Processo psicodinâmico alvo da intervenção psicológica nas parassonias.

Fonte: Desenvolvida pela autoria do capítulo.

O diário do sono auxilia na identificação da associação dos fatores de estresse diurnos às repercussões de eventos noturnos; na psicoeducação em sono, que inclui esclarecimentos sobre a parassonia em curso; na orientação das práticas comportamentais relacionadas ao sono, como as práticas de higiene do sono e a organização da agenda de sono e cochilo, que podem diminuir o estresse fisiológico, também associado à precipitação e à perpetuação dos eventos; e na orientação das alterações de ambiente que podem ser necessárias como medidas de segurança.

A revisão de Ntafouli et al. (2019)[29,33] apresenta as abordagens não farmacológicas para intervenção nas diferentes parassonias publicadas na literatura científica por meio de estudos ou relatos de casos.

Por fim, consideramos que os estudos envolvendo a avaliação da intervenção psicológica nas parassonias se apresentam como necessários e apontam para um futuro promissor na abordagem não invasiva e favorecedora da qualidade de sono e bem-estar geral do sujeito.

Papel do psicólogo do sono na abordagem dos transtornos do ritmo circadiano

O desalinhamento entre o ritmo endógeno e o exógeno provoca muitos desafios ao organismo, podendo causar perturbações de ordem genética, neuroendócrina, metabólica, fisiológica, psicológica e psiquiátrica, com aumento do risco de repercussões na esfera da saúde física, social e laboral. As queixas de dificuldades com o sono (dificuldade para iniciar ou manter o sono) e os sintomas dessa condição (sono não restaurador, sonolência diurna e fadiga) se assemelham àqueles descritos e que definem o transtorno da insônia. Por esse motivo, não é incomum o diagnóstico equivocado de insônia ser dado a pessoas que sofrem de transtornos do ritmo circadiano, assim como diagnósticos de natureza exclusivamente psicológica ou psiquiátrica, em vista de os sintomas de ansiedade e de depressão e até das condições psiquiátricas estarem presentes em muitos pacientes com transtorno de ritmo circadiano. Esses diagnósticos resultam em condutas terapêuticas ineficientes que, com o passar do tempo, pioram as condições associadas ao transtorno e à privação de sono, estressam e desmotivam o paciente. Esses equívocos diagnósticos são efeito da falta de conhecimento na área do sono e da cronobiologia por parte dos profissionais da saúde, dificultando o manejo terapêutico adequado e favorável para o ajuste da condição.

O papel do psicólogo do sono é auxiliar na identificação do ritmo circadiano endógeno, da organização temporal e social à qual o paciente está exposto e da escala vigília-sono desejada, bem como intervir terapeuticamente para favorecer a organização do ritmo circadiano, inibir ou amenizar a condição de *jet lag* social, promover um sono de maior qualidade e aumento do bem-estar geral, também no que tange à saúde mental e à esfera psicológica. A anamnese clínica e os instrumentos auxiliares, como o diário do sono, a actigrafia e os questionários de avaliação de cronotipo, auxiliam na identificação das preferências circadianas e do ritmo biológico, dos fatores psicológicos e sociais envolvidos na problemática e na elaboração dos objetivos da intervenção. Esta se baseia em estratégias educacionais sobre o sono; comportamentais, para manejo da escala vigília-sono (higiene do sono, terapia de luz, exposição ao escuro, organização de agenda de sono noturna e cochilo diurno e discussão com o médico do sono sobre a administração da melatonina); e psicoterápicas, para intervir sobre os fatores de resistência que possam estar em curso, como aqueles derivados do perfil psicológico, da incompatibilidade de agendas de sono entre casais, das dificuldades relacionadas à discussão de escalas/rotinas em ambientes domésticos e/ou profissionais, das expectativas e crenças sobre a "obrigatoriedade" em seguir organizações temporais sociais etc. Estudos em parceria com instituições acadêmicas e laborais demonstram que a intervenção para a organização do sono noturno com ajustes no horário escolar, assim como a introdução de cochilos diurnos em ambientes de trabalho, promove melhora no desempenho/produtividade, bem-estar psicológico e performance cognitiva, de modo significativo, tanto no âmbito acadêmico[34,35] quanto no profissional.[36] Também as estratégias terapêuticas da TCC-I podem beneficiar os pacientes com distúrbio de ritmo, especialmente aqueles com fase atrasada do sono, reduzindo sintomas de insônia, ansiedade e depressão.[37]

Vale ressaltar que orientações sobre o sono e a organização vigília-sono têm sido cada vez mais necessárias em ambientes escolares, universitários, laborais e de assistência institucional em vista de o estilo de vida moderno basear-se na quase onipresença da luz artificial, com oferta de serviços e entretenimento em ambientes que operam na escala 24/7, promovendo aumento crescente de trabalhadores por turno. Além disso, a facilidade de locomoção e conexão transoceânica do mundo contemporâneo dissolveu as fronteiras territoriais e temporais e promoveu um descompasso de referência do ritmo exógeno em uma parcela da população. Assim, o psicólogo do sono pode assumir o papel educacional, com o objetivo de informar, orientar e prevenir o desenvolvimento de transtornos de ritmo derivados dessas condições, mais comuns entre os adolescentes, os jovens adultos, os trabalhadores por turno e entre aqueles que viajam com certa frequência, submetendo-se a fusos distintos da sua origem regularmente.

Papel do psicólogo do sono na abordagem das insônias

Psicologia do sono e insônia

Aproximadamente 30% da população experimentam sintomas de insônia e 15% sofrem de insônia crônica.[38-40] As repercussões da condição de insônia não somente afetam a esfera individual, mas também implicam em custos significativos para a sociedade: pessoas com insônia apresentam maior frequência na procura por assistência médica, nas hospitalizações e no uso de medicamentos, em razão dos sintomas associados às causas e consequências da insônia, e têm maior taxa de absenteísmo e presenteísmo laboral.[41] Esses fatores repercutem em aumento para o risco de erros e acidentes, menor produtividade, custos diretos e indiretos com a saúde, prejuízos funcionais, sociais e de qualidade de vida.[41-43] O tratamento da insônia por meio de um protocolo abreviado da terapia cognitivo-comportamental aplicada à insônia (TCC-I) aponta para redução na utilização dos serviços de saúde e nos custos diretos envolvidos.[44]

A TCC-I é considerada a primeira linha de tratamento da insônia crônica, com **eficácia demonstrada cientificamente**,[45-47] e representa, possivelmente, o maior ícone da Psicologia do Sono. Pautada em um modelo multifatorial de aspectos psicológicos, neurofisiológicos e comportamentais que podem predispor, precipitar ou perpetuar a insônia, a TCC-I se utiliza de técnicas cognitivas e comportamentais que se mostram eficazes na melhoria do padrão de sono e comorbidades associadas, com manutenção dos resultados em longo prazo.[45-47] Trata-se de uma **terapia breve**, focal, diretiva e estruturada, a qual pode ser aplicada individualmente ou em grupo, de modo presencial ou digital, de maneira isolada ou em associação com o tratamento farmacológico, com particular relevância durante a retirada de hipnóticos em uso crônico. O Subcapítulo 10.2 – Terapia Cognitivo-Comportamental para Insônia descreve em mais detalhes os fundamentos e as técnicas da TCC-I e o Subcapítulo 10.3 – Terapia Comportamental para Insônia na Infância se ocupa da aplicação da TCC-I na infância. Dessa forma, este capítulo se ocupará em destacar a importância do psicólogo do sono na intervenção da insônia, reconhecendo que as referências conceituais e técnicas da Psicologia incluem os conceitos e as estratégias de intervenção não farmacológica que embasam a TCC-I, mas extrapolam esses limites, habilitando o psicólogo a intervir clinicamente, por meio de variadas abordagens, no manejo de outros aspectos psicológicos envolvidos na gênese e na manutenção do transtorno de insônia, que por vezes escapam à abordagem da TCC-I, limitando seus efeitos e amarrando o sujeito na condição insone.

Insônia como sintoma

O estudo do sono normal ilustra a majestosa e imperiosa natureza marcada pelos sistemas homeostático, circadiano e toda a enxurrada de neurotransmissores associados ao sono. Em tese, um organismo ativo de dia e submetido aos temporizadores circadianos estaria adaptado e cansado o suficiente para adormecer à noite e cumprir com o descanso necessário e o processo complexo das funções associadas ao sono. A expressão dessa tendência, por si só, já serviria de reforçador do sistema circadiano, contribuindo para a manutenção do ritmo regente da organização biológica da vida humana. Contudo, os estudos epidemiológicos contrariam a tese de que os processos homeostático e circadiano sejam suficientes para o exercício do bom dormir. As queixas de insônia só aumentam, sobretudo nas cidades mais urbanizadas, evidenciando uma epidemia de insônia. Mente agitada, pensamento ruminante, preocupações e estresse são fatores precipitadores da insônia e, em muitos casos, perpetuadores, ao lado da má higiene do sono, das crenças e das atitudes disfuncionais sobre o sono e o processo do adormecer, fazendo escalonar a agitação da mente e do corpo para uma condição de hipervigilância.

A questão que se levanta dentro do campo da Psicologia do Sono é: *Como uma mente agitada consegue fazer tamanha frente de resistência à potente força da natureza fisiológica e cronobiológica do sono? O que estaria por trás desse crescente fenômeno da "vigília ininterrupta"?*

Impressiona a força de resistência da mente de alguns insones que não se deixam invadir pelo sono nem mesmo sob efeito dos hipnóticos.

Os tratamentos medicamentosos visam aplacar essa mente inquieta. Quase como um palco de guerra, o cérebro encampa a luta entre o sistema hipervigil de resistência e os agentes psicofarmacológicos que visam debelar a vigília que não quer ceder. Se o "normal" é dormir à noite, espera-se dos remédios administrados o poder de debelar a vigília que não quer ceder, normatizar essa existência "rebelde". Ano vem, ano vai, e novos remédios são lançados para fazer frente ao crescente exército de resistência. Cada novo medicamento faz prometer a diferença que faltava, preenchendo a existência esvaziada de sentido de esperanças do ajuste à norma. A aspiração futurista e tecnológica faz crer no poder organizador de um remédio supostamente perfeito para acionar um desejado "botão liga-desliga" do sono, alimentando o mote messiânico do progresso e autorizando-se a impingir o custo de cifras que traduziriam os códigos de avanço, qualidade e garantia de resultado impressos no sistema social moderno.

Mas os custos embutidos nesse suposto avanço tecnológico não se restringem aos financeiros. A luta por instaurar a suposta ordem produtiva da vigília repercute custos sociais e psicológicos. A perpetuação do sistema de crenças e valores apoiado na vigília produtiva alimenta o sistema de alienação existencial, ambos celeiros da hipervigilância e dos sintomas e transtornos de ansiedade e depressão. Portanto, trata-se de um sistema tão obstinado em erradicar o desamparo, que dissuade o sujeito do sentido do sintoma, engrossando a expectativa pela solução mágica. Assim, ao ignorar, reprimir ou tentar neutralizar o desamparo, o sistema, sem se dar conta, potencializa sua expressão por meio das neuroses da atualidade, como a ansiedade, a depressão e a insônia.

Em vez de apenas investigar os fatores favorecedores do enquadre para intervir restaurando a ordem, a Psicologia do Sono quer ouvir em que ordem operam os sintomas da mente agitada e da hipervigilância.

Está bem mapeado o sistema neuroendócrino ativado e desregulado que está associado a essa condição e toda a cascata de consequências prejudiciais ao organismo, como os problemas metabólicos, cardiovasculares, psiquiátricos e neurológicos. *Mas por que isso acontece? De qual sistema essa frente de hipervigilância estaria a serviço?*

Freud explorou os recônditos espaços do inconsciente e trouxe à luz a compreensão de que a histeria estava a serviço da resistência à repressão. Portanto, a histeria era mais que tudo um sintoma. Certamente, o sintoma persistente aciona um sistema integrado psicobiológico, que afeta o comportamento e a relação com o mundo social, passível de ser categorizado como transtorno. Entretanto, Freud mostrou que a dimensão do sintoma guarda o segredo da cura, pois a liberação do conteúdo reprimido reorganiza o sistema e dissolve a dimensão de transtorno. A queixa persistente da insônia é uma voz que grita no silêncio da noite, grita em desespero, grita um som decifrável apenas na dimensão existencial. Somente as noites não dormidas e os dias mal vividos podem nos contar a que fazem frente, qual o sistema a que servem e que insiste em se expressar. É fundamental organizar a agenda de sono, elucidar e promover a compreensão e os fatores e hábitos favorecedores do sono como propõe a TCC-I. Os estudos mostram os efeitos positivos dessa intervenção. No entanto, uma parcela dos insones é refratária a essa opção de tratamento. Para esses casos, há de se combinar a TCC-I às práticas de intervenção baseadas no cultivo da mente equânime, como as derivadas da ACT (Terapia de Aceitação e Compromisso) e *mindfulness*, e/ou baseadas na escuta analítica, para que o sistema psicobiológico inato encontre sua ordem interna por meio do espaço ampliado pelo respirar livre e pela expressão do que os remédios calam, do que a sociedade ignora, do que o sujeito resiste em aceitar, mas de que o desejo jamais, jamais, desiste!

A mente agitada tipicamente presente no insone reflete uma existência em desencontro consigo mesma, ao que o jargão popular derivado da metafísica ou das escolas espirituais denominariam "alma desassossegada". O frenesi mental esconde a inquietude de uma vida objetivada, desprovida de sentido, reverberando uma existência errática. A Psicologia do Sono está para além da higienização dos comportamentos enfraquecedores dos processos homeostáticos e circadianos. Ela visa restaurar os pares de opostos dissolvidos na polarização do frenesi diurno que maculam a passividade noturna.

Referências bibliográficas

1. Keats J. Ode sobre a melancolia e outros poemas. Péricles Eugênio da Silva Ramos, organizador e tradutor. São Paulo: Hedra; 2010.
2. Figueira LG, Zanela IV, Fagundes M, Nascimento CB, Souza JC. Efeitos da privação de sono em adultos saudáveis: uma revisão sistemática. Pesquisa, Sociedade e Desenvolvimento. 2021;10(16):e524101623887.
3. Valdez P. Cronobiología. Respuestas psicofisiológicas al tiempo. Monterrey: Universidad Autónoma de Nuevo León; 2015.
4. Giacobbo BL. Efeitos da privação de sono sobre aspectos cognitivos e sua relação com níveis de BDNF. Porto Alegre: Pontifícia Universidade Católica do Rio Grande do Sul; 2015.
5. Almondes KM, organizador. Neuropsicologia do sono: aspectos teóricos e clínicos. São Paulo: Pearson Clinical Brasil; 2017.
6. Schabus M, Hödlmoser K, Pecherstorfer T et al. Influence of midday naps on declarative memory performance and motivation. Somnologie-Schlafforschung Und Schlafmedizin. 2005;9(3):148-53.
7. Reynaud E et al. Sleep and its relation to cognition and behaviour in preschool aged children of the general population: a systematic review. Journal of Sleep Research. 2018;27(3):e12636.

8. Palmer CA, Alfano CA. Sleep and emotion regulation: an organizing, integrative review. Sleep Medicine Reviews. 2017;31:6-16.
9. Tempesta D et al. Sleep and emotional processing. Sleep Medicine Reviews. 2018;40:183-95.
10. Werner GG, Schabus M, Blechert J, Kolodyazhniy V, Wilhelm FH. Pre- to postsleep change in psychophysiological reactivity to emotional films: late-night REM sleep is associated with attenuated emotional processing. Psychophysiology. 2015;52:813-25.
11. Crawford MR, Espie CA, Bartlett DJ, Grunstein RR. Integrating psychology and medicine in CPAP adherence – new concepts? Sleep Med Rev. 2014;18(2):123-39.
12. Bakker JP, Weaver TE, Parthasarathy S, Aloia MS. Adherence to CPAP: what should we be aiming for, and how can we get there? Chest. 2019;155(6):1272-87.
13. Cayanan EA, Bartlett DJ, Chapman JL, Hoyos CM, Phillips CL, Grunstein RR. A review of psychosocial factors and personality in the treatment of obstructive sleep apnoea. Eur Respir Rev. 2019;28(152):190005.
14. Ye L, Antonelli MT, Willis DG, Kayser K, Malhotra A, Patel SR. Couples' experiences with continuous positive airway pressure treatment: a dyadic perspective. Sleep Health. 2017;3(5):362-7.
15. Ye L, Malhotra A, Kayser K et al. Spousal involvement and CPAP adherence: a dyadic perspective. Sleep Med Rev. 2015;19:67-74.
16. Wozniak DR, Lasserson TJ, Smith I. Educational, supportive and behavioural interventions to improve usage of continuous positive airway pressure machines in adults with obstructive sleep apnoea. Cochrane Database Syst Rev. 2014;(1):CD007736.
17. Goswami M et al. Psychosocial aspects of narcolepsy. Haworth Press; 1992.
18. Schiappa C, Scarpelli S, D'Atri A, Gorgoni M, De Gennaro L. Narcolepsy and emotional experience: a review of the literature. Behav Brain Funct. 2018;14:19.
19. Nishino S, Okuro M. Emerging treatments for narcolepsy and its related disorders. Expert Opinion Emerging Drugs. 2010;15(1):139-58.
20. Abad VC, Guilleminault C. New developments in the management of narcolepsy. Nature and Science of Sleep. 2017;9:39-57.
21. Battarai J, Sumerall S. Current and future treatment options for narcolepsy: a review. Sleep Science. 2017;10(1):19-27.
22. Bhat A, El Solh AA. Management of narcolepsy. Expert Opinion Pharmacotherapy. 2008;9(10):1721-33.
23. Krahn LE, Rogers ER. Self-management techniques for excessive daytime sleepiness used by participants in a narcolepsy advocacy group. J Sleep Disord Ther. 2015;4:214.
24. Kales A, Soldatos CR, Bixler EO, Caldwell A, Cadieux RJ, Verrechio JM et al. Narcolepsy-cataplexy psychosocial consequences and associated psychopathology. Archives of Neurology. 1982;39(3):169-71.
25. Lopez R, Arnulf I, Drouot X, Lecendreux M, Dauvilliers Y. French consensus. Management of patients with hypersomnia: which strategy? Revue Neurologique. 2017;173(1-2):8-18.
26. Thorpy MJ, Dauvilliers Y. Clinical and practical considerations in the pharmacologic management of narcolepsy. Sleep Medicine. 2015;16:9-18.
27. Conway SG, Pinto Jr LR, Alves GR. Tratamento não farmacológico da narcolepsia. In: Bacelar A, Soster L, organizadores. Narcolepsia: do diagnóstico ao tratamento. São Caetano do Sul: Difusão; 2021. Cap. 7, p. 135-53.
28. Bušková J, Piško J, Pastorek L, Šonka K. The course and character of sleepwalking in adulthood: a clinical and polysomnographic study. Behav Sleep Med. 2015;13(2):169-77.
29. Ntafouli M, Galbiati A, Gazea M, Bassetti CLA, Bargiotas P. Update on nonpharmacological interventions in parasomnias. Postgrad Med. 2020;132(1):72-9.
30. Morgenthaler TI, Auerbach S, Casey KR et al. Position paper for the treatment of nightmare disorder in adults: an American Academy of Sleep Medicine position paper. J Clin Sleep Med. 2018;14(6):1041-55.
31. Waltman SH, Shearer D, Moore BA. Management of post-traumatic nightmares: a review of pharmacologic and nonpharmacologic treatments since 2013. Curr Psychiatry Rep. 2018;20(12):108.
32. Hansen K, Höfling V, Kröner-Borowik T, Stangier U, Steil R. Efficacy of psychological interventions aiming to reduce chronic nightmares: a meta-analysis. Clin Psychol Rev. 2013;33(1):146-55.
33. Conway SG, Castro L, Lopes-Conceição MC, Hachul H, Tufik S. Psychological treatment for sleepwalking: two case reports. Clinics. 2011;66(3):517-20.
34. Minges KE, Redeker NS. Delayed school start times and adolescent sleep: a systematic review of the experimental evidence. Sleep Med Rev. 2016;28:86-95.
35. Bowers JM, Moyer A. Effects of school start time on students' sleep duration, daytime sleepiness, and attendance: a meta-analysis. Sleep Health. 2017;3(6):423-31.
36. Bessone P, Rao G, Schilbach F, Schofield H, Toma M. The economic consequences of increasing sleep among the urban poor. Q J Econ. 2021;136(3):1887-941.

37. Steele TA, St. Louis EK, Videnovic A, Auger RR. Circadian rhythm sleep-wake disorders: a contemporary review of neurobiology, treatment, and dysregulation in neurodegenerative disease. Neurotherapeutics. 2021;18(1):53-74.
38. Ohayon MM. Epidemiology of insomnia: what we know and what we still need to learn. Sleep Med Rev. 2002;6(2):97-111.
39. Morin CM, LeBlanc M, Daley M, Gregoire JP, Mérette C. Epidemiology of insomnia: prevalence, self-help treatments, consultations, and determinants of help-seeking behaviors. Sleep Med. 2006;7(2):123-30.
40. Castro LS, Poyares D, Leger D, Bittencourt L, Tufik S. Objective prevalence of insomnia in the São Paulo, Brazil epidemiologic sleep study. Ann Neurol. 2013;74(4):537-46.
41. Léger D, Bayon V. Societal costs of insomnia. Sleep Med Rev. 2010;14(6):379-89.
42. Wickwire EM, Tom SE, Scharf SM, Vadlamani A, Bulatao IG, Albrecht JS. Untreated insomnia increases all-cause health care utilization and costs among medicare beneficiaries. Sleep. 2019;42(4):zsz007.
43. Wickwire EM, Vadlamani A, Tom SE, Johnson AM, Scharf SM, Albrecht JS. Economic aspects of insomnia medication treatment among medicare beneficiaries. Sleep. 2020;43(1):zsz192.
44. McCrae CS, Bramoweth AD, Williams J, Roth A, Mosti C. Impact of brief cognitive behavioral treatment for insomnia on health care utilization and costs. J Clin Sleep Med. 2014;10(2):127-35.
45. Trauer JM, Qian MY, Doyle JS, Rajaratnam SM, Cunnington D. Cognitive behavioral therapy for chronic insomnia: a systematic review and meta-analysis. Ann Intern Med. 2015;163(3):191-204.
46. Riemann D, Baglioni C, Bassetti C et al. European guideline for the diagnosis and treatment of insomnia. J Sleep Res. 2017;26(6):675-700.
47. Van Straten A, Van der Zweerde T, Kleiboer A, Cuijpers P, Morin CM, Lancee J. Cognitive and behavioral therapies in the treatment of insomnia: a meta-analysis. Sleep Med Rev. 2018;38:3-16.

3

Atuação do Fisioterapeuta

Evelyn Lucien Brasil
Daiana Moreira Mortari
Juliana Arcanjo Lino

A Fisioterapia é uma das especialidades que vem ganhando cada vez mais espaço para atuação na área de sono, tanto na clínica quanto na pesquisa e no ensino. O fisioterapeuta pode atuar em triagem, diagnóstico funcional, educação e tratamento de diversos distúrbios do sono, tanto respiratórios quanto não respiratórios, bem como em ajustes das condições ergonômicas do sono.

Atualmente, a maior área de atuação do fisioterapeuta no sono abrange o tratamento dos distúrbios respiratórios, sendo o profissional capacitado para adaptar a terapia com pressão positiva, tratamento mais indicado nos casos de apneia obstrutiva do sono (AOS) moderada e grave, além de alguns casos leves quando associados a sintomas. Essa capacitação se deve ao extenso conhecimento desse profissional em relação à fisiologia dos sistemas respiratório e cardiovascular, bem como à fisiopatologia das doenças que acometem esses sistemas, atrelada ao conhecimento da fisiologia dos distúrbios do sono.[1] Ademais, o fisioterapeuta com área de atuação em sono pode trabalhar em laboratórios e clínicas de sono, participando da execução de estudos do sono, fazendo leitura de todos os tipos de estudo do sono e realizando treinamentos de técnicos em polissonografia (PSG). É crescente também a atuação de fisioterapeutas em laboratórios para titulações manuais de alta complexidade.

Outra atuação do fisioterapeuta em sono se dá no campo do tratamento da insônia, em que o profissional pode fazer uso das orientações relacionadas à higiene do sono, aplicar e orientar técnicas de relaxamento e atividades físicas, com o objetivo de melhorar a qualidade do sono do paciente. Nos transtornos do movimento, o fisioterapeuta pode atuar na orientação de um programa de exercícios físicos para auxiliar a minimizar os sintomas e, assim, melhorar a qualidade do sono. Aos pacientes com dores crônicas, é indicada a atuação do fisioterapeuta com a intenção de reduzir a dor, objetivando um sono com melhor qualidade. Com relação aos pacientes hospitalizados, o fisioterapeuta com conhecimento em sono pode auxiliar não só com exercícios motores e respiratórios, mas também com orientações para adequar os horários para as intervenções considerando o ritmo de sono do paciente. Não raro os fisioterapeutas com atuação hospitalar identificam, por meio de questionários validados, pacientes com alto risco de apresentar distúrbios respiratórios do sono (DRS).

Além disso, o fisioterapeuta atua na área de educação, tanto do paciente quanto do profissional de saúde. Com relação ao paciente, partindo da premissa de que é dever de todo fisioterapeuta assegurar aos seus pacientes bem-estar físico, cabem estratégias de educação sobre higiene do sono, conscientização sobre impacto negativo da privação do sono e orientações da necessidade de um sono reparador para a promoção da saúde. Já quanto à educação profissional, hoje em dia muitos fisioterapeutas já certificados em sono coordenam e ministram cursos relacionados ao diagnóstico e ao tratamento dos distúrbios do sono.

No âmbito da pesquisa, diversos fisioterapeutas brasileiros têm destaque internacional com suas publicações, que trouxeram importantes avanços no que tange ao conhecimento científico na área de sono. Podemos citar, entre outros: o estudo de Andrade et al. (2014),[2] que avaliou o impacto do uso das máscaras nasal e oronasal no tratamento com pressão positiva; o estudo de Nerbass et al. (2016),[3] que avaliou os efeitos agudos do CPAP na hemodinâmica e na performance cardíaca de indivíduos com cardiomiopatia hipertrófica; e o estudo de Furlan et al. (2021),[4] que avaliou os efeitos da cirurgia bariátrica na AOS em pacientes com obesidade graus 1 e 2.

A atuação do fisioterapeuta em sono no Brasil vem sendo descrita há pelo menos uma década. Em 2015, em artigo publicado pela revista ASSOBRAFIR Ciência, Nerbass et al. (2015)[1] descreveram a atuação do fisioterapeuta no tratamento dos DRS. Desde então, é crescente a participação de fisioterapeutas em eventos científicos da Associação Brasileira do Sono (ABS), órgão máximo do sono no Brasil, bem como em eventos nacionais e internacionais de outras especialidades correlatas ao sono.

Com o aumento do interesse de acadêmicos e profissionais, surgiram cada vez mais cursos de formação voltados à área de sono. No ano de 2019, eventos inteiros dedicados à Fisioterapia do Sono começaram a acontecer no Brasil.

Em 2021, aconteceu a primeira certificação de fisioterapeutas do sono executada pela ABS, na qual 28 profissionais foram reconhecidos por preencher os critérios no processo seletivo por notório saber. Ainda naquele ano, o Conselho Federal de Fisioterapia e Terapia Ocupacional (COFFITO) reconheceu a Fisioterapia nos Distúrbios do Sono como área de atuação própria do fisioterapeuta, por meio da Resolução n. 536, publicada em 10 de agosto de 2021.

Todos esses avanços e conquistas recebem o nome de diversos profissionais que por eles lutaram. Sendo esses passos iniciais na solidificação do fisioterapeuta na área do sono, no decorrer deste capítulo descreveremos as áreas de atuação já consolidadas, bem como os campos em franca expansão a serem explorados.

Atuação em laboratórios de sono

A inserção dos fisioterapeutas em laboratórios de sono inicia-se, geralmente, em virtude do vasto conhecimento desses profissionais a respeito de dispositivos de pressão positiva nas vias aéreas. A habilidade de entender e interpretar as mais diversas curvas de fluxo respiratório faz com que muitos fisioterapeutas busquem implementar seu conhecimento por meio de cursos de análise completa de exames de PSG. A interpretação dos traçados de eletroencefalograma, eletro-oculograma, eletromiogramas e demais variáveis requer vasta experiência e dedicação.

O COFFITO, em seu referencial nacional de procedimentos fisioterapêuticos, publicado no ano de 2019, incluiu o diagnóstico funcional do DRS por poligrafia em seu rol de exames funcionais que o fisioterapeuta está capacitado a desempenhar. Cabe aqui ressaltar que deve o fisioterapeuta selecionar, por meio da avaliação e do uso de questionários de triagem, quais são os pacientes que verdadeiramente se beneficiarão de um exame de poligrafia respiratória para diagnóstico. A Academia Americana de Medicina do Sono (AASM) orienta a utilização de poligrafia respiratória para diagnóstico de pacientes sem comorbidades que tenham alto risco de AOS com base na avaliação de sinais e sintomas, bem como a realização de uma PSG em laboratório caso a poligrafia não identifique o distúrbio de sono responsável pelas queixas dos pacientes.[5]

Além disso, o fisioterapeuta pode ser o responsável pelo treinamento continuado dos técnicos em PSG que trabalham no laboratório de sono. Essa educação continuada visa garantir a qualidade dos exames de diagnóstico com revisões periódicas dos critérios de montagem dos pacientes e melhores práticas na execução dos exames. A identificação de artefatos que requerem correção, bem como dos eventos que configuram emergência médica, deve ser constantemente revisada.

Os exames de titulação manual de pressão positiva na via aérea podem ser executados pelos técnicos em PSG. Cabe ao fisioterapeuta responsável pelo treinamento técnico apresentar as constantes atualizações de tecnologias e interfaces e assegurar o pleno reconhecimento dos mais diversos eventos respiratórios para que as respostas de incremento pressórico sejam assertivas. Com o incremento da complexidade dos pacientes assistidos nos laboratórios de sono, é imprescindível a presença de um fisioterapeuta treinado para a realização de titulações manuais em pacientes com condições como síndromes de hipoventilação, doenças neuromusculares, doenças pulmonares crônicas, entre outras. Nesses pacientes, o uso de recursos avançados de ventilação, oxigenioterapia e demais estratégias por vezes se faz necessário, o que requer o acompanhamento de um profissional familiarizado com essas práticas.

Triagem de pacientes

Os sinais e sintomas de pacientes portadores de distúrbios do sono podem variar de acordo com o distúrbio que os acomete. Por exemplo, pacientes com AOS, distúrbio respiratório mais prevalente, podem apresentar sonolência diurna excessiva, cansaço, noctúria, cefaleia matinal, além de alterações anatômicas e consequências cardiometabólicas.

A utilização de ferramentas como Escala de Epworth, Questionário de Berlim, STOP-BANG e NoSAS pode ser realizada por fisioterapeutas de qualquer especialidade, visando avaliar o nível de sonolência e o risco para AOS de seus pacientes. Abrishami et al. (2010)[6] realizaram uma revisão sistemática com os principais questionários de triagem para a AOS. O uso dessas estratégias auxiliará o profissional a definir qual paciente deve ser encaminhado para avaliação e tratamento com especialista, gerando impacto positivo não somente em sua qualidade de vida como também em seu processo de reabilitação.

A adoção do hábito de questionar os pacientes a respeito de rotinas e qualidade do sono faz com que o fisioterapeuta identifique potenciais distúrbios e possa, assim, encaminhá-los aos demais colegas especialistas em sono que compõem as equipes multiprofissionais, se necessário. É possível encontrar questionários traduzidos e validados para auxiliar na estratificação de risco de boa parte dos distúrbios não respiratórios do sono, como insônia,[7] síndrome das pernas inquietas[8] etc.

Além disso, questionários que acessam a qualidade de sono do paciente, como o Questionário de Pittsburgh,[9] devem ser amplamente utilizados pelas mais diversas especialidades de fisioterapeutas, sempre partindo da premissa de que o sono reparador é um aliado no sucesso da reabilitação.

Tratamento dos distúrbios respiratórios do sono

Os DRS são caracterizados por padrões de respiração anormal durante o sono. Segundo a Classificação Internacional dos Distúrbios do Sono,[10] são agrupados em AOS, apneia central do sono (ACS) e distúrbios de hipoventilação e hipoxemia relacionados ao sono. A AOS é o distúrbio respiratório mais comum, caracterizada por episódios repetitivos de obstrução total (apneia) ou parcial (hipopneia) da via aérea superior (VAS), com prevalência de 33,3% na população adulta, de acordo com estudo epidemiológico realizado na cidade de São Paulo, em 2010.[11]

Ao longo dos últimos anos, a terapia com pressão positiva tem sido considerada tratamento de primeira linha para os casos de AOS moderada a grave. Vários estudos na literatura têm comprovado os benefícios da pressão positiva na melhora de sintomas clínicos, na redução de riscos cardiovasculares e metabólicos e na melhora da qualidade de vida dos pacientes.[12-14] O CPAP (Continuous Positive Airway Pressure) é o dispositivo mais utilizado e funciona por meio da geração de uma pressão positiva durante todo o ciclo respiratório, proporcionando a formação de um suporte pneumático na traqueia, mantendo a patência da VAS e impedindo seu colapso. O CPAP também pode ser utilizado em casos leves de AOS, na síndrome da resistência da VAS e na ACS associada a insuficiência cardíaca congestiva (ICC). Neste último caso, um trabalho[15] mostrou que o CPAP aumentou a sobrevida de pacientes com ICC e ACS quando suprimiu os eventos centrais para um índice de apneia e hipopneia (IAH) abaixo de 15 eventos/hora de sono. Outro dispositivo conhecido é o binível, que mantém dois níveis de pressão: uma pressão inspiratória (IPAP); e uma pressão expiratória (EPAP). O ajuste da IPAP reduz a limitação de fluxo causada pelo estreitamento das VAS durante o sono e aumenta o volume pulmonar; já a EPAP mantém a VAS aberta durante a exalação do ar, impedindo o colapso. O fisioterapeuta do sono pode optar em usar o binível pressórico em casos em que o paciente tenha dificuldade de se adaptar ao CPAP, por exemplo quando há queixa de dificuldade de exalar contra uma pressão fixa. Ele também pode ser indicado em casos em que o colapso da VAS esteja associado à necessidade de suporte ventilatório, como na síndrome da hipoventilação da obesidade (após tentativa inicial de uso do CPAP), síndrome da hipoventilação alveolar congênita e na presença de doenças pulmonares e neuromusculares, em que há necessidade de aumento da ventilação alveolar e redução da hipoventilação e do trabalho ventilatório.[16]

O fisioterapeuta do sono, inserido em uma equipe multidisciplinar, tem um papel de fundamental importância desde o início do processo de adaptação do paciente ao tratamento com pressão positiva e escolha da interface até o seu acompanhamento em curto, médio e longo prazo.

O processo de adaptação à pressão positiva inicia-se com a avaliação e o exame físico do paciente, além da análise dos exames complementares, para que se realize de maneira mais assertiva a escolha da máscara e do equipamento de pressão positiva, assim como os ajustes pressóricos. O fisioterapeuta deve esclarecer o paciente sobre as consequências do DRS e reforçar a importância e os benefícios do tratamento para sua qualidade de sono, qualidade de vida e redução de risco cardiovascular. Importante também que ele considere o paciente em sua integralidade, colocando-o no centro do tratamento e identificando metas terapêuticas e objetivos baseados em suas incapacidades e necessidades individuais. No primeiro momento, é importante demonstrar o manuseio do equipamento e da máscara ao paciente, buscando envolvê-lo em todas as etapas do tratamento, visando que se sinta mais seguro e confiante para fazer uso da pressão positiva. Também se deve priorizar um ambiente calmo, tranquilo e silencioso.

É importante que o fisioterapeuta conheça os algoritmos dos diversos equipamentos disponíveis no mercado, para que possa oferecer o tratamento correto para o paciente. Tanto o CPAP como o binível apresentam modalidades de pressão fixa, em que não há variação da pressão durante o sono, e pressão automática, que permite variações de pressão ao longo da noite, de acordo com o grau de estreitamento da VAS. Estudos mostram que não existe superioridade de uma modalidade sobre a outra na adesão ao tratamento.[17] Contudo, o fisioterapeuta pode utilizar a modalidade automática para titular a pressão terapêutica nos primeiros dias de uso do equipamento de pressão positiva. Além da modalidade de pressão, outros parâmetros podem ser ajustados nos dispositivos de pressão positiva, de acordo com os objetivos da terapia, como alívios pressóricos, rampa e umidificação. Essas tecnologias de conforto devem ser utilizadas de maneira criteriosa e individualizada, de acordo com o objetivo do tratamento e as queixas do paciente.

A escolha da interface também é de fundamental importância no tratamento dos DRS com pressão positiva. Apesar de existirem vários modelos de interfaces disponíveis no mercado (nasal, oronasal, oral e almofadas), a máscara com rota nasal deve ser sempre a primeira escolha, uma vez que estudos têm demonstrado que a utilização de máscara oronasal pode promover uma posteriorização da mandíbula, além das estruturas de palato mole e língua, contribuindo, desse modo, para o aumento do IAH residual, necessidade de maiores pressões terapêuticas e aumento do vazamento não intencional do fluxo de ar.[2] O fisioterapeuta deve auxiliar o paciente na escolha da melhor interface, observar se há vazamentos ao redor da máscara e se o paciente se sente confortável com a interface.

Após a adaptação inicial, o paciente deve continuar com reavaliações periódicas, leitura dos dados contidos nos cartões de memória dos equipamentos e análise da curva de fluxo respiratório, para possíveis ajustes pressóricos e novas orientações para auxiliar no tratamento. Uma boa adesão do paciente na primeira semana pode predizer o uso da pressão positiva em longo prazo.[18] Por isso, é importante que o fisioterapeuta fique em contato com o paciente e esteja disponível para a resolução rápida de problemas relacionados ao uso da pressão positiva.

Atualmente, o uso do telemonitoramento, por meio do envio dos dados dos equipamentos para a nuvem por sistema *wireless* ou *bluetooth*, tem contribuído de maneira significativa para o incremento da adesão dos pacientes. Esses sistemas possibilitam ao fisioterapeuta o acompanhamento remoto do uso da pressão positiva, incluindo avaliação de dados relativos a adesão, eficácia, vazamento e níveis de pressão terapêutica, permitindo soluções em curto prazo sem a necessidade de visitas presenciais.[19]

Além disso, sabendo que a posição corporal tem um papel importante durante o sono, o fisioterapeuta também atua na orientação do posicionamento adequado do paciente, dado seu conhecimento em fisiologia e fisiopatologia do sistema respiratório e sua experiência em intervenções não farmacológicas e não invasivas. Estudos[20] têm demonstrado que a posição corporal durante o sono pode influenciar a patência da VAS e que a terapia posicional em decúbito lateral (pelo uso de dispositivos como travesseiros, cintas e dispositivos vibratórios) tem sido considerada uma alternativa de tratamento para pacientes com apneia posicional. A elevação da cabeceira da cama também é uma orientação posicional simples, recomendada pelo fisioterapeuta, para evitar o deslocamento rostral de líquido para as regiões cervical e torácica e o agravamento de eventos respiratórios.[21]

Outras estratégias de tratamento, como o exercício físico e o treinamento muscular inspiratório (TMI), vêm sendo cada vez mais estudadas como alternativas terapêuticas para pacientes com AOS. Tem-se observado que a redução do peso corporal não é o principal fator determinante para a diminuição da gravidade da AOS e que os benefícios do exercício no tratamento da AOS estão associados a mudança na composição corporal do indivíduo (redução de gordura na língua e gordura visceral), redução da retenção de fluido na região cervical, aumento do tempo de sono no estágio de ondas lentas e redução da resposta inflamatória sistêmica.[22] Poucos estudos avaliaram o efeito do TMI em pacientes com AOS. Um estudo clínico,[23] randomizado e duplo-cego, com 16 pacientes com AOS, mostrou que no grupo que realizou TMI houve melhora do escore de qualidade do sono de Pittsburgh, sem alteração significativa das variáveis espirométricas, força muscular inspiratória e expiratória e variáveis do teste cardiopulmonar de esforço. Apesar de alguns resultados animadores, mais estudos ainda são necessários para esclarecer o verdadeiro papel do exercício físico e do TMI no tratamento da AOS.

Por fim, é importante ressaltar a importância das terapias combinadas no tratamento dos DRS. Sabendo-se que existem vários endótipos envolvidos na patogênese da AOS, a identificação das características específicas do paciente é essencial para uma abordagem individualizada e multidisciplinar, com a utilização de terapias únicas ou combinadas. Em pacientes com AOS grave que demandem altas pressões terapêuticas, o uso de estratégias como a terapia posicional, pode reduzir a gravidade da AOS e, desse modo, tornar necessárias menores pressões terapêuticas, reduzindo o vazamento não intencional e aumentando a adesão ao tratamento da AOS.

Tratamento dos distúrbios não respiratórios do sono

É papel do fisioterapeuta e de todo profissional que atua na área de sono orientar sobre a importância do sono, suas funções e quais são os efeitos deletérios da privação de sono. A partir disso, é fundamental orientar sobre os hábitos de sono saudáveis e os benefícios de um sono reparador.[24]

Por excelência, o fisioterapeuta é o profissional mais indicado para o tratamento não medicamentoso da dor. Considerando a relação bidirecional entre dor e sono,[25] a abordagem do fisioterapeuta pautada no tratamento da dor só se fará eficaz na presença de uma abordagem buscando a avaliação da condição de sono do paciente, e vice-versa.

Alguns distúrbios mais comuns que têm associação de dor com o sono são o bruxismo e a fibromialgia. O bruxismo é considerado um distúrbio do movimento que pode estar associado a comorbidades, como a AOS.[26] A dor temporomandibular (DTM) e a cefaleia estão entre os relatos comuns para coexistir com o bruxismo. O fisioterapeuta pode trabalhar utilizando manobras cinesioterápicas, termoterapia e eletroterapia para auxiliar no manejo e no controle da dor.[27] Já a fibromialgia é uma síndrome caracterizada por dor crônica musculoesquelética, hiperalgesia em pontos específicos e sintomas psicossomáticos, como distúrbios do sono. Para o controle da dor, melhora da qualidade de vida e de sono, o fisioterapeuta pode indicar exercícios terapêuticos aeróbicos, resistidos, hidroterapia, massoterapia e/ou eletroterapia.[28]

Outro distúrbio do sono em cujo tratamento o fisioterapeuta pode atuar é a chamada movimentação periódica de pernas (PLM). As contrações durante o sono resultam em fragmentação e consequente superficialização do sono, com prejuízos na arquitetura do sono e sintomas de cansaço e até mesmo sonolência diurna. Com tratamento majoritariamente medicamentoso, os efeitos da atividade física, aguda e crônica, têm sido descritos na literatura visando a redução do índice de movimentos de perna.[29] O monitoramento rigoroso da execução da atividade física em pacientes de maior complexidade é rotina na atuação dos fisioterapeutas.

Já em pacientes com insônia, distúrbio do sono caracterizado por dificuldade em adormecer ou manter o sono, acordar cedo ou sentir que o sono não foi satisfatório por pelo menos três meses,[10] o fisioterapeuta pode trabalhar fazendo uso de acupuntura, modalidade de tratamento complementar. Estudos[30] demonstram efeitos hipnóticos principalmente na insônia primária, na insônia relacionada ao câncer e na depressão. Isso acontece pela regulação de neurotransmissores e fatores hormonais que melhoram a qualidade de sono ao modular sono e vigília. Além disso, exercícios terapêuticos aeróbicos podem reduzir a ansiedade antes de dormir e promover a melhora do sono na insônia primária,[31] bem como os exercícios resistidos e de alongamento podem promover a melhora do sono na insônia crônica.[32]

Ademais, quando se fala de qualidade de sono, é preciso pensar em fatores ergonômicos, que vão desde colchões e travesseiros adequados a cada condição até a melhor postura ao dormir, considerando-se o indivíduo e suas especificidades.

Perspectivas

Com o reconhecimento da área de atuação do fisioterapeuta nos distúrbios do sono, inicia-se uma caminhada em busca do reconhecimento da especialidade profissional. A tendência é que as constantes conquistas resultem na ampliação dos cursos de pós-graduação e extensão. Além disso, faz-se necessária a inserção de disciplinas e conteúdos referentes à fisiologia do sono, à fisiopatologia dos distúrbios do sono e à atuação do fisioterapeuta nos cursos de graduação em Fisioterapia.

■ Referências bibliográficas

1. Nerbass FB, Piccin VS, Peruchi BB, Mortari DM, Ykeda DS, Mesquita FOS. Atuação da fisioterapia no tratamento dos distúrbios respiratórios do sono. ASSOBRAFIR Ciência. 2015 Ago;6(2):13-30.
2. Andrade RG, Piccin VS, Nascimento JA, Viana FM, Genta PR, Lorenzi-Filho G. Impact of the type of mask on the effectiveness of and adherence to continuous positive airway pressure treatment for obstructive sleep apnea. J Bras Pneumol. 2014 Nov-Dec;40(6):658-68.
3. Nerbass FB, Salemi VMC, Pedrosa RP, Portilho NP, Ferreira-Filho JCA, Moriya HT et al. Acute effects of nasal CPAP in patients with hypertrophic cardiomyopathy. Chest. 2016 Nov;150(5):1050-8.
4. Furlan SF, Drager LF, Santos RN, Damiani LP, Bersch-Ferreira AC, Miranda TA et al. Three-year effects of bariatric surgery on obstructive sleep apnea in patients with obesity grade 1 and 2: a sub-analysis of the GATEWAY trial. Int J Obes. 2021 Apr;45(4):914-7.
5. Kapur VK, Auckley DH, Chowdhuri S, Kuhlmann DC, Mehra R, Ramar K et al. Clinical practice guideline for diagnostic testing for adult obstructive sleep apnea: an American Academy of Sleep Medicine clinical practice guideline. J Clin Sleep Med. 2017 Mar 15;13(3):479-504.
6. Abrishami A, Khajehdehi A, Chung F. A systematic review of screening questionnaires for obstructive sleep apnea. Can J Anaesth. 2010 May;57(5):423-38.
7. Bastien CH, Vallières A, Morin CM. Validation of the insomnia severity index as an outcome measure for insomnia research. Sleep Med. 2001 Jul;2(4):297-307.
8. Allen RP, Earley CJ. Validation of the John's Hopkins restless legs severity scale. Sleep Med. 2001;2:239-42.
9. Bertolazi AN, Fagondes SC, Hoff LS, Dartora EG, Miozzo IC, Barba ME et al. Validation of the Brazilian Portuguese version of the Pittsburgh sleep quality index. Sleep Med. 2011 Jan;12(1):70-5.
10. The International Classification of Sleep Disorders (ICSD-3). 3rd ed. Darien, IL: American Academy of Sleep Medicine; 2014.
11. Tufik S, Santos-Silva R, Taddei JA, Bittencourt LR. Obstructive sleep apnea syndrome in the São Paulo epidemiologic sleep study. Sleep Med. 2010 May;11(5):441-6.
12. Drager LF, Pedrosa RP, Diniz PM, Diegues-Silva L, Marcondes B, Couto RB et al. The effects of continuous positive airway pressure on prehypertension and masked hypertension in men with severe obstructive sleep apnea. Hypertension. 2011 Mar;57(3):549-55.
13. Cuhadaro Lu, Utkusava A, Oztürk L, Salman S, Ece T. Effects of nasal CPAP treatment on insulin resistance, lipid profile, and plasma leptin in sleep apnea. Lung. 2009 Mar-Apr;187(2):75-81.
14. Drager LF, Bortolotto LA, Figueiredo AC, Krieger EM, Lorenzi GF. Effects of continuous positive airway pressure on early signs of atherosclerosis in obstructive sleep apnea. Am J Respir Crit Care Med. 2007 Oct 1;176(7):706-12.

15. Arzt M, Floras JS, Logan AG, Kimoff RJ, Series F, Morrison D et al.; CANPAP Investigators. Suppression of central sleep apnea by continuous positive airway pressure and transplant-free survival in heart failure: a post hoc analysis of the Canadian Continuous Positive Airway Pressure for Patients with central sleep apnea and heart failure trial (CANPAP). Circulation. 2007 Jun 26;115(25):3173-80.
16. Kushida CA, Chediak A, Berry RB, Brown LK, Gozal D, Iber C et al.; Positive Airway Pressure Titration Task Force; American Academy of Sleep Medicine. Clinical guidelines for the manual titration of positive airway pressure in patients with obstructive sleep apnea. J Clin Sleep Med. 2008 Apr 15;4(2):157-71.
17. Patil SP, Ayappa IA, Caples SM, Kimoff RJ, Patel SR, Harrod CG. Treatment of adult obstructive sleep apnea with positive airway pressure: an American Academy of Sleep Medicine systematic review, meta-analysis, and GRADE assessment. J Clin Sleep Med. 2019 Feb 15;15(2):301-34.
18. Weaver TE, Grunstein RR. Adherence to continuous positive airway pressure therapy: the challenge to effective treatment. Proc Am Thorac Soc. 2008 Feb 15;5(2):173-8.
19. Vidigal TA, Brasil EL, Ferreira MN, Mello-Fujita LL, Moreira GA, Drager LF et al. Proposed management model for the use of telemonitoring of adherence to positive airway pressure equipment: position paper of the Brazilian Association of Sleep Medicine (ABMS). Sleep Sci. 2021 Jan-Mar;14(Spec 1):31-40.
20. Yingjuan M, Siang WH, Leong Alvin TK, Poh HP. Positional therapy for positional obstructive sleep apnea. Sleep Med Clin. 2019 Mar;14(1):119-33.
21. Kasai T, Floras JS, Bradley TD. Sleep apnea and cardiovascular disease: a bidirectional relationship. Circulation. 2012 Sep 18;126(12):1495-510.
22. Andrade FMD, Mesquita FOS, Cacau LAP, Pedrosa RP. Exercício físico e treinamento muscular inspiratório no tratamento da apneia obstrutiva do sono. In: Martins JÁ, Karsten M, Dal Corso S, organizadores; Associação Brasileira de Fisioterapia Cardiorrespiratória e Fisioterapia em Terapia Intensiva. Programa de Atualização em Fisioterapia Cardiovascular e Respiratória (PROFISIO). Ciclo 5. Porto Alegre: Artmed Panamericana; 2019. p. 69-101. Sistema de Educação Continuada a Distância, v. 4.
23. Souza AKF, Andrade AD, Medeiros AIC, Aguiar MIR, Rocha TDS, Pedrosa RP et al. Effectiveness of inspiratory muscle training on sleep and functional capacity to exercise in obstructive sleep apnea: a randomized controlled trial. Sleep Breath. 2017 Sep;22(3):631-9.
24. Associação Brasileira do Sono (ABSONO). Tudo que você precisa saber sobre o sono normal. 2021. [acesso em 6 ago 2022]. Disponível em: https://absono.com.br/wp-content/uploads/2021/03/cartilha_sono_normal_2021.pdf.
25. Andersen ML, Araujo P, Frange C, Tufik S. Sleep disturbance and pain: a tale of two common problems. Chest. 2018 Nov;154(5):1249-59.
26. Maluly M, Andersen ML, Dal Fabbro C, Garbuio SA, Bittencourt LR, Siqueira JTT et al. Polysomnographic study of the prevalence of sleep bruxism in a population sample. J Dent Res. 2013 Jul;92(7 Suppl):97S-103S.
27. Castrillon EE, Exposto FG. Sleep bruxism and pain. Dental Clinics of North America. 2018 Oct;62(4):657-63.
28. Araújo FM, Santana JM. Physical therapy modalities for treating fibromyalgia. F1000Res. 2019;8:F1000 Faculty Rev-2030.
29. Esteves AM, De Mello MT, Pradella-Hallinan M, Tufik S. Effect of acute and chronic physical exercise on patients with periodic leg movements. Medicine & Science in Sports & Exercise. 2009;41(1):237-42.
30. Pei W, Peng R, Gu Y, Zhou X, Ruan J. Research trends of acupuncture therapy on insomnia in two decades (from 1999 to 2018): a bibliometric analysis. BMC Complement Altern Med. 2019 Aug 22;19(1):225.
31. Passos GS, Poyares D, Santana MG, Garbuio SA, Tufik S, Mello MT. Effect of acute physical exercise on patients with chronic primary insomnia. J Clin Sleep Med. 2010 Jun 15;6(3):270-5.
32. D'Aurea CVR, Poyares D, Passos GS, Santana MG, Youngstedt SD, Souza AA et al. Effects of resistance exercise training and stretching on chronic insomnia. Braz J Psychiatry. 2019 Jan-Feb;41(1):51-7.

4

Atuação do Fonoaudiólogo

Esther Mandelbaum Gonçalves Bianchini
Fabiane Kayamori

Introdução

A Fonoaudiologia é a ciência voltada para a promoção de saúde, envolvendo prevenção, avaliação e diagnóstico, orientação, encaminhamentos e terapia, quanto à habilitação, à reabilitação e ao aperfeiçoamento dos aspectos fonoaudiológicos em todas as suas dimensões e em todos os ciclos de vida. O fonoaudiólogo é atuante em unidades básicas de saúde, ambulatórios de especialidades, hospitais e maternidades, consultórios, clínicas, *home care*, domicílios, casas de saúde e de repouso, creches e berçários, escolas regulares e especiais, instituições de ensino superior, empresas, veículos de comunicação (rádio, TV e teatro) e associações.[a]

Desde 1996, as áreas de especialidades da Fonoaudiologia foram sendo estabelecidas, configurando-se em 14 especialidades em 2021. São elas: Audiologia, Disfagia, Fluência, Fonoaudiologia do Trabalho, Fonoaudiologia Educacional, Fonoaudiologia Hospitalar, Fonoaudiologia Neurofuncional, Gerontologia, Linguagem, Motricidade Orofacial, Neuropsicologia, Perícia Fonoaudiológica, Saúde Coletiva e Voz.[b] O sono, assim como seus distúrbios, envolve-se em praticamente todas essas especialidades.

A deficiência do sono pode causar problemas de saúde física e mental, bem como perda de produtividade, e constitui-se como importante fator de risco de doenças cardiovasculares.[1] Quando o sono não é reparador, origina uma série de modificações comportamentais e funcionais que podem ter grande impacto nos campos de estudo e de atuação fonoaudiológicos.[2]

A interface da Fonoaudiologia, referente à comunicação humana, com os distúrbios do sono aparece na literatura desde a década de 1960, quando os efeitos da falta de sono na

---

[a] Resoluções do Conselho Federal de Fonoaudiologia [Internet]. 2017. Disponível em: https://www.fonoaudiologia.org.br/cffa/index.php/resoluções; Fonoaudiologia na Educação. Disponível em: https://www.fonoaudiologia.org.br/wp-content/uploads/2019/09/documentofonoaudiologia-naeducacao-1.pdf.

[b] Conselho Regional de Fonoaudiologia 2ª região [internet]. Disponível em: https://www.fonosp.org.br/fonoaudiologia.

comunicação e na fala foram descritos por Morris et al.[3] Nesse estudo, alterações no ritmo da fala, no tom da voz e falta de clareza produzindo monotonia na comunicação dos sujeitos estavam entre as mudanças observáveis mais marcantes durante a privação de sono.[3]

Os distúrbios do sono interferem na memória, na aprendizagem, no comportamento, na regulação emocional e nas habilidades de comunicação; portanto, a detecção e o aprofundamento do diagnóstico dos problemas do sono em todas as faixas etárias passaram a fazer parte da atribuição fonoaudiológica.[c] Podem originar distúrbios do neurodesenvolvimento, disfunção cognitiva, atraso no desenvolvimento da linguagem e no desempenho escolar em crianças, déficits de atenção e memória,[4] distúrbio de hiperatividade, hipoacusia, modificações do comportamento auditivo e distúrbios do processamento auditivo central,[5] distúrbios da voz,[6] intensificação da gagueira[7] e até apraxia.[8] Em especial os distúrbios respiratórios do sono (DRS), altamente prevalentes na população mundial, quando não diagnosticados e adequadamente tratados interferem em diferentes níveis de comunicação, alimentação e qualidade de vida ao longo da infância, adolescência, idade adulta e senilidade.[9,10]

Assim, deve-se procurar fatores associativos e/ou desencadeantes dos problemas que trouxeram o paciente para o atendimento profissional fonoaudiológico. Esses fatores podem se referir às repercussões dos problemas do sono na saúde mental, embora muitas vezes as questões de sono não apareçam como queixas. Nesses casos, é papel do fonoaudiólogo encaminhar os pacientes para estudo completo do sono com equipes multidisciplinares e/ou interdisciplinares.

Papel da Fonoaudiologia

O fonoaudiólogo compõe a equipe interdisciplinar na área do sono. Desde o ano 2016, a Associação Brasileira do Sono (ABS) realiza o Concurso para Certificação em Fonoaudiologia do Sono, título outorgado pela ABS, com o apoio da Sociedade Brasileira de Fonoaudiologia (SBFa) e da Associação Brasileira de Motricidade Orofacial (ABRAMO). A partir dessa Certificação, a atuação fonoaudiológica passa a ser reconhecida em equipes multidisciplinares voltadas ao estudo, pesquisa, prevenção, avaliação, diagnóstico, orientação, habilitação e tratamento dos distúrbios do sono que se relacionem com as áreas de competência da Fonoaudiologia.[d]

O fonoaudiólogo do sono deve ter conhecimento teórico e prático de fundamentos quanto à fisiologia e à fisiopatologia do sono, aos tipos de abordagens e de tratamentos multidisciplinares voltados para o sono, além de conhecimentos específicos relacionados à abrangência fonoaudiológica em convergência à ciência do sono, os quais permitam a detecção dos diversos tipos de distúrbios, avaliações clínicas, instrumentais e diagnóstico dos distúrbios do sono que viabilize os devidos encaminhamentos e/ou a realização de tratamento fonoaudiológico específico.

---

[c] Conselho Federal de Fonoaudiologia [internet]. Disponível em: https://www.fonoaudiologia.org.br/resolucoes/resolucoes_html/CFFa_N_611_21.htm.

[d] Parecer da ABS. Disponível em: https://absono.com.br/wp-content/uploads/2021/03/parecer_abs-fonoaudiologia-sono-2021.pdf; Parecer da SBFa. Disponível em: https://www.sbfa.org.br/portal2017/pdf/parecer-sobre-a-atuacao-do-fonoaudiologo-na-area-do-sono.pdf; Parecer da ABRAMO. Disponível em: http://www.abramofono.com.br/wp-content/uploads/2020/11/PARECER-SOBRE-ATENDIMENTO-EM-DISTURBIOS-DO-SONO-ABRAMO-2020.pdf.

É papel do fonoaudiólogo do sono a realização de avaliações e direcionamentos clínicos sobre implicações fonoaudiológicas relacionadas ao sono associadas a questões coexistentes, como alteração de linguagem oral e/ou escrita, habilidades psicolinguísticas, cognitivas, processamento auditivo central, equilíbrio, audição, fluência da fala, voz, motricidade orofacial, disfagia, gerontologia, saúde coletiva e demais campos de competência fonoaudiológica.

A atuação fonoaudiológica abrange: a identificação de riscos para os distúrbios do sono e comorbidades; a realização de orientações e contribuições ao desenvolvimento e adequação dos aspectos oromiofuncionais que se manifestem como predisponentes a esses distúrbios; e o devido encaminhamento para diagnóstico multidisciplinar especializado.

A atuação terapêutica fonoaudiológica, referente ao tratamento, é voltada para os DRS. É considerada uma alternativa de tratamento por atuar na adequação da musculatura da via aérea superior (VAS). Esse papel da Fonoaudiologia abrange competência na área de Motricidade Orofacial que permita a realização de avaliação e diagnóstico fonoaudiológico das regiões orofacial e orofaríngea, além de definir a indicação e a realização de terapia miofuncional orofacial (TMO) como um programa de estratégicas e técnicas individualizado, composto por habilitação e reabilitação dos aspectos oromiofuncionais com base em exercícios orofaríngeos e treino das funções orofaciais e orofaríngeas relacionadas à fisiopatologia do sono. O tratamento fonoaudiológico envolve também o monitoramento das questões relacionadas às condutas multidisciplinares, assessorando a reabilitação funcional de respiração, sucção, mastigação, deglutição e reeducação alimentar.[e] Essa terapêutica é de competência exclusiva do fonoaudiólogo capacitado para isso. Portanto, o fonoaudiólogo deve integrar equipes multidisciplinares e estabelecer ações de modo complementar a outras intervenções, tendo conhecimento da aplicabilidade de outros dispositivos e técnicas de tratamento para possibilitar atuação combinada.[f]

A eficácia para habilitar e reabilitar a comunicação no âmbito completo (receber e transmitir): ouvir, compreender, falar, motivar e se fazer compreender, assim como para habilitar e reabilitar a respiração e a alimentação, depende da atenção, do vínculo, do interesse e das condições físicas e emocionais organizadas por um sono eficiente. De maneira correlata, a organização da alimentação e das estruturas orofaciais e orofaríngeas pode direcionar melhor qualidade do sono.

A seguir, é descrito sucintamente o papel da Fonoaudiologia nas áreas de especialidade reconhecidas e regulamentadas pelo Conselho Federal de Fonoaudiologia (CFFa).

Motricidade orofacial e disfagia

A principal divulgação do envolvimento da Fonoaudiologia com o sono foi inicialmente por meio da abordagem da área de especialidade Motricidade Orofacial em relação aos DRS. O primeiro estudo brasileiro data de 1999, apresentando as alterações de tecidos moles da orofaringe em indivíduos com apneia obstrutiva do sono (AOS).[11] Dez anos depois, a partir de publicações internacionais de estudos brasileiros, iniciados por Guimarães et al.,[12] mostrou-se que a terapia fonoaudiológica miofuncional, realizada de maneira isolada,

[e] Conselho Federal de Fonoaudiologia. Disponível em: https://www.fonoaudiologia.org.br/resolucoes/resolucoes_html/CFFa_N_611_21.htm.

[f] Conselho Regional de Fonoaudiologia 2ª região. Parecer Fonoaudiologia do Sono. Disponível em: https://www.fonosp.org.br/images/Parecer_Sono_RET_APROVADO_SPO_14-08-20.pdf.

em pacientes com ronco primário e AOS leve a moderada, foi capaz de reduzir o índice de apneia e hipopneia (IAH) em aproximadamente 40%, reduzir a intensidade e a frequência do ronco, garantir melhora na sonolência diurna e na qualidade do sono.[13,14] Quando concomitante ao uso do aparelho de pressão positiva contínua (CPAP), padrão-ouro para o tratamento dos DRS, a terapia fonoaudiológica mostrou resultados subjetivos na melhora da qualidade de vida e adesão ao CPAP.[15] Desse modo, a terapêutica fonoaudiológica para AOS passa a ser considerada um importante instrumento terapêutico como alternativa aos já existentes[16-19] e alvo de revisões sistemáticas e metanálises[20-25] voltada para a população pediátrica e a adulta, que asseguram a credibilidade desse tipo de tratamento.

Constata-se estreita associação das estruturas orofaciais e orofaríngeas para respiração, deglutição e fala com o que acontece durante o sono. Os mesmos sistemas musculares sustentam a permeabilidade da VAS, proporcionando respiração normal durante o sono. Quando esses sistemas musculares e estruturais apresentam alterações, diferentes regiões da VAS podem colapsar, desencadeando ronco e AOS.

Entretanto, essas áreas e tipos de colapso indesejáveis durante o sono se correlacionam com as funções normais e vitais em vigília. A apneia da deglutição, por exemplo, é vital para a deglutição segura sem aspiração, depende da sensibilidade e da função faríngea adequada e ocorre pelo fechamento velofaríngeo associado à elevação e ao vedamento da hipofaringe para possibilitar a abertura esofágica quando estamos acordados e, também, quando deglutimos dormindo. Os distúrbios da deglutição são frequentes, especialmente em idosos, resultando em desidratação, perda de peso, pneumonia por aspiração e até mesmo óbito.[26] Sua reabilitação inclui manobras posturais compensatórias, exercícios com o objetivo de tonificar, coordenar e melhorar a musculatura envolvida e estruturas de tecidos moles.[18,22,26]

Como um dos fatores patofisiológicos nos DRS é uma modificação na responsividade e na eficácia muscular, a reabilitação miofuncional orofacial surgiu como alternativa de tratamento da AOS em razão de seus comprovados efeitos na estrutura muscular da VAS.[12-24] A evolução dos estudos baseou-se no entendimento da fisiologia respiratória durante o sono e da fisiopatologia dos DRS, associando mecanismos miofuncionais orofaríngeos que podem ajudar a manter a patência do VAS durante o sono.[24,25]

A TMO voltada para os DRS se propõe a realizar modificações na musculatura orofaríngea, visando flexibilidade, tônus, competência muscular e principalmente organização funcional orofaríngea, que dará o suporte à resposta dos músculos orofaciais e orofaríngeos obtida com os exercícios isotônicos e isométricos. Essa terapêutica específica pode ser realizada de maneira isolada ou associada a outros tratamentos, sempre a partir da avaliação fonoaudiológica. Esse conjunto de técnicas e procedimentos será especificamente descrito no Capítulo 11.5 – Terapia Miofuncional Orofacial.

Nem todos os indivíduos com AOS e ronco são elegíveis para TMO isolada e, portanto, definir os diagnósticos corretos para a seleção do paciente é crucial. Embora não existam evidências científicas quanto ao melhor critério de seleção para indicação dessa terapêutica,[25] configura-se como perfil desejável para a terapêutica fonoaudiológica isolada: adultos jovens, não obesos, com sintomatologia leve e moderada, parâmetros de diagnóstico polissonográfico: ronco primário, AOS leve a moderada, sem discrepância acentuada de bases ósseas, com modificações miofuncionais orofaciais, e perfil disciplinado que permita adesão ao tratamento, assim como crianças respiradoras orais após resolução de situação obstrutiva mecânica.

Alguns dos sintomas referidos costumam ser sialorreia e engasgo durante o sono, provocando despertares frequentes. O excesso de saliva pode ser decorrente do aumento de sua produção (sialorreia primária, considerada pouco frequente) ou anatômicas/funcionais, como incontinência labial, língua volumosa, má oclusão dentária, atresia maxilar ou palatina e/ou obstrução nasal, predispondo à respiração oral e à postura inadequada de cabeça e pescoço com hiperextensão cervical anterior durante o sono. Entretanto, sialorreia e engasgos são sintomas comuns a várias doenças neurológicas, cujas causas se associam a disfunções neuromusculares e/ou sensoriais e quadros neurológicos crônico-degenerativos (alguns tipos de encefalopatia, paralisia cerebral, acidente vascular cerebral, doenças do neurônio motor, Parkinson, entre outras), quando a produção de saliva excede a habilidade do indivíduo em degluti-la com eficácia.[27] Associa-se a falha neurogênica na coordenação dos músculos da língua, palato e periorais, que atuam na fase oral da deglutição, com perda do controle da saliva e eliminação pela cavidade oral, ou ainda excesso de saliva na faringe e/ou laringe (sialorreia posterior), podendo alcançar a região de via aérea inferior e aumentar o risco de pneumonia aspirativa. Nesses casos, o excesso de saliva é decorrente de fraqueza e/ou incoordenação da musculatura bulbar e/ou facial. Assim, músculos envolvidos na respiração, na deglutição, na fala, na movimentação da língua são os primeiros a serem acometidos, trazendo importantes consequências e riscos também durante o sono e prejuízo na adaptação de suporte ventilatório não invasivo.[27,28]

Em atuação multidisciplinar, a terapia fonoaudiológica específica é uma das opções de tratamento não farmacológico para controlar ou gerenciar a sialorreia, tanto por meio de mudanças na dieta quanto por técnicas para melhorar habilidades de fechamento dos lábios, movimento da língua, sucção e deglutição para auxiliar na remoção de secreções orais e orofaríngeas, particularmente em pacientes com tosse ineficaz.[28] Esses casos deverão ser monitorados por exame da avaliação funcional da fase orofaríngea da deglutição, por fibronasofaringolaringoscopia (FEES), a critério e execução do médico, para avaliar a eficiência da deglutição de saliva e/ou alimentos.

Configura-se assim a TMO associada a outros tratamentos, com grande importância como terapêutica complementar, por exemplo: ao uso dos aparelhos de pressão positiva (PAP), aparelho intraoral (AIO); a cirurgias ortognáticas e/ou orofaríngeas, perda de peso e comorbidades ou tratamentos farmacológicos, em especial com pacientes neurológicos, quando necessário. Com enfoque na região orofacial e orofaríngea, auxilia na adaptação ao CPAP e ao AIO, como as placas de avanço mandibular. A reorganização miofuncional com enfoque na musculatura mandibular beneficia também os pacientes com AOS e disfunções temporomandibulares, buscando minimizar sintomas álgicos e melhorar a adesão ao tratamento, a qualidade de vida e de sono.[16] Particularmente em crianças que mantêm AOS residual após procedimentos cirúrgicos orofaríngeos, esse tipo de reabilitação deve ser considerado para promover a correção do padrão respiratório oral, muitas vezes automatizado, e o restabelecimento da funcionalidade da musculatura orofacial, visando respiração nasal e organização dos estímulos de crescimento orofacial.

O aprofundamento quanto aos pré-requisitos de elegibilidade para esse tratamento e a etiologia da doença definem a execução da TMO específica. Entretanto, o que se constata clinicamente é uma busca por essa terapêutica conservadora, por parte dos pacientes, por não se adaptarem aos tratamentos de primeira definição médica ou multidisciplinar, ou por não desejarem tais tratamentos. Nesse sentido, o papel da equipe, sempre coesa, é fundamental.

O Quadro 4.1 sintetiza os principais focos, ações e resultados da terapêutica fonoaudiológica miofuncional orofacial voltada para os DRS, associada a alguns tipos de tratamentos, quando definidos como principais.

Quadro 4.1
Terapêutica fonoaudiológica associada a outros tratamentos.

Terapia principal	Foco da TMO	Ação	Promovendo
PAP e AIO	■ Musculatura respiratória ■ Musculatura orofacial e orofaríngea ■ Deglutição	■ Organização da musculatura ■ Funcionalidade respiratória ■ Organização da deglutição	■ Melhora do tônus e flexibilidade muscular ■ Facilitação da utilização ■ Maior adesão ■ Melhora na qualidade de vida
	■ Aspectos sensoriais	■ Redução de reflexos exacerbados ■ Higiene do sono ■ Continuidade da percepção	■ Aceitação dos dispositivos ■ Percepção dos resultados obtidos
AIO	■ Musculatura mastigatória ■ Funcionalidade mastigatória	■ Coordenação muscular ■ Controle dos movimentos mandibulares ■ Manobras de alívio ■ Facilitação mastigatória	■ Redução ou controle de sintomas álgicos ■ Melhora na adesão ao tratamento
Perda de peso e pós-cirurgia bariátrica	■ Reeducação alimentar ■ Reeducação mastigatória ■ Deglutição	■ Tempo mastigatório ■ Saciedade alimentar ■ Organização da deglutição	■ Controle da alimentação ■ Controle da perda de peso e da melhora do sono ■ Manutenção dos ganhos
Cirurgias orofaríngeas	■ Musculatura respiratória ■ Musculatura orofacial e orofaríngea ■ Aspectos sensoriais ■ Respiração ■ Mastigação ■ Deglutição	■ Organização da musculatura orofacial e orofaríngea ■ Funcionalidade respiratória ■ Percepção respiratória oral *versus* nasal ■ Organização da mastigação e deglutição	■ Automatização da respiração nasal ■ Postura de língua por vedamento oral ■ Resolução de ronco e de apneia residual
Cirurgia ortognática	■ Aceleração da recuperação cirúrgica ■ Organização da musculatura envolvida ■ Aspectos sensoriais ■ Respiração ■ Mastigação ■ Deglutição ■ Articulação da fala	■ Redução do edema e recuperação da mobilidade ■ Organização da musculatura orofacial e orofaríngea ■ Funcionalidade respiratória ■ Organização da mastigação, sucção, deglutição e fala	■ Rápida recuperação da funcionalidade ■ Automatização da respiração nasal ■ Postura de língua por vedamento oral ■ Resolução de ronco e de apneia residuais
Terapêutica farmacológica (pacientes neurológicos)	■ Musculatura respiratória ■ Musculatura orofacial e orofaríngea ■ Aspectos sensoriais ■ Funções orofaciais e orofaríngeas	■ Associação com os objetivos do tratamento médico ■ Direcionamento do tônus e flexibilidade muscular ■ Redução ou aumento de respostas sensoriais ■ Manobras e adaptações funcionais	■ Controle da respiração e sucção ■ Redução da sialorreia anterior e/ou posterior ■ Direcionamento e gerenciamento da alimentação ■ Direcionamento postural em vigília e no sono ■ Realização de manobras compensatórias ■ Adaptação ao PAP ■ Melhora na qualidade de vida

AIO: aparelho intraoral; PAP: aparelho de pressão positiva; TMO: terapia miofuncional orofacial.

Fonte: Desenvolvido pela autoria do capítulo.

Os estudos em Motricidade Orofacial têm se voltado para a compreensão da fisiopatologia do sono e dos fenótipos, buscando respostas para melhorar as definições para elegibilidade da TMO no tratamento dos DRS, assim como da fisiologia dos exercícios para direcionar as técnicas terapêuticas. O entendimento dos locais de obstrução e tipos de colapso,[29] por exemplo, pode ser um importante preditor de respostas ao tratamento miofuncional orofacial, auxiliando na compreensão das possíveis limitações dessa técnica terapêutica e direcionando os tipos de exercícios propostos para cada paciente, customizando-se a TMO. De maneira correlata, as pesquisas têm investido na fundamentação e no aprimoramento das técnicas de avaliação miofuncional orofacial específica para DRS[30] e, com isso, vêm mudando algumas técnicas de reabilitação. Os procedimentos também vêm sendo estudados por meio de análises morfofuncionais da VAS durante exercícios orofaríngeos, buscando-se verificar seus efeitos imediatos na mobilidade, no enrijecimento e na modificação dos espaços orofaringolaríngeos, assim como quais exercícios propiciam maiores modificações na VAS e maior atividade elétrica em musculatura supra-hióidea e nos músculos levantadores da mandíbula.[31] Com base nisso, a TMO específica para AOS e customizada busca reduzir o colapso da VAS durante o sono.

Um programa terapêutico com base em exercícios miofuncionais pode resultar em recrutamento de um número maior de unidades motoras do músculo ou mudança na velocidade e coordenação do recrutamento motor. A partir de programas terapêuticos desse tipo, busca-se uma reorganização cortical durante o processo de reabilitação motora. Assim, o sistema neuromotor pode sofrer modificações em razão das experiências repetitivas e espera-se que essa reestruturação possa ocorrer tanto em nível central quanto em periférico.[26] Por essa razão, é preciso definir a maneira adequada de realizar os exercícios fonoaudiológicos específicos também para os DRS e monitorar sua execução para se alcançar o objetivo do tratamento. Essa é uma atribuição específica do fonoaudiólogo com expertise em Sono.

Os sinais e sintomas de distúrbios de sono costumam diferir entre crianças e adultos, assim como suas consequências. Desse modo, o foco na prevenção e na organização funcional da respiração nasal, da mastigação e da deglutição tem sido recomendado para o tratamento da AOS em crianças e adolescentes. O fonoaudiólogo é um dos profissionais que acompanham o padrão respiratório e o crescimento da face em crianças, estabelecendo possíveis relações com a AOS e eventuais riscos secundários. Nesse sentido, a abordagem fonoaudiológica é considerada uma importante estratégia preventiva, pois os efeitos no direcionamento do tônus e na funcionalidade dos músculos orofaríngeos na organização da oclusão dentária e no crescimento maxilomandibular determinam papel importante na patência da VAS durante o sono.[18-21,24]

A terapêutica fonoaudiológica miofuncional orofacial é considerada um procedimento terapêutico seguro, com evidências científicas quanto aos efeitos positivos na redução do ronco e da AOS por meio de parâmetros objetivos e subjetivos. Entretanto, ainda se buscam definições quanto ao melhor método de seleção daqueles que mais se beneficiarão dessa terapêutica, assim como quanto à melhor adesão ao tratamento.[25] Esses são grandes desafios, comuns a praticamente todos os tipos de tratamento disponíveis para os DRS.

Linguagem, Fonoaudiologia Neurofuncional, Fonoaudiologia Educacional, Gerontologia, Neuropsicologia, Saúde Pública

A atenção e a capacidade de retenção ou memória, fundamentais para o desenvolvimento da linguagem, comunicação e para o aprendizado, envolvem diversos processos e capacidades que refletem o modo como os estímulos são recebidos e processados. Entre as possíveis associações, o sono, composto por uma série de estados neurofisiológicos complexos, desempenha papel importante no processamento cognitivo, em especial no que se refere às funções executivas.

Em todas essas áreas de especialidade da Fonoaudiologia, as questões sobre o sono sempre foram enfocadas. Entretanto, as associações entre os distúrbios do sono e os problemas trabalhados pelo fonoaudiólogo (envolvendo pensamento sequencial, planejamento, habilidade construcional, utilização lexical, organização comunicativa e programação neuromotora da fala, entre outros) nem sempre eram suficientemente aprofundadas para a tomada de decisão clínica referente ao sono.

A busca dessa questão é um passo importante para entender-se a conexão sono-linguagem-comunicação-aprendizagem, principalmente porque esses aspectos cognitivos são, por sua vez, essenciais para que a terapia fonoaudiológica tenha os efeitos positivos desejados, em todas as faixas etárias.

Crianças

O sono, a alimentação e a linguagem são pilares da vida saudável das crianças, entrelaçados desde o nascimento, e compõem a estrutura dinâmica do desenvolvimento infantil. Essa fase, fundamental para a aquisição e o desenvolvimento da linguagem, é foco de intensa neuroplasticidade do sistema nervoso central, favorecendo a aprendizagem;[32] portanto, a qualidade do sono torna-se fundamental.

As consequências da deficiência ou distúrbios de sono em crianças são amplamente descritas.[4,8,9] Constatam-se problemas de comportamento não específicos, alterações do humor, hiperatividade ou apatia, déficits de atenção e de memória, podendo comprometer a recepção e o registro de informações, interferir nas habilidades cognitivas e linguísticas expressivas, reduzir a capacidade de aprendizado e o desempenho escolar.

Os sintomas ou queixas claramente diferem de acordo com o tipo de distúrbio do sono, sua gravidade e a idade da criança. Podem incluir ainda aumento no tempo total de sono, atraso no desenvolvimento em geral, distúrbios da fala e das habilidades relacionadas ao processamento fonológico, especificamente na memória operacional fonológica, mudanças no apetite, na deglutição e relacionadas aos aspectos miofuncionais orofaciais.[4,9,32]

Embora existam vários distúrbios do sono que acometem as crianças, estudos clínicos, revisões sistemáticas e metanálises enaltecem a importância em se considerar a presença de DRS nessa população, principalmente associados aos distúrbios respiratórios obstrutivos, facilmente observados em crianças respiradoras orais.[4,8,9,23,24] Seus efeitos cognitivos possivelmente decorrem das reduções repetitivas na oxigenação cerebral que interferem na consolidação de aprendizagem, verbais e não verbais. Quanto mais intenso o DRS, mais importantes serão as dificuldades cognitivas.[32]

Nesse sentido, o foco da Fonoaudiologia ao atuar em crianças com atrasos na aquisição ou no desenvolvimento de linguagem deve enfatizar a possível detecção de problemas de sono, identificá-los e propor modificações para que a eficácia dos tratamentos de linguagem e aprendizagem seja obtida. Na ocorrência de DRS, a terapêutica miofuncional orofacial associada poderá ser decisiva, como complemento ao tratamento prioritário de escolha, ou de maneira isolada, restabelecendo-se o padrão respiratório nasal.[8,9,24]

Adolescentes, adultos, idosos

Não apenas crianças, mas também adolescentes e adultos, com os mais diferentes distúrbios do sono, apresentam maior risco de problemas em vários aspectos centrais para o sucesso da comunicação, desde uma compreensão linguística mais pobre até alterações na prosódia da fala, do que os indivíduos com sono saudável.[10,32,33]

Os problemas de linguagem geralmente ocorrem concomitantemente a problemas de atenção e função executiva, de comportamento comunicativo e processamento visual-espacial, este último especialmente em adultos. É interessante notar que os problemas de linguagem raramente são percebidos, pelos pacientes, como associados a algum distúrbio do sono. Entretanto, déficits de memória verbal entre adultos com DRS ou com distúrbio comportamental do sono REM idiopático são apontados na literatura.[32,33]

Com idosos, percebe-se predomínio de queixas de sono. Essas queixas se apresentam diferentemente para cada indivíduo e até para o mesmo indivíduo ao longo do tempo, visto que se trata de um processo heterogêneo, muitas vezes associado a comorbidades, inclusive neurológicas/demenciais e tratamentos farmacológicos necessários. Em especial nessa população, são muitas as modificações no padrão de sono e repouso: modificação do ciclo circadiano, insônia, DRS, distúrbio comportamental do sono REM, AOS, distúrbios do movimento e interrupções do sono com repercussões sobre o desempenho cognitivo, habilidade de adaptação, resposta comportamental, humor e estado emocional, além de interferir no sistema imunológico.[3,8,34] Esses são pacientes frequentes para a Fonoaudiologia, e na maior parte dos casos a realização do tratamento depende de um bom estado de alerta em vigília. Dessa maneira, o papel da Fonoaudiologia do Sono é crucial, investigando as características do sono e direcionando esses dados para a equipe multidisciplinar.

Fluência da fala

A gagueira é um distúrbio de fluência da fala, variável, de difícil resolução, que interfere de modo consistente na performance oratória e na socialização do indivíduo. As principais causas associam-se a predisposição genética e lesão cerebral por hipóxia ao nascimento ou trauma, podendo apresentar-se com outros distúrbios associados, como transtornos de ansiedade, transtornos de atenção e hiperatividade e impulsividade (TDHI), entre outros.

Estudos recentes mostram que a gagueira piora se o indivíduo apresenta problemas com o sono.[7] Estudo epidemiológico longitudinal com amostra representativa de cerca de 13 mil adolescentes e adultos, entrevistados ao longo de 20 anos,[35] mostrou que os participantes com gagueira dormiam menos e com maior variabilidade na duração do sono em comparação aos pares sem gagueira, sendo que a chance de insônia foi 2,1 vezes maior no grupo com gagueira. A maior variabilidade na duração do sono sugere correlação com a variabilidade da gagueira, e a privação persistente de sono pode dificultar ou comprometer os resultados da intervenção fonoaudiológica. Portanto, o fonoaudiólogo desempenha importante papel no direcionamento da quantidade e da qualidade do sono, buscando auxiliar no tratamento da gagueira.

Audição e equilíbrio

As relações dos problemas do sono com o desempenho auditivo e consequentemente comunicativo aparecem principalmente relacionados aos DRS. No universo infantil, evidências científicas apontam risco maior para alterações de audição, tanto periféricas quanto centrais, por pior desempenho na habilidade auditiva em crianças com AOS em comparação com crianças sem DRS. Uma das hipóteses é o fato de que a hipóxia intermitente causada pela AOS pode gerar danos às áreas cerebrais associadas ao processamento auditivo.[5] Assim, especialmente com crianças, além de analisar as questões musculares orofaciais e orofaríngeas, é preciso observar como as informações auditivas estão sendo processadas.

Em adultos, a presença de AOS associa-se a alteração na condução nervosa do estímulo acústico na via auditiva em tronco encefálico, uma vez que essa é altamente dependente do fornecimento do oxigênio. Portanto, a ocorrência de eventos respiratórios durante o sono, com hipóxias intermitentes e modificação da viscosidade sanguínea, pode prejudicar sua transmissão.[36] Assim, AOS grave pode representar fator de risco para prejuízo na via auditiva e sua duração pode contribuir para a diminuição de sua função neuronal e vascular. Consequentemente, o diagnóstico e o tratamento da AOS grave devem ser indicados, buscando-se a normalização da oxigenação durante o sono, com vistas também à audição.

■ Voz

A literatura acerca das associações entre voz e sono é extensa e mostra que a deficiência ou outras alterações do sono podem determinar mudanças nos padrões da voz e da respiração, direcionando o desenvolvimento de distúrbios vocais e consequências na competência comunicativa. As principais modificações referem-se à variação na intensidade vocal, ao timbre, à redução da articulação e ressonância, à qualidade e à clareza da voz.[6]

A rouquidão associada à AOS, por exemplo, vincula-se à modificação da umidificação da mucosa da VAS, produzindo prejuízo na viscosidade das pregas vocais e consequentemente em sua vibração, assim como a presença de edema em decorrência do ronco frequente.

Outros distúrbios do sono, como insônia e privação do sono, associam-se à fadiga, que pode produzir modificações reconhecíveis, consistentes e mensuráveis na voz. Dados de análise acústica da voz mostram mudanças nos harmônicos vocais, produção de ruídos na voz e diminuição da qualidade vocal.[37]

Dessa maneira, o sono constitui-se como parte importante na orientação aos pacientes disfônicos na clínica fonoaudiológica. Ao avaliar um paciente com queixa vocal, é preciso analisar-lhe o sono, a alimentação e o grau de desgaste vocal, para melhor orientá-lo, priorizando as necessidades pessoais que possam estar prejudicando a qualidade vocal. Voz com boa qualidade depende de um sono reparador.

Considerações finais

O papel da Fonoaudiologia na área do sono é amplo: é necessário conhecer os sinais e sintomas de possíveis distúrbios do sono, investigar sobre o sono, considerar seus efeitos clínicos, encaminhar para acompanhamento multidisciplinar, ajudar a educar clientes, famílias e o público em geral quanto à importância do sono saudável.

Em razão da natureza e dos objetivos da Fonoaudiologia, o sono insuficiente prejudica as próprias faculdades de aprendizagem necessárias para a terapêutica fonoaudiológica nos diversos campos de atuação. O progresso do tratamento depende do desenvolvimento de novas habilidades cognitivas, novos padrões neuromotores funcionais e mudanças de comportamento para se atingir os objetivos. Portanto, em todas as faixas etárias, as entrevistas de histórico fonoaudiológico devem buscar sintomas clínicos de possíveis distúrbios do sono para definir a melhor condução dos casos. Deve-se incluir perguntas sobre dificuldade em adormecer e permanecer dormindo, sono limitado, ciclos irregulares de sono, sono de má qualidade, ronco ou engasgos e sonolência diurna excessiva, falta de ar ou cefaleia matutina, ansiedade, irritabilidade e demais sintomas que possam reportar a necessidade de encaminhamento médico.

Essa importante atribuição fonoaudiológica volta-se para um papel investigativo sobre o sono e suas repercussões nos diversos casos de atuação fonoaudiológica, colaborando no diagnóstico e nos encaminhamentos necessários, bem como no tratamento para os DRS.

A área de Motricidade Orofacial vincula-se à detecção de DRS, diagnóstico fonoaudiológico miofuncional orofacial específico, aplicação dos critérios de elegibilidade do paciente à TMO para os DRS, atuação em equipe interdisciplinar para diagnóstico, discussão do caso, definição quanto à aplicação de TMO de maneira isolada, escolha e customização dos procedimentos e sua frequência, definição quanto à aplicação da TMO associada aos outros tratamentos que tenham sido definidos como primeira escolha pela equipe interdisciplinar e, finalmente, acompanhamento imediato do caso, quando elegível, e em longo prazo para manutenção dos resultados obtidos.

Compreender melhor a relação entre sono e as áreas de competência fonoaudiológica poderá trazer grande contribuição ao trabalho multidisciplinar: além da reabilitação, buscando-se a prevenção e a promoção da saúde.

Referências bibliográficas

1. Drager LF, McEvoy RD, Barbe F, Lorenzi-Filho G, Redline S; INCOSACT (International Collaboration of Sleep Apnea Cardiovascular Trialists) Initiative. Sleep apnea and cardiovascular disease: lessons from recent trials and need for team science. Circulation. 2017 Nov 7;136(19):1840-50.
2. Bianchini EMG. Fonoaudiologia do sono. In: Motta AR, Furlan RMMM, Tessitori A, Cunha DA, Berretin-Felix G, Silva HJ et al., editores. Motricidade orofacial: a atuação nos diversos níveis de atenção à saúde. São José dos Campos, SP: Pulso Editorial; 2017. p. 143-53.
3. Morris GO, Williams HL, Lubin A. Misperception and disorientation during sleep deprivation. Arch Gen Psychiatry. 1960;2:247-54.
4. Corrêa CC, José MR, Andrade EC, Feniman MR, Fukushiro AP, Berretin-Felix G et al. Sleep quality and communication aspects in children. Int J Pediatr Otorhinolaryngol. 2017;100:57-61.
5. Leite Filho CA, Silva FF, Pradella-Hallinan M et al. Auditory behavior and auditory temporal resolution in children with sleep-disordered breathing. Sleep Medicine. 2017;34:90e95a.
6. Rocha BR, Behlau M. The influence of sleep disorders on voice quality. Journal of Voice. 2017;32(6):771.e1-13.
7. Merlo S, Briley PM. Sleep problems in children who stutter: evidence from population data. Journal of Communication Disorder. 2019;82:105935.
8. Guilleminault C, Huang YS, Quo S. Apraxia in children and adults with obstructive sleep apnea syndrome. Sleep. 2019 Dec 24;42(12):zsz168.
9. Chuang L, Hervy M, Huang Y, Bianchini, EMG, O'Connor C et al. Rééducation myofonctionnelle orofaciale et prise en charge multidisciplinaire des troubles respiratoires obstructifs du sommeil: Un entretien avec Lichuan Chuang, Michèle Hervy-Auboiron, Yu-Shu Huang, Esther Mandelbaum Gonçalves Bianchini, Carlos O'Connor Reina, Audrey Yoon. Revue d'Orthopédie Dento-Faciale. 2021;55:477-99.
10. Bilyukov RG, Nikolov MS, Pencheva VP et al. Cognitive impairment and affective disorders in patients with obstructive sleep apnea syndrome. Front Psychiatry. 2018;9(7):1-11.

11. Guimarães KCC. Alterações no tecido mole de orofaringe em portadores de apneia do sono obstrutiva. Jornal Brasileiro de Fonoaudiologia. 1999(1):69-75.
12. Guimarães KCC, Drager LF, Genta PR, Marcondes BF, Lorenzi-Filho G. Effects of oropharyngeal exercises on patients with moderate obstructive sleep apnea syndrome. Am J Respir Crit Care Med. 2009;179(10):962-6.
13. Ieto V, Kayamori F, Montes MI, Hirata RP, Gregório MG, Alencar AM et al. Effects of oropharyngeal exercises on snoring: a randomized trial. Chest. 2015;148(3):683-91.
14. Kayamori F. Efeitos da terapia miofuncional orofacial em pacientes com ronco primário e apneia obstrutiva do sono na anatomia e função da via aérea. [Tese]. São Paulo: Universidade de São Paulo, Faculdade de Medicina (FMUSP); 2015.
15. Diaféria G, Santos-Silva R, Truksinas E, Haddad FL, Santos R, Bommarito S et al. Myofunctional therapy improves adherence to continuous positive airway pressure treatment. Sleep Breath. 2017;21(2):387-95.
16. Drager LF, Lorenzi-Filho G, Cintra FD, Pedrosa RP, Bittencourt LR, Poyares D et al. 1° posicionamento brasileiro sobre o impacto dos distúrbios de sono nas doenças cardiovasculares da Sociedade Brasileira de Cardiologia (1st Brazilian position on the impact of sleep disorders on cardiovascular diseases of the Brazilian Society of Cardiology). Arq Bras Cardiol. 2018;111(2):290-341.
17. Bianchini EMG, Kayamori F, Lorenzi-Filho G. Distúrbios do sono: classificações e tipos de tratamentos. In: Silva HJ, Tessitore A, Motta AR, Cunha DA, Berretin-Felix G, Marchesan IQ, organizadores. Tratado de motricidade orofacial. São José dos Campos, SP: Pulso Editorial; 2019. v. 1, p. 234-54.
18. Bianchini EMG. Recursos da fonoaudiologia na medicina do sono. In: Cruz MGM, Giannasi LC, Machado MAC, organizadores. Tratado de medicina oral no sono. São Paulo: Santos Publicações; 2021. Cap. 8.17, p. 344-59.
19. Bianchini EMG, Kayamori F, Ieto V. Distúrbios respiratórios do sono: avaliação, elegibilidade e terapêutica. In: Silva HJ, Tessitore A, Motta AR, Cunha DA, Berretin-Felix G, Marchesan IQ, organizadores. Tratado de motricidade orofacial. São José dos Campos, SP: Pulso Editorial; 2019. v. 1, p. 256-69.
20. Kayamori F, Bianchini EMG. Effects of orofacial myofunctional therapy on the symptoms and physiological parameters of sleep breathing disorders in adults: a systematic review. CEFAC. 2017;19(6):868-78.
21. Camacho M, Guilleminault C, Wei JM, Song AS, Noller MW, Reckley LK et al. Oropharyngeal and tongue exercises (myofunctional therapy) for snoring: a systematic review and meta-analysis. Eur Arch Oto-Rhino-Laryngol. 2018;275:849-55.
22. Felício CM, Voltarelli F, Voi LV. Obstructive sleep apnea: focus on myofunctional therapy. Nat Sci Sleep. 2018;6(10):271-86.
23. Hsu B, Emperumal CP, Grbach VX, Padilla M, Enciso R. Effects of respiratory muscle therapy on obstructive sleep apnea: a systematic review and meta-analysis. J Clin Sleep Med. JCSM Off Publ. Am Acad Sleep Med. 2020;16:785-801.
24. Koka V, De Vito A, Roisman G, Petitjean M, Filograna-Pignatelli GR, Padovani D et al. Orofacial myofunctional therapy in obstructive sleep apnea syndrome: a pathophysiological perspective. Medicina. 2021;57(4):323.
25. Carrasco-Llatas M, O'Connor-Reina C, Calvo-Henriquez C. The role of myofunctional therapy in treating sleep-disordered breathing: a state-of-the-art review. Int J of Envirom Res Public Health. 2021;18(14):7291.
26. De Luccas GR, Berretin-Felix G. Swallowing disorders in patients with obstructive sleep apnea: a critical literature review. Sleep Sci. 2021;14(Special1):79-85.
27. Morgante F, Bavikatte G, Anwar F, Mohamed B. The burden of sialorrhoea in chronic neurological conditions: current treatment options and the role of incobotulinumtoxinA (Xeomin®). Ther Adv Neurol Disord. 2019 Nov 28;12:1756286419888601.
28. McGeachan AJ, Mcdermott CJ. Management of oral secretions in neurological disease. Pract Neurol. 2017 Apr;17(2):96-103.
29. Silva AS, Rabelo FAW, Thuler E, Kayamori F, Bianchini EMG. Obstructive sleep apnea: characterization of the obstructive site and type of collapse. CoDAS. 2022;24:5. No prelo.
30. Kayamori F, Rabelo FAW, Nazario D, Thuler E, Bianchini EMG. Myofunctional assessment for obstructive sleep apnea and the association with patterns of upper airway collapse: a preliminary study. Sleep Sci. 2022. No prelo.
31. Silva AS. Análise morfofuncional da via aérea superior durante exercícios orofaríngeos para reabilitação dos distúrbios respiratórios do sono. [Dissertação]. São Paulo: Pontifícia Universidade Católica de São Paulo (PUC-SP). 2020.
32. Hunter SJ, Gozal D, Smith DL, Philby MF, Kaylegian J, Kheirandish-Gozal L. Effect of sleep-disordered breathing severity on cognitive performance measures in a large community cohort of young school-aged children. American Journal of Respiratory and Critical Care Medicine. 2016;194:739-47.

33. Holding BC, Sundelin T, Lekander M et al. Sleep deprivation and its effects on communication during individual and collaborative tasks. Sci Rep. 2019;9:3131.
34. Rodriguez JC, Dzierzewski JM, Alessi CA. Sleep problems in the elderly. Med Clin North Am. 2015 Mar;99(2):431-9.
35. Jacobs MM, Merlo S, Briley PM. Sleep duration, insomnia and stuttering: the relationship in adolescents and young adults. Journal of Communication Disorders. 2021;91:106106.
36. Matsumura E, Matas CG, Magliaro FC, Pedreño RM, Lorenzi-Filho G, Sanches SG et al. Evaluation of peripheral auditory pathways and brainstem in obstructive sleep apnea. Braz J Otorhinolaryngol. 2018;84:51-7.
37. Icht M, Zukerman G, Hershkovich S, Laor T, Heled Y, Fink N et al. The "morning voice": the effect of 24 hours of sleep deprivation on vocal parameters of young adults. J Voice. 2020 May;34(3):489.e1-9.

5

Atuação do Cirurgião-Dentista

Cibele Dal Fabbro
Rowdley Robert Rossi Pereira
Thays Crosara Abrahão Cunha

Quando se fala no papel da Odontologia na Medicina do Sono, logo se pensa no tratamento da apneia obstrutiva do sono (AOS) e do ronco com aparelhos intraorais (AIO). No entanto, veremos neste capítulo que o papel do cirurgião-dentista na área de sono abrange muito mais do que isso. O termo "Odontologia do Sono", assim como o termo em inglês *Dental Sleep Medicine*, tem sido sugerido para englobar essa nova área de atuação para a Odontologia. Além do manejo do ronco e da AOS em adultos com aparelhos intraorais e cirurgia esquelética (ortognática), a Odontologia do Sono também aborda uma importante parte das causas e consequências orais e maxilofaciais dos distúrbios do sono, em especial da AOS e do bruxismo do sono, como será visto a seguir.[1-3]

Pode-se enumerar, de maneira didática, os principais papéis reconhecidos para o dentista do sono, como os seguintes:

- Reconhecer distúrbios do sono e/ou fatores de risco;
- Tratar pacientes adultos com AOS (com AIO ou cirurgia ortognática);
- Tratar crianças ou adolescentes com AOS com aparelhos ortodônticos e/ou ortopédicos faciais e prevenir a malformação das estruturas do terço inferior da face durante a fase de desenvolvimento com ortodontia/ortopedia funcional preventiva;
- Reconhecer, diagnosticar e controlar o bruxismo do sono, seja em crianças ou adultos;
- Reconhecer as comorbidades e participar ativamente da indicação interdisciplinar e do controle da doença quando possível (Figura 5.1).

Reconhecer distúrbios do sono e/ou fatores de risco

Podemos dizer que o papel da Odontologia do Sono começa com o reconhecimento dos fatores de risco associados a distúrbios do sono, como AOS, insônia, bruxismo do sono, condições orofaciais que se manifestam em períodos de sono e refluxo gastroesofágico, além de queixas de boca seca e hipersalivação. A abordagem multiprofissional se torna essencial nesse contexto, já que o diagnóstico de muitos dos distúrbios do sono, entre eles a AOS, é de competência médica.[3]

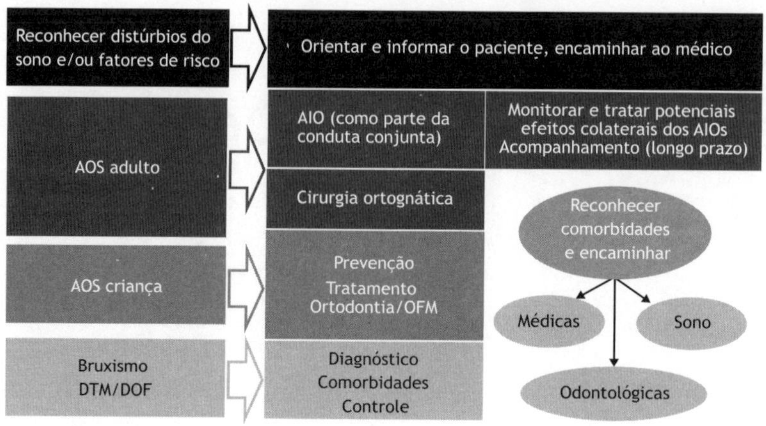

FIGURA 5.1 – Principais papéis da Odontologia do Sono.

AIO: aparelho intraoral; AOS: apneia obstrutiva do sono; DOF: dor orofacial; DTM: disfunção temporomandibular; OFM: ortopedia funcional dos maxilares.

Fonte: Desenvolvida pela autoria do capítulo.

Dessa maneira, antes de pensar no manejo clínico do tratamento para ronco, AOS ou bruxismo do sono, o cirurgião-dentista deve ser encorajado a fazer uma triagem para distúrbios do sono concomitantes e solicitar uma avaliação com um médico do sono quando necessário. Esse encaminhamento se torna ainda mais importante se o paciente relata sonolência excessiva diurna, fadiga persistente não explicada, cefaleia matinal, história de acidentes, doença cardiovascular, depressão, queixas de insônia, atividades motoras aberrantes durante o sono, além de alterações cognitivas com suspeita de anormalidades do sono.

Sugere-se, então, que o cirurgião-dentista (CD), como o profissional que vê seus pacientes em consultas periódicas, em média a cada 6 meses a 1 ano, faça essa abordagem inicial em sua anamnese para reconhecer fatores de risco e eventuais distúrbios do sono. Nessas consultas, é possível abordar sinais e sintomas relacionados ao sono, inclusive sendo relativamente fácil avaliar a presença de ronco e sonolência diurna excessiva na cadeira odontológica. Além disso, muito frequentemente, esses profissionais acompanham os mesmos pacientes durante várias fases de suas vidas, muitas vezes da infância à fase adulta-idosa, e podem, se estiverem atentos a isso, notar o aparecimento de novos sinais e sintomas relacionados, por exemplo, à AOS e à insônia, dois dos mais frequentes distúrbios do sono na população adulta. O CD deve ser treinado a fazer a triagem de AOS nos pacientes de sua clínica geral (ou de especialidade) diária. Nesse caso, quando a suspeita de ronco e/ou AOS se faz presente por um ou mais sinais e sintomas, a aplicação de questionários do tipo Stop Bang ou NoSAS pode indicar um risco aumentado de o indivíduo ter AOS.

Alguns fatores que devem ser avaliados nessa triagem com relação ao sono incluem: a qualidade subjetiva do sono, a regularidade de hábitos, higiene do sono, presença de ruídos, cochilos, dificuldade de iniciar e/ou manter o sono, pesadelos, sudorese, noctúria e sintomas ao acordar, como sonolência diurna excessiva, fadiga e alterações comportamentais.

Na presença de sonolência diurna excessiva, fadiga persistente inexplicável, acidentes de trabalho ou de transporte, doença cardiovascular, depressão ou atividade motora excessiva/aberrante durante o sono e fatores de risco associados à apneia do sono (p. ex., sexo masculino, idade mais avançada e alto índice de massa corporal), é imperativo encaminhar esse indivíduo para avaliação médica e polissonográfica.

Tratar pacientes adultos com AOS (com AIO ou cirurgia ortognática)

Com certeza, essa é a área em que o CD mais vai atuar na Odontologia do Sono. Inúmeros trabalhos têm mostrado, desde 1982, data da primeira publicação sobre AIO, que esses aparelhos, especialmente os de avanço mandibular, são efetivos em uma grande parcela da população, especialmente nos quadros leves e moderados, mas também na dependência de alguns importantes preditores de sucesso.[4-6]

Quando o CD com treinamento em Odontologia do Sono recebe o paciente com AOS, cabe a ele acessar todos os possíveis sinais e sintomas relacionados ao sono que esse indivíduo possa ter, além de abordar sua saúde geral e bucal e história de disfunção temporomandibular ou dor orofacial (DTM/DOF). Desse modo, devem fazer parte da anamnese do CD a queixa principal e fatores como hábitos de sono e sua regularidade, satisfação com o sono, higiene do sono, posição de dormir mais frequente (decúbito preferencial) e privação/restrição de sono, entre outros. Tanto para pacientes com ronco e AOS como para aqueles com bruxismo do sono, é importante avaliar a história dos distúrbios de sono, já que muitas vezes o mesmo paciente pode apresentar mais de um distúrbio do sono. Assim, torna-se importante levantar história de ronco, paradas respiratórias testemunhadas, despertares percebidos pelo paciente, frequência e tempo desses despertares e sintomas relacionados, tanto noturnos (p. ex., parada respiratória) como diurnos (p. ex., sonolência excessiva diurna, fadiga, dificuldade de concentração e perda de memória). Além disso, é importante saber se o indivíduo tem sintomas relacionados à insônia (dificuldade de iniciar e/ou manter o sono, e/ou despertar precoce), sua periodicidade e queixas relacionadas, uso e abuso de medicamentos, drogas, álcool e café. Na anamnese de saúde geral, é de extrema importância levantar história de hipertensão arterial sistêmica e outras doenças cardiovasculares, distúrbios hormonais, menopausa, cefaleia matinal, enurese noturna, transpiração excessiva durante o sono e sintomas de refluxo gastroesofágico, além da queixa de respiração nasal obstruída. Sinais e sintomas relacionados ao bruxismo do sono devem fazer parte dessa anamnese também, mesmo que essa não seja a queixa principal do paciente, assim como presença de outros distúrbios de movimento durante o sono, como os movimentos periódicos dos membros e síndrome das pernas inquietas.[7] Ainda como parte da anamnese, utilizamos o questionário de DTM/DOF da Academia Americana de Dor Orofacial (AAOP) para abordar história atual ou pregressa de dor ou desconforto temporomandibular e/ou presença de ruídos articulares na articulação temporomandibular.[8]

O exame físico deve constar de várias avaliações, como: índice de massa corporal (IMC: kg/m^2), circunferência cervical, avaliação laterolateral dos arcos dentais (atrésicos ou normais), relação maxilomandibular, classificação de Angle, formato do palato duro, palato mole, classificação de Mallampati modificada e das tonsilas palatinas, avaliação da língua (tamanho, tônus, indentações), desgaste ou dano dental, lesões não cariosas e condição odontológica geral. Outros fatores também importantes incluem queixa de bruxismo (paciente ou parceiro/familiar), uso atual de algum dispositivo oral para dormir (placa estabilizadora oclusal ou AIO), uso atual ou passado de aparelho ortodôntico, prótese fixa ou móvel, implantes e condição geral de dentes e periodonto. A ausência de dentes ou redução importante no movimento protrusivo podem se tornar um impeditivo na indicação de um AIO de avanço mandibular, assim como a doença periodontal ou a perda óssea acentuada.[7]

Após essa avaliação inicial do paciente que já foi submetido ao diagnóstico médico e polissonográfico, o CD estará apto a indicar ou não o tratamento, por exemplo com placas oclusais para bruxismo ou AIO de avanço mandibular para AOS. A indicação para o tratamento com AIO em adultos segue as recomendações das últimas diretrizes da American Academy of Sleep Medicine (AASM) ou da American Academy of Dental Sleep Medicine (AADSM), as quais recomendam que o médico do sono considere indicar AIO para pacientes adultos com AOS que sejam intolerantes ao CPAP ou prefiram terapia alternativa. O mesmo documento sugere ainda que seja usado um AIO titulável (ajustável), customizado, em vez de aparelhos pré-fabricados.[5]

Aqui vale ressaltar que essa conduta pode mudar caso o paciente tenha comorbidades. Dessa maneira, pacientes com bruxismo e AOS devem usar AIO de avanço mandibular, pois já foi demonstrado que as placas oclusais podem retroposicionar a mandíbula e causar uma piora na AOS e no ronco.[9,10]

Além disso, é parte da conduta do CD do sono dar seguimento ao tratamento até chegar na melhor posição do AIO para resolver a queixa principal do paciente (a cada 2 a 4 semanas) e depois controlar periodicamente o tratamento realizado (a cada 6 a 12 meses), assim como as condições do aparelho e as condições bucais e temporomandibulares relacionadas. Após chegar à melhor posição, reencaminhar o paciente para controle médico e, com poligrafia ou polissonografia, passar orientações de higiene do sono e de mudança de decúbito quando necessário, oferecer conselhos de terapia comportamental ou encaminhar a um psicólogo ou terapeuta do sono e observar quando é necessário encaminhar para um tratamento coadjuvante para melhorar a eficácia do tratamento. Além disso, ainda é papel importante do CD do sono executar ou encaminhar pacientes para tratamento ortodôntico ou cirurgia maxilofacial, quando indicado, e gerenciar comorbidades orofaciais (p. ex., bruxismo, dor orofacial, xerostomia relacionada ao sono, refluxo gastroesofágico) com outros profissionais de saúde. O acompanhamento do paciente pelo tempo de uso do AIO, que em geral é longo, é também parte importante do papel do CD na Odontologia do Sono, com o controle e o manejo de possíveis efeitos colaterais.[5]

Tratar crianças ou adolescentes com AOS ou prevenir

Devemos ressaltar a grande importância do cirurgião-dentista na abordagem precoce da apneia obstrutiva do sono na infância, tanto na identificação de sinais e sintomas e na prevenção da doença quanto no tratamento dela.

O profissional que atende crianças facilmente pode observar as dificuldades respiratórias e do sono que se apresentam no consultório na forma de respiração predominantemente bucal, hipertrofia amigdaliana, ronco e hiperatividade. Isso tudo sem mencionar o bruxismo do sono, tão comum na população infantil e que sempre fez parte da avaliação e conduta profissional na Odontologia.

Acredita-se que, quando existe falha no desenvolvimento do terço inferior da face, esse fator pode causar um quadro de AOS, tanto na fase do desenvolvimento na infância como no futuro adulto. Dessa maneira, quando a criança está em fase de desenvolvimento do terço inferior da face e a AOS não está instalada, o CD pode atuar com a ortodontia preventiva e/ou ortopedia funcional dos maxilares (OFM) para expandir os arcos dentais, tanto no sentido laterolateral como no sentido anteroposterior. Assim, o tratamento ortodôntico/ortopédico funcional seria indicado não somente para crianças e jovens com AOS, mas também para crianças que, apesar de não terem AOS, apresentam hipoplasia dessas estruturas e necessitam de intervenção para prevenir a perpetuação dessa condição anatômica na fase adulta, a qual constitui um dos mais importantes fatores de risco da AOS.

Essa conduta tem sido mostrada como extremamente eficaz para aumentar a via aérea, o assoalho da cavidade nasal e melhorar quadros de AOS em crianças, em geral pré-adenoamidalectomia ou pós-adenoamidalectomia.[11]

Reconhecer, diagnosticar e controlar o bruxismo do sono

O bruxismo do sono é um distúrbio extremamente frequente na rotina diária dos consultórios odontológicos, mas muitas vezes o profissional se baseia no desgaste dental para fazer o diagnóstico, uma conduta que pode gerar diagnósticos equivocados, já que o desgaste dental pode ter várias causas e pode ser ainda uma cicatriz de um hábito do passado. O diagnóstico do bruxismo do sono em adultos deve se basear nos relatos clínicos de história de ranger e/ou apertar os dentes durante o sono, associados ou não a sintomas de dor e/ou desconforto na musculatura mastigatória e/ou nas articulações temporomandibulares (ATMs), desgaste dental compatível com a história clínica, e/ou interferência no padrão de sono.[12] O bruxismo do sono em crianças apresenta como frequentes fatores de risco, que devem ser avaliados, os quadros alérgicos respiratórios, o ronco e a hipertrofia de tonsilas palatinas e adenoide.[13]

Durante a anamnese, tanto as questões relacionadas à presença de bruxismo como aquelas que abordam os quadros dolorosos de DTM e DOF devem ser levantadas, assim como no exame físico deve-se proceder à avaliação da dinâmica mandibular e à palpação da musculatura mastigatória, supra-hióidea e ATMs.[13]

É importante ressaltar que o bruxismo do sono pode ocorrer isoladamente ou associado a outras comorbidades, como a insônia, a AOS e quadros de dor orofacial e/ou DTM, ou mesmo outros distúrbios do sono.[14] O CD com formação em Odontologia do Sono deve saber reconhecer quando essas comorbidades ocorrem e como conduzi-las adequadamente. Como comentado anteriormente, indivíduos com bruxismo do sono e AOS têm indicação mais precisa de AIO de avanço mandibular do que de placa estabilizadora oclusal.[9,10]

Reconhecer as comorbidades e participar ativamente da indicação interdisciplinar e do controle da doença quando possível

Não há como negar a multidisciplinaridade do sono como área de estudo e atuação clínica. Com certeza, esse não é um campo em que o cirugião-dentista possa atuar isoladamente. Muitos profissionais estarão envolvidos no diagnóstico e no controle dos distúrbios do sono, com o objetivo de chegarem ao melhor desfecho de tratamento para a saúde geral e a qualidade de vida dos pacientes.

Como citado anteriormente, o diagnóstico formal dos distúrbios do sono pertence ao médico, particularmente para aqueles indivíduos com comorbidades com alto risco à saúde, como AOS, distúrbio comportamental de sono REM e insônia. Neurologistas, pneumologistas e otorrinolaringologistas estão entre os principais especialistas que têm a Medicina do Sono como segunda especialidade. Esses profissionais trabalham em parceira com dentistas com treinamento em Odontologia do Sono, cirurgiões maxilofaciais, dentistas especialistas em dor orofacial e ortodontia, na condução dos casos clínicos de pacientes adultos ou crianças com AOS.

Tanto a AOS como o bruxismo do sono, que são os distúrbios do sono mais presentes na rotina da Odontologia do Sono, podem ser associados a outros distúrbios do sono ou a outras condições médicas. A literatura tem mostrado que o bruxismo do sono pode ser concomitante à AOS e a quadros de dor orofacial e/ou disfunção temporomandibular, ou mesmo outros distúrbios do sono, e recentemente um trabalho publicado por nossa equipe mostrou que isso também é verdade para a insônia.[14] Acredita-se que pelo menos um terço dos pacientes com bruxismo do sono podem apresentar insônia, apneia do sono, movimentos periódicos dos membros durante o sono e dor de cabeça matinal.[14] Entender o manejo dessas comorbidades é papel essencial do dentista do sono de forma interdisciplinar.[15]

Relatos publicados mostram que, ao mesmo tempo que a frequência de AOS é alta em indivíduos com DTM, aproximadamente 30% dos pacientes com DTM apresentaram evidência de AOS em um estudo com polissonografia.[16,17] Portanto, a qualidade de sono deve ser investigada nos indivíduos portadores de DTM, e aqueles com queixas de alterações na qualidade do sono devem ser encaminhados para avaliação médica e polissonográfica.[18]

Portadores de DTM apresentam baixa qualidade de sono e alta probabilidade de ter outros distúrbios do sono associados. Dessa forma, recomenda-se a investigação da qualidade do sono para definição da melhor conduta clínica, já que o tratamento dos distúrbios do sono pode impactar positivamente no quadro de dor crônica. Da mesma forma, alguns fármacos usados no manejo das condições dolorosas podem também interferir de forma positiva ou negativa na qualidade de sono do indivíduo. Entretanto, comorbidades associadas podem comprometer o sucesso terapêutico e condutas equivocadas podem agravar condições clínicas preexistentes.[18]

É importante para o CD do sono saber diagnosticar um quadro de DTM e saber conduzi-lo clinicamente, ou pelo menos encaminhá-lo ao especialista em DTM/DOF caso ocorra como efeito colateral do uso de um AIO de avanço mandibular. Sinais e sintomas de DTM prévios ao tratamento com AIO de avanço mandibular não o contraindicam a princípio, mas devem ser considerados tanto na definição da posição inicial ideal quanto no protocolo terapêutico de avanço mandibular. Já os sintomas dolorosos associados à DTM devem sempre ser tratados previamente ao início do tratamento com AIO. Pacientes que apresentam sinais e sintomas clínicos prévios à instalação do aparelho apresentam maior propensão a desenvolver efeitos colaterais relacionados a dor.[19]

Contudo, deve-se saber também que a presença de dor crônica pode alterar o padrão do sono. Indivíduos com dor crônica, quando comparados a indivíduos saudáveis, apresentam maior latência do sono, menor eficiência do sono, mais tempo acordado após adormecer e maior índice de despertares. Na realidade, distúrbios dolorosos crônicos, como a fibromialgia, configuram-se como uma comorbidade frequente nos distúrbios do sono, muito comum inclusive nos indivíduos com síndrome de resistência da via aérea superior.[20,21] As estatísticas mostram que a associação dor crônica e distúrbios do sono é bastante alta. Cerca de 44% dos pacientes com dor crônica apresentam distúrbios do sono, 36% insônia, 32% síndrome das pernas inquietas e 32% apneia obstrutiva do sono. Além disso, foi observado que indivíduos com restrição de sono apresentam maior percepção dolorosa.[22]

Formação e treinamento em Odontologia do Sono

Embora tenha sido descrito neste capítulo o importante papel do cirurgião-dentista no reconhecimento, no diagnóstico e na conduta clínica de pacientes com alguns dos mais frequentes distúrbios do sono, são poucos os profissionais que têm contato, mesmo que mínimo, com esse conhecimento durante sua formação básica na graduação. Mas não é somente no Brasil que essa área está ainda sendo pouco ou nada abordada na graduação. Uma pesquisa publicada em 2019, com 28 faculdades americanas e canadenses, mostrou que menos da metade delas tinha uma clínica de Odontologia do Sono e que em um terço dos cursos houve dificuldade em integrar a Odontologia do Sono a outros programas existentes.[23] E mesmo nos países onde a Odontologia do Sono é introduzida na graduação, o tempo de ensino dessa área é bastante escasso, de 1 a 4 horas de aula, somente teóricas, sem prática.[23] Em geral, essa introdução à Odontologia do Sono é oferecida nas disciplinas de DTM/DOF ou Cirurgia Oral, seguidas por Diagnóstico Bucal, Prótese Dental e Ortodontia, sendo que em nenhum dos cursos a Odontologia do Sono Pediátrica é contemplada.[2,23]

No texto das últimas diretrizes da AASM e da AADSM, recomenda-se que seja um dentista qualificado a conduzir esse tratamento e a dar seguimento e controle a esse paciente.[5] O dentista qualificado deve ser o profissional que passou por uma fase de formação e treinamento (teórico-prático) e que estará apto a avaliar e tratar esses pacientes.

Existem inúmeras oportunidades de cursos de extensão, capacitação e pós-graduação, mas a qualidade de alguns deles é questionável, uma vez que não existe ainda uma legislação de controle, pelo fato de a Odontologia do Sono ainda não ser uma especialidade. Sociedades profissionais, grupos privados e indústria estão tentando preencher a lacuna educacional que existe oferecendo cursos. Em alguns dos programas de pós-graduação interdisciplinares baseados em universidades, há excelentes oportunidades de mestrado, doutorado e pós-doutorado para quem quer pesquisar e se aprofundar no assunto, a fim de proporcionar uma formação educacional mais robusta para esses colegas que serão professores e pesquisadores.

Num artigo recentemente publicado por nossa equipe, sugerimos alguns dos principais pontos que devem ser incluídos no treinamento em Odontologia do Sono e que estão descritos no Quadro 5.1.[24]

Quadro 5.1
Tópicos a serem incluídos no treinamento em Odontologia do Sono.

1	Sono normal: definição, epidemiologia e fisiologia, da infância ao idoso
2	Distúrbios do sono: diagnóstico, epidemiologia e fisiologia do ronco, AOS, bruxismo, quadros dolorosos (DOF, cefaleia) que ocorrem no sono, DRGE, boca seca e hipersalivação
3	Treinamento no exame clínico e entrevista para distúrbios do sono (riscos e comorbidades)
4	Diagnóstico diferencial de outros distúrbios de sono: insônia, hipersonia, síndrome de pernas inquietas, movimentos periódicos de pernas, distúrbio comportamental de sono REM, distúrbios de ritmo
5	Possíveis fatores exacerbantes e comorbidades: insônia, depressão, diabetes, HAS, DTM/DOF, álcool e outras drogas
6	Uso, interpretação e limitação de questionários, tanto para sintomas como sonolência e fadiga, como para avaliação dos distúrbios do sono (AOS, insônia, bruxismo) e exame clínico
7	Como e quando outros profissionais de saúde devem entrar para avaliar e controlar o problema?
8	Entender a lei e as diretrizes relacionadas às melhores condições de prática no país onde atua
9	Seleção de AIO (conhecer mecanismos e limitação de cada modelo), inserção, titulação e acompanhamento, e identificação e controle de possíveis efeitos colaterais associados
10	Possível uso de terapia combinada: terapia posicional, AIO + CPAP, exercícios, fonoterapia, acupuntura, entre outros
11	Reencaminhar o paciente para acompanhamento médico

AOS: apneia obstrutiva do sono; DOF: dor orofacial; DRGE: doença do refluxo gastroesofágico; HAS: hipertensão arterial sistêmica; DTM/DOF: disfunção temporomandibular e dor orofacial; AIO: aparelho intraoral; CPAP: aparelho de pressão positiva contínua.

Fonte: Adaptado de Herrero Babiloni et al., 2020.

Considerações finais

O cirurgião-dentista com formação em Odontologia do Sono deve ter um bom entendimento da biologia do sono, do sono normal e seus distúrbios para poder realizar desde a avaliação de fatores de risco até o controle desses distúrbios do sono. A colaboração dos médicos do sono e outras especialidades relevantes é mandatória para reconhecer e controlar o ronco, a AOS, o bruxismo do sono e condições relacionadas ao sono, como refluxo gastroesofágico, xerostomia, hipersalivação e quadros dolorosos. Esse profissional está entre vários outros profissionais de saúde que atendem pacientes com risco de distúrbios do sono e deve receber treinamento e formação para isso.

É necessário que a disciplina de Odontologia do Sono, urgentemente, faça parte da graduação, para que o cirurgião-dentista tenha o mínimo de conhecimento sobre esse tema, uma vez que o sono também pode interferir de maneira indireta ou direta na qualidade da saúde bucal, assim como no prognóstico de procedimentos clínicos odontológicos.

Além disso, deve-se encorajar a criação de bons cursos de capacitação, como já existem alguns no nosso país, assim como programas de mestrado e doutorado nessa área, além de criar forças-tarefa para discutir esse importante assunto junto às entidades de classe competentes, a fim de que, num futuro próximo, todo cirurgião-dentista esteja minimamente habilitado para identificar, prevenir e atender esses pacientes.

■ Referências bibliográficas

1. Lobbezoo F, Aarab G, Wetselaar P, Hoekema A, De Lange J, De Vries N. A new definition of dental sleep medicine. J Oral Rehabil. 2016;43(10):786-90.
2. Essik GK. Commentary on "A new definition of dental sleep medicine". J Dent Sleep Med. 2019;6(1):WEB.
3. Lobbezoo F, De Vries N, De Lange J, Aarab G. A further introduction to dental sleep medicine. Nat Sci Sleep. 2020;14(12):1173-9.
4. Cartwright RD, Samelson CF. The effects of a nonsurgical treatment for obstructive sleep apnea. The tongue-retaining device. JAMA. 1982;248(6):705-9.
5. Ramar K, Dort LC, Katz SG, Lettieri CJ, Harrod CG, Thomas SM et al. Clinical practice guideline for the treatment of obstructive sleep apnea and snoring with oral appliance therapy: an update for 2015. J Clin Sleep Med. 2015;11(7):773-827.
6. Cistulli PA, Sutherland K. Phenotyping obstructive sleep apnoea: bringing precision to oral appliance therapy. J Oral Rehabil. 2019;46(12):1185-91.
7. Dal Fabbro C, Chaves Jr CM. Protocolo clínico médico e odontológico. In: Dal Fabbro C, Chaves Jr CM, Tufik S, editores. A odontologia na medicina do sono. 2. ed. Maringá, PR: Dental Press; 2012. p. 247-73.
8. Manfredi APS, Silva AA, Vendite LL. Avaliação da sensibilidade do questionário de triagem para dor orofacial e desordens temporomandibulares recomendado pela Academia Americana de Dor Orofacial. Rev Bras Otorrinolaringol. 2001;67(6):763-8.
9. Gagnon Y, Mayer P, Morisson F, Rompré PH, Lavigne GJ. Aggravation of respiratory disturbances by the use of an occlusal splint in apneic patients: a pilot study. Int J Prosthodont. 2004;17(4):447-53.
10. Nikolopoulou M, Ahlberg J, Visscher CM, Hamburger HL, Naeije M, Lobbezoo F. Effects of occlusal stabilization splints on obstructive sleep apnea: a randomized controlled trial. J Orofac Pain. 2013;27(3):199-205.
11. Huynh NT, Desplats E, Almeida FR. Orthodontics treatments for managing obstructive sleep apnea syndrome in children: a systematic review and meta-analysis. Sleep Med Rev. 2016;25:84-94.
12. Sateia MJ. International classification of sleep disorders – third edition: highlights and modifications. Chest. 2014;146(5):1387-94.
13. Guo H, Wang T, Niu X, Wang H, Yange W, Qiu J et al. The risk factors related to bruxism in children: a systematic review and meta-analysis. Archives of Oral Biology. 2018;86:18-34.
14. Maluly M, Dal Fabbro C, Andersen ML, Herrero Babiloni A, Lavigne GJ, Tufik S. Sleep bruxism and its associations with insomnia and OSA in the general population of São Paulo. Sleep Med. 2020;75:141-8.

15. Cunha TCA, Dal Fabbro C, Januzzi E, Cunali PA, Meira E, Cruz M. An operational clinical approach in the diagnosis and management of sleep bruxism: a first step towards validation. J Oral Facial Pain Headache. 2020;34(3):236-9.
16. Smith MT, Wickwire EM, Grace EG, Edwards RR, Buenaver LF, Peterson S et al. Sleep disorders and their association with laboratory pain sensitivity in temporomandibular joint disorder. Sleep. 2009;32(6):779-90.
17. Sanders AE et al. Sleep apnea symptoms and risk of temporomandibular disorder: OPPERA cohort. J Dent Res. 2013;92(7 Suppl):70s-7s.
18. Cunali PA, Almeida FR, Santos CD, Valdrighi NY, Nascimento LS, Dal Fabbro C et al. Prevalence of temporomandibular disorders in obstructive sleep apnea patients referred for oral appliance therapy. J Orofac Pain. 2009;23(4):339-44.
19. Alessandri-Bonetti A, Bortolotti F, Moreno-Hay I, Michelotti A, Cordaro M, Alessandri-Bonetti G et al. Effects of mandibular advancement device for obstructive sleep apnea on temporomandibular disorders: a systematic review and meta-analysis. Sleep Med Rev. 2019;48:101211.
20. Gold AR et al. The symptoms and signs of upper airway resistance syndrome: a link to the functional somatic syndromes. Chest. 2003;123:87-95.
21. Shah MA, Feinberg S, Krishnan E. Sleep disordered breathing among women with fibromyalgia syndrome. J Clin Rheumatol. 2006;12(6):277-81.
22. Herrero-Babiloni A, De Koninck BP, Beetz G, De Beaumont L, Martel MO, Lavigne GJ. Sleep and pain: recent insights, mechanisms, and future directions in the investigation of this relationship. J Neural Transm. 2020;127(4):647-60.
23. Karimi NMN, Pagni SE, Antonellou E, Doherty EH, Correa LP. The current state of dental sleep medicine practice in academic institutions: a questionnaire-based study. J Dent Sleep Med. 2019;6(4).
24. Herrero-Babiloni A, Beetz G, Dal Fabbro C, Martel MO, Huynh N, Masse JF et al. Dental sleep medicine: time to incorporate sleep apnoea education in the dental curriculum. Eur J Dent Educ. 2020;24(3):605-10.

6

Atuação do Biólogo e do Biomédico

Monica Levy Andersen
Gabriel Natan Pires

A Medicina do Sono é uma área de natureza multidisciplinar, que comporta diversas profissões da saúde (médicos, dentistas, fisioterapeutas, psicólogos e fonoaudiólogos, entre outros) e até mesmo de outras áreas (como educadores e engenheiros). Biólogos e biomédicos desempenham papel fundamental na composição e no crescimento dos estudos sobre sono no Brasil. Neste capítulo, aborda-se a importância da Biomedicina e da Biologia para a Medicina do Sono e discute-se a inserção dos respectivos profissionais na área.

Biologia e Biomedicina são profissões que buscam entender o funcionamento de organismos vivos, sejam eles humanos ou não. É impossível segregar os aspectos clínicos da Medicina do Sono (como diagnóstico e tratamento de distúrbios de sono) dos seus aspectos fisiológicos básicos, anatômicos e fisiopatológicos. Cientistas e profissionais envolvidos no estudo do sono precisam de conhecimento profundo sobre esses fenômenos. Nesse sentido, muitas pessoas formadas em Biologia e Biomedicina se interessaram em analisar e estudar os mecanismos homeostáticos associados ao sono, os efeitos da privação de sono e como os seus distúrbios podem impactar a saúde.

É importante notar que a fundamentação da Medicina do Sono está centrada em aspectos da ciência básica, como a Fisiologia. Pode-se citar, como exemplo, os pais da compreensão sobre os ciclos do sono, que eram fisiologistas. Entre as décadas de 1950 e 1970, os pesquisadores Dement,[1] Asenrinsky e Kleitman[2] publicaram uma série de artigos descrevendo em detalhes a atividade elétrica cortical e as oscilações dos potenciais mensurados por eletroencefalograma (EEG) durante o sono, o que resultou nas primeiras evidências sobre o sono REM. Eles foram os precursores da compreensão sobre as fases do sono e iniciaram um movimento importante em direção ao desenvolvimento da técnica que posteriormente seria chamada de "polissonografia". Esses aspectos fisiológicos do sono são justamente o principal foco de atuação de biólogos e biomédicos nessa área.

Profissionais em Medicina do Sono

A Medicina do Sono pode ser dividida em três grandes áreas quando se consideram suas atribuições e os profissionais envolvidos:

- **Prática clínica:** engloba os profissionais que atuam diretamente com pacientes com queixas e distúrbios de sono, atuando tanto no diagnóstico quanto no tratamento. Nessa área, enquadram-se principalmente médicos, dentistas, psicólogos, fonoaudiólogos e fisioterapeutas.
- **Aspectos técnicos e tecnológicos:** correspondem a todos os profissionais envolvidos em aspectos técnicos da Medicina do Sono, incluindo a condução e a análise de exames. Nessa categoria, enquadram-se principalmente técnicos e analistas de polissonografia (ou polissonografistas), profissionais de enfermagem e qualquer outro profissional que venha a se envolver com exames, análises e desenvolvimento técnico em Medicina do Sono.
- **Pesquisa:** corresponde aos profissionais dedicados à pesquisa em Medicina do Sono, geralmente em âmbito acadêmico, mas também em setores de pesquisa e inovação empresarial/corporativa. Essa área engloba qualquer profissional da saúde com interesse em pesquisa. São propósitos do trabalho desses profissionais: compreender a fisiologia do sono e os efeitos da falta de sono na saúde, no comportamento e na sociedade; desenvolver novas terapias para o tratamento dos distúrbios de sono.

Atualmente, os conselhos federais de Biologia (CFBio – https://cfbio.gov.br/) e de Biomedicina (CFBM – https://cfbm.gov.br/) não têm nenhuma normativa ou recomendação específica sobre a habilitação, a especialização ou a atuação desses profissionais em Medicina do Sono. Ainda assim, biólogos e biomédicos têm se envolvido e ganhado destaque nessa área desde os seus primórdios no Brasil. A inserção desses profissionais tem ocorrido tanto em aspectos tecnológicos relacionados ao sono quanto na pesquisa (Figura 6.1). No primeiro caso, cada vez mais biólogos e biomédicos têm se dedicado à condução e à análise de exames de polissonografia, bem como ao desenvolvimento de novos dispositivos e técnicas de uso clínico. No segundo caso, a pesquisa acadêmica e científica sobre sono parece ser a principal inserção de biólogos e biomédicos na Medicina do Sono, em seus âmbitos básico, translacional e clínico.

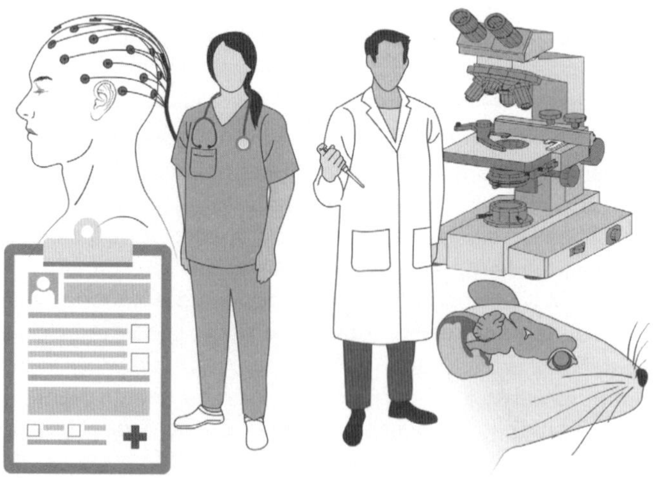

FIGURA 6.1 – Campos de atuação profissional em Medicina do Sono.

Biólogos e biomédicos se enquadram tanto em aspectos técnicos (como a condução e a análise de exames de polissonografia) quanto na pesquisa sobre sono e cronobiologia.

Fonte: Desenvolvida pela autoria do capítulo.

Biologia do Sono e papel do biólogo

A Biologia é a Ciência que estuda a vida e os seres vivos da maneira mais ampla possível, sendo, portanto, a mãe de todas as Ciências da Vida. Embora não seja precisamente listada como uma Ciência da Saúde, é inegável que os conhecimentos biológicos pautam as práticas clínicas em quaisquer condições. Também se deve considerar que, de todas as profissões eventualmente relacionadas à Medicina do Sono, a Biologia é uma das poucas que não são diretamente ou unicamente direcionadas ao ser humano.

O sono, por sua natureza, é um evento biológico. Os marcos iniciais da Medicina do Sono, incluindo os primeiros relatos do sono REM e demais estágios do sono, além dos primeiros estudos sobre privação de sono (principalmente os ocorridos nas décadas de 1930 a 1950), descreviam basicamente processos biológicos. Embora fossem conduzidos por profissionais de diversas especialidades (entre os quais, médicos e psicólogos), é inegável que eram estudos biológicos. Apenas com o passar dos anos, a Medicina do Sono evoluiu para algo amplamente clínico, com a descrição dos distúrbios de sono e a consolidação dos seus tratamentos.

Deve-se lembrar que o sono não é exclusividade dos seres humanos. Certamente, todos os mamíferos e aves dormem. A definição precisa de sono em outras espécies é controversa (sobretudo por seus aspectos comportamentais), mas não há dúvida de que todas as espécies ao menos apresentam ciclos circadianos de repouso e atividade. Assim, a análise do sono em espécies não humanas sempre foi prerrogativa biológica (ou veterinária, em alguns casos), especialmente quando fora do contexto da pesquisa translacional.

Inicialmente, as pesquisas nessas áreas apresentam uma aplicabilidade absoluta e primária, relacionada à descrição da neurobiologia e dos mecanismos do sono em diversas espécies. Sob os pontos de vista evolutivo, ecológico, zoológico e etológico, esses dados são importantes por si sós. Ainda assim, por meio de abordagens da fisiologia comparada, mesmo a pesquisa nesses contextos permite avanços na compreensão da neurobiologia do sono humano.

Uma área em que a Biologia tem ganhado destaque especial é a Cronobiologia. O estudo dos ritmos biológicos tem sido cada vez mais importante nas últimas décadas, e biólogos têm se dedicado ao tema em estudos tanto em espécies não humanas quanto em humanos. O papel de biólogos na pesquisa sobre sono recentemente ganhou destaque, graças ao prestigiado prêmio Nobel de Fisiologia e Medicina recebido em 2017. Embora exista distinção entre cursos de Graduação nos Estados Unidos e no Brasil, Jeffrey C. Hall, Michael Rosbash e Michael W. Young são essencialmente biólogos geneticistas e cronobiólogos. Suas descobertas guiaram nosso conhecimento sobre o ciclo circadiano, demonstrando que alguns genes que são expressos e inibidos ao longo do período de 24 horas coordenam diversas funções biológicas, incluindo o ciclo de sono.[3]

Papel do biomédico na Medicina do Sono

A Biomedicina (ou Ciências Biológicas Modalidade Médica) é uma profissão generalista da área da Saúde que aproxima os conhecimentos da Biologia e os da Medicina. O primeiro curso de Biomedicina no Brasil foi criado na Escola Paulista de Medicina, na década de 1960, com o intuito de formar docentes em áreas do ciclo básico para o curso de Graduação em Medicina, bem como para formar pesquisadores em áreas fundamentais no conhecimento médico, como Fisiologia, Imunologia e Bioquímica, entre outras.

Assim como no caso da Biologia, o CFBM não apresenta nenhuma habilitação relacionada especificamente ao sono para os biomédicos. Ainda assim, por muito tempo houve uma habilitação específica em Psicobiologia, que foi vinculada à Medicina do Sono por motivos históricos. A Psicobiologia surgiu a partir do campo de estudo da Neurociência Comportamental ou "Psicologia Biológica", que é uma área que buscava descrever as bases biológicas dos comportamentos.[4] Tendo em vista que o sono é um evento com características comportamentais induzido por estímulos fisiológicos, é natural que esse tópico tenha sido englobado pela Psicobiologia.

A Sociedade Brasileira de Psicobiologia foi fundada em 1977, tendo como primeiro presidente o Prof. Elisaldo Carlini, do Departamento de Psicobiologia da Escola Paulista de Medicina. Posteriormente, essa sociedade foi renomeada como Sociedade Brasileira de Neurociências e Comportamento (SBNeC), demonstrando que Neurociências e Psicobiologia se sobrepõem no Brasil. Também no Departamento de Psicobiologia da Escola Paulista de Medicina (posteriormente incorporada à Universidade Federal de São Paulo), deu-se início à disciplina de Medicina e Biologia do Sono, que engloba um grupo de pesquisa de renome internacional, capitaneado pelo Dr. Sergio Tufik. Portanto, a relação da Psicobiologia e da Medicina do Sono com a Biomedicina parece ter sido iniciada por um fato fortuito, dado que a Escola Paulista de Medicina foi pioneira em todas essas áreas (Biomedicina, Psicobiologia e Medicina do Sono). Atualmente, o Conselho Federal de Biomedicina não apresenta mais uma habilitação específica em Psicobiologia, tendo sido englobada por uma habilitação em docência e pesquisa. Ainda assim, a história da Psicobiologia tem uma relação direta com a dos biomédicos para os estudos sobre sono.

Formação do biólogo e do biomédico em Medicina do Sono

O conhecimento sobre o sono foi escasso por muito tempo entre os cursos de graduação na área da Saúde, e isso repercutia negativamente na prática da Medicina do Sono e na pesquisa. Atualmente, há um déficit na formação de base de biólogos e biomédicos para estudos sobre sono, uma vez que a maioria das universidades não disponibiliza disciplinas regulares sobre esse tema; por esse motivo, muito do conhecimento sobre o sono é citado brevemente em disciplinas regulares ou obtido em disciplinas optativas. A principal formação em Medicina do Sono é oferecida na pós-graduação, em modalidades tanto *lato sensu* (especialização) como *stricto sensu* (mestrado e doutorado). Felizmente, o Brasil conta com diversos centros de ensino dedicados à formação de profissionais em Medicina do Sono, o que inclui os biólogos e os biomédicos. Um exemplo disso é o número crescente desses profissionais atuando na execução e na análise de exames de polissonografia.

Atualmente, há envolvimento crescente de profissionais dedicados ao estudo do sono em cursos de graduação, residência e pós-graduação. Entre as unidades de ensino e universidades que formam especialistas em Medicina do Sono, a Universidade Federal de São Paulo (UNIFESP) é destaque na formação de pesquisadores, por meio da disciplina de Medicina e Biologia do Sono, associada ao Programa de Pós-Graduação em Psicobiologia, que inclusive disponibiliza disciplinas que compõem a grade curricular do curso de Biomedicina. Em outras instituições de ensino, é possível encontrar disciplinas eletivas para o curso de Biologia, com temática relacionada à cronobiologia do sono em animais e humanos e à biologia e à fisiologia do sono.

No Brasil, os primeiros estudos sobre o sono foram realizados pelos cientistas César Timo-Iaria e Katsumasa Hoshino, seguidos pelo médico Sergio Tufik, que foi destaque na área e responsável pela criação do Instituto do Sono, que hoje participa da formação de inúmeros profissionais em Medicina do Sono. A participação do Instituto do Sono na formação desses profissionais é tão expressiva que, desde 2001, cerca de 5 mil alunos de diversas áreas foram formados. Nos últimos 5 anos, de todas as especialidades profissionais da área da saúde que foram formadas em cursos de especialização no Instituto do Sono, cerca de 10% dos profissionais são biólogos e biomédicos em sua formação de base.

Além dos cursos para a preparação desses profissionais, é importante citar a regulamentação dessa especialidade. A sociedade brasileira que regulamenta e respalda os profissionais dedicados ao estudo do sono é a Associação Brasileira do Sono (ABS), que constantemente tem biólogos e biomédicos em seu corpo diretivo e conta com número expressivo de biólogos e biomédicos como membros associados. A ABS participa ativamente do ensino sobre esse tema, uma vez que promove eventos de divulgação científica, como o Congresso Brasileiro de Sono (anual) e a Semana do Sono. Desde 2007, a ABS publica, em parceria com a Federación Latinoamericana de Sociedades de Sueño (FLASS), a *Sleep Science*, um periódico de alcance internacional, cujo corpo editorial inclui tanto biomédicos quanto biólogos.

Sono no Brasil - onde é possível atuar?

Com relação aos estudos sobre o sono, até o momento algumas das perguntas mais simples – Por que dormimos? Qual é a função do sono? – não foram completamente respondidas. É por esse motivo que um campo enorme de atuação de biólogos e biomédicos nessa área existe dentro da pesquisa científica. Uma porcentagem marcante do progresso científico sobre esse assunto foi obtida por profissionais que se dedicaram a estudar a fisiologia e a privação de sono, e esse conhecimento sofreu uma expansão considerável no último século. Adicionalmente, nota-se o enriquecimento do conhecimento sobre o impacto do sono (ou da falta de sono) em diversos sistemas, o que promoveu o aumento do número de estudos que associam diferentes áreas de conhecimento até então poucos exploradas, como a relação entre o sono e o sistema imune. Nesse caso, muitos estudos têm demonstrado que a falta de sono experimental ou distúrbios de sono comuns da clínica médica estão relacionados ao desenvolvimento de diversas patologias. Há também estudos sobre a influência do sono no desenvolvimento de alterações relacionadas à saúde mental (como depressão e ansiedade), endócrinas (diabetes e obesidade), cardiovasculares (hipertensão e infarto), entre outras.

Em termos de publicação científica, a publicação sobre sono por biomédicos e biólogos brasileiros é expressiva. De acordo com o *Web of Science*, o Brasil é o 11° país que mais produz artigos científicos no mundo sobre sono e, entre os 50 pesquisadores com maior número de publicações, quatro são brasileiros e entre eles há uma biomédica. Se considerarmos a lista dos principais pesquisadores em Medicina do Sono brasileiros, cerca de 25% são biomédicos ou biólogos.

A presença de biólogos e biomédicos nos estudos sobre o sono não se limita à área acadêmica. Além da pesquisa, atualmente o Brasil conta com aproximadamente 37 laboratórios credenciados pela ABS distribuídos em diversos estados brasileiros, embora existam muitos outros que ainda não são credenciados oficialmente. Nesse segmento, encontram-se diversos profissionais habilitados, incluindo biológicos e biomédicos, cuja participação é cada vez maior, tanto na condução dos exames de polissonografia quanto na sua interpretação.

Considerações finais

A Medicina do Sono é uma área em expansão. Por muito tempo, essa temática foi negligenciada; porém, com a redução do tempo dedicado ao sono graças à modernidade, à globalização e à exigência de funcionamento 24 horas por dia e 7 dias por semana, observamos uma epidemia de distúrbios de sono e suas consequências na sociedade. É por esse motivo que há urgência para a realização de estudos dedicados à compreensão sobre a fisiologia do sono, os distúrbios de sono, técnicas diagnósticas e novas opções de tratamento. Biólogos e biomédicos são profissionais à frente de muitos estudos sobre o sono e suas atuações são muito relevantes para a garantia do crescimento científico na Medicina do Sono.

Referências bibliográficas

1. Dement W. The effect of dream deprivation. Science. 1960;131(3415):1705-7.
2. Aserinsky E, Kleitman N. Regularly occurring periods of eye motility, and concomitant phenomena, during sleep. Science. 1953;118(3062):273-4.
3. Huang RC. The discoveries of molecular mechanisms for the circadian rhythm: the 2017 Nobel Prize in Physiology or Medicine. Biomedical Journal. 2018;41(1):5-8.
4. Carlson NR. Physiology of behavior. 9th ed. Pearson, 2007. p. 11-4.

7

Atuação do Cronobiologista

Claudia Roberta de Castro Moreno
Elaine Cristina Marqueze

Introdução

Os conhecimentos sobre os ritmos biológicos devem ser aplicados na prevenção, assim como no diagnóstico e no tratamento das doenças. O reconhecimento de que a ruptura dos ritmos circadianos está associada a diversos problemas de saúde promove a adoção de uma terapêutica mais assertiva. O não reconhecimento da dessincronização circadiana como fator causal de diversas patologias poderá contribuir para a ineficácia do tratamento. Nesse sentido, a formação em Cronobiologia, campo da Biologia que estuda os ritmos biológicos, é essencial para auxiliar profissionais médicos especialistas em sono no diagnóstico de distúrbios de sono. Considerando o sono como um comportamento que precisa ser estudado de maneira interdisciplinar, o papel do cronobiologista é contribuir para que o diagnóstico dos distúrbios de sono inclua a observação da vigília de modo que a anamnese seja ampla e aborde o ciclo vigília-sono como um todo. Neste capítulo, serão apresentados os principais conceitos cronobiológicos e como podem ser aplicados na prática clínica.

Ritmos biológicos

Ritmos biológicos são eventos fisiológicos (comportamentais, bioquímicos etc.) dos organismos vivos que ocorrem periodicamente, em um intervalo de tempo definido. Entretanto, muito antes de terem sido reconhecidos como uma característica endógena dos organismos, foram observadas variações de funções orgânicas que chamaram a atenção de médicos e cientistas, as quais foram descritas em teses, artigos e livros.

Talvez a descrição mais conhecida desses fenômenos tenha sido a de Sanctorius, primeiro fisiologista a quantificar suas observações por meio da medição da respiração e da massa corporal (publicou-as em 1614). O interesse de Sanctorius em entender os processos de respiração e digestão o fez construir um tipo de balança acoplada a uma cadeira, na qual ele podia fazer refeições e medir sua massa corporal ao mesmo tempo (Figura 7.1). Seu hábito de se pesar antes e depois de comer durante anos, assim como pesar a refeição e suas excreções, permitiu que ele fosse o primeiro a descrever a variação da massa corporal ao longo de 24 horas.

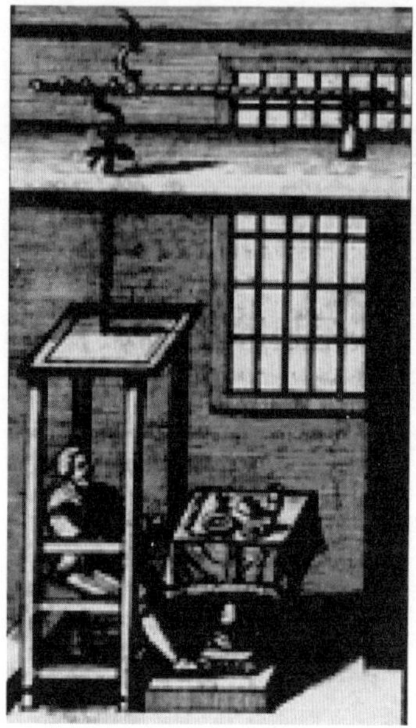

FIGURA 7.1 – Experimento de Sanctorius.

Fonte: Disponível em https://wellcomecollection.org/works/ua223rua.

Sintomas e doenças foram descritos detalhadamente como uma alternância de eventos fisiológicos que acompanhava as horas do dia. Um exemplo é a descrição sobre a febre feita em 1782 por Elsner, citada por Lemmer (2009),[1] na qual ele afirma que: "o diário ataque de febre [...] é devido a uma lei geral da natureza responsável pela revolução diária do corpo humano, como a ocorrência regular de sono, vigília, fome, evacuações, assim como do pulso noturno" (tradução nossa). A observação de que a manifestação dos sintomas de uma doença era variável resultou na recomendação de que os tratamentos considerassem essa característica. Murat, por exemplo, publicou em 1806 um livro intitulado *De l'influence de la nuit sur les maladies ou traite des maladies nocturne*, no qual ele descrevia doenças e sintomas como fenômenos periódicos. Ideias sobre a relação da hora do dia e os tratamentos foram temas de teses de doutorado, como a de Julien-Joseph Virey, que defendeu sua tese, na Faculdade de Medicina de Paris, sobre a periodicidade de fenômenos relacionados a saúde e doença, em 1814.

Contudo, apesar de todos os estudos e pesquisas na área médica sobre esse tema, a maior contribuição para o conhecimento dos mecanismos dos ritmos biológicos surgiu em 1729, a partir da observação do comportamento foliar de uma planta por um astrônomo. De Mairan observou que a planta conhecida como mimosa, que ficava em uma bancada em seu local de trabalho, apresentava um movimento foliar de acordo com a hora do dia. A partir de suas observações, o astrônomo francês realizou um experimento demonstrando o caráter endógeno do movimento foliar da mimosa (*apud* Moore-Ede et al., 1982).[2] Somente a partir do fim do século XIX, o fenômeno descrito por De Mairan seria confirmado em estudos com animais (Reinberg e Smolensky, 1983).[3]

O experimento de De Mairan foi um marco no estudo dos ritmos biológicos. Intrigado com o movimento foliar da *Mimosa pudica*, colocou a planta em um ambiente totalmente fechado e escuro (como uma caixa) e observou se o movimento foliar persistia. Quando exposta à variação do dia e da noite, essa planta abre suas folhas durante o dia e as fecha à noite. Em um ambiente fechado, sem interferência do claro e do escuro natural, a planta permaneceria em condições ambientais constantes. Nesse caso, seria possível observar se o fechamento das folhas era apenas uma resposta direta ao escuro do ambiente. Entretanto, o movimento de abertura e fechamento continuou a ocorrer com as folhas abertas no dia "subjetivo" e fechadas na noite "subjetiva", o que indica um mecanismo regulador endógeno do movimento foliar.

O movimento foliar da *Mimosa pudica* é, portanto, um ritmo biológico, pois se trata de um evento que ocorre regularmente em um intervalo definido. O intervalo de tempo entre a ocorrência da abertura das folhas e a próxima ocorrência é chamado de "período". Em outras palavras, período é a duração de tempo necessária para se completar um ciclo do fenômeno fisiológico, comportamental ou bioquímico. Além do período, um ritmo biológico apresenta-se em determinada frequência; por exemplo, quando o fenômeno ocorre uma vez a cada 24 horas, o período é igual a 24 horas e a frequência é igual a 1 (1 evento/24 horas). Lembrar que o período é o inverso da frequência facilita o entendimento do significado da nomenclatura utilizada no estudo dos ritmos biológicos.

Os ritmos biológicos com período de 24 horas são chamados de "circadianos". O termo "circadiano" vem das palavras em latim *circa diem* e significa "cerca de um dia". Na verdade, o conceito de ritmos circadianos inclui períodos que vão de 20 a 28 horas, isto é, períodos ao redor de 24 horas também são denominados "circadianos".

Além dos ritmos circadianos, são conhecidos ritmos ultradianos e infradianos. Como os ritmos são classificados segundo a sua frequência, o ritmo ultradiano é aquele com frequência rápida e, portanto, seu período é mais curto do que o observado em um ritmo circadiano (> 20 horas). O disparo elétrico de um neurônio, a frequência cardíaca e um pulso hormonal são exemplos de ritmos ultradianos. Já um ritmo infradiano apresenta frequência lenta e períodos maiores que os ritmos circadianos (< 28 horas), como o ciclo menstrual (1 evento/28 dias, p. ex.). Nem todos os ritmos ultradianos e infradianos estão associados a um ciclo ambiental. Já os ritmos circadianos estão associados ao ciclo ambiental claro-escuro (ou a alternância entre o dia e a noite), o qual é capaz de arrastá-los, isto é, adiantá-los ou atrasá-los.

O fenômeno de arrastamento pode ser definido como o processo de ajuste temporal de organismos a ciclos ambientais.[4] Para entender o processo de arrastamento de um ritmo biológico, é preciso partir da observação de uma situação ambiental constante, como a planta citada anteriormente ao ser colocada em escuro constante. Essa situação é denominada "livre-curso", pois não há oscilações externas ao organismo, isto é, as condições do ambiente não variam e o organismo expressa seus ritmos biológicos sem nenhuma influência ambiental (Figura 7.2). Os ritmos circadianos em livre-curso não apresentam períodos exatos de 24 horas, sendo apenas de aproximadamente 24 horas. É a exposição ao ciclo ambiental claro-escuro de 24 horas que arrasta o ritmo para o período de 24 horas.

Os agentes ambientais capazes de arrastar um ritmo biológico são chamados de "agentes arrastadores", "sincronizadores" ou "*zeitgebers*", termo cunhado pelo pesquisador alemão Aschoff (1965),[5] cujo significado é, em tradução livre, "doador do tempo". Assim, a exposição a um ciclo claro-escuro distinto de 24 horas pode alterar a fase do ritmo circadiano. A sincronização dos ritmos biológicos com os ciclos ambientais é mais uma propriedade dos ritmos biológicos que contribui para a adaptação temporal do organismo.

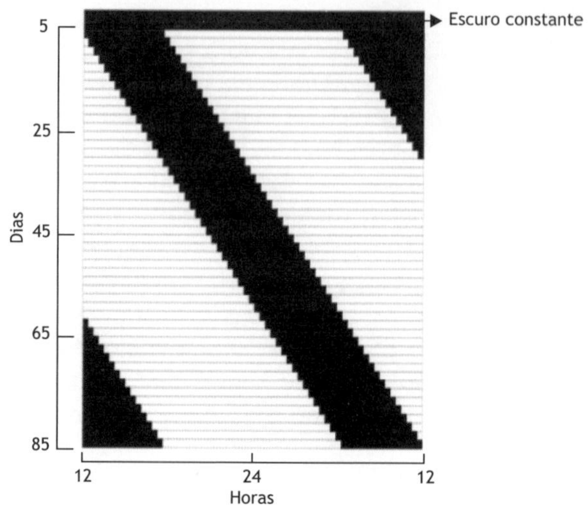

FIGURA 7.2 – Actograma de um ritmo biológico em livre-curso de um animal noturno.

Representação gráfica hipotética do ritmo de atividade-repouso de um animal noturno em livre-curso após alguns dias de exposição ao escuro constante. As barras pretas simbolizam atividade; e as brancas, a situação de repouso. Cada linha representa um dia.

Fonte: Desenvolvida pela autoria do capítulo.

A regular periodicidade dos ritmos biológicos é um dos determinantes do bom funcionamento orgânico e da manutenção da saúde entre os seres humanos. Múltiplos ritmos circadianos ocorrem ao longo das 24 horas, sendo que as relações de fases estabelecidas entre esses ritmos são importantes para o bem-estar. Esse processo é denominado "ordem temporal interna". Por exemplo, enquanto a temperatura central apresenta a sua batifase entre 3 e 4 horas, o nível de melatonina está em sua acrofase. Posteriormente, a temperatura central inicia a sua fase ascendente e a melatonina, sua fase descendente, culminando com o despertar, o que ocorre simultaneamente ao início da fase clara do ciclo ambiental claro-escuro. Quando ocorre alteração das relações de fase entre os ritmos circadianos em um mesmo organismo, esse processo é denominado "dessincronização interna" ou "cronoruptura circadiana". A partir do momento que ocorre essa dessincronização, aumenta-se a probabilidade do desenvolvimento de doenças e agravos. As fases dos ritmos circadianos variam de pessoa para pessoa (característica denominada "cronotipo"), sendo que para algumas pessoas iniciam mais precocemente (matutinos) e, para outras, mais tardiamente (vespertinos). Independentemente do cronotipo, as relações de fases entre os ritmos se mantêm, segundo uma ordem temporal interna.

Durante o período de 24 horas, há uma variabilidade circadiana de diversos hormônios, bem como das funções cognitivas, de força e de destreza, o que implica em horários previsíveis de melhor e pior eficiência humana.[6] Smolensky et al., em 1999, apresentaram os picos de alguns ritmos circadianos em pessoas saudáveis, tendo como referência o sono das 22h30 às 6h30 e a vigília das 6h30 às 22h30.[7] Por exemplo, os picos dos níveis dos ritmos biológicos a seguir ocorrem, **aproximadamente**: insulina, às 16 horas; triglicérides e colesterol, às 18 horas; secreção do ácido gástrico, às 22 horas; cortisol, às 6 horas; catecolaminas, às 7 horas; e hemoglobinas, às 11 horas.

As exacerbações das condições médicas crônicas, das morbidades e dos eventos mortais também foram descritas por Smolensky et al. (1999),[7] como as crises de anemia, que apresentam maior chance de ocorrência por volta das 13 horas; osteoartrite, ≅ 19 horas; epilepsia, ≅ 22 horas e ≅ 6 horas; apnea, ≅ 3 horas; asma, ≅ 5 horas; angina, infarto do miocárdio e morte cardíaca súbita, ≅ 10 horas. Vários estudos realizados por Smolensky e Haus foram desenvolvidos discutindo a aplicação da cronoterapia em diversas situações, como asma, doenças do sistema imunológico, artrite reumatoide, hipertensão e acidente vascular cerebral, doenças cardiovasculares, entre outras.[7-12]

Quando ocorre uma dessincronização dos ritmos biológicos circadianos, diversos problemas de saúde podem ocorrer, uma vez que há alterações nas funções rítmicas metabólicas, hormonais, bem como do sono, do alerta e do desempenho.[13] Além do ciclo claro-escuro, que é o principal sincronizador ambiental do sistema de temporização circadiano humano, os ciclos sociais também são importantes sincronizadores ambientais para a espécie humana.

A supressão da melatonina decorrente da exposição à luz no horário de trabalho de um trabalhador noturno provoca o atraso do ciclo vigília-sono e, consequentemente, a quebra da ordem temporal interna. A temperatura corporal, assim como outros eventos fisiológicos, não acompanha a velocidade de arrastamento do ciclo vigília-sono, resultando na dessincronização interna. Dessa maneira, podemos afirmar que trabalhar à noite é viver no sentido contrário ao funcionamento do sistema temporal circadiano humano.[14] Vale ressaltar que não somente os trabalhadores noturnos podem apresentar esses prejuízos, mas também trabalhadores matutinos que iniciam sua jornada de trabalho muito cedo, principalmente nos grandes centros. Esses são obrigados a acordar no momento da batifase da temperatura central e da acrofase da melatonina, restringindo sua duração do sono, particularmente o estágio de ondas lentas e o REM.

Atualmente, também têm se tornado muito frequentes, em grande parte da população, fases de vigília muito longas, seja por questões sociais (p. ex., trabalho, escola/universidade) ou até mesmo pela diversidade de tecnologias disponíveis e atrativas que competem com o tempo de sono (p. ex., celulares, computadores, *tablets*).[15] Essas situações causam a restrição das horas de sono, fator também prejudicial à saúde. Em um estudo recente, observou-se que seringueiros com energia elétrica em casa apresentavam um atraso no início da produção da melatonina, resultando na redução da duração de sono em comparação com a de seringueiros que não dispunham de energia elétrica em casa.[16] Esses dados indicam que a sociedade moderna, de maneira geral, pode sofrer redução da duração total de sono por conta do advento da eletricidade.[17]

Há inúmeros estudos demonstrando que jornadas extensas de vigília aumentam a probabilidade de erros, incidentes e acidentes. Em 2001, Rajaratnam e Arendt[18] compararam o desempenho de voluntários, segundo o tempo em vigília e a concentração de álcool no sangue. Esses autores observaram um decréscimo no desempenho (10% ou mais) em ambas as situações, sendo estas semelhantes quando a concentração de álcool no sangue era de 0,08% e o tempo de vigília, entre 25 e 27 horas. O experimento foi um marco nessa discussão e mostrou o quanto se manter acordado por muitas horas é um risco à segurança, sendo a situação agravada se o tempo de vigília incluir o turno noturno.

Cronobiologia e doenças

Como mencionado anteriormente, a ruptura circadiana (ou dessincronização) pode causar diversos problemas de saúde, tanto de ordem física quanto mental e social. Os mecanismos que explicam esses problemas e agravos ainda precisam ser mais bem elucidados; no entanto, a supressão da melatonina é ponto-chave nesse mecanismo. Associada à ruptura circadiana, à restrição de sono e ao *jet lag* social,*[19] a supressão de melatonina desempenha um papel relevante nesses problemas. Distúrbios de sono e de humor são consequências frequentes desses problemas e estão diretamente associados ao desenvolvimento de doenças e agravos. Dentre os problemas fisiológicos associados às alterações hormonais, pode-se destacar a resistência à insulina, a elevação dos níveis de triglicérides, dos níveis pressóricos, dos processos inflamatórios e dos níveis de cortisol. Entre os problemas psicossociais, podemos destacar o aumento do estresse, os conflitos familiares, o isolamento social e o aumento da irritabilidade. Como consequências comportamentais desses processos, podem ocorrer: prejuízo na dieta alimentar, diminuição da atividade física, maior probabilidade do uso do tabaco e do álcool e diminuição da qualidade do sono. Esses problemas, tanto em conjunto quanto isoladamente, podem aumentar a chance de desenvolvimento de doenças cardiovasculares, distúrbios metabólicos, alguns tipos de câncer, prejuízos na saúde mental, distúrbios gastrointestinais, problemas na saúde reprodutiva e distúrbios de sono.[20-26]

As farmacoterapias com concentrações constantes podem não ser ideais para controlar as doenças com variabilidade de risco e gravidade ao longo de 24 horas. Dessa maneira, doses iguais durante o dia e a noite podem não exibir a mesma farmacocinética e farmacodinâmica, por isso precisam estar sincronizadas com os ritmos biológicos, ou seja, considerar a dimensão temporal, o que é chamado de "cronofarmacologia".[27,28] Além disso, alguns medicamentos ou hormônios podem ser utilizados como *zeitgebers*, alterando as fases circadianas dos ritmos endógenos. Um exemplo é a melatonina exógena, que pode ajustar a ritmicidade biológica e que vem sendo testada, com resultados promissores. Em um ensaio clínico duplo-cego randomizado, conduzido por Marqueze et al. (2021),[29] os autores encontraram uma diminuição de 21,1% da dessincronização circadiana entre trabalhadoras noturnas que atuavam no sistema de 12 horas de trabalho por 36 horas de descanso.

Outro ritmo circadiano relevante na manutenção do estado de saúde é o ciclo de atividade e de repouso. Quando ocorre a inversão desse ritmo, diversos problemas de saúde podem ocorrer. Essas situações são verificadas frequentemente entre os trabalhadores noturnos, conforme já comentado. Vale ressaltar que o sono diurno, decorrente da inversão do ciclo vigília-sono, apresenta inúmeras desvantagens, sejam elas fisiológicas, pois ocorre em horário circadiano desfavorável, ou ambientais (luz do dia, maiores níveis de ruído, temperatura e umidade desvantajosos), além de impedir compromissos sociais e familiares (horário das refeições, cuidados dos filhos e da casa). Essas situações normalmente provocam uma redução do tempo total de sono diário e, consequentemente, uma redução do sono REM, uma vez que ocorre prioritariamente na segunda porção do episódio de sono.

A organização temporal das atividades escolares também deve ser planejada sob a ótica cronobiológica, uma vez que as características da ontogênese dos ritmos circadianos necessitam ser consideradas.[30,31] É comum, no Brasil, que crianças na faixa de 10 a 12 anos sejam alocadas para estudarem no período matutino, fase de transição do ensino fundamental I para o ensino fundamental II, sendo que o horário de início das aulas é por volta das 7 às 7h30. Nessa faixa etária, os adolescentes tendem a ser mais vespertinos, o que implica diretamente em adormecer e despertar mais tardiamente.[32] Desse modo, o desempenho escolar no início da manhã tende a ser prejudicado.

* *Jet lag* social é o desalinhamento entre os tempos sociais e biológicos, proveniente do conflito entre a preferência dos horários de sono e as obrigações sociais (trabalho, escola, cuidado das crianças, responsabilidades domésticas e familiares etc.).

Considerações finais

O cronobiologista poderá, portanto, avaliar o padrão do ciclo vigília-sono do paciente no contexto de seu cotidiano, incluindo fatores ambientais aos quais o paciente esteja exposto. A atuação do cronobiologista envolve todas as faixas etárias, além de grupos especiais, como trabalhadores em turnos, escolares e atletas. Para tanto, o cronobiologista pode, por exemplo: avaliar e elaborar esquemas/rotinas de trabalho e escolares; construir, aplicar e analisar diários de sono; indicar, monitorar e analisar actigrafia; analisar a concentração de melatonina e determinar a dose adequada para cada paciente no caso do uso de melatonina exógena; determinar horários adequados para ingestão alimentar e prática de exercícios ou treinamento esportivo; avaliar a qualidade de exposição à luz individualmente e em ambientes domésticos, hospitalares, laborais e escolares; orientar outros profissionais de saúde quanto à relação dose-resposta dos medicamentos e suplementos de acordo com a ritmicidade circadiana para uma correta resposta terapêutica; contribuir para a construção de políticas públicas à luz do conhecimento de cronobiologia etc. Assim, conforme já mencionado, tanto o diagnóstico como o tratamento dos distúrbios de sono poderão ser realizados com mais confiança a partir das aplicações da cronobiologia.

No caso específico de trabalhadores noturnos, as orientações vão desde diminuir o número de noites consecutivas de trabalho e ampliar os dias de folga até a implantação/adoção de jornadas de trabalho mais curtas e com intervalos durante elas. No caso de trabalhadores noturnos que trabalham em turnos alternantes, o sentido de rotação deverá seguir o sentido horário (noite-manhã-tarde-noite), ampliando assim o descanso interjornadas. Entre os adolescentes, a recomendação cronobiológica seria considerar a ontogênese dos ritmos circadianos para a determinação dos horários escolares. Finalmente, as diferenças individuais decorrentes do cronotipo também precisam ser consideradas, uma vez que a vespertinidade e a matutinidade não são distúrbios e, portanto, não devem ser tratadas com medicamentos.

■ Referências bibliográficas

1. Lemmer B. Discoveries of rhythms in human biological functions: a historical review. Chronobiol Int. 2009;26(6):1019-68.
2. Moore-Ede M, Sulzman FM, Fuller CA. The clock that time us: physiology of the circadian timing system. Cambridge: Harvard University Press; 1982.
3. Reinberg A, Smolensky MH. Biological rhythms and medicine. New York: Springer-Verlag; 1983.
4. Marques N, Menna-Barreto L. Cronobiologia: princípios e aplicações. 3. ed. São Paulo: Editora da Universidade de São Paulo (EDUSP); 2003.
5. Aschoff J. Circadian clocks: circadian vocabulary. Amsterdam, The Netherlands: North-Holland Publishing Company; 1965.
6. Haus E, Smolensky M. Biological clocks and shift work: circadian dysregulation and potential long-term effects. Cancer Causes Control. 2006;17(4):489-500.
7. Smolensky MH, Reinberg AE, Martin RJ, Haus E. Clinical chronobiology and chro-notherapeutics with applications to asthma. Chronobiol Int. 1999 Sep;16(5):539-63.
8. Haus E, Sackett-Lundeen L, Smolensky MH. Rheumatoid arthritis: circadian rhythms in disease activity, signs and symptoms, and rationale for chronotherapy with corticosteroids and other medications. Bull NYU Hosp Jt Dis. 2012;70(Suppl 1):3-10.
9. Haus E, Smolensky MH. Biologic rhythms in the immune system. Chronobiol Int. 1999;16(5):581-622.
10. Manfredini R, Boari B, Smolensky MH, Salmi R, La Cecilia O, Malagoni AM et al. Circadian variation in stroke onset: identical temporal pattern in ischemic and hemor-rhagic events. Chronobiol Int. 2005;22(3):417-53.
11. Smolensky MH, Haus E. Circadian rhythms and clinical medicine with applications to hypertension. Am J Hypertens. 2001 Sep;14(9 Pt 2):280S-90S.

12. Smolensky MH, Portaluppi F. Chronopharmacology and chronotherapy of cardio-vascular medications: relevance to prevention and treatment of coronary heart di-sease. Am Heart J. 1999;137(4 Pt 2):S14-24.
13. Arendt J. Shift work: coping with the biological clock. Occup Med. 2010;60(1):10-20.
14. Moreno CRC, Marqueze EC, Sargent C, Wright Jr KP, Ferguson SA, Tucker P. Working Time Society consensus statements: evidence-based effects of shift work on physical and mental health. Ind Health. 2019;57(2):139-57.
15. Gradisar M, Wolfson AR, Harvey AG, Hale L, Rosenberg R, Czeisler CA. The sleep and technology use of Americans: findings from the National Sleep Foundation's 2011 Sleep in America Poll. J Clin Sleep Med. 2013;9(12):1291-9.
16. Moreno CR, Vasconcelos S, Marqueze EC, Lowden A, Middleton B, Fischer FM et al. Sleep patterns in Amazon rubber tappers with and without electric light at home. Sci Rep. 2015;11(5):14074.
17. Wright Jr KP, McHill AW, Birks BR, Griffin BR, Rusterholz T, Chinoy ED. Entrainment of the human circadian clock to the natural light-dark cycle. Curr Biol. 2013;23(16):1554-8.
18. Rajaratnam SM, Arendt J. Health in a 24-h society. Lancet. 2001;358(9286):999-1005.
19. Wittmann M, Dinich J, Merrow M, Roenneberg T. Social jetlag: misalignment of biological and social time. Chronobiol Int. 2006;23(1-2):497-509.
20. Albrecht U. Molecular mechanisms in mood regulation involving the circadian clock. Front Neurol. 2017;8:30.
21. Anothaisintawee T, Reutrakul S, Van Cauter E, Thakkinstian A. Sleep disturbances compared to traditional risk factors for diabetes development: systematic review and meta-analysis. Sleep Med Rev. 2016;30:11-24.
22. Buxton OM, Cain SW, O'Connor SP, Porter JH, Duffy JF, Wang W et al. Adverse metabolic consequences in humans of prolonged sleep restriction combined with cir-cadian disruption. Sci Transl Med. 2012;4(129):129ra43.
23. He C, Anand ST, Ebell MH, Vena JE, Robb SW. Circadian disrupting exposures and breast cancer risk: a meta-analysis. Int Arch Occup Environ Health. 2015;88(5):533-47.
24. Leproult R, Holmbäck U, Van Cauter E. Circadian misalignment augments markers of insulin resistance and inflammation, independently of sleep loss. Diabetes. 2014;63(6):1860-9.
25. McClung CA. How might circadian rhythms control mood? Let me count the ways... Biol Psychiatry. 2013;74(4):242-9.
26. Tenorio FD, Simões MJ, Teixeira VW, Teixeira AA. Effects of melatonin and pro-lactin in reproduction: review of literature. Rev Assoc Med Bras (1992). 2015;61(3):269-74.
27. Ayyar VS, Sukumaran S. Circadian rhythms: influence on physiology, pharmaco-logy, and therapeutic interventions. J Pharmacokinet Pharmacodyn. 2021;48(3):321-38.
28. Ballesta A, Innominato PF, Dallmann R, Rand DA, Lévi FA. Systems chronothera-peutics. Pharmacol Rev. 2017;69(2):161-99.
29. Marqueze EC, Nogueira LFR, Vetter C, Skene DJ, Cipolla-Neto J, Moreno CRC. Exogenous melatonin decreases circadian misalignment and body weight among early types. J Pineal Res. 2021:e12750.
30. Peixoto CA, Silva AG, Carskadon MA, Louzada FM. Adolescents living in homes without electric lighting have earlier sleep times. Behav Sleep Med. 2009;7(2):73-80.
31. Pereira EF, Louzada FM, Moreno CRC. Not all adolescents are sleep deprived: a study of rural populations. Sleep Biol Rhythms. 2010;8(4):267-73.
32. Menna-Barreto L, Wey D. Ontogênese do sistema de temporização: a construção e as reformas dos ritmos biológicos ao longo da vida humana. Psicol USP. 2007;18(2):133-53.

8

Atuação do Nutricionista

Murilo Dáttilo
Raphael Alves Campanholi

Introdução

Por muito tempo, o sono foi considerado um período "do cérebro, pelo cérebro e para o cérebro".[1] Contudo, nas últimas décadas, além da ampliação do conhecimento dos efeitos do sono sobre o próprio sistema nervoso central, deu-se um riquíssimo caminho em direção aos órgãos e sistemas fisiológicos periféricos. O resultado: o sono participa de tantas variáveis fisiológicas que, de alguma maneira, é até difícil listar precisamente suas funções.

Dentre os mais diversos papéis já atribuídos ao sono (alguns são listados no Quadro 8.1), dois alvos entraram no radar da ciência de modo bastante intenso: a alimentação e a nutrição. Ademais, a relação entre sono, alimentação e nutrição é recíproca e complexa e, certamente, esses elementos sempre "pousarão" na prática clínica do nutricionista, nas mais diferentes frentes de atuação. Entretanto, a pergunta que merece ser feita para começar este capítulo é: o que o nutricionista deve/pode fazer para a população por intermédio do estudo do sono? Assim, nossos objetivos serão: 1) elucidar a participação da nutrição e da alimentação na regulação do sono; 2) explorar a interferência do sono e da sua falta no comportamento alimentar e algumas funções fisiológicas associadas ao metabolismo de nutrientes; e 3) fomentar base técnica para aprimoramento da prática clínica do nutricionista por meio do estudo do sono.

Quadro 8.1 Algumas funções atribuídas ao sono.
■ Funções cognitivas
■ Conservação de energia
■ Secreção hormonal
■ Comportamento alimentar, resultante de alterações de sinais periféricos
■ Regulação da massa e composição corporais
■ Metabolismo de glicose e metabolismo lipídico
■ Metabolismo energético
■ Regulação da pressão arterial
■ Competência imunológica
■ Microbiota intestinal e função gastrointestinal
■ Metabolismo musculoesquelético

Fonte: Desenvolvido pela autoria do capítulo.

Participação da alimentação no sono

A regulação do ciclo vigília-sono depende da adequada interação entre diferentes moléculas e áreas cerebrais, e muitas dessas moléculas (p. ex., neurotransmissores) têm nutrientes como precursores e/ou dependem de vitaminas e/ou minerais para sua síntese, metabolização e ação. Alguns dados provenientes de estudos epidemiológicos e de ensaios clínicos já foram publicados e, em virtude de questões metodológicas, ainda é muito difícil tecer recomendações e conclusões práticas concisas, sobretudo diante da pluralidade de matrizes alimentares encontradas nas mais diferentes populações. Um resumo das principais características alimentares e nutrientes associados a mudanças no sono está apresentado no Quadro 8.2 (sugestão de leitura: St-Onge et al.).[2]

■ O que cabe ao nutricionista

Compreender a participação da alimentação e de nutrientes específicos na regulação do ciclo vigília-sono, a qual é bastante complexa e ainda pouco conhecida. As recomendações alimentares e nutricionais já preconizadas pelos diferentes órgãos de saúde parecem ser compatíveis com a promoção da saúde do sono; mas, se intervenções específicas forem almejadas, é fundamental respeitar o contexto de vida de cada pessoa (p. ex., o quão viável ou possível seria sugerir o consumo diário de kiwi?).

Horário de se alimentar

Do ponto de vista rítmico, é importante considerar que os seres humanos comem durante a vigília e jejuam durante o sono, e o próprio ato de se alimentar é uma pista ambiental (*zeitgeber*) condizente com a vigília. Uma série de variáveis fisiológicas se comporta de maneira diferenciada conforme o momento do dia, colocando em pauta a seguinte questão: quando comer, tendo em vista que o impacto fisiológico de uma refeição realizada às 10 horas não é o mesmo que o de uma realizada às 22 horas?

Já há dados sólidos demonstrando que os metabolismos de glicose e lipídeos,[3] o esvaziamento gástrico[4] e o efeito térmico induzido pela alimentação[5] se tornam menos eficientes no período noturno. Além disso, as taxas de fome/apetite são maiores no período noturno, sendo a taxa de saciedade reduzida,[6] o que permite especular que esse momento não é favorável ao consumo de grande quantidade de calorias. Por exemplo, pessoas vespertinas parecem apresentar padrões alimentares menos saudáveis e maior risco de ganho de massa corporal em comparação às matutinas[7] (pessoas vespertinas dormem mais tarde, comem até mais tarde e, frequentemente, são restritas de sono, pois nem sempre conseguem acordar mais tarde), tornando-se mais suscetíveis ao desenvolvimento de doenças crônicas não transmissíveis, como dislipidemias e diabetes *mellitus* tipo 2. Outro público bastante estudado e que reúne a inversão do ciclo alimentação-jejum e restrição de sono é o de trabalhadores em turnos, que também têm risco aumentado para o desenvolvimento de uma série de desordens metabólicas.[8]

■ O que cabe ao nutricionista

Compreender que diversas variáveis fisiológicas relacionadas ao metabolismo de nutrientes apresentam variação ao longo do dia. Portanto, entender esses aspectos pode auxiliar na orientação nutricional e alimentar que vise melhor sincronia com o funcionamento dos mais diversos parâmetros fisiológicos, mas sem ignorar as preferências de cada pessoa e a viabilidade de adoção da conduta.

Quadro 8.2
Principais características alimentares e nutrientes associados a mudanças no sono.

Características alimentares e nutricionais	Parâmetros encontrados na arquitetura do sono
Resumo dos dados provenientes de estudos epidemiológicos	
▪ Alta ingestão de peixes e vegetais	▪ Boa qualidade de sono
▪ Aumento da ingestão de carboidrato/carboidrato de baixa qualidade (p. ex., refinados)	▪ Tendência de piora à qualidade do sono
▪ Consumo de bebidas energéticas e bebidas adoçadas com açúcar (> 1 vez/mês)	▪ Baixa qualidade de sono
▪ Pular o café da manhã e irregularidade na realização das refeições	▪ Baixa qualidade de sono
▪ Baixa ingestão proteica (< 16% das calorias diárias)	▪ Baixa qualidade de sono e dificuldade em manter o sono
▪ Alta ingestão proteica (> 19% das calorias diárias)	▪ Dificuldade em manter o sono
▪ Baixa ingestão de carboidrato (< 50% das calorias diárias)	▪ Dificuldade em manter o sono
▪ Padrão alimentar do Mediterrâneo	▪ Inversamente associado aos sintomas de insônia (dificuldade em iniciar e manter o sono, despertar muito cedo), em mulheres
▪ Baixa variedade de alimentos	▪ Dificuldade em manter o sono
▪ Ingestão calórica aumentada	▪ Aumento da sonolência diurna
▪ Ingestão lipídica elevada	▪ Aumento de distúrbios do sono
Resumo dos dados provenientes de ensaios clínicos	
▪ Refeições ricas em carboidrato e pobres em lipídeos	▪ Redução da latência para início do sono e da fase N3 e aumento do sono REM
▪ Refeições ricas em lipídeos	▪ Redução da eficiência do sono e fase REM e aumento da fase N3 e despertares
▪ Alto índice glicêmico na refeição anterior ao sono	▪ Redução da latência para início do sono e aumento da sonolência
▪ Aumento da ingestão de fibras	▪ Aumento da fase N3 e redução da fase N1
▪ Elevação na ingestão de gordura saturada	▪ Redução da fase N1
▪ Leite maltado do tipo Horlicks® (leite, malte de cevada, trigo, açúcar, vitaminas e minerais)	▪ Aumento do tempo total de sono e continuidade do sono, especialmente em pessoas mais velhas; sono menos agitado
▪ Vitamina D	▪ Melhora da latência para início do sono e aumento da duração do sono (em pessoas com baixos níveis séricos de vitamina D)
▪ Vitamina B6	▪ Favorecimento da síntese de serotonina e, indiretamente, de melatonina; os efeitos da sua suplementação são conflitantes
▪ Vitamina B12	▪ Aumento dos níveis séricos de melatonina e favorecimento da sincronização biológica no ciclo claro-escuro; melhora da qualidade do sono e do alerta
▪ Triptofano	▪ Efeito promotor do sono
▪ Kiwi	▪ Aumento do tempo total de sono e da eficiência do sono; redução na latência para início do sono e nos despertares após o início do sono
▪ Cereja azeda	▪ Diminuição da insônia e do tempo acordado após início do sono em pessoas com insônia; aumento do tempo total de sono e da eficiência do sono

Fonte: Desenvolvido pela autoria do capítulo.

Participação do sono no comportamento alimentar

Por que se come aquilo que se come? Essa pergunta visa enaltecer as várias razões existentes por trás do fenômeno "comer". Embora a alimentação seja considerada veículo para a obtenção dos diferentes nutrientes necessários à manutenção das funções fisiológicas, o ato de se alimentar é bastante complexo e regido por diferentes sinais, tanto centrais quanto periféricos, os quais também são fortemente influenciados pelo ambiente externo.

O comportamento alimentar se dá a partir da atuação síncrona entre fome (necessidade de se alimentar), apetite (vontade de comer itens específicos, em busca de prazer e recompensa) e saciedade (conjunto de sinais que resulta na interrupção do ato de comer), componentes que são regidos pela "regulação homeostática" e pela "regulação hedônica" (a regulação homeostática contempla sinais envolvidos na busca pela homeostase, enquanto a regulação hedônica é orquestrada por vias de prazer e recompensa).

A investigação dos efeitos do sono no comportamento alimentar se deu por meio de protocolos de encurtamento do tempo de sono, no início dos anos 2000. À época, Spiegel et al.[9] verificaram que duas noites, com quatro horas de sono disponível por noite, foram suficientes para elevar a fome (24%) e o apetite por itens doces (33%), fontes de amido (33%) e salgados (45%). Esse dado foi subsequentemente corroborado por outros estudos, a exemplo do conduzido por Spaeth et al.,[10] em que a ingestão calórica diária também aumentou, especialmente no período noturno (do ponto de vista rítmico, cabe ressaltar que o período da noite já é marcado por menor poder sacietogênico e maior apetite por alimentos mais palatáveis).

O encurtamento no tempo de sono, seja ele agudo ou crônico, tem potencial ação estressora, com reflexo sobre diferentes órgãos e funções fisiológicas. A própria mudança no comportamento alimentar diante da condição de débito de sono (ou até mesmo a inversão de ciclo vigília-sono, como evidenciado em trabalhadores em turnos) é reflexo de ajustes na circuitaria nervosa associada a prazer e recompensa.[11]

■ O que cabe ao nutricionista

Diante de cada pessoa, buscar compreender adequadamente não somente o que se come, mas também as variáveis e respectivas "vozes" atuantes sobre o ato de se alimentar. Conhecer o tempo de sono necessário e o tempo dormido por noite de cada pessoa é um ótimo passo para refinar orientações (lembrete: as necessidades de sono variam entre as pessoas). Além disso, incentiva-se compreender as preferências individuais acerca dos horários de dormir e de acordar; e o uso das perguntas disponíveis no questionário de Horne e Ostberg,[12] para avaliação do cronotipo, pode ser bastante produtivo.

Participação do sono no controle da massa corporal

Em determinado momento, o sono passou a ser considerado um terceiro elemento envolvido no aumento dos índices de sobrepeso e obesidade em diversos países – os dois primeiros eram o baixo nível de atividade física da população e o alto consumo calórico. A regulação da massa corporal se dá pelo balanço entre a ingestão e o gasto energéticos e, se de alguma maneira o débito de sono favorece o aumento da ingestão de calorias, é factível que o balanço energético se torne positivo. Entretanto, o gasto energético diário total tende a se reduzir se o nível de atividade física também diminuir (p. ex., fruto do aumento da sensação de fadiga), ou até mesmo se elevar, diante do eventual aumento da atividade física, pelo fato de existir maior tempo de vigília.[13]

De modo geral, a relação entre o tempo de sono e os índices de massa corporal e de adiposidade pode se dar não somente de maneira inversamente proporcional, mas também em curva em formato de "U", ou seja, tanto o baixo quanto o elevado tempo de sono predispõem ao ganho de massa e gordura corporais.[14]

Para redução de massa corporal, busca-se o balanço energético negativo, sabendo-se que a perda se dá à custa de massa gorda e massa magra (embora, do ponto de vista qualitativo, preservar a massa magra seja benéfico). A fim de entender como ocorre a mudança nos compartimentos corporais sob déficit calórico e restrição de sono, Nedeltcheva et al.[15] submeteram 10 adultos a 14 dias de restrição calórica e tempo de sono de 8,5 ou 5,5 horas por noite. Embora a redução da massa corporal tenha sido igual em ambas as condições, sob restrição de sono a redução de gordura corporal foi 55% menor e a de massa magra foi 60% maior, juntamente ao aumento da fome e menor utilização de gordura como substrato energético. Para reforçar o impacto negativo do débito de sono em face durante o processo de emagrecimento, Wang et al.[16] também verificaram que, em período mais longo (8 semanas), a restrição calórica, juntamente à redução média do tempo de sono em 169 minutos por semana, resultou em menor proporção de perda de massa gorda.

Como um dos vários componentes da massa magra, a massa muscular esquelética, sob a ótica do sono, passou a ser estudada mais recentemente. Inicialmente, Dáttilo et al.[17] postularam que a musculatura esquelética poderia ser perdida diante do débito de sono e ter sua recuperação prejudicada quando submetida a determinados danos, assim como em resposta ao exercício físico. Em modelos animais, esses dados foram confirmados[18,19] e, mais recentemente, investigações em humanos começaram a ser conduzidas. Até o momento, não se sabe se o sono impacta na massa muscular esquelética, embora dados recentes tenham demonstrado que o encurtamento do tempo de sono por 5 dias seja capaz de reduzir a síntese proteica miofibrilar[20] e sarcoplasmática,[21] reduzir a função respiratória mitocondrial, mas sem modificar a expressão de moléculas reguladoras da degradação proteica.[20] Inevitavelmente, o estudo da participação do sono na função dos músculos esqueléticos em humanos ainda é bastante embrionário, mas o próximo passo a ser dado é aguardar resultados derivados de estudos mais longos.

■ O que cabe ao nutricionista

Quando o controle da massa corporal fizer parte da conduta clínica, cabe levar em consideração o padrão de sono de cada pessoa, sejam as propostas de mudança na alimentação (veja sessão anterior), da composição corporal ou da eventual tentativa de aumento no nível de atividade física (lembrete: dormir menos aumenta a percepção de fadiga e desfavorece o engajamento em planos de treinamento físico, principalmente para aqueles não acostumados à sua prática). E mesmo o exercício físico sendo capaz de atenuar vários dos efeitos negativos à saúde causados pelo débito de sono – inclusive à musculatura esquelética –, a prática do exercício físico, em face de padrão de sono inadequado, pode desfavorecer algumas respostas hormonais (p. ex., balanço entre cortisol e testosterona) e imunológicas e, assim, perturbar outros aspectos de saúde. Atenção: somente a realização de cochilos e a compensação do débito de sono aos fins de semana já pode favorecer a saúde.

Participação do sono na ocorrência de doenças de origem alimentar

Salvo em situações de ordem genética, o desenvolvimento de diabetes *mellitus* tipo 2, dislipidemias e hipertensão arterial são consequências intimamente associadas a ocidentalização do padrão alimentar (p. ex., redução no consumo de frutas, verduras, legumes e grãos integrais; aumento no consumo de gorduras e carboidratos refinados), baixo nível de atividade física e altos índices de adiposidade. Entretanto, ao longo das últimas décadas, o sono também passou a ser considerado fator de risco para essas doenças.

■ O que cabe ao nutricionista

Com base no exposto, a figura do nutricionista no manejo das doenças crônicas não transmissíveis é necessária, e ele deve compreender que a matriz causal delas é diversa e complexa, ou seja, fruto de várias "peças desencaixadas". Nessa ótica, compreender o funcionamento do metabolismo de glicose, do metabolismo lipídico e da pressão arterial, assim como os desajustes causados a eles em função de padrões de sono inadequados, fornece um belo panorama da sincronia de diferentes sistemas fisiológicos.

Nutricionista, o que priorizar – a alimentação ou o sono?

É inegável a importância da alimentação para a manutenção e a promoção da saúde, mas, hierarquicamente falando, o que é mais importante: a alimentação ou o sono? Pelo fato de a privação total de sono levar um animal e, muito provavelmente, uma pessoa a óbito antes que a privação total de alimentos, no quesito importância, o sono poderia ser colocado em primeiro lugar. Contudo, já que a vida das pessoas é composta de uma junção de fatores em que tanto a alimentação quanto o sono são necessários, qual deveria ser a hierarquia de prioridades ao longo do dia: alimentação ou sono?

Para que seja feito o devido desdobramento desse assunto, cabe levar em consideração os resultados de um estudo conduzido na população americana adulta,[22] em que 46% das pessoas classificadas como "pobres dormidoras" julgaram se sentir muito, ou mais, efetivas ao longo do dia, em contraste com 89% das classificadas como "excelentes dormidoras". Além disso, e talvez com mais importância, mesmo 65% acreditando que o sono contribui para sua efetividade no dia seguinte, somente 10% delas o priorizam sobre outros aspectos da vida diária (35% priorizam o *fitness*/nutrição; 27%, o trabalho; 17%, os *hobbies*; e 9%, a vida social). Esses dados possibilitam refletir diante do seguinte paradoxo: os americanos dizem priorizar exatamente os componentes nos quais são "referências" em inadequação (alto consumo de gorduras saturadas, carboidratos refinados e calorias; baixo consumo de frutas, verduras, legumes e fibras; elevado índice de sedentarismo e de prevalência de doenças crônicas não transmissíveis).

Diante do exposto, não seria a repaginação das prioridades das pessoas um grande passo para melhora da qualidade de vida? A melhor gestão do horário de dormir e de acordar, se devidamente explicada às pessoas (inclusive ao leitor deste capítulo), pode gerar um ciclo virtuoso em prol do melhor funcionamento psíquico e físico ao longo do dia, inclusive para conseguir dispender parte da atenção a melhores práticas alimentares e de exercício físico (alguém restrito de sono está predisposto a sentir mais vontade de comer e mais fadigado). Dessa maneira, nós mesmos, os autores responsáveis por este capítulo, dizemos que sim: a repaginação das nossas prioridades pode otimizar nossa qualidade de vida. No entanto, é evidente que essa repaginação não é uma tarefa fácil, uma vez que o sono está passível de interferências de diversas naturezas, o que o torna frequentemente por outros elementos eclipsado (p. ex., pelo trabalho, estudo, lazer, Internet) ou influenciado (p. ex., pelo horário das refeições e da prática de exercícios físicos).

O que cabe ao nutricionista

O horário de dormir e de acordar é um hábito, um comportamento facilmente colocado em segundo, terceiro... planos. Assim, o processo educativo, por meio da transmissão do conhecimento, é peça central para melhora da qualidade de vida. Nesse caso, é imperativa a valorização das técnicas de higiene do sono, que serão devidamente apresentadas no transcorrer deste livro.

Considerações finais

A íntima relação recíproca entre sono, alimentação e nutrição é peça integrante da manutenção do funcionamento dos sistemas fisiológicos. Em contrapartida, já está bem claro que a desregulação no padrão de sono (a qual pode ser decorrente de distúrbios do sono primários ou secundários) favorece o desenvolvimento de vários problemas de saúde pública, e estes também têm a alimentação como fator de risco. Assim, pelo fato de a alimentação não ser uma entidade isolada, ou seja, ela pode ser influenciada por diversos fatores, conhecer como se dão essas influências e relações contribui sobremaneira à prática clínica do nutricionista e, por consequência, à promoção da saúde da população.

Referências bibliográficas

1. Hobson JA. Sleep is of the brain, by the brain and for the brain. Nature. 2005 Oct 27;437(7063):1254-6.
2. St-Onge MP, Mikic A, Pietrolungo CE. Effects of diet on sleep quality. Adv Nutr. 2016 Sep 15;7(5):938-49.
3. Ness KM, Strayer SM, Nahmod NG, Chang AM, Buxton OM, Shearer GC. Two nights of recovery sleep restores the dynamic lipemic response, but not the reduction of insulin sensitivity, induced by five nights of sleep restriction. Am J Physiol Regul Integr Comp Physiol. 2019 Jun 1;316(6):R697-703.
4. Duboc H, Coffin B, Siproudhis L. Disruption of circadian rhythms and gut motility: an overview of underlying mechanisms and associated pathologies. J Clin Gastroenterol. 2020 May-Jun;54(5):405-14.
5. Ruddick-Collins LC, Flanagan A, Johnston JD, Morgan PJ, Johnstone AM. Circadian rhythms in resting metabolic rate account for apparent daily rhythms in thermic effect of food. J Clin Endocrinol Metab. 2021 Sep 2:dgab654.
6. Scheer FA, Morris CJ, Shea SA. The internal circadian clock increases hunger and appetite in the evening independent of food intake and other behaviors. Obesity (Silver Spring). 2013 Mar;21(3):421-3.
7. Maukonen M, Kanerva N, Partonen T, Kronholm E, Konttinen H, Wennman H et al. The associations between chronotype, a healthy diet and obesity. Chronobiol Int. 2016;33(8):972-81.
8. Hemmer A, Mareschal J, Dibner C, Pralong JA, Dorribo V, Perrig S et al. The effects of shift work on cardiometabolic diseases and eating patterns. Nutrients. 2021 Nov 22;13(11):4178.
9. Spiegel K, Tasali E, Penev P, Van Cauter E. Brief communication: sleep curtailment in healthy young men is associated with decreased leptin levels, elevated ghrelin levels, and increased hunger and appetite. Ann Intern Med. 2004 Dec 7;141(11):846-50.
10. Spaeth AM, Dinges DF, Goel N. Sex and race differences in caloric intake during sleep restriction in healthy adults. Am J Clin Nutr. 2014 Aug;100(2):559-66.
11. St-Onge MP. Sleep-obesity relation: underlying mechanisms and consequences for treatment. Obes Rev. 2017 Feb;18(Suppl 1):34-9.
12. Horne JA, Ostberg O. A self-assessment questionnaire to determine morningness-eveningness in human circadian rhythms. Int J Chronobiol. 1976;4(2):97-110.
13. Knutson KL, Van Cauter E. Associations between sleep loss and increased risk of obesity and diabetes. Ann N Y Acad Sci. 2008;1129:287-304.
14. Grandner MA, Schopfer EA, Sands-Lincoln M, Jackson N, Malhotra A. relationship between sleep duration and body mass index depends on age. Obesity (Silver Spring). 2015 Dec;23(12):2491-8.
15. Nedeltcheva AV, Kilkus JM, Imperial J, Schoeller DA, Penev PD. Insufficient sleep undermines dietary efforts to reduce adiposity. Ann Intern Med. 2010 Oct 5;153(7):435-41.
16. Wang X, Sparks JR, Bowyer KP, Youngstedt SD. Influence of sleep restriction on weight loss outcomes associated with caloric restriction. Sleep. 2018 May 1;41(5):10.1093/sleep/zsy027.

17. Dáttilo M, Antunes HK, Medeiros A, Mônico-Neto M, Souza HS, Tufik S et al. Sleep and muscle recovery: endocrinological and molecular basis for a new and promising hypothesis. Med Hypotheses. 2011 Aug;77(2):220-2.
18. Dáttilo M, Antunes HK, Medeiros A, Mônico-Neto M, Souza HS, Lee KS et al. Paradoxical sleep deprivation induces muscle atrophy. Muscle Nerve. 2012 Mar;45(3):431-3.
19. Mônico-Neto M, Dáttilo M, Ribeiro DA, Lee KS, De Mello MT, Tufik S et al. REM sleep deprivation impairs muscle regeneration in rats. Growth Factors. 2017 Feb;35(1):12-8.
20. Saner NJ, Lee MJ, Pitchford NW, Kuang J, Roach GD, Garnham A et al. The effect of sleep restriction, with or without high-intensity interval exercise, on myofibrillar protein synthesis in healthy young men. J Physiol. 2020 Apr;598(8):1523-36.
21. Saner NJ, Lee MJ, Kuang J, Pitchford NW, Roach GD, Garnham A et al. Exercise mitigates sleep-loss-induced changes in glucose tolerance, mitochondrial function, sarcoplasmic protein synthesis, and diurnal rhythms. Mol Metab. 2021 Jan;43:101110.
22. National Sleep Foundation. 2002 "Sleep in America" Poll. Washington, DC: National Sleep Foundation; 2002.

9

Atuação do Profissional de Educação Física

Giselle Soares Passos
Andrea Maculano Esteves
Marcos Gonçalves Santana
Renato de Carvalho Guerreiro
Valdênio Martins Brant
Marco Tulio de Mello

Introdução

Diversas diretrizes têm recomendado que as intervenções de prevenção e tratamento na área do sono e distúrbios do sono tenham uma abordagem multiprofissional. Entre os profissionais da saúde que atuam nessa área, encontra-se o profissional de Educação Física. Por se tratar de uma nova área dentro da Associação Brasileira do Sono (ABS), alguns profissionais podem se perguntar: qual é o papel do profissional de Educação Física na área do sono? A resposta é simples e baseia-se nos princípios e nas diretrizes que regem a atividade profissional de Educação Física.

Nesse contexto, o profissional de Educação Física deve atuar na prescrição e na orientação da prática de exercícios físicos com foco na prevenção e/ou no tratamento adjuvante dos distúrbios de sono, como insônia crônica, síndrome da apneia obstrutiva do sono (SAOS), distúrbios do movimento relacionados ao sono, entre outros, tendo como referência publicações científicas atualizadas. Além disso, deve incentivar a prática de exercícios físicos regulares com foco na manutenção e/ou melhora da saúde geral e qualidade de vida, o que impactará diretamente a qualidade de sono dos praticantes.

A prescrição de exercícios físicos deve se basear nas evidências científicas atualizadas. Portanto, neste tópico, os leitores terão acesso a uma breve revisão, com os pontos mais relevantes para a área, os quais permitirão uma prescrição segura e eficiente do exercício físico com foco na promoção do sono.

Sono e atividade física

Desde a década de 1980, a relação entre exercícios físicos e sono tem sido estudada em seres humanos. Dois recortes fazem sentido nesse tópico. O primeiro refere-se à relação entre atividade física e sono em pessoas sem queixas de sono, denominadas "bons dormidores"; e o outro diz respeito a essa relação em pessoas com distúrbios de sono.

A prática regular de exercícios físicos é um comportamento que tem sido frequentemente associado a um sono de melhor qualidade e quantidade, especialmente quando os indivíduos apresentam distúrbios de sono.[1] Em sentido inverso, o comportamento sedentário (definido como qualquer atividade de vigília envolvendo baixo gasto de energia, em uma posição sentada ou reclinada) também tem sido frequentemente associado ao sono de má qualidade. Esse comportamento é mais prevalente do que qualquer outro comportamento diurno. Maior tempo de sedentarismo tem sido associado a pior qualidade do sono.[2]

No que se refere aos distúrbios de sono, sabemos que a relação da inatividade física com a insônia é uma das mais bem estabelecidas na literatura científica. Algumas evidências mostram que baixo nível de atividade física é fator de risco para a prevalência e a incidência da insônia, assim como níveis muito elevados de atividade física aumentam o risco de insônia crônica, independentemente da saúde geral e dos fatores sociodemográficos.[3] Além da insônia crônica, a SAOS é outro distúrbio que tem sua gravidade inversamente associada à prática de exercícios físicos. Em estudo prévio, adultos com maior tempo sedentário tiveram índice de apneia hipopneia (IAH) significativamente maior em comparação a adultos com baixo tempo sedentário; adultos que praticavam exercícios aeróbios de moderada a alta intensidade (> 30 min/dia) tiveram IAH significativamente menor, em comparação a adultos com baixa prática regular desse mesmo tipo/intensidade de exercício. Quando examinados no mesmo modelo, adultos com maior tempo de sedentarismo, bem como baixos níveis de prática de exercícios aeróbios de moderada a alta intensidade, apresentaram IAH significativamente maior.[4]

Os distúrbios do movimento relacionados ao sono (síndrome das pernas inquietas – SPI e movimentos periódicos das pernas – MPP) seguem a mesma linha de raciocínio, em função da melhora dos seus sintomas com a prática do exercício físico. Estudos demonstram a associação de SPI/MPP com o aumento de idade e IMC, diabetes, tabagismo e sedentarismo.[5]

Efeito do exercício físico no sono/distúrbios de sono e possíveis mecanismos

Diferentemente dos estudos epidemiológicos que avaliam a relação entre exercícios físicos e sono, os estudos clínicos verificam os efeitos do exercício no sono, a partir de protocolos com intervenções agudas (uma sessão) ou crônicas (de longo prazo).

Os efeitos do exercício físico no sono ocorrem pela alteração na arquitetura do sono, por exemplo aumentando o tempo total de sono (TTS), reduzindo a latência do sono (LS) e o tempo de vigília durante o sono (WASO), prolongando a latência do sono REM (LREM), diminuindo o sono REM e/ou aumentando o sono de ondas lentas.

Algumas teorias sobre a função do sono têm sido interpretadas como possíveis hipóteses para investigar os mecanismos dos efeitos do exercício físico no sono, entre elas a termorregulatória, a restauração corporal e a conservação de energia.[6] Além disso, mudanças no estado de humor, em especial sintomas de ansiedade e depressão, também têm sido propostas como possíveis mediadoras dos efeitos do exercício no sono.[7]

Embora o efeito do exercício sobre o sono de indivíduos bons dormidores possa ter o potencial de eficácia limitado, em decorrência de uma restrita amplitude de melhora (efeito "teto/chão"), em populações clínicas os estudos indicam que o exercício regular é uma modalidade útil no tratamento adjuvante dos distúrbios do sono, bem como das queixas de má qualidade do sono, apresentando mais benefícios no padrão e na qualidade do sono. Nesse contexto, é importante que o exercício seja prescrito de maneira individual, abordado de modo seguro, levando-se em consideração as especificidades de cada indivíduo.

Efeitos positivos no sono de pacientes com insônia crônica têm sido observados após exercício aeróbio agudo[8,9] e crônico[10-12] realizados em intensidade moderada, exercício resistido moderado e alongamento.[13] Passos et al.[8] compararam os efeitos agudos de três diferentes modalidades de exercício físico (exercício aeróbio em intensidade moderada, exercício aeróbio em alta intensidade e exercício resistido em intensidade moderada) com grupo-controle, no sono e na ansiedade pré-sono de pacientes com insônia crônica. Identificaram-se redução na LS e tempo total acordado, aumento no TTS e eficiência de sono (ES), avaliados por polissonografia, após uma sessão de exercício aeróbio realizado em intensidade moderada. No diário do sono, foram observados aumento no TTS e redução na LS. Nesse trabalho, também se observou redução significante na ansiedade pré-sono. Morita et al.,[9] em estudo semelhante, avaliaram os efeitos do exercício aeróbio moderado sobre o sono de pacientes com insônia crônica, realizado em dois momentos do dia (manhã e tarde) e não observaram efeitos significativos no sono subjetivo, embora relatassem melhora no subgrupo com dificuldade em iniciar o sono, após exercícios realizados pela manhã.

Estudos que avaliaram o efeito crônico do exercício aeróbio moderado no sono de pacientes com insônia crônica identificaram melhoras na qualidade do sono,[10,13] redução na LS,[10,12,13] WASO,[12] disfunção diurna,[10] e sonolência diurna,[10] e aumento na duração do sono[10,13] e ES[10] bem como redução nos sintomas de depressão[10,13] e melhora da qualidade de vida.

Os efeitos crônicos do exercício resistido de intensidade moderada no sono, no humor e na qualidade de vida de pacientes com insônia crônica foram investigados por D'Aurea et al.[13] Não foram observadas diferenças significantes entre exercício resistido e sessões de alongamento. No entanto, quando comparados ao grupo-controle, os grupos com exercícios resistidos e alongamento melhoraram significantemente a gravidade da insônia e a LS, WASO e ES do sono, avaliados por actigrafia. Um recente estudo mostra que o aumento do nível de atividade física para os níveis considerados adequados (pelo menos 150 min/semana, com exercícios aeróbios, de moderada a alta intensidade), *per si*, melhora o sono e o humor de pacientes com insônia crônica.[14]

Passos et al.[3] sugerem alguns mecanismos responsáveis pelos efeitos do exercício na insônia crônica. Dentre eles, pode-se destacar os efeitos antidepressivo e ansiolítico obtidos a partir da prática regular de exercícios físicos. No que se refere aos efeitos agudos, são destacados a termorregulação e o aumento nos níveis de serotonina plasmática, bem como a redução na ansiedade pré-sono.

Os efeitos dos exercícios físicos na SAOS também têm sido foco de estudos nos últimos anos. Uma metanálise identificou significante efeito do exercício na redução do IAH em pacientes com AOS, apesar da mínima alteração na massa corporal. Além disso, foram observados efeitos significantes do exercício físico na aptidão cardiovascular, na sonolência diurna e na ES, indicando o potencial valor do exercício físico no tratamento da apneia obstrutiva do sono.[15]

Kline et al.[16] reportaram redução significante no IAH e saturação de oxigênio, bem como aumento no N3, após 12 semanas de intervenção com exercício aeróbio associado a exercício resistido, em pacientes com sobrepeso/obesos com AOS moderada (IAH > 15), não tratada. Ackel-D'Elia et al.[17] compararam os efeitos do aparelho de pressão positiva contínua (CPAP) e do CPAP associado ao exercício físico e observaram que ambos os tratamentos foram eficazes em melhorar a sonolência subjetiva, mas o tratamento que incluiu exercícios foi mais eficaz em manter essa melhora após o *washout* de uma semana. Não foram encontradas diferenças significativas na maioria dos parâmetros de sono estudados em ambos os grupos. O grupo submetido aos exercícios físicos apresentou valores mais baixos de tensão e fadiga no *Profile of Mood States* (POMS) e maiores valores de função física, percepção geral de saúde e vitalidade no SF-36 após o tratamento.

A perda ponderal é claramente um mecanismo pelo qual o exercício físico pode auxiliar na prevenção e no tratamento da SAOS, apesar de diversos estudos indicarem relação inversa entre prática de exercício e gravidade da SAOS, independentemente do índice de massa corporal. Outra hipótese sugerida é que durante o exercício pode ocorrer fortalecimento dos músculos orofaríngeos, tornando-os menos suscetíveis ao colapso associado à obstrução das vias aéreas superiores durante o sono.[7]

Tanto o exercício físico agudo quanto o crônico podem ser vistos como possíveis formas de tratamento não farmacológico para minimizar os sintomas de SPI/MPP. Alguns estudos demonstram que apenas uma sessão de exercício físico é suficiente para minimizar os índices de MPP. No entanto, a cronicidade do treinamento físico se torna importante para manter os efeitos benéficos do exercício físico, visto que os sintomas retornam com a ausência do treinamento físico.[18,19]

Em estudo realizado por Esteves et al.,[18] indivíduos sedentários com MPP leve demonstraram redução no índice de movimentos das pernas, bem como na vigília após o início do sono, depois de um teste de esforço máximo (TEM). Foi demonstrada também associação negativa entre a liberação de beta-endorfina após o TEM e a redução dos MPP. Giannaki et al.[20] demonstraram em pacientes em hemodiálise com MPP que somente uma sessão de exercício físico (45 minutos, aeróbio) foi eficaz em reduzir o índice dos MPP.

A efetividade do treinamento (exercício crônico) em SPI/MPP pode ser evidenciada em alguns estudos. De Mello et al.[21] demonstraram, em indivíduos com lesão medular com MPP, que 15 sessões de exercício físico em um cicloergômetro de braço (30 minutos, 3 vezes por semana, Limiar Ventilatório 1) foram eficientes na redução dos índices do movimento durante o sono. Aukerman et al.[22] realizaram 12 semanas de exercícios de resistência e aeróbio (3 vezes por semana, 50 minutos) em indivíduos com SPI, sendo vista uma melhora nos sintomas da síndrome após a intervenção. Esteves et al.[18] demonstraram que 6 meses de exercício aeróbio (3 vezes por semana, 50 minutos, Limiar Ventilatório 1) foram eficazes para reduzir os índices de MPP e melhorar o padrão de sono em indivíduos com MPP.

Já o mecanismo pelo qual o exercício físico poderia influenciar nos sintomas de SPI/MPP ainda não está totalmente esclarecido, mas várias teorias são postuladas, como o aumento do fluxo sanguíneo nas extremidades inferiores, liberação de endorfinas e aumento da liberação de dopamina provocada pelo exercício físico.[18,23]

É importante ressaltar que a prescrição de exercícios para o sono e os distúrbios do sono deve basear-se no princípio FITT-VP (frequência, intensidade, tempo, tipo, volume e progressão), conforme orientação geral para prescrição de exercícios físicos apresentada nas Diretrizes do American College of Sports Medicine (ACSM).[24] Com base na literatura disponível, apresentamos na Tabela 9.1 a prescrição de exercícios físicos com base no princípio FITT-VP para melhora do sono de bons dormidores, pacientes com insônia crônica, SAOS e SPI/MPP.

Ao se planejar a prescrição de um programa de exercícios físicos utilizando o princípio FITT-VP, devem ser levados em consideração os objetivos, as habilidades físicas, a aptidão física, o estado de saúde (avaliação/estratificação de risco cardiovascular), a agenda, o ambiente físico e social do indivíduo, além dos equipamentos e estabelecimentos disponíveis.[24] As diretrizes do ACSM fornecem recomendações acerca dos componentes a serem incluídos na sessão de treinamento de exercícios, com base em evidências científicas, o que inclui exercícios aeróbios e de resistência cardiorrespiratória, neuromusculares (de força e resistência muscular) e de flexibilidade (alongamento), precedidos por aquecimento e finalizados com recuperação ativa (volta à calma).

Tabela 9.1
Prescrição de exercício físico com base no princípio FITT-VP do ACSM.[24]

	Bons dormidores[25]	Insônia[8,11,12,14]	AOS[15,16]	SPI/MPP[23]
Frequência (vezes/semana)	3 a 5	3 a 4	3 a 4	3
Intensidade	Moderada a alta	Moderada a alta	Moderada a alta	Moderada
Tempo	> 30 minutos	30 a 50 minutos	15 a 90 minutos	30 a 50 minutos
Tipo	▪ Aeróbio (esteira) ▪ Resistido (musculação) ▪ Alongamento	▪ Aeróbio (esteira) ▪ Resistido (musculação) ▪ Alongamento	▪ Aeróbio (esteira, bicicleta, elíptico) ▪ Resistido (musculação)	▪ Aeróbio (esteira, bicicleta) ▪ Resistido (musculação)
Volume	> 150 min/semana	> 150 min/semana	> 150 min/semana	> 150 min/semana
Progressão	*	*	*	*

AOS: apneia obstrutiva do sono; MPP: movimentos periódicos de pernas; SPI: síndrome das pernas inquietas.
*A taxa de progresso vai depender do estado de saúde, do condicionamento físico, das respostas ao treinamento e dos objetivos do programa de exercícios. O progresso pode consistir no aumento de qualquer um dos componentes do princípio FITT, desde que tolerado pelo indivíduo/paciente.[24]

Fonte: Adaptada de Franco et al., 2019; Hartescu et al., 2015; Iftikhar et al., 2014; Kline et al., 2011; Passos et al., 2010, 2011, 2014; Riebe, 2018; US Department of Health and Human Services, 2018.

Além disso, a redução do tempo gasto em atividades sedentárias (p. ex., sentado diante da TV, usando o celular ou o computador), bem como a adoção de uma rotina mais ativa, que inclua atividade física regular, é importante para a manutenção da saúde de indivíduos fisicamente ativos e inativos.[24]

Cabe ressaltar que toda atividade física deve ser encorajada (preferencialmente sob a supervisão de um profissional de Educação Física), exceto quando houver alguma contraindicação médica.

A adesão ao programa de exercício físico é um fator de suma importância para que o paciente possa se beneficiar com seus efeitos positivos no sono. No entanto, mesmo não tendo sido abordado neste capítulo, é importante ressaltar a robustez do efeito da restrição crônica de sono, seja pela presença de um distúrbio do sono ou pela restrição social, reduzindo o tempo total do sono. A restrição crônica do sono, principalmente no aspecto social, não é revertida com a prática do exercício físico, somente minimizada; assim, entender que dormir com qualidade é a ferramenta mais robusta para manter a saúde é um esclarecimento fundamental para qualquer ação que vier a ser realizada. No entanto, incentivar a população a aumentar seus níveis de atividade física/exercício físico diários ainda tem sido o maior desafio dos programas de Saúde Pública, bem como dos profissionais da Educação Física, o que deve ser incentivado e realizado por profissionais de educação física capacitados.

▪ Referências bibliográficas

1. Youngstedt SD. Ceiling and floor effects in sleep research. Sleep Med Rev. 2003;7(4):351-65.
2. Buman MP, Kline CE, Youngstedt SD et al. Sitting and television viewing: novel risk factors for sleep disturbance and apnea risk? Results from the 2013 National Sleep Foundation Sleep in America Poll. Chest. 2015;147(3):728-34.

3. Passos GS, Poyares DL, Santana MG, Tufik S, Mello MT. Is exercise an alternative treatment for chronic insomnia? Clinics. 2012;67(6):653-60.
4. Kline CE, Krafty RT, Mulukutla S, Hall MH. Associations of sedentary time and moderate-vigorous physical activity with sleep-disordered breathing and polysomnographic sleep in community-dwelling adults. Sleep Breath. 2017;21(2):427-34.
5. Phillips B, Young T, Finn L et al. Epidemiology of restless legs symptoms in adults. Arch Intern Med. 2000;160(14):2137-41.
6. Driver HS, Taylor SR. Exercise and sleep. Sleep Med Rev. 2000;4(4):387-402.
7. Youngstedt SD. Effects of exercise on sleep. Clin Sports Med. 2005;24(2):355-65, xi.
8. Passos GS, Poyares D, Santana MG et al. Effect of acute physical exercise on patients with chronic primary insomnia. J Clin Sleep Med. 2010;6(3):270-5.
9. Morita Y, Sasai-Sakuma T, Inoue Y. Effects of acute morning and evening exercise on subjective and objective sleep quality in older individuals with insomnia. Sleep Med. 2017;34:200-8.
10. Reid KJ, Baron KG, Lu B et al. Aerobic exercise improves self-reported sleep and quality of life in older adults with insomnia. Sleep Med. 2010;11(9):934-40.
11. Passos GS, Poyares D, Santana MG et al. Exercise improves immune function, antidepressive response, and sleep quality in patients with chronic primary insomnia. Biomed Res Int. 2014;2014:498961.
12. Passos GS, Poyares D, Santana MG et al. Effects of moderate aerobic exercise training on chronic primary insomnia. Sleep Med. 2011;12(10):1018-27.
13. D'Aurea CVR, Poyares D, Passos GS et al. Effects of resistance exercise training and stretching on chronic insomnia. Braz J Psychiatry. 2019;41(1):51-7.
14. Hartescu I, Morgan K, Stevinson CD. Increased physical activity improves sleep and mood outcomes in inactive people with insomnia: a randomized controlled trial. J Sleep Res. 2015;24(5):526-34.
15. Iftikhar IH, Kline CE, Youngstedt SD. Effects of exercise training on sleep apnea: a meta-analysis. Lung. 2014;192(1):175-84.
16. Kline CE, Crowley EP, Ewing GB et al. The effect of exercise training on obstructive sleep apnea and sleep quality: a randomized controlled trial. Sleep. 2011 Dec 1;34(12):1631-40.
17. Ackel-D'Elia C, Silva AC, Silva RS et al. Effects of exercise training associated with continuous positive airway pressure treatment in patients with obstructive sleep apnea syndrome. Sleep Breath. 2012;16(3):723-35.
18. Esteves AM, De Mello MT, Pradella-Hallinan M, Tufik S. Effect of acute and chronic physical exercise on patients with periodic leg movements. Med Sci Sports Exerc. 2009;41(1):237-42.
19. Cavagnolli DA, Esteves AM, Castiglione ML et al. Dopamine transporter shown by SPECT in patients with periodic leg movement after acute physical exercise. Med Sci Sports Exerc. 2013;45(2):224-9.
20. Giannaki CD, Sakkas GK, Hadjigeorgiou GM et al. Non-pharmacological management of periodic limb movements during hemodialysis session in patients with uremic restless legs syndrome. ASAIO J. 2010;56(6):538-42.
21. De Mello MT, Silva AC, Esteves AM, Tufik S. Reduction of periodic leg movement in individuals with paraplegia following aerobic physical exercise. Spinal Cord. 2002;40(12):646-9.
22. Aukerman MM, Aukerman D, Bayard M et al. Exercise and restless legs syndrome: a randomized controlled trial. J Am Board Fam Med. 2006;19(5):487-93.
23. Franco B, Daubian-Nose P, De Mello MT, Esteves AM. Exercise as a favorable non-pharmacologic treatment to sleep-related movement disorders: a review. Sleep Sci. 2019;12(2):116-21.
24. Riebe D, Phiton-Cury TC, revisor técnico. Diretrizes do ACSM para os testes de esforço e sua prescrição. 10. ed. São Paulo: Guanabara Koogan; 2018.
25. US Department of Health and Human Services. Physical activity guidelines for Americans. 2nd ed. Washington, DC: US Department of Health and Human Services; 2018.

Seção II
Sono: Tratamento dos Principais Transtornos do Sono

10 Tratamento das Insônias

10.1 – Abordagem Farmacológica

Márcia Assis

As várias sociedades de Medicina do Sono pelo mundo vêm promovendo seus consensos e diretrizes para o tratamento da insônia. Destacam-se as publicações da *American Academy of Sleep Medicine* (AASM) e da *European Sleep Research Society* (ESRS) lançados em 2017. Neste subcapítulo abordaremos tanto tratamentos farmacológicos, como não farmacológicas para os diversos fenótipos da insônia.

O tratamento farmacológico é recomendado na persistência da insônia apesar de estabelecido o tratamento não farmacológico com as técnicas de terapia cognitivo-comportamental, ou em associação a ela, ou na impossibilidade de acessá-la.[1]

A escolha do fármaco apoia-se no fenótipo da insônia, isto é, insônia inicial, manutenção ou despertar precoce, e nas propriedades dos fármacos disponíveis (Tabela 10.1.1). Assim, para insônia inicial, a recomendação é o uso de fármacos de meia-vida curta e, com relação à insônia de manutenção e à insônia do despertar precoce, a opção é por fármacos de meia-vida intermediária. O objetivo é a melhora da qualidade do sono, da função diurna, bem como a redução da sonolência.

Tabela 10.1.1
Principais fármacos para o tratamento da insônia.

Fármaco	Dosagem	Mecanismo de ação	Meia-vida	Efeitos no sono	Efeitos colaterais
Agonistas GABA					
Zolpidem VO	5 a 10 mg	Agonista seletivo alfa-1 GABA A	2,4 horas	Redução da latência do sono; não reduz sono REM	Tontura, vertigem, cefaleia, amnésia e sintomas gastrointestinais
Zolpidem CR	6,25 a 12,5 mg		2,4 horas	Redução da latência do sono; não reduz sono REM	Tontura, vertigem, cefaleia, amnésia e sintomas gastrointestinais
Zopiclona	7,5 mg	Agonista seletivo alfa-1 e 2 GABA A	5 horas	Redução da latência do sono; não reduz sono REM	Sonolência e boca amarga, tontura, vertigem, cefaleia, amnésia e sintomas gastrointestinais

Continua...

Tabela 10.1.1
Principais fármacos para o tratamento da insônia. *(Continuação)*

Fármaco	Dosagem	Mecanismo de ação	Meia-vida	Efeitos no sono	Efeitos colaterais
Antidepressivos sedativos					
Eszopiclona	1, 2 ou 3 mg	Agonista seletivo alfa-1 e 2 GABA A	5 horas	Redução da latência do sono; não reduz sono REM	Sonolência e boca amarga, tontura, vertigem, cefaleia, amnésia e sintomas gastrointestinais
Amitriptilina	25 a 100 mg	Antagonista histaminérgico (H1), antagonista serotoninérgico (5-HT2A), alfa-1 adrenérgico e colinérgico	10 a 28 horas	Aumenta o tempo total de sono; reduz latência do sono; sono REM	Tontura, sonolência, vertigem, boca seca, constipação, retenção urinária, arritmias, hipotensão ortostática, ganho de peso
Doxepina	3 a 6 mg	Antagonista histaminérgico (H1), antagonista serotoninérgico (5-HT2A), alfa-1 adrenérgico e colinérgico	8 a 24 horas	Sono N2; aumenta a latência do sono REM	Exacerba inquietação de pernas, movimentos periódicos de membros inferiores ou distúrbio comportamental do sono REM
Mirtazapina	15 a 45 mg	Antagonista histaminérgico (H1), antagonista serotoninérgico (5-HT2 e 5-HT3), alfa-2 adrenérgico	20 a 40 horas	Aumenta o tempo total de sono; reduz latência do sono e o tempo acordado após o início do sono	Tontura, sedação, vertigem, aumento do apetite e ganho de peso; raramente, alterações sanguíneas
Trazodona	25 a 400 mg	Antagonista serotoninérgico 5-HT2A e 5-HT2C, antagonista H1 e alfa-1 adrenérgico	4 horas	Reduz latência do sono e o tempo acordado após o início do sono; aumenta ondas lentas	Tontura, vertigem, sonolência, hipotensão postural, priapismo
Agomelatina	25 a 50 mg	Agonista melatoninérgico MT1 e MT2, antagonista serotoninérgico (5-HT2C)	2 a 3 horas	Auxilia na sincronização do sono	Tontura, náusea; aumenta as transaminases hepáticas
Anticonvulsivantes					
Gabapentina	300 a 600 mg	Gabaérgico e glutamatérgico	5 a 7 horas	Pouca redução no tempo acordado após o início do sono; aumenta ondas lentas	Sonolência, tontura, ataxia, tremor, diplopia, borramento da visão, edema periférico
Pregabalina	50 a 100 mg		6 horas	Reduz a latência do sono; aumenta ondas lentas	Sonolência, tontura, ataxia, edema periférico

Continua...

Tabela 10.1.1
Principais fármacos para o tratamento da insônia. *(Continuação)*

Fármaco	Dosagem	Mecanismo de ação	Meia-vida	Efeitos no sono	Efeitos colaterais
Antipsicóticos					
Olanzapina	5 a 10 mg		21 a 54 horas	Pouca interferência na redução da latência do sono; diminui tempo acordado após o início do sono; aumenta ondas lentas; pouca ou nenhuma redução do sono REM	Sonolência, tontura, tremor, agitação, astenia, boca seca, dispepsia, hipotensão, ganho de peso
Quetiapina	25 a 200 mg	Antagonismo histaminérgico (H1), serotoninérgico (5HT2A) e alfa-1-adrenérgico	6 horas		
Agonistas do receptor de melatonina					
Ramelteona	8 mg	Agonista melatoninérgico (MT1 e MT2)	2 a 6 horas	Reduz latência do sono	Sonolência, tontura, fadiga
Antagonistas do receptor de hipocretina					
Suvorexanto (não disponível)	10 a 20 mg	Antagonista do hipocretinérgico	12 horas	Reduz a latência do sono; aumenta a eficiência do sono	Sonolência, cefaleia, fadiga, boca seca, tosse

Fonte: Adaptada de Bacelar A, Pinto Jr LR, 2019.

O tratamento deve ser individualizado, conforme as condições de vida do paciente insone, seu gênero, sua idade e a presença de doenças médicas e psiquiátricas. O tratamento farmacológico deve ser apoiado pela orientação de adequados hábitos de higiene do sono e pela valorização da associação da terapia cognitivo-comportamental para a otimização dos resultados.

A avaliação clínica periódica mostra importância pela vigilância de fatores perpetuantes da insônia, risco potencial de abuso medicamentoso, dependência psíquica pelo uso crônico e possíveis efeitos adversos ou falhas de reposta terapêutica. Além disso, aumenta a adesão do paciente ao tratamento e contribui para a avaliação da coexistência de doenças médicas ou psiquiátricas precipitadoras ou perpetuadoras da insônia que eventualmente não foram identificadas na primeira avaliação.[1-3]

Algumas condições clínicas favorecem contextos indesejáveis e devem ser consideradas ao longo do tratamento farmacológico:

- **Gravidez:** sedativos hipnóticos podem aumentar o risco de malformações fetais se usados durante o primeiro trimestre; além disso, ao longo da gestação, estão relacionados a baixo peso ao nascer e prematuridade. O tratamento farmacológico na gestação deve ser avaliado com cautela, podendo ser uma opção na existência de risco de vida e quando os benefícios superarem o risco.

- **Consumo de álcool:** sedativos hipnóticos não devem ser combinados com álcool, pelo risco de sedação excessiva e supressão respiratória.
- **Doença renal ou hepática:** a maioria dos medicamentos sedativo-hipnóticos sofre depuração hepática e renal. A depuração metabólica pode ser retardada em pacientes com doença renal ou hepática, causando acúmulo e sedação excessiva. Na necessidade de uso do hipnótico, a escolha é pela menor dose efetiva.
- **Doença pulmonar ou apneia do sono:** muitos sedativos hipnóticos são supressores respiratórios que podem piorar a apneia do sono ou a hipoventilação.
- **Tomadores de decisão noturnos:** sedativos hipnóticos não devem ser utilizados por indivíduos que possam ser chamados a tomar decisões importantes durante a noite (p. ex., médicos de plantão ou pais solteiros responsáveis pelo cuidado de crianças pequenas), porque podem causar sedação excessiva e prejudicar a tomada de decisão.
- **Idosos:** o risco de efeitos adversos é maior em idosos em consequência de comorbidades, uso de múltiplos fármacos favorecendo interações medicamentosas, além das alterações metabólicas e do sistema nervoso central associadas ao envelhecimento. Por essa razão, os idosos são propensos a sedação diurna, prejuízo da função cognitiva, alterações do equilíbrio e quedas; assim, na utilização de fármacos para o tratamento da insônia nessa população especial, recomenda-se o uso de baixas dosagens e de fármacos de meia-vida curta.
- **Distúrbios do sono (p. ex., apneia obstrutiva do sono, síndrome das pernas inquietas):** podem cursar com insônia, mas é improvável que esta melhore sem tratamento direcionado. A escolha farmacológica para a insônia na existência de apneia do sono também deve ser cautelosa e deve-se priorizar o tratamento específico do distúrbio respiratório do sono.
- **Doenças psiquiátricas e insônia:** têm uma relação bidirecional, e o tratamento concomitante para ambos os distúrbios geralmente é necessário para acelerar a recuperação e aumentar a probabilidade de resposta sustentada. A própria insônia está associada ao aumento do risco de suicídio, que pode ser mediado principalmente pela depressão subjacente, e o uso de alguns hipnóticos está associado ao aumento de ideação suicida e essa manifestação deve ser continuamente avaliada em grupo de risco ou história prévia.
- **Outras doenças médicas e neurológicas:** devem ser consideradas na escolha do tratamento farmacológico da insônia (p. ex., refluxo gastroesofágico; doenças cardíacas, como a insuficiência cardíaca; doenças reumatológicas; doenças pulmonares, como a doença pulmonar obstrutiva crônica – DPOC; e dor crônica). Medicamentos usados para tratar uma condição comórbida podem precipitar insônia por meio da estimulação de centros de excitação ou outros efeitos do sistema nervoso central (p. ex., estimulantes, glicocorticoides, alguns antidepressivos), noctúria (p. ex., diuréticos) ou supressão respiratória (p. ex., opioides); antidepressivos inibidores seletivos da recaptação de serotonina e inibidores de recaptação de serotonina-norepinefrina (IRSNs) estão associados à insônia induzida pelo tratamento; quanto aos opioides, embora sejam sedativos, seu uso crônico pode causar o aumento da fragmentação do sono e despertares noturnos relacionados a alterações na arquitetura do sono e no controle respiratório.

Uso crônico

Apesar de serem limitados os estudos sobre o tempo de uso dos fármacos hipnóticos, o paciente deve estar informado sobre o potencial risco da cronicidade da insônia. Deve-se ressaltar a importância da manutenção da higiene do sono e a valor da associação do tratamento não farmacológico, como a terapia cognitivo-comportamental, para a otimização de resultados.

Segundo as diretrizes internacionais, aos pacientes com insônia inicial é recomendado o uso de fármacos de início de ação rápido e meia-vida curta. Esses fármacos melhoram a insônia com menor risco de sonolência residual. Exemplos desses fármacos são: zolpidem, zopiclona, eszopiclona e ramelteona.[1,2]

Para a insônia de manutenção, são recomendados os fármacos que proporcionam meia-vida mais prolongada, como o zolpidem de liberação controlada, eszopiclona doxepina, suvorexanto e temazepam. Entretanto, os pacientes devem ser alertados sobre a sonolência diurna. Suvorexanto e temazepam não estão disponíveis no Brasil.[1,2]

Para os despertares no meio da noite, podem ser recomendadas algumas formulações de dosagens baixas e de rápida absorção de zolpidem. Ressalta-se que deverá existir uma possibilidade mínima de 4 horas de sono após a administração desses fármacos.[1,2]

Agonistas seletivos de receptor benzodiazepínico

Os agonistas seletivos de receptor benzodiazepínico, também chamados de "não benzodiazepínicos", "drogas Z" ou "agonistas seletivos GABA A", pertencem a uma classe farmacológica que apresenta a propriedade seletiva que, comparativamente aos benzodiazepínicos, melhora os resultados subjetivos e objetivos do sono na ausência de efeitos ansiolíticos e miorrelaxante. Especificamente as metanálises de estudos randomizados e controlados por placebo indicam que os não benzodiazepínicos diminuem a latência do sono e o número de despertares, enquanto melhoram a duração e a qualidade do sono. Os não benzodiazepínicos comumente usados para tratar a insônia incluem zolpidem, zopiclona e eszopiclona.

▪ Zolpidem

O zolpidem é uma imidazopiridina, um agente hipnótico-sedativo não benzodiazepínico e não barbitúrico, que se liga especificamente à subunidade ômega-1 do receptor GABA A, sendo um agonista dele. Tem meia-vida de aproximadamente 1,4 a 4,5 horas e é um hipnótico recomendado para o tratamento em curto prazo da insônia inicial e de manutenção.[1] Suas apresentações disponíveis no Brasil são de liberação imediata de 10 mg, liberação controlada de 6,25 e 12,5 mg, efervescente de 10 mg e sublingual de 5 mg. Em avaliação subjetiva e por polissonografia, o zolpidem, em doses terapêuticas, reduz a latência do sono, além de provocar o aumento do tempo total de sono, reduzindo despertares e melhorando a qualidade do sono. As doses de 10 mg administradas ao deitar-se não mostram prejuízos significativos em testes de direção ou avaliações psicomotoras quando existe a possibilidade de dormir por 4 a 6 horas.[4,5] É considerado um hipnótico bem tolerado, porém alguns efeitos colaterais podem ser relatados por 1% a 10% dos pacientes. Os principais são sonolência, ansiedade, depressão, vertigem, tontura, ataxia, cefaleia, alterações de memória, *rush* cutâneo, confusão mental e amnésia no período de utilização e, mais raramente, angioedema.

O uso da medicação deve ser recomendado para imediatamente ao deitar-se, buscando-se evitar a ocorrência de amnésia após a administração da medicação, assim como comportamentos anormais e indesejáveis, como direção de automóveis, alimentação noturna, alterações comportamentais, parassonias e quedas. Na ocorrência desses fenômenos (amnésia ou comportamento motor anormal), a medicação deve ser descontinuada. O uso de dosagens acima da recomendada (superior a 10 mg) e a associação com a ingestão de bebida alcoólica aumentam o risco desses efeitos adversos.[6] Idosos e mulheres devem usar doses menores (5 mg), pelo risco de sonolência residual.

Abuso e dependência ao zolpidem podem ocorrer em pacientes com história de abuso anterior a substâncias e medicações e, nesses casos, seu uso deve ser desaconselhado.[7] O abuso de zolpidem foi relacionado ao risco aumentado de ideação suicida e/ou suicídio, especialmente quando associado a comorbidades psiquiátricas. Esse medicamento não está aprovado para uso em longo prazo. Seu uso prolongado ainda é uma controvérsia, pois não existem estudos suficientes. Um estudo placebo-controlado mostrou que o uso intermitente de zolpidem (3 a 5 vezes na semana) mostrou benefício na qualidade das noites quando foi administrado e na ausência de insônia rebote nas noites quando não foi administrado.[8] Os estudos disponíveis de uso prolongado foram limitados a 12 meses de utilização e, quando comparados ao placebo, não causaram insônia rebote na retirada.[9]

A apresentação de liberação prolongada de zolpidem tem meia-vida de 1,4 a 4 horas, mas é liberada por um período mais longo, sendo indicada no tratamento da insônia de início do sono e da insônia de manutenção. Os efeitos colaterais mais comuns da liberação prolongada de zolpidem são cefaleia, sonolência e tontura, que por sua vez podem causar quedas.[10-12] Em janeiro de 2013, a Food and Drug Administration (FDA) recomendou o uso em mulheres de uma dose menor (6,25 mg) da que havia sido recomendada anteriormente. Essa dose mais baixa também deve ser considerada para homens. Em um anúncio de segurança de acompanhamento, a FDA acrescentou um aviso de que os pacientes não devem dirigir ou se envolver em outras atividades que exijam alerta mental completo no dia seguinte à liberação prolongada de zolpidem, porque os níveis do medicamento podem permanecer altos o suficiente para prejudicar essas atividades.

■ Eszopiclona e zopiclona

Tanto a eszopiclona como a zopiclona são hipnóticos recomendados para o tratamento da insônia inicial e de manutenção, sendo a propriedade da meia-vida mais longa dos não benzodiazepínicos aprovados de aproximadamente 6 horas. Isso pode se estender de 9 a 12 horas em pacientes idosos. Essas duas substâncias devem ser recomendadas para o uso ao deitar-se, pois apresentam um início de efeito rápido (de 30 minutos). Elas atuam seletivamente, principalmente em receptores alfa-1 e alfa-2 do receptor GABA A. Não se limitam ao uso em curto prazo, porém há pouca evidência de abuso ou dependência na maioria dos pacientes.

A eszopiclona apresenta eficácia e segurança nas dosagens de 1 a 3 mg, administradas 1 vez, à noite, em adultos (de 18 a 64 anos) e idosos (de 65 a 86 anos) com insônia transitória ou crônica, com preservação de efeito hipnótico em longo prazo (de 6 a 12 meses), sendo recomendadas as menores doses em idosos.[13-16] No Brasil, estão disponíveis as dosagens de 2 e 3 mg. Em um estudo randomizado, os pacientes tratados com eszopiclona por 6 meses melhoraram a qualidade de vida, diminuíram a limitação de trabalho e melhoraram o sono na avaliação subjetiva e objetiva em comparação com o placebo. Essa ação persistiu durante todo o estudo e os 6 meses subsequentes de extensão de rótulo aberto.[15-18]

Os pacientes que tomam eszopiclona ou zopiclona podem relatar um gosto metálico desagradável. Outros efeitos adversos mais comumente descritos são cefaleia, boca seca, tontura, sonolência, náusea, zumbido, irritabilidade e agitação. Durante a utilização dessas medicações, deve ser alertada a possibilidade da ocorrência de comportamentos bizarros durante a noite, ideação suicida; também não são recomendadas para a utilização em gestantes ou na lactação.[11,12]

A eszopiclona também se mostra eficaz no tratamento da insônia associada a outras doenças, como nos transtornos depressivos, ansiedade e esquizofrenia, perimenopausa, pós-menopausa, doença de Parkinson, enxaqueca e dor.[19-21] Mostra-se um hipnótico seguro, sendo que sua retirada após o uso por um tempo prolongado (de 2 a 12 meses) não provocou abstinência ou insônia rebote.[22]

■ Zaleplona

A zaleplona é uma pirazolopirimidina com meia-vida muito curta (de cerca de 1 hora). Como resultado, é eficaz e recomendada para pacientes que têm dificuldade em adormecer, ou seja, insônia no início do sono da noite.[1] Sua dosagem recomendada é de 10 mg. Entretanto, a zaleplona não é comercializada no Brasil. Em razão da meia-vida muito curta, o potencial de sonolência de ressaca é mínimo após períodos normais de sono. Os efeitos colaterais ocasionais incluem cefaleia, tontura, náusea, dor abdominal e sonolência.[23]

Agonistas seletivos do receptor de melatonina

■ Ramelteona

A ramelteona é um hipnótico agonista de receptores melatoninérgicos MT1 e MT2 expressos no núcleo supraquiasmático, com elevada afinidade comparativamente à melatonina, sendo recomendada para o tratamento da insônia inicial em adultos.[1,2] A ação no receptor MT1 causa inibição de neurônios do núcleo supraquiasmático, promovendo ação indutora do sono, enquanto a ação em receptor MT2 promove a regulação do ciclo vigília-sono. A dose recomendada é de 8 mg, administrada nos 30 minutos que antecedem o horário de deitar-se e com um intervalo de 1 a 2 horas da última refeição. Apresenta início rápido de ação (30 minutos) e meia-vida curta (de 1 a 2 horas).[24] A ramelteona está associada a melhora significativa na latência subjetiva e objetiva do sono e no tempo total de sono em comparação com o placebo, mas sem diferença significativa em outros parâmetros, incluindo tempo total de sono subjetivo, número de despertares e vigília após o início do sono.[25-29] Embora a maioria dos estudos tenha examinado o tratamento de curto prazo e o resultado em adultos de meia-idade,[30,31] um pequeno número de ensaios individuais demonstrou a persistência do benefício subjetivo por pelo menos 6 meses e melhora em idosos.[31,32] A ramelteona é metabolizada pelo fígado e deve ser usada com cautela em pacientes com insuficiência hepática. É contraindicada em pacientes em uso de fluvoxamina, pois esta pode diminuir o metabolismo da ramelteona. Apesar da existência de poucos estudos, o uso pode ser seguro em pacientes com DPOC e apneia do sono leve a moderada, como também se mostra segura em relação a instabilidade postural e equilíbrio ao despertar após 2 horas da tomada da medicação.[33] Efeitos adversos mais comuns, porém considerados leves, são cefaleia, náuseas, fadiga e tontura.

■ Melatonina

A melatonina é um hormônio secretado pela glândula pineal, por estímulo do núcleo supraquiasmático, conforme a redução da luminosidade. Não é recomendado como tratamento para insônia na maioria dos pacientes, exceto quando os distúrbios do sono são decorrentes da síndrome da fase sono-vigília atrasada (um distúrbio do ritmo circadiano sono-vigília) ou em pacientes com baixos níveis de melatonina endógena, como no envelhecimento.[1-3,34] A melatonina utilizada em situações especiais, como transtorno do espectro autista, cegueira e alguns casos demenciais, mostrou-se efetiva na redução da latência do sono.[34,35] A administração de melatonina exógena no tratamento da insônia ainda é controversa e poucos estudos mostraram a melhora objetiva da eficiência do sono, apesar de ser considerada segura e com efeitos colaterais leves ou mínimos, como cefaleia, tontura e sonolência. Os dados disponíveis até o momento são insuficientes para comprovar o aumento do tempo total de sono, aumento da eficiência do sono e redução do tempo acordado após adormecer. Por ser considerada um suplemento alimentar, as apresentações disponíveis são muito variadas e algumas estão associadas a fitoterápicos.

Antidepressivos sedativos

Os antidepressivos sedativos são usados no tratamento da insônia associada à depressão, provocando a redução da latência do sono e dos despertares noturnos e aumento do tempo total de sono, além da melhora dos sintomas de depressão. Os antidepressivos sedativos comumente utilizados são amitriptilina, trazodona, mirtazapina, agomelatina e doxepina. Os efeitos hipnóticos e sedativos ocorrem pela ação em receptores histaminérgicos, serotoninérgicos e alfa-1 adrenérgicos. Diferentemente dos demais, a agomelatina apresenta um efeito agonista dopaminérgico que favorece a regulação do ciclo vigília-sono em deprimidos insones. Dentre os antidepressivos supracitados, a doxepina é a única aprovada para o tratamento da insônia crônica.[1,2] Com exceção da doxepina, os *guidelines* internacionais não recomendam o uso de antidepressivos sedativos para o tratamento da insônia crônica, pela escassez de comprovação científica de efeito sustentado hipnótico e sedativo em longo prazo.[1,3] Outro contraponto importante a ser considerado são efeitos colaterais atribuídos à ação anticolinérgica, como ganho de peso, além da sedação diurna mesmo com o uso de doses mínimas, inferiores às preconizadas para o tratamento da depressão, como no caso dos antidepressivos tricíclicos e mirtazapina.

■ Doxepina

A doxepina é um antidepressivo tricíclico sedativo recomendado pelos *guidelines* internacionais e aprovado pela FDA para o tratamento da insônia de manutenção.[1,2] As doses baixas (de 3 a 6 mg) apresentam alta afinidade por receptor da histamina H1, tornando-se um antagonista seletivo. A doxepina provoca aumento do tempo total de sono, redução da latência do sono e do tempo de vigília após adormecer. O mesmo efeito sustentado do aumento da eficiência do sono é observado quando utilizadas doses menores (1 a 3 mg) em idosos.[36-40] Mostra-se segura pela ausência de atuação em receptores muscarínicos e 5HT2c e alfa-1 adrenérgicos (como nas dosagens antidepressivas de 150 a 300 mg), não apresentando efeitos adversos comuns de antidepressivos e anticolinérgicos (boca seca, constipação, hipotensão postural, ganho de peso, visão turva). Apresenta meia-vida curta (8 a 15 horas) na dosagem reduzida, produzindo níveis plasmáticos residuais menores em comparação aos produzidos pelos demais tricíclicos.[40,41] É disponível no Brasil sob manipulação.

■ Amitriptilina

A amitriptilina é um antidepressivo tricíclico sedativo, utilizado *off-label* no tratamento da insônia. O efeito hipnótico ocorre pelo antagonismo H1, 5-HT2a, alfa-1 adrenérgico e colinérgico. Apesar da utilização de doses baixas (25 a 50 mg), a presença de sedação diurna e os efeitos adversos colinérgicos são fatores limitantes.[42] Deve-se considerar que os antidepressivos tricíclicos causam alterações da arquitetura do sono, como redução e até supressão de sono REM; também podem precipitar ou exacerbar pernas inquietas, movimentos periódicos de membros inferiores e transtorno comportamental do sono REM. A retirada abrupta provoca insônia rebote.[42,43]

■ Trazodona

Poucos estudos analisaram o efeito da trazodona em pacientes com insônia primária crônica.[44,45] Dosagens inferiores a 150 mg (25 a 150 mg) perdem a ação antidepressiva, porém mantêm as ações antagonistas 5-HT2A, histamina-H1 e alfa-1 adrenérgico, conservando o efeito sedativo.[44] Dessa maneira, a trazodona é utilizada *off-label* no controle da insônia crônica.[46] Os efeitos colaterais são considerados leves, porém superiores aos do grupo-placebo, sendo cefaleia, sonolência, tontura, náuseas, vômitos e priaprismo.[47] Sete ensaios randomizados em 429 pacientes com insônia, usando doses entre 50 e 150 mg todas as noites por 1 a 4 semanas, mostraram que a trazodona melhorou a qualidade subjetiva do sono e o número de despertares, mas não teve efeito em nenhuma outra medida objetiva do sono em comparação com o placebo. Houve heterogeneidade significativa nas populações de pacientes, e a qualidade geral da evidência foi classificada como baixa a moderada.[48] No maior estudo, 306 pacientes não deprimidos com insônia foram aleatoriamente designados para receber trazodona, zolpidem ou placebo por 2 semanas. Após 1 semana de terapia, a trazodona melhorou a latência subjetiva do sono, a duração do sono, o tempo de vigília após o início do sono e o número de despertares em comparação com o placebo. No entanto, após 2 semanas, o grupo trazodona não diferiu significativamente do grupo-placebo.[49]

■ Mirtazapina

A mirtazapina é um antidepressivo atípico antagonista alfa-2 e aumenta a transmissão noradrenérgica e serotoninérgica, bem como apresenta antagonismo H-1, 5HT-2, 5HT-3, o que provoca efeito sedativo. As dosagens recomendadas são de 15 a 45 mg para o tratamento da depressão. Em pacientes deprimidos, provoca melhora subjetiva da qualidade do sono, redução de despertares, aumento do tempo total de sono e redução da latência do sono; entretanto, a meia-vida longa (20 a 40 horas) favorece a sedação diurna. Outros efeitos adversos são hipotensão postural, constipação, edema, aumento de apetite e ganho de peso.[50,51]

Antagonistas do receptor de orexina

Os antagonistas do receptor de orexina são uma nova classe de medicamentos aprovados para o tratamento da insônia, porém ainda não estão disponíveis no Brasil. A orexina A e a orexina B são neuropeptídeos hipotalâmicos que desempenham um papel fundamental na promoção da vigília e na regulação do ciclo sono-vigília. O suvorexanto, um antagonista oral duplo do receptor de orexina com meia-vida de 12 horas, foi aprovado pela FDA em agosto de 2014 e recomendado para o tratamento da insônia de manutenção.[52] Sua eficácia foi demonstrada em um estudo multicêntrico internacional, no qual pacientes com insônia primária foram aleatoriamente designados para receber suvorexanto noturno ou placebo em uma proporção de 2:1, por 1 ano, seguido por uma fase de descontinuação randomizada de 2 meses. Em 1 mês, os pacientes tratados com suvorexanto melhoraram o tempo total de sono subjetivo e o tempo subjetivo para o início do sono em comparação com o placebo. Dois terços dos pacientes em cada braço completaram 1 ano de tratamento e as melhorias no sono subjetivo persistiram em 1 ano.[53] A dose recomendada é de 15 a 20 mg; e o efeito colateral mais comum é a sonolência.

Benzodiazepínicos

Os benzodiazepínicos são uma classe de medicamentos promotores do sono que se ligam a vários subtipos de receptores de ácido gama-aminobutírico (GABA) tipo A. Em pacientes com insônia crônica, reduzem a latência do sono, diminuem o número de despertares noturnos e aumentam o tempo total de sono. Entretanto, ocasionam alterações significativas na arquitetura do sono, caracterizadas pela redução de sono de ondas lentas (N3), aumentam a latência do sono REM e reduzem tanto a densidade de movimentos oculares rápidos como a percentagem de sono REM.[54,55] Também acarretam aumento da atividade rápida no eletroencefalograma (EEG) e do número de fusos do sono.[54] A ação não seletiva nas subunidades alfa do receptor GABA provoca efeitos adversos, como prejuízo cognitivo, depressão respiratória e sedação diurna, além do risco de quedas, abuso, dependência e insônia rebote na sua retirada.[56-58] A meia-vida dos benzodiazepínicos varia conforme a substância em si e a ação de metabólitos ativos. Assim, esses medicamentos exercem importante impacto negativo no tratamento da insônia crônica em decorrência de seus efeitos adversos. Os benzodiazepínicos disponíveis no Brasil não são recomendados pelas diretrizes internacionais para o tratamento da insônia.[1-3] Em detrimento às recomendações dos *guidelines*, ainda são fármacos utilizados de maneira crônica no tratamento da insônia no País. Estima-se que 2% a 21% da população no Brasil seja usuária crônica de benzodiazepínicos, especialmente mulheres e idosos.[59,60]

Fitoterápicos

Uma variedade de produtos à base de plantas é supostamente útil para a insônia. Há pouca evidência nos ensaios clínicos randomizados sobre a eficácia de muitos fitoterápicos. O mais estudado para a insônia é o extrato de raiz da valeriana, a *Valleriana officialis*. O principal componente do extrato de valeriana é o ácido valerênico, que atua de forma sinérgica nos receptores do GABA, o que concede efeito hipnótico, sedativo, ansiolítico e miorrelaxante. As revisões sistemáticas mostram que a valeriana, nas dosagens de 300 a 600 mg, é bem tolerada e provoca benefício subjetivo na melhora da qualidade do sono, mas não existem evidências objetivas suficientes que fortaleçam a indicação da valeriana no tratamento da insônia.[61,62]

Popularmente, extratos de plantas são utilizadas no Brasil para efeito hipnótico, sem estudos clínicos que comprovem sua eficácia. O extrato de passiflora é o mais popular.

Antipsicóticos

Antipsicóticos têm sido usados para tratar a insônia; no entanto, existem poucos ensaios que demonstrem a eficácia desses medicamentos, e todos têm efeitos adversos potencialmente significativos. O uso rotineiro de antipsicóticos para tratar a insônia em pacientes sem psicose não é recomendado.[1] Quetiapina, olanzapina e clozapina apresentam maior afinidade ao receptor histamínico e são os antipsicóticos mais utilizados para o tratamento da insônia em pacientes com comorbidades psiquiátricas, proporcionando melhora da qualidade do sono. Além de apresentar ação anti-histamínica, atuam em outros receptores, como 5-Ht2a e alfa-1 adrenérgico, causando efeitos adversos como ganho de peso, sonolência diurna, síndrome metabólica, sintomas extrapiramidais e aumento de movimentos periódicos de pernas.[61,63]

A quetiapina é o antipsicótico mais utilizado, com objetivo *off-label*, no tratamento da insônia. A apresentação de ação imediata tem ação rápida e duração relativamente curta (6 a 7 horas); entretanto, mesmo as dosagens baixas atuam em receptores muscarínicos e alfa-1 adrenérgico, causando efeitos adversos.[64]

Antiepilépticos

Os fármacos antiepilépticos gabapentina e pregabalina não são recomendados para o tratamento da insônia, pelas poucas evidências e resultados controversos.[1,2] Gabapentina e pregabalina aumentam o sono de ondas lentas e apresentam efeitos positivos sobre o padrão do sono no tratamento da dor, fibromialgia, movimentos periódicos de membros inferiores e ansiedade.[65-68]

Anti-histamínicos

O uso de anti-histamínicos não é recomendado para o tratamento da insônia.[1,2] Difenidramina, prometazina e hidroxizina são utilizados de maneira aleatória para a insônia por seus efeitos sedativos; entretanto, efeitos colaterais adicionais incluem diminuição do estado de alerta, diminuição da função cognitiva, delírio, boca seca, visão turva, retenção urinária, constipação e aumento da pressão intraocular, além de sedação pela meia-vida prolongada e pela rápida tolerânica.[69]

Referências bibliográficas

1. Sateia MJ, Buysse DJ, Krystal AD et al. Clinical practice guideline for the pharmacologic treatment of chronic insomnia in adults: an American Academy of Sleep Medicine clinical practice guideline. J Clin Sleep Med. 2017;13:307-49.
2. Riemann D, Baglioni C, Bassetti C et al. European guideline for the diagnosis and treatment of insomnia. J Sleep Res. 2017;26:675-700.
3. American Geriatric Society. 2019 Update AGS beers criteria for potentially inappropriate medication use in older adults. J Am Geriatr Soc. 2019;67:674-94.
4. Herrmann WM, Kubicki ST, Boden S et al. Pilot controlled double-blind study of the hypnotic effects of zolpidem in patients with chronic 'learned' insomnia: psychometric and polysomnographic evaluation. J Int Med Res. 1993;21(6):306-22.
5. Perlis ML, McCall WV, Krystal AD, Walsh JK. Long-term, non-nightly administration of zolpidem in the treatment of patients with primary insomnia. J Clin Psychiatry. 2004;65(8):1128-37.
6. Kang DY, Park S, Rhee CW et al. Zolpidem use and risk of fracture in elderly insomnia patients. J Prev Med Public Health. 2012;45(4):219-26.
7. Kang DY, Park S, Rhee CW et al. Zolpidem use and risk of fracture in elderly insomnia patients. J Prev Med Public Health. 2012;45(4):219-26.
8. Walsh JK, Roth T, Randazzo A et al. Eight weeks of non-nightly use of zolpidem for primary insomnia. Sleep. 2000;23(8):1087-96.
9. Rohers TA, Randall S, Harris E et al. Twelve months of nightly zolpidem does not lead to rebound insomnia or withdrawal symptoms: a prospective placebo-controlled study. J Psychopharmacol. 2012;26(8):1088-95.
10. Soubrane C, Walsh J, Roth T. Zolpidem modified-release improves sleep induction, sleep maintenance, sleep duration, and quality of sleep without next-day residual effects in adults with primary insomnia. Sleep. 2005;28:A244.
11. Rohers TA, Randall S, Harris E et al. Twelve months of nightly zolpidem does not lead to rebound insomnia or withdrawal symptoms: a prospective placebo-controlled study. J Psychopharmacol. 2012;26(8):1088-95.
12. Krystal AD et al. Sustained efficacy of eszopiclone over 6 months of nightly treatment: results of a randomized, double-blind, placebo-controlled study in adults with chronic insomnia. Sleep. 2003;26:793-9.

13. Rösner S, Englbrecht C, Wehrle R, Hajak G, Soyka M. Eszopiclone for insomnia. Cochrane Database Syst Rev. 2018;10:CD010703.
14. Zammit GK, McNabb LJ, Caron J, Amato DA, Roth T. Efficacy and safety of eszopiclone across 6-weeks of treatment for primary insomnia. Curr Med Res Opin. 2004;20(12):1979-91.
15. Krystal AD, Walsh JK, Laska E et al. Sustained efficacy of eszopiclone over 6 months of nightly treatment: results of a randomized, double-blind, placebo-controlled study in adults with chronic insomnia. Sleep. 2003;26(7):793-9.
16. Roth T, Walsh J, Krystal A, Wessel T, Roehrs T. An evaluation of the efficacy and safety of eszopiclone over 12 months in patients with chronic primary insomnia. Sleep Med. 2005;6(6):487-95.
17. Walsh JK, Krystal AD, Amato DA et al. Nightly treatment of primary insomnia with eszopiclone for six months: effect on sleep, quality of life, and work limitations. Sleep. 2007;30(8):959-68.
18. Soares CN, Joffe H, Rubens R, Caron J, Roth T, Cohen L. Eszopiclone in patients with insomnia during perimenopause and early postmenopause: a randomized controlled trial. Obstet Gynecol. 2006;108(6):1402-10.
19. Joffe H, Petrillo L, Viguera A et al. Eszopiclone improves insomnia and depressive and anxious symptoms in perimenopausal and postmenopausal women with hot flashes: a randomized, double-blinded, placebo-controlled crossover trial. Am J Obstet Gynecol. 2010;202(2):171.e1-11.
20. Pollack M, Kinrys G, Krystal A et al. Eszopiclone coadministered with escitalopram in patients with insomnia and comorbid generalized anxiety disorder. Arch Gen Psychiatry. 2008;65(5):551.
21. Boyle J, Trick L, Johnsen S, Roach J, Rubens R. Next-day cognition, psychomotor function, and driving-related skills following nighttime administration of eszopiclone. Hum Psychopharmacol Clin Exp. 2008;23(5):385-97.
22. Zammit GK, McNabb LJ, Caron J, Amato DA, Roth T. Efficacy and safety of eszopiclone across 6-weeks of treatment for primary insomnia. Curr Med Res Opin. 2004;20(12):1979-91.
23. Ancoli-Israel S, Richardson GS, Mangano RM, Jenkins L, Hall P, Jones WS. Long-term use of sedative hypnotics in older patients with insomnia. Sleep Med. 2005;6(2):107-13.
24. Kohsaka M, Kanemura T, Taniguchi M et al. Efficacy and tolerability of ramelteon in a double-blind, placebo-controlled, crossover study in Japanese patients with chronic primary insomnia. Expert Rev Neurother. 2011;11(10):1389-97.
25. Mayer G, Wang-Weigand S, Roth-Schechter B, Lehmann R, Staner C, Partinen M. Efficacy and safety of 6-month nightly ramelteon administration in adults with chronic primary insomnia. Sleep. 2009;32(3):351-60.
26. Roth T, Seiden D, Wang-Weigand S, Zhang J. A 2-night, 3-period, crossover study of ramelteon's efficacy and safety in older adults with chronic insomnia. Curr Med Res Opin. 2007;23(5):1005-14.
27. Zammit G, Erman M, Wang-Weigand S, Sainati S, Zhang J, Roth T. Evaluation of the efficacy and safety of ramelteon in subjects with chronic insomnia. J Clin Sleep Med. 2007;3(5):495-504.
28. Erman M, Seiden D, Zammit G, Sainati S, Zhang J. An efficacy, safety, and dose-response study of ramelteon in patients with chronic primary insomnia. Sleep Med. 2006;7(1):17-24.
29. Mini L, Wang-Weigand S, Zhang J. Ramelteon 8 mg/d versus placebo in patients with chronic insomnia: post hoc analysis of a 5-week trial using 50% or greater reduction in latency to persistent sleep as a measure of treatment effect. Clin Ther. 2008;30(7):1316-23.
30. Mini LJ, Wang-Weigand S, Zhang J. Self-reported efficacy and tolerability of ramelteon 8 mg in older adults experiencing severe sleep-onset difficulty. Am J Geriatr Pharmacother. 2007;5(3):177-84.
31. Roth T, Seiden D, Sainati S, Wang-Weigand S, Zhang J, Zee P. Effects of ramelteon on patient-reported sleep latency in older adults with chronic insomnia. Sleep Med. 2006;7(4):312-8.
32. Wang-Weigand S, Watissee M, Roth T. Use of a post-sleep questionnaire interactive voice response system (PSQ-IVRS) to evaluate the subjective sleep effects of ramelteon in adults with chronic insomnia. Sleep Med. 2011;12(9):920-3.
33. Gooneratne N et al. Effectiveness of ramelteon for insomnia symptoms in older adults with obstructive sleep apnea. Sleep Breath. 2007;11:159-164.
34. Baskett JJ, Broad JB, Wood PC et al. Does melatonin improve sleep in older people? A randomised crossover trial. Age Ageing. 2003;32(2):164-70.
35. Gringas P, Nir T, Breddy J, Frydmann-Marom A, Findling RL. Efficacy and safety of pediatric prolonged-release for insomnia in children with autism spectrum disorder. J Am Acad Child Adolesc. Psychiatry. 2017 Nov;56(11):948-57.e4.
36. Krystal AD, Durrence HH, Scharf M et al. Efficacy and safety of doxepin 1 mg and 3 mg in a 12-week sleep laboratory and outpatient trial of elderly subjects with chronic primary insomnia. Sleep. 2010;33(11):1553-61.
37. Krystal AD, Lankford A, Durrence HH et al. Efficacy and safety of doxepin 3 and 6 mg in a 35-day sleep laboratory trial in adults with chronic primary insomnia. Sleep. 2011;34(10):1433-42.
38. Roth T, Rogowski R, Hull S et al. Efficacy and safety of doxepin 1 mg, 3 mg, and 6 mg in adults with primary insomnia. Sleep. 2007;30(11):1555-61.
39. Scharf M, Rogowski R, Hull S et al. Efficacy and safety of doxepin 1 mg, 3 mg, and 6 mg in elderly patients with primary insomnia: a randomized, double-blind, placebo-controlled crossover study. J Clin Psychiatry. 2008;69(10):1557-64.
40. Lankford A, Rogowski R, Essink B, Ludington E, Heith-Durrence H, Roth T. Efficacy and safety of doxepin 6 mg in a four-week outpatient trial of elderly adults with chronic primary insomnia. Sleep Med. 2012;13(2):133-8.

41. Hajak G, Rodenbeck A, Voderholzer U et al. Doxepin in the treatment of primary insomnia: a placebo-controlled, double-blind, polysomnographic study. J Clin Psychiatry. 2001;62(6):453-63.
42. Wiegand MH, Mendelsen WB, Roth T, Cassella J. Antidepressant for the treatment of insomnia: a suitable aprouch? Grugs. 2008;68:2411-7.
43. Qaseem A et al. Management of chronic insomnia disorders in adults: a clinical practice guideline from the American College of Physicians. Ann Intern Med. 2016;165:125-33.
44. Jaffer KY et al. Trazodone for insomnia: a systematic review. Innov Clin Neurosci. 2017 Aug 1;14(7-8):24-34.
45. Roth AJ, McCall WV, Liguori A. Cognitive, psychomotor and polysomnographic effects of trazodone in primary insomniacs. J. Sleep Res. 2011 Dec;20(4):552-8.
46. Bossini L et al. Off-label trazodone prescription: evidence, benefits and risks. Curr Pharm Des. 2015; 21:3334-51.
47. Mendeslson WB. A review of the evidence for the efficacy and safety of trazodone in insomnia. J Clin Psychiatry. 2018;66:579-85.
48. Walsh JK, Ermann M, Erwin CW, Jamielson A, Mahowald M. Subjective hypnotic efficacy of trazodone and zolpidem in DSM III-R primary insomnia. Humann Psychipharmacology. 1998;13(3):191-8.
49. Yi X et al. Trazodone for the treatment of insomnia: a meta-analysis of randomized placebo-controlled trials. Sleep Med. 2018;45:25-32.
50. Jilani TN, Saadabadi A. Mirtazapine. StatPearls. 2019.
51. Shen J et al. Polysomnographic and symptomatological analyses of major depressive disorder patients treated with mirtazapine. Can J Psychiatry. 2006;51:27-34.
52. Herring WJ et al. Suvorexant in individuals with insomnia: results from two 3-month randomized controlled clinical trials. Biol Psychiatry. 2016;79(2):136-48.
53. Michelsen D et al. Safety and efficacy of suvorexant during 1-year treatment of insomnia with subsequent abrupt treatment discontinuation: a phase 3 randomised, double-blind, placebo-controlled trial. Lancet Neurol. 2014;13(5):461-71.
54. Batien CH, LeBlanc M, Carrier J, Morin CM. Sleep EEG power spectra, insomnia and chronic use of benzodiazepines. Sleep. 2003;26:313-7.
55. Manconi M, Ferri F, Miano S, Maestri M, Bottasini V, Zucconi M et al. Sleep architecture in insomniacs with severe abuse. Clin Neurophysiology. 2017;128(18):875-81.
56. Guina J, Merrill B. Benzodiazepines I: upping the care on downers: the evidence of risks, benefits and alternatives. J Clin Med. 2018;7(2):17.
57. Salzman C. The APA task force report on benzodiazepine dependence, toxicity, and abuse. Am J Psychiatry.1991 Feb;148(2):151-2.
58. American Geriatric Society. 2019 Update AGS beers criteria for potentially inappropriate medication use in older adults. J Am Geriatr Soc. 2019;67:674-94.
59. Alvarenga JM, Loyola Filho AI, Araújo JO, Firmo MFLM, Uchoa E. Prevalência e características sociodemográficas associadas ao uso de benzodiazepínicos por idosos residentes na comunidade: projeto de Bambuí. Rev Bras de Psiquiatr. 2007;30(1):7-11.
60. Fiorelli K, Assini FL. A prescrição de benzodiazepínicos no Brasil: uma revisão de literatura. ABSC Health Sci. 2017;42(1):40-4.
61. Taipi DM, Vitello MV, Barsness S, Elmer GW, Anderson GD, Landis CA. A randomized clinical trial of valerian fails to improve self-reported, polysomnographic, and actigraphic sleep in older woman with insomnia. Sleep Med. 2009;10(3):319-28.
62. Fernandez-San-Martin MI, Masa-Font R, Palacios-Soler L, Sancho-Gómez et al. Effectiveness of valerian on insomnia: a meta-analysis of randomized placebo-controlled trials. Sleep Med. 2011;11(6):505-11.
63. Thompson W, Quay TAW, Rojas-Fernandez C, Farrell B, Bjerre LM. Atypical antipsychotics for insomnia: a systematic review. Sleep Med. 2016;22:13-7.
64. Tassniyom K, Paholpak S, Tassniyom S, Kiewyoo J. Quetiapine for primary insomnia: a double blind, randomized controlled trial. J Med Assoc Thai. 2010;93:729-34.
65. Bazil CW, Dave J, Cole J, Stllavey J, Drake E. Pregabaline increases slow-wave sleep and may improve attention in patients with partial epilepsy and insomnia. Epilepsy Behav. 2012;23:422-5.
66. Hamer RM, Simpsin PM. Letter regarding "treatment effects of gabapentin for primary insomnia". Clin Neuropharmacol. 2011;34(3):133.
67. Salminen AV, Winkelmann J. Restless legs syndrome and others movement disorders of sleep-treatment update. Curr Treat Options Neurol. 2018;20(12):55.
68. Ronth T, Bahadra-Brown P, Ptmann VW, Resnick EM. Pregabalin improves fibromyalgia-related sleep disturbance. Clin J Pain. 2016;32:308-12.
69. Morin CM, Koetter U, Bastien C, Ware JC, Wooten V. Valerian-hops combination and diphenhydramine for treating insomnia: a randomized placebo-controlled clinical trial. Sleep. 2005;28(11):1465-71.
70. Bacelar A, Pinto Jr. LR. Insônia: do diagnóstico ao tratamento. São Paulo: Associação Brasileira do Sono. Difusão Editora; 2019.

10.2 – Terapia Cognitivo-Comportamental para Insônia

Katie Almondes

Uma série de diferentes tratamentos farmacológicos e não farmacológicos têm sido usados, na prática clínica, para sobrepujar a insônia e suas repercussões, traduzindo-se em um grande desafio de escolha para os profissionais de saúde que buscam a opção mais eficaz para seus pacientes.

As diretrizes padrão-ouro publicadas em periódicos científicos de alto impacto, nos países da América do Norte, América Latina e Europa, recomendam unanimemente que as abordagens não farmacológicas, especialmente as terapias cognitivo-comportamentais, sejam o tratamento de primeira linha para insônia crônica em adultos (com sintomas > 3 meses) e que o tratamento farmacológico só deve ser usado em casos agudos (< 3 meses) ou como um tratamento combinado de curto prazo para abordagens não farmacológicas.[1,2]

Crianças e adolescentes também têm sido acometidos pelo transtorno de insônia, muitas vezes associado a depressão, ansiedade, distúrbios médicos, problemas atencionais e dificuldades com o desempenho escolar.[3] A terapia cognitivo-comportamental para insônia (TCC-I) tem sido a opção terapêutica também recomendada. Embora essa modalidade seja o tratamento de primeira linha para adultos, o número de ensaios clínicos randomizados em grupos de crianças e adolescentes é bastante escasso. Ma et al.[3] demonstraram um tamanho de efeito significativo para latência e para eficiência do sono. Entretanto, nenhum tamanho de efeito significativo foi encontrado para o tempo total do sono, nem para os despertares depois do início do sono. Dewald-Kaufmann et al.[4] e Lunsford-Avery et al.[5] discutem que as intervenções da TCC-I ajudam a melhorar a saúde mental de crianças e adolescentes com distúrbios do neurodesenvolvimento.

Os distúrbios do sono, em especial a insônia, e as queixas relacionadas ao sono em idosos também são recomendadas para serem tratadas com a TCC-I, desde que controlados os medicamentos e verificadas todas as condições de comorbidades (doenças médicas e psiquiátricas). Os idosos mais velhos (idade de 75 a 84 anos) e os grandes idosos (a partir de 85 anos) requerem uma consideração cuidadosa dos perfis de risco-benefício dos medicamentos e das técnicas da TCC-I,[6] considerando o número de preocupações médicas e psicossociais envolvidos. Entretanto, no estudo de Hinrichsen e Leipzig[7] com um grupo comparativo de pacientes idosos acima de 75 anos, foi demonstrado que a TCC-I é um tratamento altamente eficaz para a insônia crônica. Os resultados foram semelhantes aos de um ensaio clínico randomizado de tratamento comportamental para insônia crônica para adultos. De forma geral, a TCC-I tem sido considerada o tratamento de primeira linha graças a sua eficácia e seu perfil de segurança em pacientes de 65 a 74 anos,[8] mas não há ainda evidências científicas robustas da TCC-I para idosos acima de 75 anos.

Por que a TCC-I é a abordagem eleita?

Primordialmente, em razão do impacto da TTC-I nos fatores precipitadores e perpetuadores da insônia. Essa modalidade, pela sua concepção teórico-técnica, trabalha com técnicas que abordam os fatores cognitivos associados à insônia, como os pensamentos intrusivos antes de dormir e as emoções negativas que os acompanham, por exemplo, a experiência de não conseguir dormir. Ademais, realiza o manejo de comportamentos desadaptativos que asseguram a condição de perpetuação da insônia.[9]

Outrossim, a TCC-I ajuda as pessoas com padrão irregular do sono e redução da duração do sono a estabelecer um padrão mais saudável e funcional. O resultado é o estabelecimento de uma rotina "pró-sono", com uma forte conexão entre a cama e o sono bem-sucedido, o que significa que o ato de adormecer e permanecer dormindo na cama se torne mais espontâneo, repercutindo em sentimentos de autoeficácia e mais confiança de que obterá êxito em um padrão de qualidade e quantidade.[9] Como o manejo da TCC-I envolve trabalhar em interação constante com os aspectos comportamentais, cognitivos e emocionais e como os insones relatam muita ansiedade e estresse em não conseguir um sono satisfatório, muitas técnicas são úteis para o estresse e as tensões da vida diária.

Outra razão importante é que a TCC-I é uma terapia com base em evidências científicas. Há mais de 30 anos, pesquisadores e clínicos se debruçam, por meio de ensaios controlados randomizados, para comprovar que a TCC-I apresenta impacto positivo e significativo nas variáveis do sono e no funcionamento diurno dos pacientes. Esse método aloca os participantes aleatoriamente em grupos, divididos entre aqueles que receberão o tratamento cuja eficácia está sendo avaliada, aqueles não receberão tratamento e aqueles que receberão um tratamento-placebo. Esses ensaios clínicos randomizados têm demonstrado que mais de 80% dos pacientes apresentam melhoras significativas, com benefícios duradouros do tratamento tanto das queixas de insônia quanto dos sintomas de comorbidades médicas e psiquiátricas associadas.[10]

A TCC-I pode ser combinada ao tratamento farmacológico em casos mais graves, sabendo-se que o tratamento farmacológico apresenta baixa eficácia em longo prazo[11] ou nenhuma segurança após 16 semanas de manejo terapêutico.[12] Além da evidência de eficácia consistente, a TCC-I está associada a pouco ou nenhum dano sério ou efeitos indesejados, embora não haja evidências suficientes para avaliar adequadamente a relação benefício-dano para essa intervenção.

Além disso, usando a estrutura de classificação para comparar custos e resultados, a TCC-I foi custo-efetiva em comparação com a farmacoterapia ou nenhum tratamento.[13]

Os diferentes formatos de oferta da TCC-I também foram testados, sendo encontradas evidências de resultados positivos significativos tanto em modalidade individual ou em grupo presencial quanto em modalidades *on-line* para manejo da insônia,[14-16] com propostas de terapias de suporte (ou híbrido – mescla de terapia presencial e *on-line* com o intuito de assessorar a terapia convencional, como um recurso educacional para apoiar, mas não substituir), terapia *on-line* automatizada (programa automatizado sem suporte terapêutico) ou terapia digitalmente guiada (totalmente *on-line*, com programa *on-line* de terapia e suporte clínico do terapeuta).[17] Também foram encontrados resultados significativos para transtorno de insônia com comorbidades e melhora na qualidade de vida.[18,19]

Como é a avaliação?

Investigar insônia envolve uma intrincada e complexa apuração de variáveis que podem estar na raiz da predisposição e da precipitação do quadro, ou na manutenção das queixas. Para uma proposta eficaz de manejo pela TCC-I e a realização do diagnóstico diferencial, veja a sugestão de protocolo clínico no Quadro 10.2.1.

Quadro 10.2.1
Proposta de avaliação clínica para transtorno de insônia.

História clínica e desenvolvimento da queixa de sono
■ **História clínica e desenvolvimento da queixa de sono:** como se deu o início da queixa de sono? Houve algum evento estressante e/ou traumático associado? Como era o sono antes do início da queixa? Como era o sono ao longo do desenvolvimento?
■ **Insônia:** apresenta dificuldades em iniciar o sono, dificuldade em mantê-lo e/ou despertar precoce? A frequência das queixas é de mais de 3 vezes na semana e dura mais de 3 meses? A queixa acontece apesar de adequada oportunidade para iniciar o sono e ambiente adequado? Em quais atividades está envolvido estando na cama? Apresenta atividade mental intensa durante a noite? Sente tensão no corpo, sendo difícil relaxar? Quais comportamentos adota para tentar diminuir a insônia?
■ **Alterações no estado de humor e nas funções cognitivas e sintomas físicos:** houve alteração no estado de humor, nas funções cognitivas e/ou presença de sintomas físicos decorrentes da queixa de sono? Há prejuízo na funcionalidade diária e perdas importantes em nível psicossocial? Há impactos na qualidade de vida?
■ **Breve avaliação psiquiátrica:** percebe-se frequentemente ansioso, nervoso, tenso, preocupado com diversas coisas ou com medo de que algo terrível possa acontecer? Fica facilmente aborrecido ou irritado? Apresenta frequentes sentimentos de desvalor, desamparo e pouca esperança sobre o futuro? Já apresentou períodos de euforia exagerada, sentindo que poderia realizar mais coisas que as habituais e com menos necessidade de sono? Apresenta ou já apresentou pensamento desorganizado, retraimento afetivo, desconfiança, desorientação, hostilidade e/ou comportamento alucinatório? Tem pensamentos de morte e/ou plano de suicídio?
Diagnósticos prévios, queixas associadas ao problema de sono e tratamentos em curso
■ **História médica, psiquiátrica e familiar:** apresenta ou já foi diagnosticado em algum momento da vida com comorbidades psiquiátricas e/ou médicas? Há algum caso familiar de transtorno de sono ou de transtornos psiquiátricos?
■ **Tratamentos em curso:** faz uso de medicamentos para o transtorno de sono e/ou para outras condições médicas e/ou psiquiátricas? Realiza acompanhamento psicoterápico e/ou psiquiátrico?
■ **Outros transtornos do sono:** há outras queixas relacionadas ao sono? Há outros diagnósticos?
Caracterização do padrão de sono
■ Horário em que vai para a cama ■ Horário em que adormece ■ Horário em que desperta ■ Horário em que se levanta da cama ■ Percepção de despertares noturnos ■ Percepção de duração média de sono na semana ■ Percepção de duração média do sono nos finais de semana ■ Percepção da qualidade do sono ■ Sonolência ■ Padrão de cochilos ■ Cronotipo ■ Hábitos de sono ■ Caracterização do estilo de vida ■ Caracterização do ambiente de casa e do quarto ■ Consumo de substâncias

Fonte: Desenvolvido pela autoria do subcapítulo.

Também se deve incluir escalas, questionários estruturados e testes validados para confirmação do quadro de transtorno de insônia, seguindo os critérios para diagnóstico (International Classification of Sleep Disorders 3rd edition – ICSD-3;[20] e Diagnostic and Statistical Manual of Mental Disorders 5th edition – DSM-5)[21] (Quadro 10.2.2). Outras escalas para avaliar a saúde mental e os processos cognitivos, materiais privativos dos psicólogos e psiquiatras são importantes para complementar a avaliação e aprofundar as consequências e os estressores associados.

Quadro 10.2.2
Sugestões de escalas, questionários estruturados e testes validados para confirmação do transtorno de insônia.

- Índice de gravidade da insônia (IGI), que identifica a percepção da gravidade da insônia
- Escala de insônia de Atenas, que avalia a insônia
- Índice de qualidade de sono de Pittsburgh (IQSP), que avalia a qualidade de sono subjetiva, a latência, a duração, a eficiência, os distúrbios do sono, o uso de medicação para dormir e sonolência
- Escala de fadiga de Chalder, que avalia a severidade da fadiga
- Questionário de matutinidade-vespertinidade de Horne e Ostberg
- Escala de sonolência de Epworth (ESE), que avalia a possibilidade de cochilar em algumas situações cotidianas, podendo detectar a severidade da sonolência diurna; e a escala de sonolência de Stanford (ESS), que avalia níveis de sonolência e alerta em momentos específicos do tempo
- Escala de crenças e atitudes disfuncionais sobre o sono, que avalia fatores que perpetuam a insônia, como a percepção das consequências da insônia, a preocupação e a impotência diante dela, as expectativas em relação ao sono e a medicação

Fonte: Adaptado de American Academy of Sleep Medicine, 2014; American Psychiatric Association, 2013.

Esse protocolo pode ser adaptado para diferentes áreas profissionais de atuação em saúde que atendem um paciente com queixa de insônia, podendo não haver tempo suficiente para um aprofundamento dessa ordem, como é o caso da atenção primária em saúde pública. Assim, é de grande valia avaliar se o paciente preenche os critérios para insônia, caracterizar o padrão do sono (início, fim, duração, latência, sonolência e cochilos) e se há distúrbios médicos e/ou psiquiátricos.

Quais são as técnicas eleitas e eficazes da TCC-I?

A TCC-I inclui uma combinação de intervenções educativas, comportamentais e cognitivas.

As **intervenções de primeira linha** envolvem: os **componentes educacionais** – psicoeducação sobre sono (explicar sobre o sono como evento neurobiológico e fenomenológico para educar o paciente) e a higiene do sono (educação/adoção de medidas comportamentais e ambientais para melhorar a qualidade do sono); e os **componentes comportamentais** – terapia de controle de estímulo (para associar a cama ao sono); terapia de restrição do sono (para aumentar a pressão do sono); e treinamento de relaxamento (para reduzir a hiperexcitação).[9]

As **intervenções de segunda linha** ou complementares envolvem **intervenções cognitivas** específicas, como: a técnica da reestruturação cognitiva (para identificar e lidar com crenças disfuncionais e expectativas irrealistas que podem manter e/ou perpetuar a insônia); e a terapia cognitiva com base em *mindfulness* (atenção plena) para insônia (com o objetivo de atingir vários processos cognitivos e emocionais que contribuem para a má qualidade do sono; o princípio é cultivar a consciência do momento presente, em vez de reforçar a reatividade passada ou futura, para transformar padrões cognitivos arraigados, pensamentos ruminativos e comportamentos desadaptativos subsequentes), a qual também tem mostrado melhoras em alguns sintomas da insônia (reduções na excitação pré-sono e nas cognições disfuncionais relacionadas ao sono foram observadas), desde que combinada com outras técnicas.[22]

A terapia cronobiológica (TC), envolvendo fototerapia e exercícios físicos, também tem se mostrado uma intervenção complementar às técnicas da TCC-I. Dekker et al.[23] realizaram um estudo comparando grupos que receberam TCC-I *on-line* e grupos que receberam a TC. Os dados demonstraram que aqueles que receberam TCC-I *on-line* em combinação com os componentes da TC mantiveram melhor seu ganho inicial na eficiência do sono em 6%, adormeceram mais facilmente em 23 minutos, tiveram menos vigília noturna em 51 minutos e dormiram mais em 32 minutos.

A despeito das evidências validando a TCC-I como padrão-ouro,[15] há contraindicações para alguns pacientes. A privação parcial de sono promovida pela técnica de restrição do sono pode exacerbar as comorbidades, incluindo distúrbios convulsivos, apneia obstrutiva do sono grave e transtorno bipolar não tratado, em indivíduos que são ativamente suicidas ou em pacientes com parassonias graves. Alguns pacientes com transtorno de insônia podem não receber benefícios suficientes da TCC-I. Dados científicos demonstram que apenas cerca de 30% a 40% dos pacientes submetidos à TCC-I alcançam remissão. O percentual não alcançável pode ser decorrente de compromissos laborais, organização da agenda de vida do paciente que fica incompatível com as mudanças de hábitos e horários de sono propostas, dependência de medicações, não cumprimento das tarefas dadas pelos terapeutas, assim como não seguimento por parte dos terapeutas, além da desmotivação por já ter se submetido a diferentes tratamentos sem sucesso.[24] Também há pacientes com crenças mal-adaptativas altamente arraigadas sobre o sono que não aderem efetivamente ao tratamento.

Ademais, os componentes comportamentais da TCC-I podem ser mais apropriados para fenótipos específicos de insônia. Por exemplo, o relaxamento pode ser mais útil para a insônia de início e para insones que apresentam excitação cognitiva, ao passo que a restrição do sono, que aumenta a pressão para dormir de modo que o sono inevitavelmente ocorra sem atenção, intenção ou esforço, pode beneficiar tanto a insônia no início do sono quanto a manutenção do sono.

Várias barreiras impedem que a TCC-I seja mais amplamente usada na prática clínica. Nem todos os pacientes podem ter acesso a ela, em razão da falta de disponibilidade de profissionais bem capacitados e treinados, além dos custos envolvidos. Além disso, muitos profissionais de saúde não encaminham seus pacientes para tratamento apenas com a TCC-I, apesar de ser um tratamento de primeira linha. Assim, é importante estimular a educação dos profissionais de saúde sobre a TCC-I e são necessárias novas abordagens para sua aplicação.[25]

Uma alternativa interessante que tem sido testada é organizar a oferta da TCC-I por meio de um escalonamento progressivo: uma abordagem sequencial, envolvendo o menor custo financeiro-emocional, com oferta das intervenções de primeira linha, como a abordagem educativa da psicoeducação, depois a higiene do sono, e passar para os componentes comportamentais, com base na avaliação pormenorizada do caso e no fenótipo da insônia, para depois seguir para técnicas de maior impacto, se for o caso, como é a técnica de restrição do sono. Também se deve envolver diversos profissionais de saúde, entendendo que o psicólogo é o profissional mais capacitado e especializado nessa área.[26]

Proporcionar a TCC-I *on-line* ou a digital é outra solução possível, como supracitado. Ensaios clínicos randomizados exibem que as intervenções presencial e *on-line* (TCC-I guiadas com presença do terapeuta) tiveram efeitos significativos de tratamento em comparação com o grupo da lista de espera.[14,15,18]

A TCC-I presencial produz efeitos de tratamento estatisticamente maiores do que os das sessões *on-line*. No entanto, algumas melhorias, como menor latência do sono e aumento na duração do sono, também foram observadas com TCC-I *on-line* guiada, bem como com a TCC-I automatizada, sugerindo que essas opções podem ser uma alternativa para quem esteja distante geograficamente ou para aqueles lugares que não tenham profissionais capacitados, ajudando a reduzir a falta de adesão.[27]

A Tabela 10.2.1 apresenta proposta de número de sessões e técnicas para a TCC-I.

Tabela 10.2.1
Proposição do número de sessões e técnicas para TCC-I.

Sessões	Modalidades técnicas
1ª sessão	Psicoeducação + higiene do sono guiada + relaxamento
2ª sessão	Higiene do sono guiada + controle de estímulos + relaxamento + terapia cognitiva
3ª sessão	Controle de estímulos + terapia cognitiva + *mindfulness*
4ª sessão	Terapia cognitiva + *mindfulness* + restrição do sono*
5ª sessão	Terapia cognitiva + restrição do sono* + *mindfulness*
6ª sessão	Revisão das sessões 2, 3 e 4
7ª sessão	Revisão de todas as sessões, manutenção da melhora + prevenção de recaídas

*Dependendo do fenótipo da insônia e da avaliação com indicação para essa técnica. Sessões semanais de 1h30 de duração quando em grupo. Atentar-se para realizar a aplicação do diário do sono e do IQSP duas semanas antes de iniciar a TCC-I; e aplicar o diário do sono como tarefa de casa, junto com o índice de gravidade de insônia, para acompanhar a evolução ao longo das sessões. Ao término, aplicar o IQSP referente a esse período.

Fonte: Adaptada de Soh HL, Ho RC, Ho CS, Tam WW, 2020.

Considerações finais

Mais de 30 anos de pesquisas com respaldo de várias entidades científicas na área do sono preconizam que a TCC-I é a escolha de eficácia e segurança de tratamento para insônia para todas as fases do desenvolvimento.

Hodiernamente, temos acompanhado variações das técnicas que têm chegado para se somar ao padrão convencional da TCC-I e responder às novas demandas da contemporaneidade: TCC-I *on-line* e digital; abordagem de escalonamento; e *mindfulness*. Entretanto, ainda há lacunas existentes: problemas com adesão; falta de dados de seguimento por longo tempo; avaliação da TCC-I em idosos com mais de 75 anos e em crianças e adolescentes; avaliação de riscos da TCC-I, como sonolência ou alterações cognitivas.

Por fim, e não menos importante, deve-se multiplicar os esforços de treinamento e formação dos profissionais de saúde na área de sono, para se sensibilizarem para a indicação do tratamento não farmacológico, quebrando a lógica da medicalização desnecessária e causadora de dependência entre os pacientes, além de capacitar mais psicólogos, para que essa modalidade se torne mais acessível.

■ Referências bibliográficas

1. Riemann D, Baglioni C, Bassetti C, Bjorvatn B, Groselj LD, Ellis JG et al. European guideline for the diagnosis and treatment of insomnia. J Sleep Res. 2017;26(6):675-700.
2. Morin CM, Inoue Y, Kushida C, Poyares D, Winkelman J; Guidelines Committee Members; Governing Council of the World Sleep Society. Endorsement of European guideline for the diagnosis and treatment of insomnia by the World Sleep Society. Sleep Med. 2021;81:124-6.
3. Ma ZR, Shi LJ, Deng MH. Efficacy of cognitive behavioral therapy in children and adolescents with insomnia: a systematic review and meta-analysis. Braz J Med Biol Res. 2018;51(6):e7070.
4. Dewald-Kaufmann J, De Bruin E, Michael G. Cognitive behavioral therapy for insomnia (CBT-i) in school-aged children and adolescents. Sleep Med Clin. 2019;14(2):155-65.

5. Lunsford-Avery JR, Bidopia T, Jackson L, Sloan JS. Behavioral treatment of insomnia and sleep disturbances in school-aged children and adolescents. Child Adolesc Psychiatr Clin N Am. 2021;30(1):101-16.
6. Rosenberg RP, Krystal AD. Diagnosing and treating insomnia in adults and older adults. J Clin Psychiatry. 2021 Sep 28;82(6):EI20008AH5C.
7. Hinrichsen GA, Leipzig RM. Efficacy of cognitive behavioral therapy for insomnia in geriatric primary care patients. J Am Geriatr Soc. 2021;69(10):2993-5.
8. Ebben MR. Insomnia: behavioral treatment in the elderly. Clin Geriatr Med. 2021;37(3):387-99.
9. Almondes KM, Pinto Júnior LR. Terapia cognitivo-comportamental para transtornos do sono. Curitiba: CRV; 2016.
10. Zhou FC, Yang Y, Wang YY, Rao WW, Zhang SF, Zeng LN et al. Cognitive behavioural therapy for insomnia monotherapy in patients with medical or psychiatric comorbidities: a meta-analysis of randomized controlled trials. Psychiatr Q. 2020;91(4):1209-24.
11. Rios P, Cardoso R, Morra D, Nincic V, Goodarzi Z, Farah B et al. Comparative effectiveness and safety of pharmacological and non-pharmacological interventions for insomnia: an overview of reviews. Syst Rev. 2019;8(1):281.
12. Dyrberg H, Juel A, Kragh M. Experience of treatment and adherence to cognitive behavioral therapy for insomnia for patients with depression: an interview study. Behav Sleep Med. 2021;19(4):481-91.
13. Natsky AN, Vakulin A, Chai-Coetzer CL, Lack L, McEvoy RD, Lovato N et al. Economic evaluation of cognitive behavioural therapy for insomnia (CBT-I) for improving health outcomes in adult populations: a systematic review. Sleep Med Rev. 2020;54:101351.
14. Denis D, Eley TC, Rijsdijk F, Zavos HMS, Keers R, Espie CA et al. Is digital cognitive behavioural therapy for insomnia effective in treating sub-threshold insomnia: a pilot RCT. Sleep Med. 2020;66:174-83.
15. Edinger JD, Arnedt JT, Bertisch SM et al. Behavioral and psychological treatments for chronic insomnia disorder in adults: an American Academy of Sleep Medicine systematic review, meta-analysis, and GRADE assessment. J Clin Sleep Med. 2021;17(2):263-98.
16. Vedaa O, Kallestad H, Scott J, Smith ORF, Pallesen S, Morken G et al. Effects of digital cognitive behavioural therapy for insomnia on insomnia severity: a large-scale randomised controlled trial. Lancet Digit Health. 2020;2(8):e397-406.
17. Almondes KM, Teodoro MLM. Terapia online. São Paulo: Hogrefe; 2021.
18. Espie CA, Emsley R, Kyle SD, Gordon C, Drake CL, Siriwardena AN et al. Effect of digital cognitive behavioral therapy for insomnia on health, psychological well-being, and sleep-related quality of life: a randomized clinical trial. JAMA Psychiatry. 2019 Jan 1;76(1):21-30.
19. Denecke K, Schneider CL, Hertenstein E, Nissen C. SLEEPexpert App: a mobile application to support insomnia treatment for patients with severe psychiatric disorders. Stud Health Technol Inform. 2020 Nov 23;275:42-6.
20. American Academy of Sleep Medicine. International classification of sleep disorders. 3rd ed. Darien: American Academy of Sleep Medicine; 2014.
21. American Psychiatric Association. Diagnostic and statistical manual of mental disorders. 5th ed. Washington, DC: American Psychiatric Association; 2013.
22. Rusch HL, Rosario M, Levison LM, Olivera A, Livingston WS, Wu T et al. The effect of mindfulness meditation on sleep quality: a systematic review and meta-analysis of randomized controlled trials. Ann N Y Acad Sci. 2019;1445(1):5-16.
23. Dekker K, Benjamins JS, Maksimovic T, Filardi M, Hofman WF, van Straten A et al. Combined internet-based cognitive-behavioral and chronobiological intervention for insomnia: a randomized controlled trial. Psychother Psychosom. 2020;89(2):117-8.
24. Dong L, Soehner AM, Bélanger L, Morin CM, Harvey AG. Treatment agreement, adherence, and outcome in cognitive behavioral treatments for insomnia. J Consult Clin Psychol. 2018;86(3):294-9.
25. Conroy DA, Ebben MR. Referral practices for cognitive behavioral therapy for insomnia: a survey study. Behav Neurol. 2015;2015:819402.
26. Wong KY, Chung KF, Au CH. Low-intensity cognitive behavioral therapy for insomnia as the entry of the stepped-care model in the community: a randomized controlled trial. Behav Sleep Med. 2021;19(3):378-94.
27. Soh HL, Ho RC, Ho CS, Tam WW. Efficacy of digital cognitive behavioural therapy for insomnia: a meta-analysis of randomised controlled trials. Sleep Med. 2020;75:315-25.

10.3 – Terapia Comportamental para Insônia na Infância

Renatha El Rafihi-Ferreira
Ila Marques Porto Linares
Maria Laura Nogueira Pires

Este subcapítulo tem como objetivo apresentar uma proposta de avaliação clínica constituída por um roteiro de entrevista com os pais, actigrafia e diário de sono e de comportamentos, bem como descrever as estratégias relativas à orientação parental sobre o sono, higiene do sono, rotina pré-sono e as aplicações das técnicas e procedimentos comportamentais com base nos princípios do condicionamento operante utilizadas no tratamento comportamental para insônia na infância.

Insônia

Problemas de sono são comuns em crianças, ocorrendo em aproximadamente 20% a 30% dos bebês e crianças pequenas. Os problemas de sono mais frequentes são as dificuldades para iniciar e manter o sono,[1,2] compatíveis com a caracterização da insônia – dificuldades no início e na manutenção do sono, com significativos prejuízos diurnos.[3]

Em grande parte dos casos, a manifestação da insônia na infância costuma ser distribuída em três subtipos: a insônia de associação para iniciar o sono; a insônia por dificuldades de imposição de limites; e o subtipo misto, entendido como a combinação entre os subtipos de associação e limite.[3,4] Assim, buscar compreender a forma de manifestação, bem como a etiologia da insônia, viabiliza a estruturação de possíveis caminhos de intervenção.

Em intervenções comportamentais, avaliação e tratamento caminham juntos. Isso porque a avaliação aprimora e otimiza o processo de compreensão do padrão de sono, o diagnóstico de seus possíveis distúrbios, assim como potencializa a precisão sobre a escolha das frentes e andamento da intervenção.

Avaliação

A avaliação clínica psicológica orientada pelo referencial da teoria comportamental focaliza na forma e na função do comportamento e busca identificar e descrever o comportamento, o contexto em que ele ocorre e as consequências mantenedoras. Uma avaliação abrangente do sono da criança é constituída por entrevista com os pais e exame do padrão de sono ao longo dos dias por meio de actigrafia e diário de sono e de comportamento. O conjunto dos dados consubstanciará, então, os processos de educação parental e a elaboração da estratégia individualizada de intervenção comportamental.

▪ Entrevista de avaliação do sono de crianças

O Quadro 10.3.1 apresenta uma sugestão de roteiro a ser usado nas entrevistas com os pais de crianças com dificuldades para dormir. A expectativa é facilitar a identificação do comportamento-problema, do contexto e dos reforçadores que mantêm o comportamento. Os diferentes módulos buscam descrever o comportamento de sono da criança, os fatores que aumentam a probabilidade de ela dormir, os estímulos que interrompem a progressão da cadeia comportamental que resultaria na obtenção e na manutenção do estado de quietude comportamental necessário para cair no sono, quais comportamentos, antes e depois do "beijo de boa-noite", são incompatíveis com o cair no sono e impedem a quietude comportamental, quais reforçadores são incompatíveis com a quietude comportamental e estão disponíveis no momento que a criança é colocada na cama para dormir e também quando ela acorda à noite.

Quadro 10.3.1
Roteiro de entrevista para avaliação do sono de crianças.

1. **Módulo problema de sono e histórico**
   - Descrição parental do sono da criança; o que a mãe/o pai acha que influencia no sono da criança? Há quanto tempo os problemas de sono acontecem; frequência. Tratamentos anteriores e resultados? Algum evento, na vida da criança, na família, ligado ao início dos problemas de sono? Discórdia conjugal? Estressores familiares? Repercussões na família?
2. **Módulo rotina do dia**
   - A criança tem hora certa no dia para: café da manhã, almoço, lanches, jantar, banho, TV/vídeo/celular, creche/escola/estudo, cochilos, outros? A família costuma estar reunida: café da manhã, almoço, jantar, à noite?
3. **Módulo ambiente de dormir**
   - A criança divide o quarto? Preferência familiar? Como é o quarto, temperatura, luminosidade, nível de ruído, barulho da rua? Presença de eletrônicos? Estão disponíveis durante a noite, ao alcance da criança? A TV/outros são usados para ajudar a criança a dormir? O quarto é usado para estudo, brincadeiras, disciplina?
4. **Módulo atividades de preparação para a cama/rotina pré-sono**
   - Quais atividades acontecem aproximadamente meia hora antes de a criança ir para a cama? Sequência e local? Quem faz a rotina pré-sono? Se mais de uma pessoa, há concordância entre elas? As atividades pré-sono são as mesmas ou variam a cada noite? A criança tem dificuldade em seguir as atividades pré-sono? O que acontece? Como a mãe/pai reage? Há concordância?
5. **Módulo descrição dos problemas específicos**

   De maneira geral, busca descrever os comportamentos-problema, possíveis reforçadores e tipo de insônia. Exemplos:

   1) Comportamento-problema: sair da cama; reforçador: atenção social da mãe
   2) Comportamento-problema: sair da cama; reforçador: acesso a reforçadores tangíveis

   a) **Problemas no momento de dormir, insônia do tipo dificuldade de imposição de limites, dependências para o sono**
      - A criança adormece em outro lugar (sofá, poltrona, cadeirinha, carrinho etc.) antes de ser colocada na cama? A que horas a criança é colocada na cama? Como a criança aparenta estar? Calma, tranquila, sonolenta? O que acontece? Como a criança reage? Como a mãe/o pai reage? Há concordância? Uma vez na cama, a criança tem dificuldade em permanecer na cama ou de se acomodar? Como ela se comporta: deixa a cama, sai do quarto, chama pelos pais, chora, protesta, brinca na cama, solicitações, acesso de raiva, outro?
      - O que a mãe/o pai faz para ajudar a criança a ficar na cama? Dorme com a criança, leva a criança para o quarto do casal, TV, música, pacificador, embalo, entre outros?
      - O que geralmente funciona para a criança ficar na cama? Como ela reage?
      - O que geralmente funciona para a criança parar os protestos, birras, saída do quarto e ficar na cama? Uma vez na cama, quanto tempo a criança demora para cair no sono? O que mãe/o pai faz para ajudá-la a cair no sono? Há concordância? Como a criança reage? O que geralmente funciona para ela cair no sono? A que horas a criança cai no sono?

   b) **Insônia de associação, despertares noturnos**
      - A criança acorda no meio da noite? Quantas vezes? Quanto tempo ela fica acordada cada vez? Comportamentos da criança quando acorda à noite: chama pelos pais, chora, protesta, sai da cama, sai do quarto, vai para a cama dos pais, outro? O que a mãe/o pai faz para a criança voltar a dormir? Há concordância? Como a criança reage? O que geralmente funciona para a criança voltar a dormir?
      - Em geral, a que horas a criança acorda? Como a criança acorda: sozinha, alguém a acorda, barulho, despertador? Aparência ao despertar: descansada? É difícil para ela despertar?

Fonte: Desenvolvido pela autoria do subcapítulo.

■ Actigrafia

A actigrafia é uma ferramenta importante para o diagnóstico e o acompanhamento do tratamento de diversos transtornos do sono e sua aplicação na população pediátrica é crescente. Trata-se de uma metodologia de avaliação objetiva do sono por meio de um actígrafo, um monitor de atividade motora equipado com um acelerômetro, que tem a forma e o tamanho de um relógio. O actígrafo é usado no pulso e se destina a medir indiretamente o sono ao longo de vários dias por meio da quantificação e da análise da atividade motora, fornecendo informações sobre consolidação do sono, despertares noturnos e fragmentação do sono, regularidade dos horários de dormir e acordar e padrão do ritmo de atividade-repouso.[5,6]

A Figura 10.3.1 ilustra um registro actigráfico de uma criança com insônia do tipo de associação, a qual ia para o quarto dos pais após despertar à noite e não reconciliar o sono.

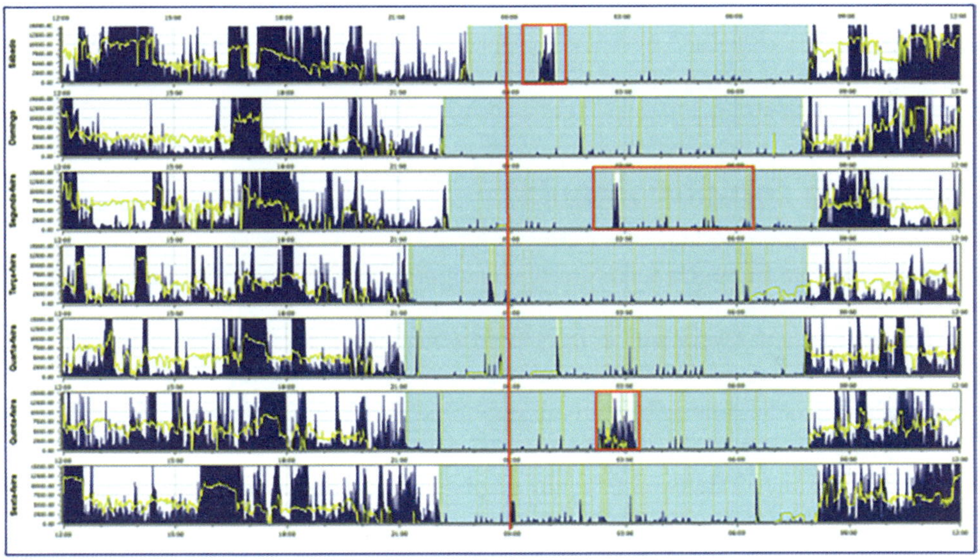

FIGURA 10.3.1 – Uma semana de registro actigráfico de uma criança com insônia do tipo de associação, com despertares noturnos.

Registro feito com o actígrafo ActTrust (da Condor Instruments Ltda., São Paulo, Brasil). A linha vermelha ao centro indica meia-noite. Cada linha vertical azul-marinho indica o nível de atividade no período de 1 minuto (quanto maior o nível de atividade, maior a amplitude da linha que indica vigília durante o dia e despertar durante o sono). A linha amarela indica a luminosidade. Os intervalos de repouso estão sinalizados em azul claro. A inspeção visual indica discreta irregularidade nos horários de sono, com atrasos em associação com o fim de semana. Os despertares nas noites 1, 3 e 5 estão sinalizados com retângulos em vermelho.

Fonte: Acervo da autoria do subcapítulo.

■ Diário de sono e comportamentos

O diário tem o objetivo de registrar os horários de dormir, os despertares e outros eventos noturnos e diurnos significativos ao longo de vários dias que auxiliam na identificação da regularidade dos padrões de sono e de comportamentos da criança. Um exemplo com vários comportamentos que podem ser selecionados a depender do caso é ilustrado na Figura 10.3.2.

R: refeição (café da manhã; almoço; jantar)
Ba: banho
E: escola
Est: estudo
Ep: esporte
Br: brincadeira (em casa; outro)
Tv: televisão (jogo; filme; etc.)
Ce: celular (jogo; filme; interação social, etc.)
Co: computador (jogo; filme; estudo, etc.)

Nome: Idade:

■ sono
X: problema sono
1ª meia hora
2ª meia hora

Dia	Data	Evento	MD	13	14	15	16	17	18	19	20	21	22	23	MN	1	2	3	4	5	6	7	8	9	10	11	MD

FIGURA 10.3.2 – Exemplo de diário de sono e comportamentos.

Fonte: Desenvolvida pela autoria do subcapítulo.

Tratamento comportamental

O tratamento comportamental para insônia na infância consiste em educação parental juntamente com treino de estratégias que incorporem técnicas e procedimentos comportamentais com base nos princípios do condicionamento operante. Nesse processo de aprendizagem, o comportamento é modelado e mantido por suas consequências. Dessa maneira, a frequência de um comportamento aumenta quando ele é reforçado, porém é reduzida quando esse comportamento é ignorado.[7]

A intervenção nessa proposta teórica é multicomponente, incluindo tanto a educação aos pais sobre o sono infantil quanto informações sobre higiene do sono, estabelecimento de rotinas, extinção dos comportamentos que concorrem com o processo de autoacomodação para o sono e reforço positivo de comportamentos que contribuem para o processo de adormecer. Vale destacar que essas estratégias de tratamento podem ser utilizadas separadamente ou em conjunto.

Durante a intervenção, os cuidadores são capacitados a se tornarem agentes ativos na mudança de comportamento de suas crianças.[8] Assim, o profissional orienta os pais em cada procedimento, acompanha a família durante o processo de intervenção, mas a participação e a cooperação dos cuidadores são fundamentais. As estratégias comportamentais estão descritas a seguir.

▪ Educação parental sobre o sono infantil e higiene do sono

A orientação parental sobre o sono infantil é uma estratégia preventiva e de tratamento. Os pais recebem informações sobre padrão de sono ao longo do desenvolvimento, quantidade de sono adequada para a idade, importância da regularidade nas atividades e nos horários, higiene do sono (ambiente de sono, eletrônicos, alimentação), estabelecimento de rotinas e rotinas pré-sono. Para guiar o profissional, o ABCs of Sleeping[9] revisou a evidência empírica das práticas e recomendações para o sono infantil. A Tabela 10.3.1 descreve as orientações, bem como as quantidades de sono recomendadas pela Academia Americana de Medicina de Sono.[10]

■ Rotina pré-sono

Os pais são orientados a estabelecer uma sequência de atividades calmas que devem mover progressivamente suas crianças para o local de dormir.[11] As atividades devem ocorrer todas as noites na mesma ordem, com duração entre 15 e 40 minutos.[9] Um exemplo de rotina pré-sono envolve atividades como jantar leve/amamentação, banho, escovar os dentes, massagem, colocar pijama, música de ninar, contar histórias e beijo/abraço de boa-noite. Os ingredientes que compõem a rotina pré-sono podem variar de acordo com a idade e a cultura familiar. Para as crianças que estão em idade de amamentação, é importante que esta ocorra no início da rotina pré-sono, para a criança não associar a amamentação com o início do sono.[11,12] A criança deve ir ainda acordada para a sua cama para associar o local de dormir com o início de sono. Dessa maneira, quando acordar no meio da noite, vai identificar o ambiente e retornar ao sono.[11]

Tabela 10.3.1
Recomendações para o sono infantil segundo o ABCs of Sleeping.

Domínio	Recomendação
Quantidade e horários de dormir adequados para a idade	Obter quantidade de sono apropriada para a idade: ■ Entre 4 meses e 1 ano de idade: 12 a 16 horas nas 24 horas, incluindo cochilos ■ 1 a 2 anos de idade: 11 a 14 horas de sono nas 24 horas, incluindo cochilos ■ 3 a 5 anos de idade: 10 a 13 horas de sono nas 24 horas, incluindo cochilos ■ 6 a 12 anos de idade: 9 a 12 horas de sono nas 24 horas
	■ Horário de dormir: até às 21 horas
	■ Regularidade nos horários de dormir, acordar e cochilar
Horários e rotinas	■ Estabelecimento de rotinas pré-sono
Local/ambiente de dormir	■ Quarto escuro e silencioso
Alimentação	■ Limitar o consumo de cafeína ■ Alimentação saudável e equilibrada ■ Não ir para a cama com fome ou depois de comer excessivamente
Eletrônicos	■ Limitar o acesso a telas e aparelhos eletrônicos durante e após a hora de dormir ■ Remover telas e aparelhos eletrônicos dos quartos das crianças
Clima de positividade	■ Estabelecer uma atmosfera positiva no ambiente da criança ■ Atitude parental positiva em relação ao sono infantil ■ Criança em estado de relaxamento e calma antes de dormir ■ Evitar atividades excitantes e frustrantes antes de dormir
Independência	■ Crianças precisam aprender a adormecer sozinhas, para que não associem o início do sono com a presença parental e fiquem dependentes dos cuidadores na hora de dormir e ao despertar durante a noite
Necessidades atendidas durante o dia	■ Garantir que as necessidades emocionais das crianças sejam atendidas durante o dia

Fonte: Adaptada de Allen et al., 2016 e Paruthi et al., 2016.

Para que a criança aprenda comportamentos que auxiliem na autoacomodação e na execução da rotina pré-sono, é importante que os cuidadores apresentem consequências reforçadoras (por meio de atenção, elogios) sempre que a criança emitir comportamentos pró-sono (seguimento da rotina, permanecer na cama) durante a rotina pré-sono e momentos antes de dormir.[3-14] Portanto, quando a criança se comportar de maneira desejada no momento de dormir, é importante que logo em seguida os pais a reforcem por meio de elogios e atenção. Em contrapartida, quando a criança apresentar comportamentos indesejados (chorar e protestar na hora do sono e da rotina), é importante que os cuidadores ignorem esses comportamentos, evitando contato físico e verbalizações para não reforçá-los.[13,14]

Após a rotina pré-sono ser estabelecida, os cuidadores são orientados quanto aos horários para dormir. O horário em que a criança está habituada a dormir deve ser considerado, pois se ela for para a cama muito mais cedo do que está acostumada, pode haver resistência e dificuldade para adormecer. A orientação é que a criança vá para a cama no horário em que está acostumada a dormir e que este seja gradualmente adiantado para o novo horário desejado. Por exemplo, se a criança dorme às 22 horas, ela deve ir para cama às 22 horas, e depois deve-se reduzir 15 minutos (21h45) desse horário a cada 3 a 4 noites. É importante que os horários sejam regulares tanto nos dias úteis quanto nos finais de semana.[12]

■ Extinção

O procedimento de extinção visa eliminar comportamentos inapropriados aprendidos, a partir da retirada de consequências reforçadoras que os mantenham. No contexto do sono infantil, a extinção visa reduzir comportamentos (choro, birras) que interfiram no início do sono. Esse procedimento permite que a criança desenvolva habilidades para adormecer de modo independente, ou seja, sem a ajuda dos adultos. A extinção é indicada pela Academia Americana de Medicina do Sono como parte do tratamento comportamental para a insônia na infância. Na execução do procedimento, os cuidadores são orientados a ignorar os comportamentos de resistência (birra, choro, protesto) da criança tanto na hora de dormir quanto durante os despertares noturnos.[14]

Esse procedimento não é recomendado para crianças com histórico de trauma (abuso, negligência) e transtornos de ansiedade severos. O choro prolongado é contraindicado nos casos de doenças cardiovasculares. Além disso, a extinção não deve ser aplicada quando a criança está doente ou em situações em que corre risco de se machucar.[13]

Antes de aplicar a extinção, é necessário que o local de dormir da criança já esteja estabelecido e que os cuidadores garantam consistência no manejo ao longo de todo o procedimento. A extinção pode ser aplicada de maneira sistemática, gradual ou na presença parental.

Extinção sistemática

Nesse procedimento, os cuidadores são orientados a executar a rotina pré-sono com a criança, acompanhá-la até a cama no horário estipulado e ignorar de modo sistemático os comportamentos inapropriados (solicitações, choro, birra, protesto, resistência) até o horário em que a criança deve acordar.[13]

A maior dificuldade na execução do procedimento é a consistência do comportamento dos cuidadores. Se não forem capazes de ignorar consistentemente os protestos da criança e em algumas ocasiões fornecerem atenção após esses comportamentos, estes serão reforçados de maneira intermitente, de modo que a criança aprenderá a protestar e chorar mais nas próximas ocasiões. Nem sempre os cuidadores conseguem ignorar os comportamentos indesejáveis (birras, choros) por tempo suficiente para que a intervenção seja eficaz. Portanto, apesar de efetiva, essa estratégia pode ser muito estressante para os cuidadores.[15]

Extinção gradual

Nessa variação da extinção, após a rotina pré-sono, os cuidadores são orientados a ignorar os comportamentos indesejados que concorrem com o sono (choro, protestos) por tempo específico, permitindo aos pais verificarem suas crianças. A duração entre as verificações é determinada pela idade e pelo temperamento da criança, bem como por quanto tempo os pais podem tolerar o choro dela. A programação das verificações pode ocorrer de modo fixo (p. ex., a cada 5 minutos) ou progressivo (aumentando o tempo entre as verificações: 5 minutos, 10 minutos e depois 15 minutos).[15]

Ao verificar a criança, os cuidadores devem minimizar as interações, uma vez que a atenção pode reforçar o comportamento indesejado da criança. A vantagem dessa variação do procedimento de extinção é que muitos cuidadores se sentem mais seguros e confortáveis por terem a permissão de verificar a criança.[12] Portanto, esse procedimento costuma ser mais aceito pelos pais e, consequentemente, pode apresentar maior adesão.

Extinção na presença dos pais

Nessa variação do procedimento de extinção, após a rotina pré-sono, os cuidadores permanecem no quarto ou próximos à criança e passam a ignorar apenas seu comportamento inadequado.[8] O distanciamento da presença parental pode ser feito de maneira gradual, com o cuidador se distanciando gradualmente da cama da criança.[15] Por exemplo, na primeira semana o cuidador se senta em uma cadeira ao lado da cama, na segunda semana se senta em uma cadeira entre a cama e a porta, na terceira semana se senta em uma cadeira ao lado da porta, até o momento de o cuidador se retirar do quarto.

Em todas as variações do procedimento de extinção, os pais são orientados quanto à explosão da extinção, que se refere ao aumento da intensidade e da frequência do comportamento indesejável após este ser ignorado. Assim, depois de os cuidadores ignorarem os choros e protestos da criança, os comportamentos de chorar e protestar se intensificam.[12,14] Quando a explosão da extinção ocorre, é comum os cuidadores ficarem apreensivos com a gravidade dos comportamentos (choros e protestos) e verificarem se a criança está bem. Nesse momento, o comportamento de protesto da criança acaba sendo reforçado pela atenção parental, tornando a resposta da extinção mais lenta.[13]

Considerações finais

O foco da intervenção comportamental está na psicoeducação, na extinção para redução de comportamentos indesejados relacionados ao sono e no reforço para o aumento de comportamentos desejados associados ao sono. Com a orientação parental durante todo o processo, os cuidadores podem compreender o papel de seus comportamentos na manutenção do problema de sono de sua criança e, consequentemente, mudar o próprio manejo no contexto da hora de dormir.

Embora na maioria dos casos as queixas de insônia infantil possam melhorar com o tratamento comportamental, há casos em que os problemas com o sono persistem mesmo quando alguns aspectos do sono melhoraram. Por isso, é importante a avaliação contínua para verificar o curso e a eficácia do tratamento. Quando não há sucesso no tratamento, é preciso investigar se a queixa está relacionada a outras questões de comportamento, assim como eventuais comorbidades.

Referências bibliográficas

1. Meltzer LJ, Mindell JA. Systematic review and meta-analysis of behavioral interventions for pediatric insomnia. J Pediatr Psychol. 2014;39(8):932-48.
2. Meltzer LJ, Williamson AA, Mindell JA. Pediatric sleep health: it matters, and so does how we define it. Sleep Med Rev. 2021;57:101425.
3. American Academy of Sleep Medicine. The international classification of sleep disorders. 3rd ed. Westchester: American Academy of Sleep Medicine; 2014.
4. Owens JA. Classification and epidemiology of childhood sleep disorders. Sleep Medicine Clinics. 2007;2:353-61.
5. Pires MLN. Uso clínico da actigrafia para avaliação do sono em crianças e adolescentes. São Paulo: Associação Brasileira do Sono; 2021. No prelo.
6. Montgomery-Downs HE, Tikotzky L. Actigraphy. In: Gozal D, Kheirandish-Gozal L, editors. Pediatric sleep medicine. Cham: Springer International Publishing; 2021. p. 271-81.
7. Skinner BF. Ciência e comportamento humano. São Paulo: Martins Fontes; 2005.
8. Mindell JA, Kuhn B, Lewin DS, Meltzer LJ, Sadeh A. Behavioral treatment of bedtime problems and night wakings in infants and young children: an American Academy of Sleep Medicine review. Sleep. 2006;29(10):1263-76.
9. Allen SL, Howlett MD, Coulombe JA, Corkum PV. ABCs of sleeping: a review of the evidence behind pediatric sleep practice recommendations. Sleep Medicine Reviews. 2016;29:1-14.
10. Paruthi S, Brooks LJ, D'Ambrosio C, Hall WA, Kotagal S, Lloyd RM et al. Consensus statement of the American Academy of Sleep Medicine on the recommended amount of sleep for healthy children: methodology and discussion. J Clin Sleep Med. 2016;12(11):1549-61.
11. Pires MLN, Silvares EFM. O sono da criança: um guia para qualidade do sono infantil. Assis: Universidade Estadual Paulista Júlio de Mesquita Filho; 2014.
12. Meltzer LJ, Mindell JA. Graduated extinction: behavioral treatment for bedtime problems and night wakings in young children. In: Perlis M, Aloia M, Kuhn B, organizators. Behavioral treatments for sleep disorders: a comprehensive primer of behavioral sleep medicine interventions. London: Elsevier; 2011. p. 265-73.
13. Didden R, Sigafoos J, Lancioni GE. Unmodified extinction for childhood sleep disturbance. In: Perlis M, Aloia M, Kuhn B, organizators. Behavioral treatments for sleep disorders: a comprehensive primer of behavioral sleep medicine interventions. London: Elsevier; 2011. p. 257-63.
14. Kuhn BR. Practical strategies for managing behavioral sleep problems in young children. In: Owens JA, organizator. Behavioral aspects of sleep problems in childhood and adolescence. London: Elsevier; 2014. p. 181-97.
15. Rafihi-Ferreira R, Pires MLN, Silvares EFM. Problemas de sono na infância: avaliação e intervenção. In: Gorayeb R, Miyazaky MC, Teodoro M, organizadores. PROPSICO: programa de atualização em psicologia clínica e da saúde: ciclo 5. Porto Alegre: Artmed Panamericana; 2017. v. 1, p. 77-126.

10.4 – Atuação do Psiquiatra no Tratamento da Insônia

Gisele Richter Minhoto

Introdução

A insônia crônica ocorre com frequência nos transtornos psiquiátricos, estando inclusive entre seus critérios diagnósticos.[1] Sabe-se que a presença de insônia pode aumentar o risco de incidência dos transtornos psiquiátricos, podendo ser o seu sinal inicial, como é observado com a depressão, por exemplo, inclusive na sua forma de aparecimento tardio, isto é, em idosos sem história prévia de depressão.[2-5] Além disso, sua permanência pode causar a cronicidade, aumentar o risco de recaída e de recorrência e piorar o prognóstico psiquiátrico. Assim, o tratamento da insônia não deve ser negligenciado e deve ocorrer de modo precoce.[1-3,5-9]

Entretanto, essa é uma via de mão dupla, uma vez que o transtorno mental também pode ser um fator de risco para a cronicidade da insônia.[3,8,10] Assim, na presença de comorbidade entre transtorno psiquiátrico e transtorno de insônia, pode-se optar por primeiro tratar um deles e na sequência o outro, ou fazer o tratamento concomitante de ambos os transtornos.[11]

Tratamento da insônia comórbida com transtornos psiquiátricos

Depressão

A **terapia cognitivo-comportamental para insônia (TCC-I)**, que é a primeira linha de tratamento para o transtorno de insônia, mostra-se também eficaz quando há comorbidade com a depressão, principalmente quando a insônia tem duração normal de tempo de sono.[2,8,12] A TCC-I melhora vários parâmetros de sono (tempo acordado após o adormecer, eficiência do sono e promoção de sono reparador) e também reduz os sintomas depressivos, aumentando o bem-estar e a qualidade de vida e diminuindo a fadiga.[13,14] Essa melhora permanece e pode ser ainda maior quando há a manutenção da terapia por 6 meses, mesmo com a menor frequência das sessões e estando ou não associada ao tratamento farmacológico para a insônia.[14]

A TCC-I engloba várias técnicas não farmacológicas, entre elas a restrição do tempo na cama (restrição de sono), com a qual pode fazer uma privação de sono. É usada com o intuito de aumentar a necessidade de sono, bem como melhorar a qualidade dele. A privação de sono é uma modalidade terapêutica que já foi usada e mostra benefícios no tratamento para a depressão, sendo essa uma das possíveis explicações para a TCC-I melhorar a insônia e os sintomas depressivos.[5]

As evidências apontam que, no tratamento da insônia, os **benzodiazepínicos (BZD)** e os **agonistas seletivos do receptor benzodiazepínico (ASRBZ)** devem ser administrados por até 3 a 4 semanas. No entanto, grande parte dos pacientes apresentam insônia crônica e a eficácia dessas medicações em longo prazo é duvidosa. Deve-se ainda considerar, com relação ao uso dessas substâncias, possíveis eventos adversos, como risco de dependência e de tolerância.[5]

Dentre os ASRBZ, o **zolpidem** e a **eszopiclona** já foram estudados no tratamento da insônia comórbida com a depressão. A associação do antidepressivo a um deles mostra maior taxa de resposta e de remissão do quadro depressivo, além da melhora do sono.[15]

Pacientes com insônia comórbida com depressão e com transtorno de ansiedade apresentam um desalinhamento da expressão dos genes circadianos e níveis alterados de citocinas inflamatórias e de fator neurotrófico. A **ramelteona**, agonista dos receptores de melatonina MT_1 e MT_2, na dose de 8 mg, melhora a insônia e é capaz de normalizar essas alterações. Dessa maneira, é indicada para o tratamento da insônia comórbida com depressão.[16]

Alguns **antidepressivos sedativos** (amitriptilina, trazodona, mirtazapina), embora sejam muito prescritos para o tratamento da insônia, não são indicados pelos *guidelines* e pelas agências reguladoras para o tratamento da insônia sem comorbidade psiquiátrica. Deve-se restringir o seu uso ao tratamento dos transtornos de sono de pacientes com transtornos psiquiátricos.[5,17,18] Em doses baixas, podem ser usados em associação a outro antidepressivo para tratar a insônia, principalmente quando for necessária uma medicação para o sono por um período prolongado e com uma frequência maior do que 3 a 4 vezes por semana.[19]

A **doxepina** é um antidepressivo tricíclico. Nas doses antidepressivas (150 a 300 mg), inibe a recaptação de serotonina e de noradrenalina e faz antagonismo dos receptores H_1, muscarínico1 e alfa-1 adrenérgico. Em doses muito baixas (1 a 6 mg), tem ação somente sobre os receptores H_1, sendo efetiva para o tratamento da insônia e segura em pacientes idosos, melhorando o tempo total de sono e a eficiência do sono. É indicada pelos *guidelines* e aprovada pela Food and Drug Administration (FDA) para o tratamento da insônia de manutenção nas doses de 3 a 6 mg.[5,18,20]

Agomelatina é um antidepressivo com ação dual, isto é, tem afinidade pelos receptores de melatonina MT_1 e MT_2 e tem propriedade antagonista 5-HT2C. Seu uso pode ser uma opção no tratamento da depressão nos pacientes que apresentem insônia como efeito adverso dos antidepressivos inibidores seletivos de recaptação de serotonina (ISRS), ou quando não é recomendado o uso de medicação sedativa/hipnótica.[21] Melhora os sintomas depressivos e o sono de forma objetiva, sendo observado na polissonografia (PSG) aumento do tempo total de sono, da eficiência do sono, do estágio N2, N3 e do sono REM e diminuição do tempo acordado após o adormecer, desde a sua primeira semana de uso.[22]

Mirtazapina pode ser chamada de "antidepressivo atípico" ou também de "tetracíclico". Tem propriedades sedativas por sua ação antagonista H_1, 5-HT2A, 5-HT2C, 5-HT3 e alfa-2 adrenérgico. Mostra-se uma boa opção terapêutica para o tratamento de pacientes com depressão e insônia, por sua ação sedativa.[21] Melhora os sintomas depressivos após 8 semanas e melhora subjetivamente e objetivamente o sono. Na PSG, observa-se melhora significativa do sono, com aumento da percentagem do estágio N3 do sono, desde a primeira semana. Ao final de 8 semanas, observa-se aumento significativo do tempo total de sono, da eficiência do sono, do estágio N2, N3 e do sono REM, assim como diminuição significativa do tempo acordado após o adormecer.[22] Não faz supressão do sono REM, como a maioria dos antidepressivos.[5] Em 1% dos pacientes, pode induzir pesadelos.[19,23]

Trazodona é um antidepressivo que inibe a recaptação de serotonina e faz antagonismo dos receptores 5-HT2A e 5-HT2C, bem como dos receptores H_1 e alfa-1 adrenérgico. Em doses baixas (25 a 150 mg), sua ação de bloquear a recaptação de serotonina mostra-se ineficaz, mas são mantidas suas propriedades sobre os demais receptores e, com isso, apresenta efeito sedativo.[24] Não faz supressão do sono REM, como a maioria dos antidepressivos.[5] Nos pacientes com insônia com curto tempo de sono, melhora significativamente a duração do sono, além de reduzir os níveis de cortisol. Isso ocorre em função de a trazodona diminuir a ativação do eixo hipotálamo-hipófise-adrenal (HHA), que tem se mostrado um mediador de morbidade e mortalidade associado a esse fenótipo da insônia.[25]

Os antipsicóticos atípicos ou de segunda geração (quetiapina e olanzapina) também são frequentemente usados para o tratamento da insônia, mas o seu uso, até o momento, deve restringir-se ao tratamento da insônia comórbida com transtorno psiquiátrico.[5] A ação sedativa da **quetiapina** deve-se ao antagonismo H_1, alfa-1 adrenérgico e 5-HT2A. A quetiapina é efetiva no tratamento da insônia comórbida com a depressão unipolar e com a depressão bipolar; e sua ação de potencializar os antidepressivos é efetiva para reduzir os sintomas de insônia nos pacientes que têm depressão resistente ao tratamento.[26] A **quetiapina XR** (50 a 300 mg/dia) mostra ser efetiva e segura no tratamento da depressão e na qualidade de vida e de sono de pacientes idosos com depressão e insônia.[27]

Transtorno afetivo bipolar

A insônia e as alterações do ritmo circadiano podem ter um papel importante no curso do transtorno afetivo bipolar (TAB), contribuindo para a desregulação do humor e para o temperamento irritável desses pacientes.[28] Provoca ainda maior gravidade dos episódios de depressão e de mania, bem como da ansiedade, da irritabilidade e de sintomas psicóticos, além de ter impacto no tratamento do TAB.[29] Desse modo, é importante no tratamento desses pacientes atuar não só no humor, mas também na regulação do sono e dos ritmos circadianos.[28]

A **ramelteona**, quando utilizada em pacientes com TAB, mostra ser eficaz e segura. Ajuda na prevenção de recaída do episódio depressivo, mas isso não é observado na prevenção de mania/hipomania ou de episódios mistos.[30]

A **quetiapina XR**, além de sua ação sobre os neurotransmissores descrita anteriormente, também mostra modular, em animais, a expressão dos genes Per1, Per2 e do Bmal1 na amígdala e no hipocampo. Assim, atua também sobre a alteração do ritmo circadiano, além de promover e melhorar a eficiência do sono.[31]

Transtorno de ansiedade

A **pregabalina** é um anticonvulsivante que se liga à subunidade alfa-2-delta do canal de cálcio voltagem-dependente, além de modular o influxo de cálcio nos terminais neuronais, o que pode ter efeito terapêutico em dor neuropática, nas crises convulsivas e na ansiedade. Mostra-se efetiva no tratamento da insônia comórbida com transtorno de ansiedade generalizada (TAG).[26]

A **ramelteona**, na dose de 8 mg, pode ser indicada no tratamento da insônia comórbida com transtorno de ansiedade, sendo capaz de ressincronizar o desalinhamento da expressão dos genes circadianos e os níveis alterados de citocinas inflamatórias e de fator neurotrófico que ocorrem nesses pacientes.[16]

A **quetiapina XR** (50 a 300 mg/dia), em monoterapia para insônia comórbida com TAG, é efetiva no tratamento e na manutenção da melhora dos sintomas de ansiedade e em vários parâmetros do sono, como a qualidade, a latência, a duração do sono, e diminui as consequências diurnas provocadas pela insônia.[32]

Transtorno de estresse pós-traumático

A comorbidade entre transtorno de estresse pós-traumático (TEPT) e transtornos do sono é muito alta, sendo os transtornos de sono mais frequentes a insônia, a apneia obstrutiva do sono e os pesadelos.[33] A insônia, inclusive, é característica diagnóstica do TEPT, podendo permanecer mesmo quando há a melhora clínica e os sintomas não preenchem mais os critérios diagnósticos para o TEPT.[33]

Os **BZD** foram muito prescritos para diminuir os sintomas de ansiedade relacionados ao TEPT e facilitar o sono, mas tem sido observado que o seu uso piora o prognóstico e pode interferir no tratamento dele com a terapia cognitivo-comportamental (TCC). Há ainda o risco de esses pacientes desenvolverem dependência e tolerância aos BZD. Os ASRBZ, o **zolpidem** e a **eszopiclona**, em estudos pequenos, mostraram ser efetivos no tratamento da insônia dos pacientes com TEPT e não interferiram no efeito e na extinção do medo deles em relação ao tratamento com a TCC. No entanto, são necessários mais estudos.[15]

A **trazodona** pode ser uma opção de tratamento para esses pacientes. Mostra promover o sono e reduzir os pesadelos. Pode ser útil nos pacientes com TEPT que façam uso de álcool e nos pacientes que apresentem apneia do sono.[33]

Prazosin é um antagonista do receptor alfa-1, mostrando-se uma medicação eficaz no tratamento da insônia e reduzindo os pesadelos nos pacientes com TEPT.[33]

Esquizofrenia

Insônia é um problema frequente nos pacientes com esquizofrenia. Pode preceder o início do quadro, além de estar relacionada ao curso, às manifestações clínicas e ao tratamento da esquizofrenia. Assim, o tratamento da insônia requer uma atenção especial nesses pacientes.[34]

Em um trabalho de revisão da literatura, Robertson et al. avaliaram possíveis tratamentos para a insônia comórbida com a esquizofrenia e chegaram às conclusões a seguir: a) os **BZD** devem ser usados com muito cuidado, por ter sido observado aumento significativo da mortalidade, por diminuírem a atenção, prejudicarem a memória de trabalho e poderem piorar a cognição, que já está comprometida nesses pacientes; b) quanto aos **ASRBZ**, aproximadamente um quarto desses pacientes mostram não responder a esse tipo de tratamento, embora sejam necessários mais estudos; c) faltam estudos avaliando o tratamento da insônia em pacientes com esquizofrenia utilizando a ramelteona, a doxepina e o suvorexanto (antagonista dual dos receptores de orexina), ainda não disponível no Brasil.[34]

Transtorno por uso de álcool

Os **BZD** e os **ASRBZ** não são recomendados no tratamento da insônia relacionada à abstinência do álcool, uma vez que têm tolerância cruzada com o álcool e apresentam risco de uso indevido e de abuso e, com isso, desenvolvimento de dependência dessas medicações.[35]

Pacientes que fazem uso abusivo do álcool podem se beneficiar com o uso da melatonina e da ramelteona. Isso porque se pode observar nesses pacientes, além da insônia, alterações no ritmo circadiano, durante tanto o consumo agudo do álcool quanto o crônico, e uma preferência vespertina, que pode inclusive estar relacionada ao aumento do risco de recaída. A ingestão da **ramelteona** (na dosagem de 8 mg, 30 minutos antes do horário de deitar-se) em pacientes que estão iniciando a abstinência do álcool mostra melhorar os sintomas de insônia, aumentando o tempo total de sono e diminuindo o tempo para o adormecer (latência do sono), sem apresentar potencial de abuso.[35]

Os antidepressivos sedativos, como a trazodona, a mirtazapina e a amitriptilina, foram estudados no tratamento de pacientes com insônia e transtorno por uso de álcool (TUA). A **trazodona**, em doses de 50 a 200 mg, mostrou melhorar os sintomas de insônia nos pacientes em desintoxicação.[35,36] No entanto, os estudos mostram resultados controversos com relação à ajuda da trazodona na manutenção da abstinência. A **mirtazapina** foi estudada em pacientes com TUA com comorbidade com depressão e mostrou também melhorar os sintomas depressivos e de insônia. No entanto, com relação ao consumo de álcool, os resultados dos estudos foram conflitantes, levantando-se a hipótese de que ela só ajudaria a diminuir o sintoma de *craving* (fissura). A **amitriptilina**, por sua vez, mostra-se mal tolerada por esses pacientes.[35]

A **gabapentina**, anticonvulsivante modulador de canal de cálcio gabaérgico, tem ação sedativa e não apresenta risco de abuso. Foi estudada para o tratamento de pacientes com TUA que apresentam sintomas de insônia. Mostrou-se uma opção para esses pacientes, melhorando o sono e reduzindo os sintomas de *craving* e os sintomas de abstinência, principalmente quando utilizada em doses maiores (1.800 mg/dia).[35]

Entre os antipsicóticos, a **quetiapina XR** mostra melhorar os sintomas de insônia. Observa-se, na polissonografia dos pacientes com TUA que estão usando quetiapina, melhora da continuidade do sono. Ela parece ajudar a diminuir o *craving* por álcool. Nos pacientes que apresentam comorbidade de TUA e depressão, ou com TAB, a quetiapina mostra ser uma boa opção de tratamento: melhora o sono e os sintomas do humor e diminui o consumo de álcool e o *craving*. Dessa maneira, deve ser considerada no tratamento dos pacientes que apresentam comorbidade de TUA com transtornos do humor ou transtornos psicóticos e que apresentem queixas de insônia.[35]

Acamprosato atua modulando a excitabilidade neuronal, por sua ação glutamatérgica. É eficaz na manutenção da abstinência alcóolica e parece ser eficiente no tratamento preventivo de transtornos do sono durante a abstinência do álcool, melhorando os sintomas de insônia.[35]

A Tabela 10.4.1 resume o tratamento farmacológico do transtorno de insônia comórbida com o transtorno do uso do álcool.

Tabela 10.4.1
Resumo do tratamento farmacológico do transtorno de insônia comórbida com o transtorno do uso do álcool.

Terapia cognitivo--comportamental para insônia (TCC-I)	Alto nível de evidência	Higiene do sono, controle de estímulos, restrição de tempo de sono, terapia cognitiva	
Tratamento farmacológico (considerar comorbidades psiquiátricas que podem ajudar na decisão do tratamento)	Moderado nível de evidência	Mirtazapina	■ 15 a 45 mg na hora de dormir
		Gabapentina	■ 600 mg, 3 vezes ao dia ■ 1.200 mg na hora de dormir
		Quetiapina XR	■ 25 a 200 mg na hora de dormir
	Baixo nível de evidência	Agonista melatoninérgico	■ Na hora de dormir
		Topiramato	■ 300 mg/dia
		Trazodona	■ Iniciar com 50 mg e ir ajustando a dose, podendo chegar a 200 mg na hora de dormir
		Acamprosato	■ 666 mg, 3 vezes ao dia; iniciar 8 dias antes da desintoxicação
	A considerar (faltam dados confiáveis)	Baixa dose de outro antidepressivo sedativo, amitriptilina, doxepina	

Fonte: Geoffroy PA et al., 2020.

■ Referências bibliográficas

1. Freeman D, Sheaves B, Waite F, Harvey AG, Harrison PJ. Sleep disturbance and psychiatric disorders. Lancet Psychiatry. 2020;7(7):628-37.

2. Pigeon WR, Bishop TM, Krueger KM. Insomnia as a precipitating factor in new onset mental illness: a systematic review of recent findings. Curr Psychiatry Rep. 2017;19(8):44.
3. Bao YP, Han Y, Ma J, Wang RJ, Shi L, Wang TY et al. Cooccurrence and bidirectional prediction of sleep disturbances and depression in older adults: meta-analysis and systematic review. Neurosci Biobehav Rev. 2017;75:257-73.
4. Fang H, Tu S, Sheng J, Shao A. Depression in sleep disturbance: a review on a bidirectional relationship, mechanisms and treatment. J Cell Mol Med. 2019;23(4):2324-32.
5. Riemann D, Krone LB, Wulff K, Nissen C. Sleep, insomnia, and depression. Neuropsychopharmacology. 2020;45(1):74-89.
6. Biddle DJ, Hermens DF, Lallukka T, Aji M, Glozier N. Insomnia symptoms and short sleep duration predict trajectory of mental health symptoms. Sleep Med. 2019;54:53-61.
7. Gao X, Meng LX, Ma KL, Liang J, Wang H, Gao QWT. The bidirectional causal relationships of insomnia with five major psychiatric disorders: a Mendelian randomization study. Eur Psychiatry. 2019;60:79-85.
8. Fang H, Tu S, Sheng J, Shao A. Depression in sleep disturbance: a review on a bidirectional relationship, mechanisms and treatment. J Cell Mol Med. 2019;23(4):2324-32.
9. Inada K, Enomoto M, Yamato K, Marumoto T, Takeshima M, Mishima K. Effect of residual insomnia and use of hypnotics on relapse of depression: a retrospective cohort study using a health insurance claims database. J Affect Disord. 2021;281:539-46.
10. Vgontzas AN, Fernandez-Mendoza J, Bixler EO, Singareddy R, Shaffer ML, Calhoun SL et al. Persistent insomnia: the role of objective short sleep duration and mental health. Sleep. 2012;35(1):61-8.
11. Asarnow LD, Manber R. Cognitive behavioral therapy for insomnia in depression. Sleep Med Clin. 2019;14(2):177-84.
12. Vgontzas AN, Fernandez-Mendoza J, Liao D, Bixler EO. Insomnia with objective short sleep duration: the most biologically severe phenotype of the disorder. Sleep Med Rev. 2013;17(4):241-54.
13. Schlarb AA, Faber J, Hautzinger M. CBT-I and HT-I group therapy for adults with insomnia in comparison to those with insomnia and comorbid depression: a pilot study. Neuropsychiatr Dis Treat. 2018;14:2429-38.
14. Morin CM, Beaulieu-Bonneau S, Bélanger L, Ivers H, Sánchez-Ortuño M, Vallières A et al. Cognitive-behavior therapy singly and combined with medication for persistent insomnia: impact on psychological and daytime functioning. Behav Res Ther. 2016;87:109-16.
15. Hassinger AB, Bletnisky N, Dudekula R, El-Solh AA. Selecting a pharmacotherapy regimen for patients with chronic insomnia. Expert Opin Pharmacother. 2020;21(9):1035-43.
16. Satyanarayanan SK, Chien YC, Chang JPC, Huang SY, Guu TW, Su H et al. Melatonergic agonist regulates circadian clock genes and peripheral inflammatory and neuroplasticity markers in patients with depression and anxiety. Brain Behav Immun. 2020;85:142-51.
17. Riemann D, Baglioni C, Bassetti C, Bjorvatn B, Dolenc Groselj L, Ellis JG et al. European guideline for the diagnosis and treatment of insomnia. J Sleep Res. 2017;26(6):675-700.
18. Sateia MJ, Buysse DJ, Krystal AD, Neubauer DN, Heald JL. Clinical practice guideline for the pharmacologic treatment of chronic insomnia in adults: an American Academy of Sleep Medicine clinical practice guideline. J Clin Sleep Med. 2017;13(2):307-49.
19. Wichniak A, Wierzbicka A, Walcka M, Jernajczyk W. Effects of antidepressants on sleep. Curr Psychiatry Rep. 2017;19(9):1-7.
20. Qaseem A, Kansagara D, Forciea MA, Cooke M, Denberg TD, Barry MJ et al. Management of chronic insomnia disorder in adults: a clinical practice guideline from the American College of Physicians. Ann Intern Med. 2016;165(2):125-33.
21. Brietzke E, Vazquez GH, Kang MJY, Soares CN. Pharmacological treatment for insomnia in patients with major depressive disorder. Expert Opin Pharmacother. 2019;20(11):1341-9.
22. Mi W, Tabarak S, Wang L, Zhang S, Lin X, Du L et al. Effects of agomelatine and mirtazapine on sleep disturbances in major depressive disorder: evidence from polysomnographic and resting-state functional connectivity analyses. Sleep J. 2020;43(11):1-10.
23. Buschkamp JA, Frohn C, Juckel G. Mirtazapine induces nightmares in depressed patients. Pharmacopsychiatry. 2017;50(4):2017.
24. Stahl SM. Mechanism of action of trazodone: a multifunctional drug. CNS Spectr. 2009;14(10):536-46.
25. Vgontzas AN, Puzino K, Fernandez-Mendoza J, Krishnamurthy VB, Basta M, Bixler EO. Effects of trazodone versus cognitive behavioral therapy in the insomnia with short sleep duration phenotype: a preliminary study. J Clin Sleep Med. 2020;16(12):2009-19.
26. Atkin T, Comai S, Gobbi G. Drugs for insomnia beyond benzodiazepines: pharmacology, clinical applications, and discovery. Pharmacol Rev. 2018;70(2):197-245.

27. Locklear JC, Svedsäter H, Datto C, Endicott J. Effects of once-daily extended release quetiapine fumarate (quetiapine XR) on quality of life and sleep in elderly patients with major depressive disorder. J Affect Disord. 2013;149(1-3):189-95.
28. Palagini L, Miniati M, Caruso D, Massa L, Novi M, Pardini F et al. Association between affective temperaments and mood features in bipolar disorder II: the role of insomnia and chronobiological rhythms desynchronization. J Affect Disord. 2020;266:263-72.
29. Sylvia LG, Chang WC, Kamali M, Tohen M, Kinrys G, Deckersbach T et al. Sleep disturbance may impact treatment outcome in bipolar disorder: a preliminary investigation in the context of a large comparative effectiveness trial. J Affect Disord. 2018;225:563-8.
30. Kishi T, Nomura I, Sakuma K, Kitajima T, Mishima K, Iwata N. Melatonin receptor agonists – ramelteon and melatonin – for bipolar disorder: a systematic review and meta-analysis of double-blind, randomized, placebo-controlled trials. Neuropsychiatr Dis Treat. 2019;(15):1479-86.
31. Hwang JY, Choi JW, Kang SG, Hwang SH, Kim SJ, Lee YJ. Comparison of the effects of quetiapine XR and lithium monotherapy on actigraphy-measured circadian parameters in patients with bipolar II depression. J Clin Psychopharmacol. 2017;37(3):351-4.
32. Sheehan DV, Svedsäter H, Locklear JC, Eriksson H. Effects of extended-release quetiapine fumarate on long-term functioning and sleep quality in patients with generalized anxiety disorder (GAD): data from a randomized-withdrawal, placebo-controlled maintenance study. J Affect Disord. 2013;151(3):906-13.
33. Colvonen P, Straus L, Steonowsky C, McCarthy M, Goldstein L, Norman S. Recent advancements in treating sleep disorders in cooccurring PTSD. Curr Psychiatry Rep. 2018;20(7):48.
34. Robertson I, Cheung A, Fan X. Insomnia in patients with schizophrenia: current understanding and treatment options. Prog Neuro-Psychopharmacology Biol Psychiatry. 2019;92:235-42.
35. Geoffroy PA, Lejoyeux M, Rolland B. Management of insomnia in alcohol use disorder. Expert Opin Pharmacother. 2020;21(3):297-306.
36. Mandari S, Golebiowski R, Mansukhani M, Kolla B. Pharmacological management of insomnia. Neurotherapeutics. 2021;18:44-52.

11

Tratamento dos Transtornos Respiratórios do Sono

11.1 – Cuidados Gerais

Erika Cristine Treptow
Sandra Dória Xavier

Introdução

A apneia obstrutiva do sono (AOS) é considerada um problema de saúde pública pela sua alta prevalência e pelas consequências associadas. Os pacientes adultos com AOS grave apresentam risco até 3 vezes maior de mortalidade por todas as causas em comparação com adultos sem AOS.[1] Dessa maneira, é imperativa a identificação dos fatores de risco para AOS, não somente como modo de prevenção, mas também como alvo na intervenção terapêutica.

Os principais fatores de risco para o desenvolvimento da AOS são obesidade, aumento da idade, sexo masculino, alterações anatômicas na via aérea superior e/ou craniofaciais, síndromes genéticas, tabagismo, etilismo, refluxo gastroesofágico (RGE) com consequente refluxo laringofaríngeo (RLF), entre outros.

Os cuidados gerais da AOS incluem mudanças nos fatores de risco modificáveis e devem fazer parte do tratamento de todos os pacientes com a doença, independentemente da gravidade. Pode ser realizado de maneira isolada ou em conjunto com tratamentos específicos, como o uso de aparelho de pressão positiva, fonoterapia, uso de aparelho intraoral e/ou procedimentos cirúrgicos.

Cuidado geral da apneia obstrutiva do sono – fatores de risco modificáveis

■ Álcool e apneia obstrutiva do sono

A ingesta alcoólica é estudada desde a década de 1980 como possível fator de risco para agravamento da AOS, por vários mecanismos possíveis, a saber: 1) o álcool contribui para a apneia central do sono ao deprimir o estímulo respiratório por meio dos efeitos nos receptores GABA; 2) pode aumentar o limiar de despertar, resultando em eventos obstrutivos respiratórios mais prolongados e com dessaturação mais acentuada; 3) causa hipotonia da orofaringe, com relaxamento da base da língua e colapso retrolingual; 4) aumenta a resistência nasal por causar vasodilatação dos vasos nasais secundária à diminuição do tônus simpático.[2]

Com relação ao sono em geral, o consumo de bebida alcoólica causa redução da latência do sono, redução do sono REM, fragmentação do sono e tempo total de sono diminuído. Um estudo populacional[3] com 11.905 participantes sem comorbidades avaliou o consumo de álcool (quantidade e frequência de consumo) em dois momentos distintos: 2006 e 2012. A qualidade do sono foi medida em 2012, tendo sido avaliados quatro parâmetros (insônia, sonolência diurna, tempo total de sono, ronco/AOS). Foi observada associação dose-resposta entre o maior consumo de álcool em 2006 e em 2012, com pior qualidade do sono em 2012 ($p < 0{,}001$), após ajuste para idade, sexo, *status* socioeconômico, tabagismo, atividade física, obesidade, perfis lipídicos plasmáticos, diabetes e hipertensão. O consumo de álcool foi associado a maiores chances de haver curta duração do sono, roncos noturnos e AOS.

Uma metanálise que avaliou o impacto do consumo de bebidas alcoólicas em parâmetros respiratórios durante o sono mostrou um aumento no índice de apneia e hipopneia (IAH) de 2,3 eventos/h (95% IC: 1,41 a 3,25) após ingesta de bebida alcoólica. Entretanto, pessoas com histórico de roncos e diagnosticadas com AOS tiveram aumento de IAH de 4,2 eventos/h (95% IC: 1,19 a 6,5) e 7,1 eventos/h (95% IC: 3,59 a 10,61), respectivamente. Essas evidências mostram que um indivíduo com IAH de 24 eventos/h, por exemplo, pode chegar a índices maiores que 30 eventos/h nas noites em que consome bebidas alcoólicas.[4]

Em 2020, foi publicada uma revisão sistemática e metanálise de estudos exclusivamente de coorte que avaliou o efeito da ingesta de álcool precedendo o sono na gravidade da AOS.[5] A diferença entre IAH e saturação de oxi-hemoglobina antes e depois do consumo de álcool foi estatisticamente significante. O IAH aumentou em 3,98 eventos/h (95% IC: 3,27 a 4,69), e a saturação da oxi-hemoglobina diminuiu 2,72% (95% IC: 23,69 a 21,76).

Tabagismo e apneia obstrutiva do sono

Apesar de recente declínio na prevalência do tabagismo, o uso do tabaco continua sendo um problema de saúde pública global e ainda é a principal causa de morbidade e mortalidade evitável no mundo.

São mecanismos sugeridos para explicar como fumar pode causar ou agravar a AOS: 1) mudanças na arquitetura do sono, com aumento da fragmentação do sono e aumento da latência para início do sono; 2) relaxamento dos músculos da via aérea superior (VAS); 3) aumento do limiar de despertar causado pela nicotina; e 4) edema das vias aéreas superiores pela inflamação secundária à inalação de fumaça.

Embora diversos estudos comprovem a associação de tabagismo com roncos e AOS, outros falharam em mostrar essa associação.

Um estudo transversal com 333 pacientes com AOS ou ronco primário verificou associação entre o tabagismo e a gravidade da SAOS, tanto pelo aumento do IAH quanto pela redução da saturação de oxigênio durante a noite. O aumento de uma unidade no ano-maço resultou em 15,3% no aumento no IAH, enquanto aumento de uma unidade no índice de massa corpórea (IMC) e na idade resultou, respectivamente, em 20,8% e 12,3% de aumento no IAH.[6] Um estudo de coorte com 811 participantes verificou que os fumantes correm um risco significativamente maior de distúrbios respiratórios moderados e graves (*odds ratio*: 4,44) do que indivíduos que nunca fumaram.[7] Entretanto, outros estudos não encontraram associação entre tabagismo e AOS.[8,9]

Controle do peso e apneia obstrutiva do sono

A obesidade é o maior fator de risco para o desenvolvimento e o agravamento da AOS. Dessa maneira, é fundamental que o controle do peso faça parte do tratamento dos pacientes com sobrepeso ou obesidade e AOS. Um estudo longitudinal demonstrou que a perda de 10% do peso corporal está associada a uma redução de 26% no IAH (95% IC: 18% a 34%).[10]

Os fatores implicados na associação entre AOS e obesidade incluem: 1) depósito de gordura na VAS, principalmente na língua; 2) redução da tração da traqueia por aumento da obesidade central e redução dos volumes pulmonares; 3) disfunção do controle neuromuscular da musculatura dilatadora de VAS; 4) alterações em hormônios relacionados à fome e à saciedade, como grelina e leptina.

O manejo do controle do peso deve incluir a instituição de uma dieta hipocalórica, acompanhamento comportamental e aumento do gasto calórico com a prática de atividade física.[11,12] Medidas adicionais, como refeições leves no período noturno, restringir a janela alimentar (tempo entre a primeira e a última refeição do dia) e limitar o consumo de alimentos processados e bebidas calóricas, podem auxiliar no tratamento do sobrepeso e da obesidade. Entretanto, principalmente nos casos de necessidade de maior perda de peso, muitas vezes é necessário usar medicamentos e/ou realizar cirurgia bariátrica.[11]

No Brasil, o uso de medicamentos para redução de peso está indicado para pessoas com IMC > 27 kg/m², quando associado a comorbidades, ou IMC > 30 kg/m². As medicações aprovadas para tratamento da obesidade são a sibutramina, a liraglutida e o orlistate.

Já a cirurgia bariátrica é o tratamento mais efetivo para controle da obesidade e está indicada para pacientes com IMC ≥ 40 kg/m², ou em pacientes com IMC ≥ 35 kg/m² associado a comorbidades. A perda de peso obtida é variável conforme o procedimento cirúrgico.[11,13] A banda gástrica resulta em perda do peso corporal inicial (em inglês, *total body weight loss* – TBWL) de 15% a 20%. O *bypass* gástrico em Y de Roux reduz aproximadamente 30% do peso inicial em 1 ano de seguimento e a gastrectomia vertical (*sleeve*) resulta em redução aproximada de 25%.

O papel do nariz na apneia obstrutiva do sono

O nariz contribui com mais de 50% do total da resistência na VAS, sendo o ponto mais estreito a região da válvula nasal. Quadros agudos (p. ex., infecções de VAS) ou crônicos (p. ex., rinite, desvio de septo e polipose nasal) podem aumentar a resistência nasal.

A obstrução nasal contribui para a AOS por alguns motivos, a saber: 1) aumento da pressão negativa na via aérea da orofaringe e hipofaringe decorrente da resistência nasal elevada; 2) posteriorização da mandíbula secundária à respiração oral; 3) reflexo ventilatório nasal prejudicado; e 4) produção de óxido nítrico reduzida.[14]

Estudo coorte retrospectivo recente, com 11.238 pacientes com desvio de septo e 22.476 sem desvio de septo, encontrou prevalência 4,39 vezes maior de AOS no grupo com desvio de septo em comparação ao grupo sem desvio septal, o que mostra a importância de se prezar pela respiração nasal.[15]

No entanto, não está clara na literatura a melhora no IAH com a realização de cirurgias nasais isoladas para aumentar o fluxo de ar pelo nariz, apesar de evidências de melhora em dados subjetivos de sono, sonolência excessiva diurna e qualidade de vida. Da mesma maneira, uma metanálise recente envolvendo o papel dos corticosteroides nasais no tratamento da AOS não demonstrou melhora no IAH.[16]

Em uma metanálise publicada em 2011, a eficácia da cirurgia nasal isolada nos parâmetros polissonográficos da AOS, como o IAH, foi apenas de 16,7%.[17] Já estudo multicêntrico feito em 2020 com 735 pacientes demonstrou que a cirurgia nasal pode melhorar a taxa de sucesso em cirurgias de palato e/ou língua.[18] De qualquer modo, as cirurgias nasais têm um papel importante no tratamento da AOS por melhorarem a qualidade de vida dos pacientes e permitirem que passem a utilizar a via correta de entrada de ar para a via aérea, com o uso das funções de umidificação, aquecimento e filtração de ar. Além disso, melhor fluxo de ar nasal está associado a pressões menores de aparelho de pressão positiva.

A discrepância entre os achados polissonográficos e subjetivos da intervenção nasal no tratamento da AOS pode ser decorrente de alguns fatores, como o caráter multinível do estreitamento da VAS, o diagnóstico incorreto do nariz como principal local de obstrução, ou a etiologia multifatorial da AOS, a qual envolve mecanismos não só relacionados à resistência da via aérea, mas também à atividade dos músculos que compõem a VAS.

Refluxo gastroesofágico e refluxo laringofaríngeo

É muito frequente a presença de queixas associadas a RGE e RLF em pacientes com AOS. Os sintomas mais relatados são queimação, regurgitação, rouquidão, pigarro, tosse e disfagia. A prevalência de RGE em pacientes com AOS é significativamente maior que em pacientes sem distúrbios respiratórios do sono. O RLF está associado principalmente a inflamação e redução do calibre da VAS pelo contato do conteúdo gastroduodenal na faringe e na laringe.[19]

Modificações fisiológicas que ocorrem durante o sono, como a perda do efeito protetor da gravidade quando estamos deitados, a redução da produção da saliva e do ato de engolir, podem predispor ao aumento dos sintomas de refluxo no período noturno.[20] Além disso, RGE e AOS compartilham diversos fatores de risco, como obesidade, consumo de bebidas alcoólicas e tabagismo.

O tratamento do RGE e do RLF deve incluir medidas não farmacológicas e comportamentais, como perda de peso, terapia posicional e não se alimentar pelo menos 4 horas antes de adormecer.

O uso de inibidores da bomba de prótons está associado a melhora dos sintomas noturnos, da qualidade de sono e redução de despertares. Entretanto, os efeitos na redução do IAH foram limitados na maior parte dos estudos.

Durante o período dos eventos respiratórios de apneia e hipopneia, ocorre aumento da pressão intratorácica negativa, e essas pressões negativas se transmitem para o esôfago, o que pode resultar em maior relaxamento do esfíncter esofágico inferior (EEI). A atividade potencial antirrefluxo do uso do aparelho de pressão positiva está associada a elevação passiva da pressão intraesofágica e possível constrição do EEI. Estudos realizados com uso do aparelho de pressão contínua na via aérea (CPAP) mostraram que o tratamento é eficaz em reduzir sintomas de RGE mesmo em pacientes sem AOS, os efeitos benéficos se mantêm com o tempo e a melhora é proporcional à adesão ao tratamento.[20-22]

	Álcool ■ O consumo de bebidas alcoólicas está associado a aumento no IAH e dessaturação de oxi-hemoglobina, sendo o impacto maior naqueles já roncadores ou com diagnóstico de AOS ■ Ocorre piora da qualidade do sono com redução da latência do sono, redução do sono REM, fragmentação do sono e tempo total de sono diminuído
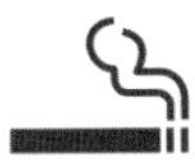	Tabagismo ■ Fumar está associado a mudanças na arquitetura do sono, aumento da fragmentação do sono e aumento da latência para início do sono; relaxamento dos músculos da via aérea superior (VAS); aumento do limiar de despertar causado pela nicotina e edema da VAS pela inflamação secundária à inalação de fumaça ■ Entretanto, ainda é conflitante na literatura a relação entre tabagismo e AOS
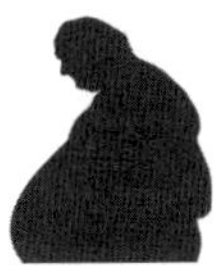	Obesidade ■ É o principal fator de risco para AOS ■ Medidas de controle de peso incluem dieta, exercícios, mudanças comportamentais, medicamentos e cirurgia ■ A perda de 10% do peso corporal diminui em 26% o IAH
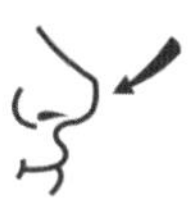	Nariz ■ O impacto da cirurgia nasal isolada no IAH é limitado ■ A melhora do fluxo de ar nasal está associada a diminuição da pressão do aparelho de pressão positiva ■ Cirurgias nasais estão associadas a melhora sintomática e da qualidade de vida
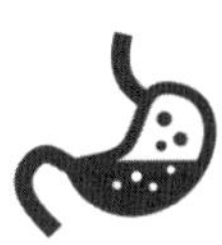	Refluxo gastroesofágico ■ Os inibidores da bomba de prótons melhoram os sintomas noturnos, mas exercem pouco efeito sobre o IAH ■ O aparelho de pressão positiva está associado a melhora persistente dos sintomas noturnos, a qual ocorre mesmo em pacientes sem AOS ■ A resposta ao tratamento é proporcional ao tempo de uso do aparelho de pressão positiva

FIGURA 11.1.1 – Cuidado geral no tratamento da apneia obstrutiva do sono.

AOS: apneia obstrutiva do sono; IAH: índice de apneia e hipopneia; REM: movimento rápido dos olhos.

Fonte: Desenvolvida pela autoria do subcapítulo.

■ Referências bibliográficas

1. Young T, Finn L, Peppard PE, Szklo-Coxe M, Austin D, Nieto FJ et al. Sleep disordered breathing and mortality: eighteen-year follow-up of the Wisconsin sleep cohort. Sleep. 2008;31(8):1071-8.
2. Issa FG, Sullivan CE. Alcohol, snoring and sleep apnea. J Neurol Neurosurg Psychiatry. 1982;45(4):353-9.
3. Zheng D, Yuan X, Ma C, Liu Y, van Every H, Sun Y et al. Alcohol consumption and sleep quality: a community-based study. Pu-blic Health Nutr. 2021;24(15):4851-8.
4. Kolla BP, Foroughi M, Saeidifard F, Chakravorty S, Wang Z, Mansukhani MP. The impact of alcohol on breathing parameters during sleep: a systematic review and meta-analysis. Sleep Med Rev. 2018;42:59-67.
5. Burgos-Sanchez C, Jones NN, Avillion M, Gibson SJ, Patel JA, Neighbors J et al. Impact of alcohol consumption on snoring and sleep apnea: a systematic review and meta-analysis. Otolaryngol Head Neck Surg. 2020;163(6):1078-86.
6. Yosunkaya S, Kutlu R, Vatansev H. Effects of smoking on patients with obstructive sleep apnea syndrome. Clin Respir J. 2021;15(2):147-53.
7. Wetter DW, Young TB, Bidwell TR, Badr MS, Palta M. Smoking as a risk factor for sleep-disordered breathing. Arch Intern Med. 1994;154(19):2219-24.
8. Esen AD, Akpinar M. Relevance of obstructive sleep apnea and smoking: obstructive sleep apnea and smoking. Fam Pract. 2021;38(2):181-6.
9. Cohen O, Strizich GM, Ramos AR, Zee PC, Reid KJ, Mani V et al. Sex differences in the association between smoking and sleep-disordered breathing in the Hispanic community health study/study of latinos. Chest. 2019;156(5):944-53.
10. Peppard PE, Young T, Palta M, Dempsey J, Skatrud J. Longitudinal study of moderate weight change and sleep-disordered breathing. JAMA. 2000;284(23):3015-21.

11. Saunders KH, Igel LI, Tchang BG. Surgical and nonsurgical weight loss for patients with obstructive sleep apnea. Otolaryngol Clin North Am. 2020;53(3):409-20.
12. Hudgel DW, Patel SR, Ahasic AM, Bartlett SJ, Bessesen DH, Coaker MA et al. The role of weight management in the treatment of adult obstructive sleep apnea: an official American Thoracic Society cli-nical practice guideline. Am J Respir Crit Care Med. 2018;198(6):e70-87.
13. Arterburn DE, Telem DA, Kushner RF, Courcoulas AP. Benefits and risks of bariatric surgery in adults: a review. JAMA. 2020;324(9):879-87.
14. Georgalas C. The role of the nose in snoring and obstructive sleep apnoea: an update. Eur Arch Otorhinolaryngol. 2011;268(9):1365-73.
15. Yeom SW, Kim MG, Lee EJ, Chung SK, Kim DH, Noh SJ et al. Association between septal deviation and OSA diagnoses: a nationwide 9-year follow-up cohort study. J Clin Sleep Med. 2021;17(10):2099-106.
16. Nguyen DK, Liang J, Durr M. Topical nasal treatment efficacy on adult obstructive sleep apnea severity: a systematic review and meta-analysis. Int Forum Allergy Rhinol. 2021;11(2):153-61.
17. Li HY, Wang PC, Chen YP, Lee LA, Fang TJ, Lin HC. Critical appraisal and meta-analysis of nasal surgery for obstructive sleep apnea. Am J Rhinol Allergy. 2011;25(1):45-9.
18. Pang KP, Montevecchi F, Vicini C, Carrasco-Llatas M, Baptista PM, Olszewska E et al. Does nasal surgery improve multilevel surgical outcome in obstructive sleep apnea: a multicenter study on 735 patients. Laryngoscope Investig Otolaryngol. 2020;5(6):1233-9.
19. Caparroz FA, Campanholo MAT, Regina CG, Park SW, Haddad L, Gregório LC et al. Clinical and polysomnographic predictors of laryngopharyngeal reflux in obstructive sleep apnea syndrome. Braz J Otorhinolaryngol. 2019;85(4):408-15.
20. Lim KG, Morgenthaler TI, Katzka DA. Sleep and nocturnal gastroesophageal reflux: an update. Chest. 2018;154(4):963-71.
21. Tamanna S, Campbell D, Warren R, Ullah MI. Effect of CPAP therapy on symptoms of nocturnal gastroesophageal reflux among patients with obstructive sleep apnea. J Clin Sleep Med. 2016;12(9):1257-61.
22. Zanation AM, Senior BA. The relationship between extraesophageal reflux (EER) and obstructive sleep apnea (OSA). Sleep Med Rev. 2005;9(6):453-8.

11.2 – Aparelhos de Pressão Positiva

Thainá Rocha Braga Machado
Pedro Rodrigues Genta

Neste subcapítulo, serão descritas as opções de tratamento da apneia obstrutiva do sono (AOS) envolvendo pressão aérea positiva contínua (CPAP). O CPAP com máscara nasal foi descrito para o tratamento da AOS em 1981, por Collin Sulivan.[1] Ainda hoje, essa modalidade permanece sendo a primeira escolha de tratamento para AOS moderada a grave.[2]

CPAP

O CPAP com pressão fixa visa manter a via área superior pérvia por meio da dilatação da faringe por pressão positiva direta, gerando uma dilatação pneumática,[3] e por aumento do volume pulmonar, promovendo tração traqueal e consequente dilatação faríngea.[4]

A pressão ideal de tratamento pode ser definida a partir de titulação realizada em laboratório do sono.[5] Entretanto, atualmente existem outros métodos simplificados que permitem essa definição, como fórmulas elaboradas a partir de resultados de polissonografia diagnóstica e dados antropométricos[6] e até mesmo o uso de relatórios fornecidos pelo autoCPAP (Figura 11.2.1), no qual, após uma ou mais noites de uso, obtém-se o percentil 95 da pressão que será estabelecido como a pressão fixa do CPAP. Estudos mostram significativa consistência dos resultados obtidos por essa modalidade.[7]

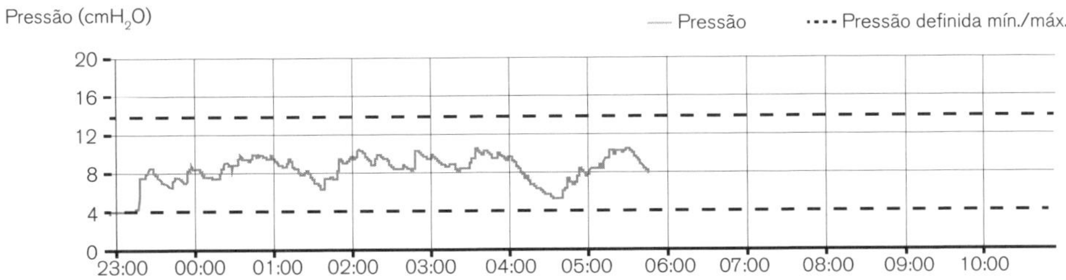

AirSense 10 AutoSet com AirFit N30i						
Número de série			22201525913			
Modo/pressão mín.-máx.			**AutoSet/4 a 14 cmH_2O**			
EPR/nível			**Desl.**			
Estatística						
Utilização					**6h52min**	
Fuga – L/min			Mediana:	**0**	% 95°:	**2,4**
Pressão – cmH_2O			Mediana:	**8,6**	% 95°:	**10,3**
Eventos por hora	IAH:	**0,1**	IA:	**0**	IH:	**0,1**
	Central:	**0**	Obstrutiva:	**0**	Desconhecida:	**0**
					RERA	**0**
Respiração Cheyne-Stokes					**0 min (0%)**	

FIGURA 11.2.1 – Exemplo retirado do relatório de dados de um equipamento de CPAP em modo automático, demonstrando oscilação da pressão de CPAP durante o uso em uma noite. As pressões mínimas e máximas de CPAP foram fixadas entre 4 e 14 cmH_2O, respectivamente; e, ao final, observe que a pressão com base no percentil 95 foi de 10,3 cmH_2O.

Fonte: Laboratório do Sono do Instituto do Coração (InCor) do Hospital das Clínicas da Faculdade de Medicina da Universidade de São Paulo (HC-FMUSP).

▪ Modalidades alternativas

Os CPAPs automáticos (APAP) visam ajustar automaticamente a pressão de tratamento. A pressão é aumentada pelo próprio aparelho até que haja normalização do fluxo ou resistência; após se alcançar a pressão terapêutica, ocorre uma diminuição progressiva dela até o surgimento de nova limitação do fluxo ou aumento na resistência das vias aéreas.[2] O objetivo da variação de pressão é reduzir a pressão média durante o uso, a fim de otimizar o conforto. Entretanto, diversos estudos demonstraram que não há diferenças clinicamente significativas entre CPAP e APAP com relação a melhorias na sonolência diurna ou adesão à terapia.[8-10]

O aparelho funciona por identificação e resposta a mudanças nos padrões de fluxo e resistência das vias aéreas superiores, por meio de variantes como vibração da máscara (detectada como ronco), diminuição de fluxo de ar (detectada como hipopneia) e ausência de fluxo de ar (detectada como apneia), por intermédio de um pneumotacógrafo, monitores de pressão nasal ou alterações na velocidade do compressor. A técnica de oscilação forçada (FOT) auxilia na diferenciação entre apneia obstrutiva e central, por meio de alterações nos padrões de resistência ou impedância das vias aéreas superiores.[11-13] Por ser independente da atividade do paciente e do esforço ventilatório, essa tecnologia é mais fidedigna quando comparada ao uso de fluxo na diferenciação entre apneias centrais e obstrutivas ou vazamento de máscara.[2] Outra técnica utilizada na diferenciação entre apneia central e obstrutiva é o pulso de pressão, que avalia a geração de fluxo aéreo após breve aumento da pressão. Na apneia central, por estar pérvia a via aérea, há geração de fluxo em resposta ao pulso de pressão.

Os aparelhos apresentam faixa de pressão terapêutica mínima de 4 cmH_2O e máxima de 20 cmH_2O. Cabe ao médico prescritor a decisão de ajuste entre limite superior e inferior de pressão de maneira individualizada.[2] O APAP não deve ser usado em situações como insuficiência cardíaca congestiva (ICC), doenças pulmonares como doença pulmonar obstrutiva crônica (DPOC) e pacientes com possíveis dessaturações arteriais noturnas de oxi-hemoglobina por outras condições médicas que não AOS.[14-17] Além disso, dispositivos que utilizem vibração ou som como algoritmo de funcionamento não devem ser usados por pacientes não roncadores, como nos casos de pós-operatório de cirurgia faríngea e/ou palatina.[14,15]

Os biníveis permitem ajustes de pressões inspiratórias (IPAP) e expiratórias (EPAP) de maneira independente. A tecnologia poderia ser recomendada, de modo geral, para pacientes com diagnóstico de AOS e necessidade de altas pressões de tratamento, mas que apresentem dificuldade de tolerância da terapia com CPAP, visando reduzir o desconforto e efeitos colaterais da pressão expiratória. Entretanto, a maioria dos estudos não mostrou claro benefício na adesão dos pacientes com AOS não complicada,[8,18,19] assim como não existem evidências sobre a melhora de desfechos cardiovasculares nesse grupo de pacientes.

A escolha do dispositivo

Além da tecnologia envolvida na escolha do aparelho e dos resultados esperados, demandam preocupação também a adesão à terapia, possíveis medidas de conforto, custos envolvidos (incluindo a titulação em laboratório de sono, caso indicado) e disponibilidade de ferramentas de gerenciamento de dados *on-line*.[2]

■ Resolução de eventos respiratórios

Quando atingida a pressão ideal de tratamento, qualquer um dos dispositivos de PAP supracitados é capaz de resolver a grande maioria dos distúrbios respiratórios do sono, considerando-se todo o espectro da gravidade da doença.[8,18]

■ Umidificação aquecida

Com frequência, pacientes em uso de dispositivos PAP se queixam de congestão nasal ou sensação de vias aéreas ressecadas.[2] A maioria dos dispositivos atuais tem a opção de umidificação aquecida. Entretanto, vários estudos demonstraram que não há melhora na adesão com essa tecnologia.[18,20-24] Apesar disso, acredita-se que, em pacientes com queixas nasais ou de xerostomia, o umidificador pode melhorar o conforto com a terapia.[2]

■ Alívio da pressão expiratória

Outra queixa comum dos pacientes diz respeito ao desconforto durante a expiração contra a pressão positiva, o que resultou no desenvolvimento de sistemas de alívio da pressão expiratória. A tecnologia reduz brevemente a pressão durante a expiração, em 1 a 3 cmH_2O, e retorna à pressão de tratamento durante a inspiração (Figura 11.2.2).[2] Entretanto, em comparação ao CPAP-padrão, a utilização de alívio expiratório não aumenta a adesão, a sonolência subjetiva, o alerta objetivo, nem o índice de apneia residual.[25]

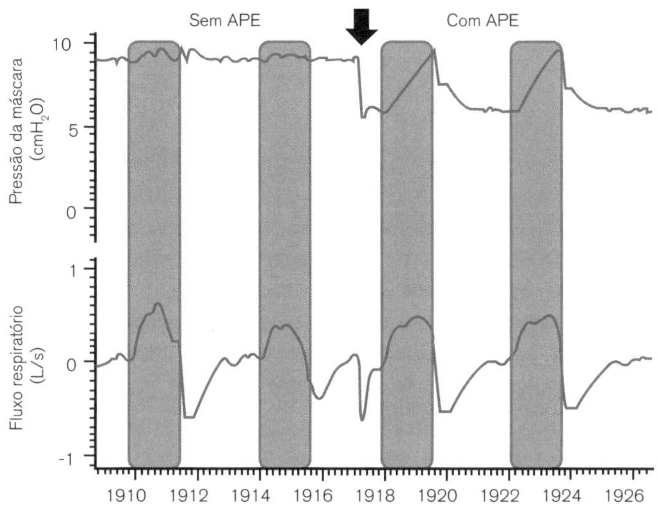

FIGURA 11.2.2 – Registro da pressão de CPAP e fluxo respiratório antes e após o acionamento do alívio de pressão expiratória (APE). É possível notar que, após o acionamento do APE, ocorre redução da pressão de CPAP durante a expiração, que só retorna ao nível basal ao final da inspiração.

Fonte: Laboratório do Sono do Instituto do Coração (InCor) do Hospital das Clínicas da Faculdade de Medicina da Universidade de São Paulo (HC-FMUSP).

▪ Custo da terapia

Os CPAP de pressão fixa são mais acessíveis do que os dispositivos AutoCPAP e BiPAP. Uma vantagem da terapia com AutoCPAP seria a possibilidade de se evitar os gastos associados a um estudo de titulação em laboratório.[2] Entretanto, conforme pontuado anteriormente, essa modalidade tem resultados similares aos do CPAP, devendo ser reservada como um método de determinação da pressão fixa do CPAP para o tratamento contínuo.[26,27]

▪ Melhoria na sonolência diurna

Todas as tecnologias de tratamento com PAP descritas são capazes de melhorar de maneira significativa os sintomas subjetivos de sonolência diurna, especialmente em pacientes com AOS moderada a grave.[9,28-30]

Entretanto, não se sabe exatamente a quantidade mínima ou ideal de uso necessário para melhora dos sintomas, o que faz crer que essa resposta seja individualizada. De modo geral, quanto maior a adesão, mais evidentes são as melhorias.[31,32]

Adesão

A adesão ao tratamento de doenças crônicas é um dos maiores problemas da medicina atual.[33] Estudos recentes que utilizaram o telemonitoramento de pacientes com CPAP mostraram que as taxas de adesão de PAP são bastante razoáveis quando comparadas às do tratamento de doenças crônicas. Um estudo que envolveu mais de 4 milhões de pacientes comparou a adesão ao CPAP na América Latina e nos Estados Unidos. Considerando adesão como o uso por > 4 horas em ≥ 70% das noites, em um período consecutivo de 30 dias nos primeiros 90 dias de terapia, a observada em países como México e Brasil é apenas ligeiramente menor do que a registrada nos Estados Unidos (Brasil: 71,7%; México: 66,4%; Estados Unidos: 74%).[34]

A não adesão pode ser identificada nas duas primeiras semanas de uso do CPAP e prevê a não adesão em longo prazo.[35] Entre os principais preditores de não adesão, encontram-se maior IAH residual, autoeficácia pobre (definida como a motivação, vontade e confiança de alguém para se envolver em um comportamento saudável), idade mais jovem,[36,37] uso de CPAP < 4 horas/noite durante as primeiras duas semanas de terapia,[38,39] tendências claustrofóbicas,[40] falta de apoio do parceiro de cama[41] e insônia comórbida.[42]

Telemonitoramento

Existem tecnologias que transmitem remotamente os dados dos dispositivos de CPAP, os quais são atualizados automaticamente e diariamente para acompanhamento da adesão do paciente, permitindo identificação e gerenciamento de possíveis problemas.

Dados de um ensaio randomizado mostraram que o telemonitoramento reduziu o atraso para a primeira intervenção técnica e que essa resolução precoce dos problemas foi associada a uma adesão melhorada em 3 meses.[43]

A importância da seleção da máscara

Resultados de *workshop* organizado pela American Thoracic Society concluíram que o CPAP nasal deve ser a opção inicial para a maioria dos pacientes.[44] O questionamento sobre a via preferencial de respiração é comumente utilizado na escolha da interface para o tratamento com CPAP. No entanto, a percepção dessa rota não coincide com a rota de respiração objetivamente medida.[45] Além disso, pacientes com AOS podem passar até 59% do tempo total do sono respirando pela via oronasal. Apesar disso, a maioria converte para respiração nasal durante o uso do CPAP com máscara nasal.[46]

Pacientes com sintomas nasais devem ser avaliados e tratados com corticosteroide tópico e/ou cirurgia nasal antes do início da terapia com CPAP. A máscara oronasal tem a desvantagem de poder comprometer a patência das vias aéreas, cursar com vazamento excessivo, eventos respiratórios residuais e necessidade de níveis mais altos de pressão do CPAP, além de poder apresentar eventos respiratórios residuais e reduzir a adesão do paciente.[44] A aerofagia também é mais comum com CPAP oronasal do que com CPAP nasal.[47]

A maioria dos estudos mostrou que a máscara nasal resulta em melhor aderência, redução da sonolência[48] e menor IAH residual[49] quando comparada à máscara oronasal. Por isso, pacientes apresentando queixas nasais ou problemas de vazamento com a máscara nasal devem ser avaliados quanto à origem do problema, para que este seja ajustado, visando manter a indicação da máscara nasal. Intervenções possíveis incluem: ajuste da interface, tratamento da obstrução nasal, tiras de queixo e umidificação aquecida.[44]

Referências bibliográficas

1. Sullivan CE et al. Reversal of obstructive sleep apnoea by continuous positive airway pressure applied through the nares. Lancet. 1981;317(8225):862-5.
2. Freedman N. Treatment of obstructive sleep apnea: choosing the best positive airway pressure device. Sleep Medicine Clinics. 2020;15(2):205-18.
3. Schwab RJ et al. Upper airway and soft tissue structural changes induced by CPAP in normal subjects. American Journal of Respiratory and Critical Care Medicine. 1996;154(4 Pt 1):1106-16.
4. Heinzer RC et al. Lung volume and continuous positive airway pressure requirements in obstructive sleep apnea. American Journal of Respiratory and Critical Care Medicine. 2005;172(1):114-7.
5. Kushida CA et al. Clinical guidelines for the manual titration of positive airway pressure in patients with obstructive sleep apnea. Journal of Clinical Sleep Medicine: JCSM: official publication of the American Academy of Sleep Medicine. 2008;4(2):157-71.
6. Camacho M et al. Mathematical equations to predict positive airway pressures for obstructive sleep apnea: a systematic review. Sleep Disorders. 2015;2015:293868.
7. Gao W et al. Is automatic CPAP titration as effective as manual CPAP titration in OSAHS patients? A meta-analysis. Sleep & Breathing: Schlaf & Atmung. 2012;16(2):329-40.
8. Gay P et al. Evaluation of positive airway pressure treatment for sleep related breathing disorders in adults. Sleep. 2006;29(3):381-401.
9. Patel SR et al. Continuous positive airway pressure therapy for treating sleepiness in a diverse population with obstructive sleep apnea: results of a meta-analysis. Archives of Internal Medicine. 2003;163(5):565-71.
10. Ip S et al. Auto-titrating versus fixed continuous positive airway pressure for the treatment of obstructive sleep apnea: a systematic review with meta-analyses. Systematic Reviews. 2012 Mar 8;1:20.
11. Randerath WJ et al. Self-adjusting nasal continuous positive airway pressure therapy based on measurement of impedance: a comparison of two different maximum pressure levels. Chest. 1999;116(4):991-9.
12. Randerath WJ et al. Autoadjusting CPAP therapy based on impedance efficacy, compliance and acceptance. American Journal of Respiratory and Critical Care Medicine. 2001;163(3 Pt 1):652-7.
13. Randerath WJ et al. Prospective randomized comparison of impedance-controlled auto-continuous positive airway pressure (APAP(FOT)) with constant CPAP. Sleep Medicine. 2001;2(2):115-24.
14. Berry RB et al. The use of auto-titrating continuous positive airway pressure for treatment of adult obstructive sleep apnea: an American Academy of Sleep Medicine review. Sleep. 2002;25(2):148-73.
15. Littner M et al. Practice parameters for the use of auto-titrating continuous positive airway pressure devices for titrating pressures and treating adult patients with obstructive sleep apnea syndrome: an American Academy of Sleep Medicine report. Sleep. 2002;25(2):143-7.
16. Morgenthaler TI et al. Practice parameters for the use of autotitrating continuous positive airway pressure devices for titrating pressures and treating adult patients with obstructive sleep apnea syndrome: an update for 2007: an American Academy of Sleep Medicine report. Sleep. 2008;31(1):141-7.
17. Freedman N. Positive airway pressure therapy for obstructive sleep apnea. In: Kyrger MRT, Dement W, editors. The principles and practice of sleep medicine. 6th ed. New York: Elsevier Saunders Press; 2016. p. 1125-37.
18. Kushida CA et al. Practice parameters for the use of continuous and bilevel positive airway pressure devices to treat adult patients with sleep-related breathing disorders. Sleep. 2006;29(3):375-80.
19. Reeves-Hoché MK et al. Continuous versus bilevel positive airway pressure for obstructive sleep apnea. American Journal of Respiratory and Critical Care Medicine. 1995;151(2 Pt 1):443-9.
20. Massie CA et al. Effects of humidification on nasal symptoms and compliance in sleep apnea patients using continuous positive airway pressure. Chest. 1999;116(2):403-8.
21. Araújo MTM et al. Heated humidification or face mask to prevent upper airway dryness during continuous positive airway pressure therapy. Chest. 2000;117(1):142-7.
22. Rakotonanahary D et al. Predictive factors for the need for additional humidification during nasal continuous positive airway pressure therapy. Chest. 2001;119(2):460-5.
23. Ryan S et al. Effects of heated humidification and topical steroids on compliance, nasal symptoms, and quality of life in patients with obstructive sleep apnea syndrome using nasal continuous positive airway pressure. Journal of Clinical Sleep Medicine: JCSM: official publication of the American Academy of Sleep Medicine. 2009;5(5):422-7.

24. Nilius G et al. Effect of APAP and heated humidification with a heated breathing tube on adherence, quality of life, and nasopharyngeal complaints. Sleep & Breathing: Schlaf & Atmung. 2016;20(1):43-9.
25. Bakker JP, Marshall NS. Flexible pressure delivery modification of continuous positive airway pressure for obstructive sleep apnea does not improve compliance with therapy: systematic review and meta-analysis. Chest. 2011;139(6):1322-30.
26. Parish JM et al. Evolution in reimbursement for sleep studies and sleep centers. Chest. 2015;147(3):600-6.
27. Freedman N. Counterpoint: does laboratory polysomnography yield better outcomes than home sleep testing? Chest. 2015;148(2):308-10.
28. Engleman HM, Douglas NJ. Sleep. 4: sleepiness, cognitive function, and quality of life in obstructive sleep apnoea/hypopnoea syndrome. Thorax. 2004;59(7):618-22.
29. Douglas NJ, Engleman HM. CPAP therapy: outcomes and patient use. Thorax. 1998;53(Suppl 3):S47-8.
30. Engleman HM et al. Randomised placebo controlled trial of daytime function after continuous positive airway pressure (CPAP) therapy for the sleep apnoea/hypopnoea syndrome. Thorax. 1998;53(5):341-5.
31. Weaver TE et al. Relationship between hours of CPAP use and achieving normal levels of sleepiness and daily functioning. Sleep. 2007;30(6):711-9.
32. Antic NA et al. The effect of CPAP in normalizing daytime sleepiness, quality of life, and neurocognitive function in patients with moderate to severe OSA. Sleep. 2011 Jan 1;34(1):111-9.
33. Kripalani S et al. Interventions to enhance medication adherence in chronic medical conditions: a systematic review. Archives of Internal Medicine. 2007;167(6):540-50.
34. Drager LF et al. Adherence with positive airway pressure therapy for obstructive sleep apnea in developing vs. developed countries: a big data study. Journal of Clinical Sleep Medicine: JCSM: official publication of the American Academy of Sleep Medicine. 2021;17(4):703-9.
35. Pengo MF et al. The effect of positive and negative message framing on short term continuous positive airway pressure compliance in patients with obstructive sleep apnea. Journal of Thoracic Disease. 2018;10(Suppl 1):S160-9.
36. May AM et al. CPAP adherence predictors in a randomized trial of moderate-to-severe OSA enriched with women and minorities. Chest. 2018;154(3):567-78.
37. Ye L et al. Predictors of continuous positive airway pressure use during the first week of treatment. Journal of Sleep Research. 2012;21(4):419-26.
38. Sawyer AM et al. A systematic review of CPAP adherence across age groups: clinical and empiric insights for developing CPAP adherence interventions. Sleep Medicine Reviews. 2011;15(6):343-56.
39. Rosenthal L et al. CPAP therapy in patients with mild OSA: implementation and treatment outcome. Sleep Medicine. 2000;1(3):215-20.
40. Chasens ER et al. Claustrophobia and adherence to CPAP treatment. Western Journal of Nursing Research. 2005;27(3):307-21.
41. Shapiro GK, Shapiro CM. Factors that influence CPAP adherence: an overview. Sleep & Breathing: Schlaf & Atmung. 2010;14(4):323-35.
42. Wallace DM et al. Comorbid insomnia symptoms predict lower 6-month adherence to CPAP in US veterans with obstructive sleep apnea. Sleep & Breathing: Schlaf & Atmung. 2018;22(1):5-15.
43. Pépin JL et al. Does remote monitoring change OSA management and CPAP adherence? Respirology. 2017;22(8):1508-17.
44. Genta PR et al. The importance of mask selection on continuous positive airway pressure outcomes for obstructive sleep apnea: an official American Thoracic Society Workshop Report. Annals of the American Thoracic Society. 2020;17(10):1177-85.
45. Nascimento JA et al. Predictors of oronasal breathing among obstructive sleep apnea patients and controls. Journal of Applied Physiology. 2019;127(6):1579-15.
46. Bachour A, Maasilta P. Mouth breathing compromises adherence to nasal continuous positive airway pressure therapy. Chest. 2004;126(4):1248-54.
47. Shirlaw T et al. A randomized crossover trial comparing autotitrating and continuous positive airway pressure in subjects with symptoms of aerophagia: effects on compliance and subjective symptoms. Journal of Clinical Sleep Medicine: JCSM: official publication of the American Academy of Sleep Medicine. 2017 Jul 15;13(7):881-8.
48. Mortimore IL et al. Comparison of nose and face mask CPAP therapy for sleep apnoea. Thorax. 1998;53(4):290-2.
49. Ebben MR et al. A randomised controlled trial on the effect of mask choice on residual respiratory events with continuous positive airway pressure treatment. Sleep Medicine. 2014;15(6):619-24.

11.3 – Aparelhos Intraorais

Rowdley Robert Rossi Pereira
Thays Crosara Abrahão Cunha
Cibele Dal Fabbro

O tratamento da apneia obstrutiva do sono (AOS) depende de vários fatores, como a gravidade das alterações nos parâmetros polissonográficos e a intensidade dos sinais e sintomas clínicos e das comorbidades associadas. Dentre as várias modalidades de tratamento, os aparelhos intraorais de avanço mandibular (AIO_{AM}) constituem uma das opções clínicas para a AOS mais estudadas e com grande índice de eficácia clínica e científica.

Os AIO_{AM} são dispositivos simples, seguros, silenciosos e não invasivos, confeccionados sobre as estruturas dentais e usados durante o sono (Figura 11.3.1). Instalados, posicionam a mandíbula e a musculatura nela inserida, principalmente a língua, para anterior (Figura 11.3.2), com o objetivo de aumentar as dimensões da via aérea superior (VAS) e impedir o seu colapso. A redução na colapsibilidade da VAS pode ser dose-dependente do avanço mandibular, mas também está relacionada ao tônus muscular do paciente. Assim, quanto maior o avanço mandibular, mais anteriormente se posiciona a língua e menor é a possibilidade de obstruções na VAS durante a noite, sendo que o potencial de resposta também é maior em pacientes que apresentam um tônus muscular favorável, potencializando o efeito da anteriorização mandibular (Figura 11.3.3). O aumento da dimensão da VAS pode ocorrer em toda a faringe, mas estudos recentes demonstram que ocorre de modo predominante na velofaringe.

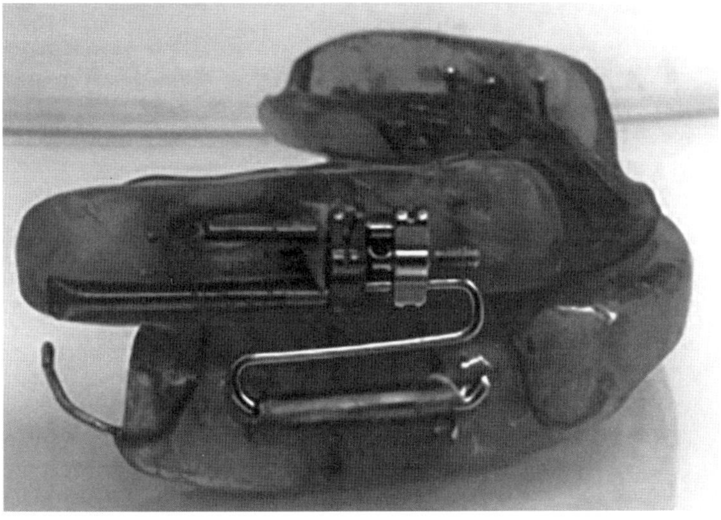

FIGURA 11.3.1 – Aparelho intraoral de avanço mandibular individualizado e titulável (modelo PM Positioner Tipo II).

Fonte: Acervo da autoria do subcapítulo.

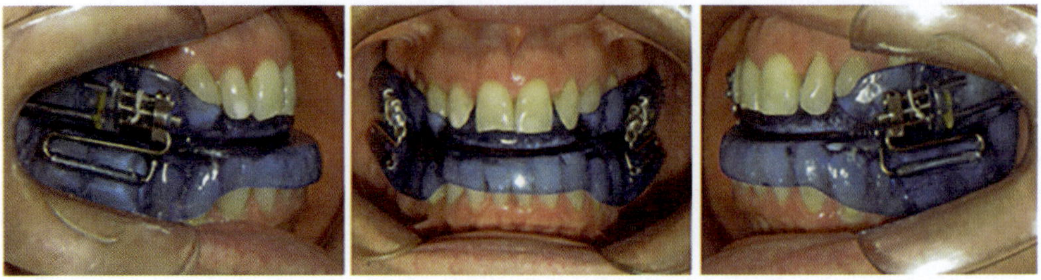

FIGURA 11.3.2 – Aparelho intraoral de avanço mandibular posicionado, proporcionando o reposicionamento mandibular para anterior.

Fonte: Acervo da autoria do subcapítulo.

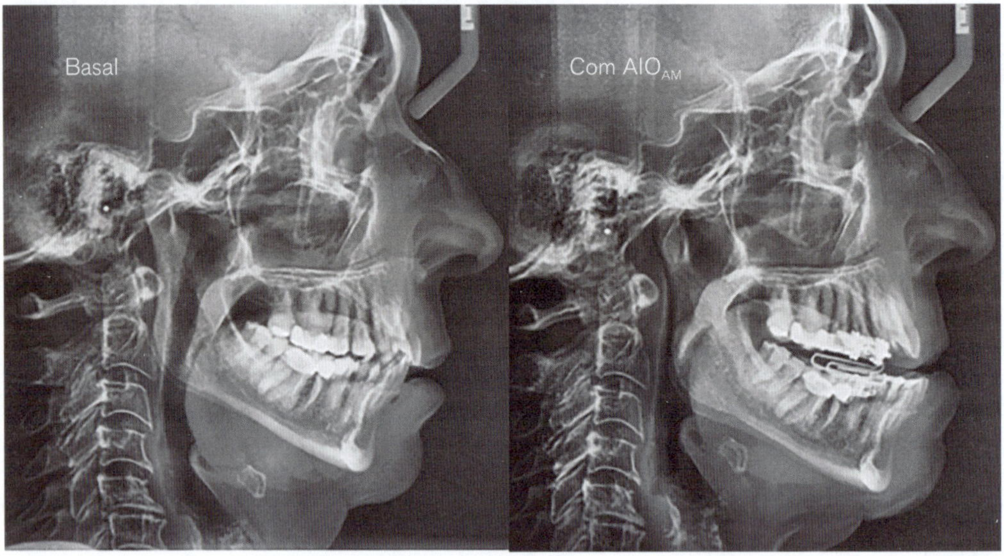

FIGURA 11.3.3 – Radiografia cefalométrica inicial e após avanço terapêutico do AIO$_{AM}$, demonstrando aumento das dimensões da VAS.

Fonte: Acervo da autoria do subcapítulo.

Os AIO$_{AM}$ são primariamente indicados para os casos mais leves da doença, como o ronco primário, a síndrome da resistência da via aérea superior, a AOS leve e a AOS moderada sem comorbidades associadas. Também podem ser uma opção para os indivíduos que não aceitam o CPAP ou não se adaptaram a ele, ou querem testar outra modalidade terapêutica antes do CPAP, independentemente da gravidade da doença. Outra indicação é o uso do AIO$_{AM}$ como terapia substitutiva de curta duração ao CPAP, desde que sua eficácia não cause risco à saúde do paciente. Deve-se ressaltar que a indicação deve incluir as preferências do paciente e considerar os riscos e benefícios de todas as possibilidades de tratamento.

O AIO$_{AM}$ deve ser indicado por um médico especialista em sono, de acordo com as condições clínicas relacionadas à gravidade da doença; entretanto, quem deve definir se o paciente está apto ou não a utilizá-lo é o dentista com formação em Odontologia do Sono. Uma anamnese detalhada e individualizada das estruturas orofaciais deve ser realizada, a fim de se evitar, prever e, quando necessário, moderar possíveis efeitos colaterais indesejados. Como mencionado anteriormente, o aparelho deve ser confeccionado e instalado sobre as estruturas dentais do paciente, as quais, portanto, precisam estar em boas condições de saúde. Da mesma maneira, pelo próprio mecanismo de ação do AIO_{AM}, a musculatura mastigatória, a articulação temporomandibular e estruturas associadas devem ser detalhadamente avaliadas, a fim de se investigar a mobilidade dessas estruturas, de modo a permitir o reposicionamento anterior da mandíbula sem gerar desconfortos ao paciente. Assim, além das apneias predominantemente centrais, condições dentais inapropriadas, doença periodontal ativa, perda óssea generalizada e disfunção temporomandibular dolorosa (DTM) constituem as principais limitações e, em alguns casos específicos, contraindicações dos AIO_{AM}.

A eficácia do AIO_{AM} é amplamente discutida na literatura. Os AIO_{AM} demonstram maior taxa de sucesso nos quadros mais leves da AOS. Quando comparados com os PAPs, apresentam eficácia polissonográfica inferior, embora a melhora de muitos sintomas e a adesão aos AIOs sejam superiores. Se considerado o sucesso polissonográfico com o uso do AIO_{AM} quando IAH $\leq$ 5, o sucesso nos casos de AOS leve é de 52,1% a 62,3%, na AOS moderada de 38,3% a 50,8% e nos casos de AOS grave de 21,2% a 39,9%. O sucesso parcial (quando o IAH é reduzido a 50% ou menos da condição basal) foi de 8% a 13% para AOS leve, de 25% a 26,3% para AOS moderada e de 21,7% a 47,4% para AOS grave. A taxa de insucesso, ou seja, quando o AIO não reduziu nem 50% do IAH basal, é de 29% a 47% para indivíduos com AOS leve, 22,9% a 35,2% para AOS moderada e 30% a 55% para AOS grave.

Tem sido sugerido que a eficácia do tratamento com AIO_{AM} está inversamente relacionada ao IAH, ou seja, quanto menor o IAH, maior o sucesso do tratamento. Entretanto, como mostrado anteriormente, alguns pacientes portadores de apneia leve podem não responder à terapia de avanço mandibular, assim como pacientes portadores de apneia grave podem apresentar sucesso terapêutico, justificando a busca por outros preditores clínicos de sucesso. As características clínicas mais relacionadas ao sucesso terapêutico são: sexo feminino, indivíduos mais jovens, magros, com menor circunferência de pescoço, não hipertensos e que não relatam queixa de outros distúrbios do sono associados, principalmente a insônia. Com relação aos parâmetros polissonográficos, os indivíduos respondedores são os que apresentam menos níveis de dessaturação, que apresentam as apneias acontecendo de modo predominante em posição supina, durante o sono NREM, e aqueles que apresentam menor pressão requerida de CPAP. A ausência de alterações nasais e menor *loop gain* são os marcadores fisiológicos mais associados ao sucesso com os AIO_{AM}.

Com relação ao tipo de AIO_{AM} utilizado no tratamento da AOS, as evidências mostram que os aparelhos individualizados e que permitem o avanço mandibular progressivo são os mais efetivos e confortáveis, o que propicia a adesão ao tratamento.

Como a maioria dos tratamentos, o uso contínuo do AIO_{AM} oferece alguns tipos de efeitos adversos. Alguns desses efeitos são de fácil controle e rapidamente contornados durante a fase de adaptação, como salivação excessiva, xerostomia, desconforto nos dentes, gengiva, língua e/ou mucosas e dor ou desconforto temporomandibular (músculos, ligamentos, articulação temporomandibular – ATM). Podem ocorrer, em médio a longo prazo, alterações oclusais provocadas pelo tratamento com AIO_{AM}, como redução no *overjet* (sobressaliência), no *overbite* (sobremordida), retroinclinação dos dentes superiores, projeção dos incisivos inferiores, desoclusão posterior, contatos prematuros, redução do números de contatos dentários, entre outras. A duração do tratamento tem sido consistentemente associada à magnitude dos efeitos colaterais, assim como à frequência do uso e à quantidade de avanço mandibular. Um profissional capacitado em Odontologia do Sono tem condições de prevenir, administrar e tratar os efeitos colaterais adversos do tratamento com o AIO_{AM}. A manutenção do tratamento depende da gravidade das alterações, do custo-benefício do tratamento da AOS em relação à saúde geral e do desconforto relatado pelos pacientes dessas alterações.

A AOS é uma doença crônica, evolutiva, com alta prevalência na população adulta. Seu tratamento, frequentemente longo, precisa de profissionais capacitados que dominem todos os aspectos relacionados à doença que caibam a sua especialidade. Como em toda doença multifatorial, uma equipe multidisciplinar e interdisciplinar é essencial para tratar e motivar o paciente a permanecer com o tratamento. O cirurgião dentista que se enveredar por essa área de atuação (capacitado em Odontologia do Sono) deve dedicar-se a uma prática clínica com base na evidência científica, para que possa, de maneira ética e segura, conseguir os melhores resultados clínicos (eficácia), além de instituir estratégias para manutenção da adesão e dos seus resultados ao tratamento em longo prazo (efetividade).

Referências bibliográficas

1. Ahrens A, McGrath C, Hägg U. A systematic review of the efficacy of oral appliance design in the management of obstructive sleep apnea. Eur J Orthod. 2011;33(3):318-24.
2. Alessandri-Bonetti A, Bortolotti F, Moreno-Hay I, Michelotti A et al. Effects of mandibular advancement device for obstructive sleep apnea on temporomandibular disorder: a systematic review and meta-analysis. Sleep Med Rev. 2019 Dec;48:101211.
3. Bamagoos AA, Cistulli PA, Sutherland K, Ngiam J, Burke PGR, Bilston LE et al. Dose-dependent effects of mandibular advancement on upper airway collapsibility and muscle function in obstructive sleep apnea. Sleep. 2019;42(6):zsz049.
4. Barnes M, McEvoy RD, Banks S, Tarquinio N, Murray CG, Vowles N et al. Efficacy of positive airway pressure and oral appliance in mild to moderate obstructive sleep apnea. Am J Respir Crit Care Med. 2004;170(6):656-64.
5. Bartolucci ML, Bortolotti F, Martina S, Corazza G, Michelotti A, Alessandri-Bonetti G. Dental and skeletal long-term side effects of mandibular advancement devices in obstructive sleep apnea patients: a systematic review with meta-regression analysis. Eur J Orthod. 2019;41(1):89-100.
6. Bittencourt LRA. Tratamento clínico da síndrome da apneia obstrutiva do sono. In: Bittencourt LRA, editor. Diagnóstico e tratamento da síndrome da apneia obstrutiva do sono (SAOS): guia prático. São Paulo: Livraria Médica Paulista; 2008. p. 57-68.
7. Chaves Júnior CM, Dal Fabbro C, Machado MAC et al. Use of mandibular advancement devices for obstructive sleep apnoea treatment in adults. International Archives of Medicine. Section: Dental Medicine. 2017a;232(10)1-10.
8. Chen H, Eckert DJ, Stelt PF, Guo J, Ge S et al. Phenotypes of responders to mandibular advancement device therapy in obstructive sleep apnea patients: a systematic review and meta-analysis. Sleep Med Rev. 2020 Feb;49:101229.
9. Cunali PA, Almeida FR, Santos CD, Valdrichi NY, Nascimento LS, Dal Fabbro C et al. Mandibular exercises improve mandibular advancement device therapy for obstructive sleep apnea. Sleep Breath. 2011;15(4):717-27.
10. Dal Fabbro C, Chaves Júnior CM, Bittencourt L, Tufik SS. Avaliação clínica e polissonográfica do aparelho BRD no tratamento da síndrome da apneia obstrutiva do sono. Dental Press J. Orthod. 2010;15:107-17.
11. Dal Fabbro C, Garbuio S, D'Almeida V, Cintra FD, Tufik S, Bittencourt L. Mandibular advancement device and CPAP upon cardiovascular parameters in OSA. Sleep Breath. 2014;18(4):749-59.
12. Dontsos VK, Chatzigianni A, Papadopoulos MA, Nena E, Steiropoulos P. Upper airway volumetric changes of obstructive sleep apnoea patients treated with oral appliances: a systematic review and meta-analysis. Eur J Orthod. 2020 Jun 11:cjaa035.
13. Haddad F, Bittencourt L. Recomendações para o diagnóstico e tratamento da síndrome da apneia obstrutiva do sono no adulto. São Paulo: Estação Brasil; 2013.
14. Hamoda MM, Almeida FR, Pliska BT. Long-term side effects of sleep apnea treatment with oral appliances: nature, magnitude and predictors of long-term changes. Sleep Med. 2019;56:184-91.
15. Hamoda MM, Kohzuka Y, Almeida FR. Oral appliances for the management of OSA: an updated review of the literature. Chest. 2017;153(2):544-53.
16. Holley AB, Lettieri CJ, Shah AA. Efficacy of an adjustable oral appliance and comparison with continuous positive airway pressure for the treatment of obstructive sleep apnea syndrome. Chest. 2011;140(6):1511-6.

17. Jugé L, Yeung J, Knapman FL, Burke PGR, Lowth AB et al. Influence of mandibular advancement on tongue dilatatory movement during wakefulness and how this is related to oral appliance therapy outcome for obstructive sleep apnea. Sleep. 2021 Mar 12;44(3).
18. Lavigne GJ, Babiloni AH, Beetz G, Dal Fabbro C, Sutherland K et al. Clinical issues in dental and medical management of obstructive sleep apnea. J Dent Res. 2020 Jan;99(1):26-35.
19. Lavigne GJ, Herrero Babiloni A, Beetz G, Dal Fabbro C, Sutherland K, Huynh N et al. Critical issues in dental and medical management of obstructive sleep apnea. J Dent Res. 2020;99(1):26-35.
20. Lettieri CJ, Paolino N, Eliasson AH, Shah AA, Holley AB. Comparison of adjustable and fixed oral appliances for the treatment of obstructive sleep apnea. J Clin Sleep Med. 2011;7(5):439-45.
21. Marklund M, Braem MJA, Verbraecken J. Update on oral appliance therapy. Eur Respir Rev. 2019;28(153):190083.
22. Marklund M. Subjective versus objective dental side effects from oral sleep apnea appliances. Sleep Breath. 2020;24(1):111-7.
23. Marklund M. Update on oral appliance therapy for OSA. Curr Sleep Medicine Rep. 2017;3:143-51.
24. Minagi HO, Okuno K, Nohara K, Sakai T. Predictors of side effects with long-term oral appliance therapy for obstructive sleep apnea. J Clin Sleep Med. 2018;14(1):119-25.
25. Nikolopoulou AG, Ahlberg J, Hamburger HL, De Lange J, Lobbezoo F. Oral appliance therapy versus nasal continuous positive airway pressure in obstructive sleep apnea: a randomized, placebo-controlled trial on temporomandibular side-effects. Clin Exp Dent Res. 2020:1-7.
26. Phillips CL, Grunstein RR, Darendeliler MA, Mihailidou AS, Srinivasan VK, Yee BJ et al. Health outcomes of continuous positive airway pressure versus oral appliance treatment for obstructive sleep apnea: a randomized controlled trial. Am J Respir Crit Care Med. 2013;187(8):879-87.
27. Ramar K, Dort LC, Katz SG et al. Clinical practice guideline for the treatment of obstructive sleep apnea and snoring with oral appliance therapy: an update for 2015. J Clin Sleep Med. 2015;11(7):773-827.
28. Ramar K, Dort LC, Katz SG, Lettieri CJ, Harrod CG, Thomas SM et al. Clinical practice guideline for the treatment of obstructive sleep apnea and snoring with oral appliance therapy: an update for 2015. J Clin Sleep Med. 2015;11(7):773-827.

11.4 – Fisioterapia Respiratória

Flávia Baggio Nerbass
Liliane P. de Souza Mendes

Tratamento dos transtornos respiratórios do sono pela fisioterapia

Entre as atribuições da fisioterapia respiratória do sono, estão a adaptação e o acompanhamento dos pacientes que precisam de terapia pressórica. Para que essa proposta terapêutica seja efetiva e traga bons resultados, uma associação de fatores se faz necessária, incluindo a utilização de recursos e tecnologias disponíveis, raciocínio clínico com base em evidências científicas e uma condução especializada e personalizada. Neste subcapítulo, abordaremos aspectos práticos do manejo da terapia pressórica, considerando casos clínicos reais, do nosso dia a dia de trabalho.

Equipamentos e modo ventilatório

■ CPAP fixo *versus* CPAP automático

Sabe-se que o *continuous positive airway pressure* (CPAP) é um compressor de ar que, por meio de pressão positiva, promove remissão dos eventos obstrutivos, melhora a hipóxia intermitente e os despertares, minimizando ou abolindo as variações de pressão intratorácica causadas pelas apneias/hipopneias obstrutivas durante o sono. O primeiro dispositivo foi desenvolvido por Collin Sullivan[1] e utilizava uma pressão fixa com interface nasal. Posteriormente, foram desenvolvidos equipamentos automáticos, destinados a alterar o nível de pressão de tratamento em resposta às variações na patência da via aérea superior.[2] A American Academy of Sleep Medicine (AASM) recomenda que tanto o CPAP de pressão fixa quanto o de pressão automática sejam usados,[3,4] desde que bem tolerados pelo paciente e que apresentem melhora em sintomas.[3] Contudo, vale destacar que cada fabricante apresenta um algoritmo específico para reconhecimento e interpretação dos eventos respiratórios, que determinarão o modo de resposta a esses eventos, com modificações nas pressões. Por esse motivo, embora bem desenvolvidos, alguns detalhes importantes devem ser considerados para que o manejo dos pacientes ocorra de maneira adequada, conforme abordado a seguir.

Padrão de resposta a diferentes eventos

Estudos realizados em simulador testaram o padrão de resposta dos equipamentos automáticos a diferentes estímulos, como ronco, hipopneias, apneias obstrutivas e centrais. Os autores encontraram respostas muito variáveis entre eles. Alguns equipamentos aumentaram a pressão demasiadamente para corrigir estímulos de ronco, por exemplo, ou elevaram suas pressões de maneira exagerada mediante eventos centrais, o que é indesejado. Esse fato ocorreu naqueles aparelhos que não continham mecanismo de reconhecimento de eventos centrais, tendo interpretado os eventos como obstrutivos.[5] Além disso, alguns equipamentos não alcançaram a pressão terapêutica que seria adequada para abolir os eventos obstrutivos, gerando valores além ou aquém do estipulado pelo simulador.[6] Os que não atingiram a pressão mantiveram índices muito elevados de eventos obstrutivos residuais. Trazendo-se esses resultados para a prática clínica e sabendo-se o efeito deletério da apneia do sono sobre o organismo, um paciente com pressão de CPAP subterapêutica pode apresentar limitações de fluxo, aumento do esforço respiratório, eventos residuais, despertares recorrentes e ainda se manterá suscetível às consequências desse distúrbio, em termos de comprometimento tanto da saúde quanto da qualidade do sono e de vida. Já aquele com pressão excessiva pode apresentar aerofagia, mais vazamento, ruído e despertares recorrentes, além da possibilidade de manifestar eventos centrais emergentes. Esses efeitos serão abordados nos tópicos a seguir.

Instabilidade do centro respiratório

Considerando-se que no sono o controle ventilatório ocorre principalmente pela via metabólica, pacientes que apresentam um centro respiratório mais instável (alto *loop gain*), ao aumentar-se sua ventilação, tenderão a manifestar eventos centrais. Isso ocorre porque os aumentos de ventilação reduzem os níveis de $PaCO_2$ de maneira compensatória. Se esses níveis caírem abaixo do limiar de apneia ($PaCO_2$ de 1 a 2 mmHg abaixo do nível de vigília), a resposta do centro respiratório será uma "pausa" no comando neural para o diafragma, ou seja, uma apneia central. Esta, por sua vez, permite que a $PaCO_2$ aumente novamente, saia do limiar de apneia e a ventilação se restabeleça.[7-9] Nos dispositivos automáticos, a resposta para aumentos ou reduções da pressão ocorre de acordo com a leitura de um sensor interno de fluxo de ar. Esses sistemas são capazes de demonstrar o índice de apneia e hipopneia (IAH) residual, o tempo efetivo de uso, o vazamento pela máscara, tipos de eventos respiratórios, sinais de fluxo e pressão, disparos do equipamento quando em modo automático etc. Contudo, a interpretação desse fluxo é diferente em cada dispositivo e não considera as características individuais do paciente. Essa interpretação também sofre influências de vazamento. Nesse cenário, se entre os estímulos que provocam eventos centrais estão os aumentos na ventilação, torna-se intuitivo pensar que aumentos não controlados na pressão do CPAP podem ser desencadeadores de eventos centrais e até mesmo periódicos. Esse efeito pode ser maximizado naqueles pacientes que já apresentam eventos centrais na polissonografia basal, um possível indicativo de maior sensibilidade do centro respiratório. Portanto, a pressão do CPAP deve ser adequada para corrigir eventos obstrutivos, sem aumentar a ventilação a ponto de causar eventos centrais.

O exemplo a seguir se refere a um paciente de 86 anos, do sexo masculino, com distúrbio respiratório do sono grave (IAH: 69,9 eventos/h na polissonografia basal, sendo 27 obstrutivos, 3 centrais, 3 mistos e 36,9 de hipopneias). Inicialmente, foi adaptado em modo automático por colega de outro serviço, dizendo-se bem adaptado, porém com sonolência residual. Os resultados estão ilustrados na Figura 11.4.1, extraída do seu equipamento (CPAP Autoset Airsense 10 ResMed®).

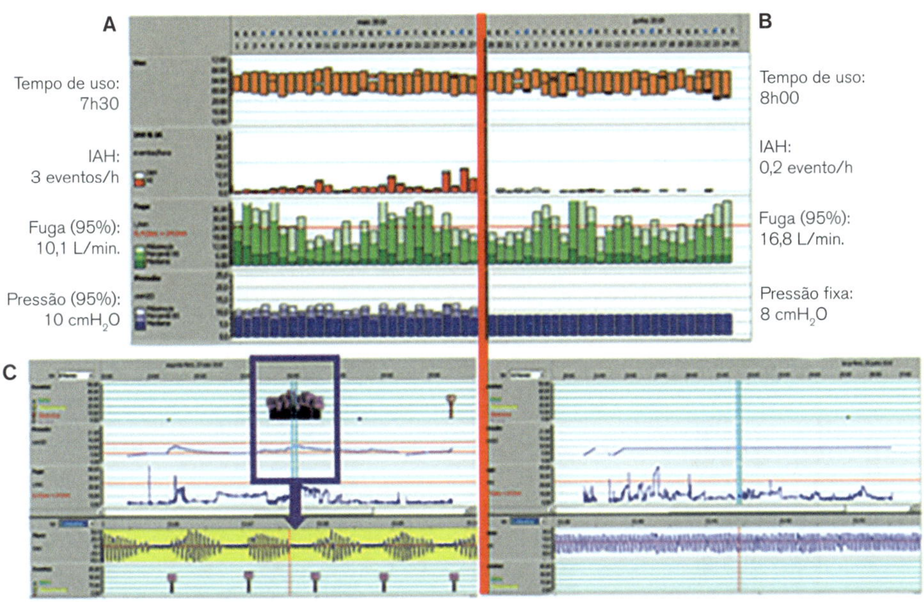

FIGURA 11.4.1 – Em **A**, pode-se observar um período de 30 dias de uso do equipamento, com tempo médio de 7h30, IAH residual de 3 eventos/h, um vazamento aceitável para compensação desse equipamento (até 24 L/min) e uma pressão no percentil 95% de 10 cmH_2O. Aparentemente bem adaptado. Contudo, chama a atenção nos gráficos de IAH (barras vermelhas) uma oscilação noite a noite, chegando a 15 eventos/h em algumas delas. Quando se modifica para pressão fixa, em **B**, observa-se um aumento no tempo médio de uso, com excelente controle dos eventos residuais, embora tendo um pouco de aumento no vazamento. Abaixo, em **C**, são vistos gráficos de análise detalhada do CPAP de 8 horas de uso em uma noite específica. Na primeira linha, há um gráfico de eventos; na segunda, de pressão; na terceira, de vazamento. Observa-se que, em determinado momento daquela noite, houve um acúmulo de eventos marcados como centrais pelo equipamento (barrinhas pretas), que coincidem com um aumento da pressão do aparelho (ambas no retângulo roxo). Ao serem acessadas as curvas de fluxo respiratório do paciente (parte inferior da imagem – recorte de 5 minutos do período de 8 horas em **C**), verificam-se eventos de apneia (marcados como centrais) intercalados por períodos de ventilação. Já em **D**, quando em pressão fixa, não são detectados mais eventos centrais, e sim uma estabilidade ventilatória, decorrente da mudança no modo ventilatório.

Fonte: Acervo da autoria do subcapítulo; TRINO – Terapia Respiratória e do Sono, Pesquisa & Ensino.

Após essa alteração para pressão fixa, o paciente não relatou mais sonolência residual e não estava mais suscetível aos efeitos negativos dos eventos respiratórios. Trata-se de um caso típico de paciente que já apresenta resultados satisfatórios no relatório estatístico, mas, ao serem acessados dados avançados, percebe-se como o tratamento não está adequado. Note-se quão delicado é isso, pois um ajuste pressórico pode alterar a resposta do centro respiratório de um paciente e inibi-lo ou estimulá-lo.

Piora na qualidade do sono após início do CPAP automático

Alguns pacientes relatam piora na qualidade do sono após início do tratamento com CPAP, e essa manifestação se dá por uma percepção de aumento no número de despertares ou por piora da sonolência diurna. Um estudo de 15 pacientes recém-diagnosticados com AOS realizou titulação da pressão em CPAP automático, com polissonografia. Os resultados mostraram que as variações automáticas nos níveis de pressão se relacionaram às alterações na estrutura do sono. O comportamento variável da pressão provocou mais tempo de vigília. As pressões do CPAP também aumentaram conforme o sono se fragmentava. Alguns aumentos de pressão ocorreram independentemente de eventos, mas em razão de irregularidades respiratórias que ocorrem ao despertar.[10] O mecanismo mais intuitivo é que uma diminuição progressiva na pressão possa ser acompanhada por limitação de fluxo ou outras alterações respiratórias, que, por sua vez, evocam um despertar e, ao mesmo tempo, um aumento consequente no nível de pressão administrada pelo aparelho. Essa transição entre vigília e sono também pode ocasionar instabilidade da atividade respiratória, com redução imediata na ventilação e na atividade muscular das vias aéreas superiores, seguida por uma estabilização do padrão respiratório e um aumento na atividade genioglosso fásica quando um estado de sono estável é atingido (Figura 11.4.2).[10]

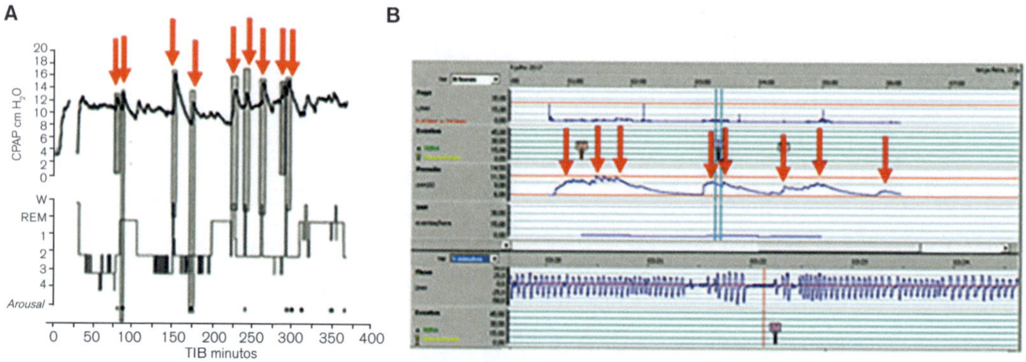

FIGURA 11.4.2 – Em **A**, observa-se que há um aumento inicial da pressão do CPAP, antes mesmo de o sono estar estabelecido. Há também uma tendência de picos de pressão durante o sono REM. Também ocorreram novos e rápidos aumentos de CPAP independentemente da fase do sono, provocando despertares (W) ou microdespertares (*arousals*) (áreas hachuradas). Em **B**, são vistas imagens de um paciente inicialmente com apneia grave (IAH: 54 eventos/h), porém assintomático. Após início do uso do CPAP, seu IAH se corrigiu para 0,2 evento/h, mas as queixas de sono fragmentado e sonolência aumentaram. Esses sintomas podem ser compatíveis aos encontrados no estudo citado em **A**, com interrupções do sono ocasionados pela oscilação nas pressões do CPAP (setas vermelhas em **A** e **B**).

Fonte: A) Adaptada de Marrone O et al., 2002. B) Acervo da autoria do subcapítulo; TRINO – Terapia Respiratória e do Sono, Pesquisa & Ensino.

Vazamento elevado

Outro aspecto importante no manejo de pacientes em terapia pressórica é o controle de vazamento. Uma das queixas frequentes é o ressecamento oral, que tanto nas interfaces nasais quanto nas oronasais decorrem da abertura de boca. O vazamento também está presente quando há ajuste inadequado da máscara e deslocamento ocasionado pelo travesseiro. Resultado disso são despertares, frequentemente seguidos por insônia de manutenção, comprometimento da adesão e presença de sintomas de sonolência.

A Figura 11.4.3 ilustra os efeitos negativos da pressão excessiva e insuficiente do CPAP. Em todas as situações, o fator comum é o despertar, que por sua vez provoca fragmentação do sono, hiperventilação, quedas na $PaCO_2$ e risco aumentado de eventos centrais, além da descontinuação do tratamento, o que por vezes ocorre.

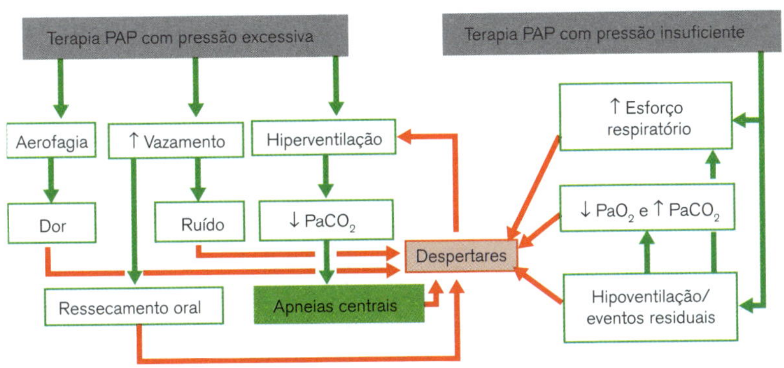

FIGURA 11.4.3 – Esta figura representa os efeitos do uso de pressões de PAP além ou aquém das adequadas. Independentemente de qualquer efeito do CPAP, o fator comum de pressões inadequadas são despertares, que por sua vez causam hiperventilação, com subsequente hipocapnia que desencadeia apneias centrais.

Fonte: Desenvolvida pela autoria do subcapítulo.

▪ CPAP *versus* binível

A ventilação não invasiva se tornou componente-chave no tratamento da insuficiência respiratória hipercápnica. A eficácia dessa abordagem foi amplamente demonstrada em indivíduos com doenças neuromusculares e naqueles com insuficiência respiratória aguda secundária a doença pulmonar.[11]

Os potenciais benefícios da terapia com PAP de dois níveis (binível) no tratamento de indivíduos com AOS foram descritos pela primeira vez em 1990.[12] Ao contrário do CPAP, que fornece uma pressão fixa ao longo de todo o ciclo respiratório, a terapia binível permite o ajuste independente da pressão positiva inspiratória na via aérea (IPAP) e da pressão positiva expiratória na via aérea (EPAP).[13] Essa configuração foi proposta como modo de reduzir a quantidade de pressão contra a qual o paciente exala, diminuindo assim o recrutamento do músculo abdominal e o consequente desconforto respiratório durante a expiração. Além disso, durante a inspiração, o maior nível de assistência à pressão resolve a limitação de fluxo inspiratório sofrida pelas vias aéreas superiores. Outro benefício do binível comparado ao CPAP seria o maior volume corrente (VC) e a menor sobrecarga sob os músculos respiratórios. Assim, a diferença entre a IPAP e a EPAP pode ser considerada um nível de pressão de suporte que pode aumentar o VC inspirado.[14]

A ciclagem do equipamento da fase inspiratória (IPAP) para a fase expiratória (EPAP), e vice-versa, pode ser disparada pelo paciente com respiração espontânea (modo espontâneo) ou por uma frequência respiratória programada no dispositivo (modo espontâneo cronometrado).[14]

Em alguns dispositivos mais antigos, as sensibilidades de acionamento podiam ser ajustadas pelos clínicos, mas na maioria dos dispositivos modernos isso é feito de maneira automática e com níveis cada vez mais aprimorados de sensibilidade. Do mesmo modo, o tempo de subida da taxa de pressurização do nível de EPAP para IPAP também pode ser ajustado para subir mais rapidamente ou mais lentamente. Esse recurso pode ser ajustado para o conforto individual do paciente, embora as implicações fisiológicas ou clínicas desses ajustes sejam pouco conhecidas.[14] Alguns registros na literatura sugerem que um tempo de subida curto pode propiciar a ocorrência de apneias centrais emergentes.[15]

No geral, esses dispositivos podem ser divididos em duas grandes categorias: aqueles desenhados para pacientes com apneia central do sono, em que os níveis de CO_2 são normais ou baixos – servoventilador; e aqueles para manejar a síndrome de hipoventilação: modo fixo/convencional (+ tecnologias de conforto): S ou S/T; binível com volume garantido e EPAP Auto (+ tecnologias de conforto).

Em adultos, a configuração de pressão máxima de IPAP para o binível não deve exceder 30 cmH_2O e a diferença mínima entre os níveis de IPAP e EPAP não deve ser inferior a 4 cmH_2O. No geral, a transição do CPAP para o binível é indicada quando o nível de CPAP se aproxima de 15 cmH_2O. Isso se justifica porque a expiração contra níveis de CPAP próximos desse valor pode ser desconfortável para a maioria dos pacientes.[16]

A programação de uma frequência de *backup* (modo espontâneo cronometrado) pode ser considerada em duas circunstâncias: em pacientes com hipoventilação alveolar, com ou sem insuficiência respiratória crônica ($PaCO_2$ arterial elevada), com o objetivo de aumentar a VM e resolver a hipoventilação, ou para prevenir o aparecimento de apneias centrais emergentes em pacientes que utilizam terapia pressórica para tratamento da AOS. Em ambos os casos, a escolha da frequência de *backup* parece ser arbitrária e é, provavelmente, mais bem orientada pela resolução de apneias centrais na polissonografia ou pela hipoxemia em decorrência da hipoventilação alveolar ($SpO_2 < 88\%$ na ausência de hipopneias obstrutivas ou apneias como uma medida indireta de hipoventilação). No geral, uma frequência de *backup* definida em duas respirações abaixo da frequência respiratória tranquila basal do paciente pode ser considerada.[11]

Além disso, volumes correntes entre 6 e 10 mL/kg do peso ideal têm sido utilizados, com alvos ajustados para o conforto e o grau de hipercapnia apresentado. A EPAP é geralmente definida entre 4 e 5 cmH_2O se o colapso das vias aéreas superiores não for considerado um problema, ou em torno do nível mínimo de CPAP para evitar a obstrução.[11]

O principal benefício potencial do binível, comparado ao CPAP, é a melhora do conforto durante a expiração. Contudo, isso permite a programação de níveis subótimos de pressão expiratória, que podem permitir a ocorrência de eventos respiratórios obstrutivos. Além disso, o binível tem maior custo comparado ao CPAP. Dessa maneira, a Association of Air Medical Services (AAMS) não recomenda o binível para o tratamento de rotina de AOS.[3] No entanto, há um pequeno grupo de pacientes que requerem tratamento com PAP com pressões superiores a 20 cmH_2O, o que o CPAP pode não ser capaz de administrar. E, nesses casos, o binível pode ser necessário. O caso a seguir demonstra o que pode acontecer quando níveis subótimos de pressão expiratória são programados para indivíduos com AOS. Trata-se de um indivíduo do sexo masculino, 85 anos, com síndrome da sobreposição (AOS + doença pulmonar obstrutiva crônica) com IAH: 37,1 eventos/h na polissonografia basal. O paciente já fazia uso de PAP há mais de 1 ano, mas seguia bastante sintomático: queixava-se de engasgos, ressecamento oral, noctúria (1 a 2 vezes/noite), acordar cansado, desânimo, sonolência diurna, cefaleia matinal, sono fragmentado, insônia, insônia de manutenção, déficit de memória e déficit de concentração.

Quando iniciou o tratamento para AOS, foi adaptado no modo CPAP; mas, depois de um tempo, a fisioterapeuta que o acompanhava sugeriu a migração para o modo binível, sendo realizada a adaptação com os seguintes parâmetros: IPAP: 10 cmH_2O, EPAP: 5 cmH_2O e rampa de 20 minutos com início em 4 cmH_2O. Com a pressão de IPAP e a de EPAP programadas, o paciente passou a fazer muitos eventos centrais (cor roxa) e a quantidade de eventos totais durante o sono passou a ser maior que a basal sem a pressão positiva (IAH: 53,7 eventos/h). Os resultados estão ilustrados na Figura 11.4.4, extraída de um equipamento binível Auto DreamStation Philips®.

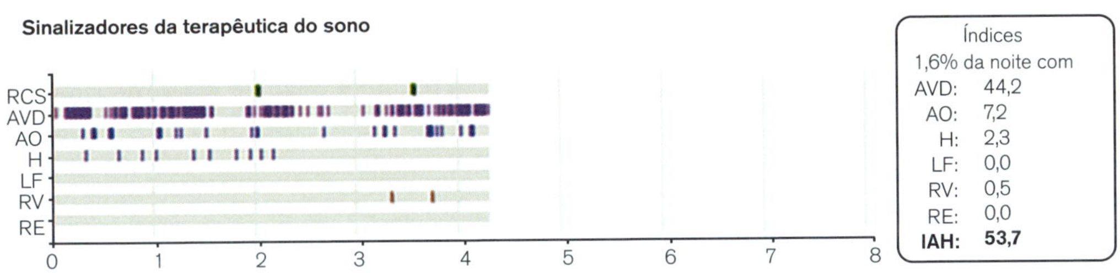

FIGURA 11.4.4 – Gráfico plotado do IAH residual extraído da leitura de cartão de memória do equipamento binível Auto DreamStation Philips® no modo binível. No eixo **y**, encontram-se os tipos dos eventos respiratórios que podem ser identificados pelo algoritmo e, no eixo **x**, o tempo de sono. A quantidade de eventos é identificada visualmente pelas barras verticais e somada na área Índices.

AO: apneia obstrutiva; AVD: apneia com via aérea desobstruída; H: hipopneia; IAH: índice de apneia/hipopneia; LF: limitação do fluxo; RCS: respiração Cheyne-Stokes; RE: DRER; RV: ronco vibratório.

Fonte: Acervo da autoria do subcapítulo; TRINO – Terapia Respiratória e do Sono, Pesquisa & Ensino.

Com o retorno do equipamento para o modo CPAP com pressão fixa de 9 cmH_2O e rampa de 20 minutos com início em 4 cmH_2O, o IAH foi reduzido para 6 eventos/h. Percebe-se, na Figura 11.4.5, que o paciente passou a fazer uma menor quantidade de eventos para um maior tempo de sono em comparação à imagem anterior. Além disso, os engasgos cessaram, o paciente parou de queixar-se de ressecamento oral, a noctúria diminuiu e, na maioria das noites, ele passou a nem se levantar mais para ir ao banheiro; passou a acordar descansado, seu desânimo melhorou muito, raramente tinha sonolência diurna, não se queixou mais de cefaleia matinal, seu sono não estava mais fragmentado, não teve mais insônia, ainda apresentava alguns episódios de insônia de manutenção e percebeu grande melhora nas queixas de déficit de memória e concentração.

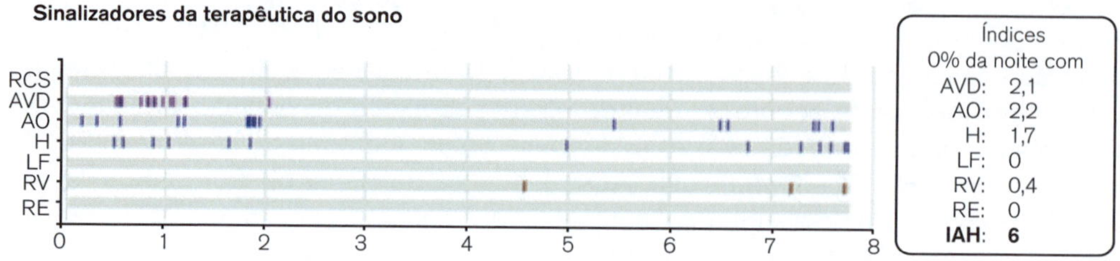

FIGURA 11.4.5 – Gráfico plotado do IAH residual extraído da leitura de cartão de memória do equipamento binível Auto DreamStation Philips®, no modo CPAP com pressão de 9 cmH_2O. No eixo **y**, encontram-se os tipos dos eventos respiratórios que podem ser identificados pelo algoritmo e, no eixo **x**, o tempo de sono. A quantidade de eventos é identificada visualmente pelas barras verticais e somada na área Índices.

AO: apneia obstrutiva; AVD: apneia com via aérea desobstruída; H: hipopneia; IAH: índice de apneia/hipopneia; LF: limitação do fluxo; RCS: respiração Cheyne-Stokes; RE: DRER; RV: ronco vibratório.

Fonte: Acervo da autoria do subcapítulo; TRINO – Terapia Respiratória e do Sono, Pesquisa & Ensino.

Mais recentemente, a American Thoracic Society também sugeriu que o CPAP, em vez do binível, seja utilizado como tratamento inicial de indivíduos adultos estáveis com síndrome da obesidade-hipoventilação (SOH) e AOS grave concomitante, apresentando insuficiência respiratória estável crônica.[17] É importante considerar que mais de 70% dos indivíduos com SOH têm AOS grave e, portanto, essa recomendação é aplicável à maioria desses indivíduos.

Interfaces

■ Interface nasal *versus* oronasal

A interface originalmente desenvolvida por Dr. Sullivan era de rota nasal.[1] Posteriormente, alguns autores testaram interfaces oronasais em pacientes intolerantes à rota nasal, com bons resultados para correção do índice de apneia e hipopneia (IAH).[18,19] Alguns anos depois, observou-se que a máscara oronasal era associada à necessidade de maiores níveis de pressão, mais vazamento e menor adesão, quando comparada às nasais.[20-23] Muitos pacientes roncadores e apneicos se dizem respiradores orais por roncarem ou pelo hábito de respirarem pela boca, não necessariamente por uma incapacidade de manter a respiração nasal; com isso, há grande tendência à adaptação de interfaces oronasais. Todavia, mais recentemente, uma série de publicações mostrou que a interface oronasal desencadeia um deslocamento da língua contra a parede posterior da orofaringe, piorando ou não corrigindo a obstrução.[23-26] Assim, a interface de rota nasal se tornou a primeira opção para tratamento dos distúrbios respiratórios do sono com terapia pressórica.

Na prática clínica, deparamo-nos com inúmeras situações. Mesmo quando a adaptação à interface oronasal é necessária, devemos ter cuidado com as mudanças de posição do paciente, pois, eventualmente, em decúbito lateral o fluxo de ar fica preservado, mas não se mantém em supina, conforme ilustrado na Figura 11.4.6, extraída de um equipamento de CPAP ResMed®.

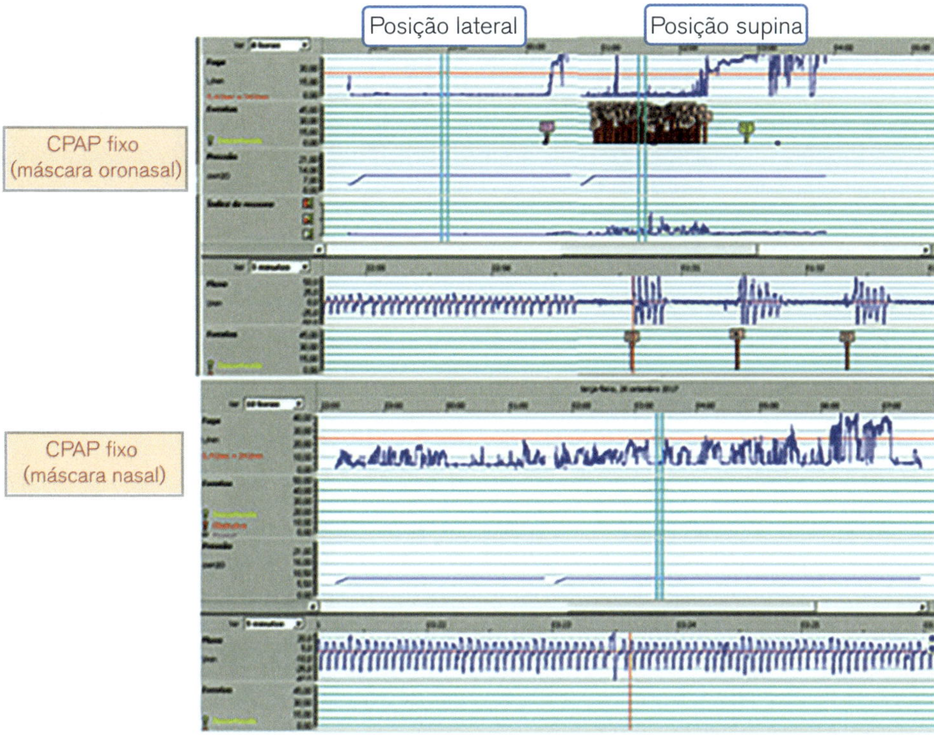

FIGURA 11.4.6 – Na parte superior, têm-se 8 horas de uso do CPAP em uma noite específica. Na primeira linha, vê-se o gráfico de fuga; na segunda, o de eventos/h; na terceira, o de pressão; e, na quarta linha, o de índice de ressono. Na parte inferior, estão as curvas de fluxo respiratório em 5 minutos. Observe-se que, na primeira metade da noite, não há eventos de apneia, o vazamento está praticamente na linha do zero e não há ressono. As curvas de fluxo estão preservadas. Na segunda metade da noite, a paciente tem muitos eventos obstrutivos, com comprovação pela ausência de respiração demonstrada nas curvas de fluxo.

Fonte: Acervo da autoria do subcapítulo; TRINO – Terapia Respiratória e do Sono, Pesquisa & Ensino.

O que ocorre é que essa paciente estava em uso de máscara oronasal (parte superior da Figura 11.4.6) e, quando em decúbito lateral (primeira metade da noite), não fazia eventos. Já quando mudava de posição para supina (segunda metade da noite), fazia muitos eventos obstrutivos. Ao trocar-se de interface por rota nasal (parte inferior da Figura 11.4.6), mesmo com aumento discreto do vazamento as mudanças de decúbito não mais ocasionaram eventos obstrutivos.

Considerações finais

Portanto, com o que foi possível abordar neste subcapítulo, fica claro que a individualização do tratamento é necessária e que muitos são os detalhes que compõem resultados satisfatórios e consistentes. O fisioterapeuta do sono precisa observar atentamente se o modo e os parâmetros selecionados no dispositivo estão coerentes com os resultados desejados, se a interface está adequada, se há eventos residuais e qual a natureza deles, se houve melhora na sintomatologia do paciente e se a adesão está compatível ao tempo total de sono. Nos dias atuais, com a modernização dos equipamentos e a disponibilidade do telemonitoramento e automonitoramento, encontra-se muito mais facilidade para reconhecer possíveis dificuldades de adesão e adequação do tratamento. Entretanto, é necessário considerar que, mesmo com esses recursos, quando há boa formação do profissional, entrevista detalhada, avaliação periódica e presencial do paciente e dos dados avançados dos equipamentos e um olhar cuidadoso aos detalhes, é que se consegue mais precisão na condução e condutas mais assertivas, garantindo melhor adesão ao tratamento.

■ Referências bibliográficas

1. Sullivan CE, Issa FG, Berthon-Jones M, Eves L. Reversal of obstructive sleep apnoea by continuous positive airway pressure applied through the nares. Lancet. 1981;1(8225):862-5.
2. Brown LK. Autotitrating CPAP: how shall we judge safety and efficacy of a "black box"? Chest. 2006;130(2):312-4.
3. Patil SP, Ayappa IA, Caples SM, Kimoff RJ, Patel SR, Harrod CG. Treatment of adult obstructive sleep apnea with positive airway pressure: an American Academy of Sleep Medicine clinical practice guideline. J Clin Sleep Med. 2019;15(2):335-43.
4. Morgenthaler TI, Aurora RN, Brown T, Zak R, Alessi C, Boehlecke B et al. Practice parameters for the use of autotitrating continuous positive airway pressure devices for titrating pressures and treating adult patients with obstructive sleep apnea syndrome: an update for 2007: an American Academy of Sleep Medicine report. Sleep. 2008;31(1):141-7.
5. Zhu K, Roisman G, Aouf S, Escourrou P. All APAPs are not equivalent for the treatment of sleep disordered breathing: a bench evaluation of eleven commercially available devices. J Clin Sleep Med. 2015;11(7):725-34.
6. Isetta V, Navajas D, Montserrat JM, Farré R. Comparative assessment of several automatic CPAP devices' responses: a bench test study. ERJ Open Res. 2015;1(1).
7. Wellman A, Malhotra A, Fogel RB, Edwards JK, Schory K, White DP. Respiratory system loop gain in normal men and women measured with proportional-assist ventilation. J Appl Physiol (1985). 2003;94(1):205-12.
8. Wellman A, White DP. Central sleep apnea and periodic breathing. In: Kryger M, Roth T, Dement W, editors. Principles and practice of sleep medicine. 5th ed. New York: Elsevier Saunders; 2010.
9. Eckert DJ, White DP, Jordan AS, Malhotra A, Wellman A. Defining phenotypic causes of obstructive sleep apnea. Identification of novel therapeutic targets. Am J Respir Crit Care Med. 2013;188(8):996-1004.
10. Marrone O, Insalaco G, Bonsignore MR, Romano S, Salvaggio A, Bonsignore G. Sleep structure correlates of continuous positive airway pressure variations during application of an autotitrating continuous positive airway pressure machine in patients with obstructive sleep apnea syndrome. Chest. 2002;121(3):759-67.
11. Piper AJ. Advances in non-invasive positive airway pressure technology. Respirology. 2020;25(4):372-82.
12. Sanders MH, Kern N. Obstructive sleep apnea treated by independently adjusted inspiratory and expiratory positive airway pressures via nasal mask. Physiologic and clinical implications. Chest. 1990;98(2):317-24.
13. Freedman N. Treatment of obstructive sleep apnea: choosing the best positive airway pressure device. Sleep Med Clin. 2017;12(4):529-42.
14. Antonescu-Turcu A, Parthasarathy S. CPAP and bi-level PAP therapy: new and established roles. Respir Care. 2010;55(9):1216-29.
15. Hotchkiss JR, Adams AB, Stone MK, Dries DJ, Marini JJ, Crooke PS. Oscillations and noise: inherent instability of pressure support ventilation? Am J Respir Crit Care Med. 2002;165(1):47-53.
16. Kushida CA, Morgenthaler TI, Littner MR, Alessi CA, Bailey D, Coleman J et al. Practice parameters for the treatment of snoring and obstructive sleep apnea with oral appliances: an update for 2005. Sleep. 2006;29(2):240-3.
17. Mokhlesi B, Masa JF, Brozek JL, Gurubhagavatula I, Murphy PB, Piper AJ et al. Evaluation and management of obesity hypoventilation syndrome: an official American Thoracic Society clinical practice guideline. Am J Respir Crit Care Med. 2019;200(3):e6-24.
18. Sanders MH, Kern NB, Stiller RA, Strollo PJ, Martin TJ, Atwood CW. CPAP therapy via oronasal mask for obstructive sleep apnea. Chest. 1994;106(3):774-9.
19. Prosise GL, Berry RB. Oral-nasal continuous positive airway pressure as a treatment for obstructive sleep apnea. Chest. 1994;106(1):180-6.

20. Borel JC, Tamisier R, Dias-Domingos S, Sapene M, Martin F, Stach B et al. Type of mask may impact on continuous positive airway pressure adherence in apneic patients. PLoS One. 2013;8(5):e64382.
21. Teo M, Amis T, Lee S, Falland K, Lambert S, Wheatley J. Equivalence of nasal and oronasal masks during initial CPAP titration for obstructive sleep apnea syndrome. Sleep. 2011;34(7):951-5.
22. Ebben MR, Oyegbile T, Pollak CP. The efficacy of three different mask styles on a PAP titration night. Sleep Med. 2012;13(6):645-9.
23. Ebben MR, Milrad S, Dyke JP, Phillips CD, Krieger AC. Comparison of the upper airway dynamics of oronasal and nasal masks with positive airway pressure treatment using cine magnetic resonance imaging. Sleep Breath. 2016 Mar;20(1):79-85.
24. Andrade RG, Piccin VS, Nascimento JA, Viana FM, Genta PR, Lorenzi-Filho G. Impact of the type of mask on the effectiveness of and adherence to continuous positive airway pressure treatment for obstructive sleep apnea. J Bras Pneumol. 2014;40(6):658-68.
25. Andrade RG, Madeiro F, Genta PR, Lorenzi-Filho G. Oronasal mask may compromise the efficacy of continuous positive airway pressure on OSA treatment: is there evidence for avoiding the oronasal route? Curr Opin Pulm Med. 2016;22(6):555-62.
26. Andrade RGS, Viana FM, Nascimento JA, Drager LF, Moffa A, Brunoni AR et al. Nasal vs oronasal CPAP for OSA treatment: a meta-analysis. Chest. 2018;153(3):665-74.

11.5 – Terapia Miofuncional Orofacial

Vanessa Ieto
Camila de Castro Corrêa
Marieli Timpani Bussi

Introdução

A Fonoaudiologia é responsável pelos processos e distúrbios relacionados à comunicação e à alimentação. Dessa forma, as repercussões dos distúrbios respiratórios do sono (DRS) podem se relacionar às alterações tanto em desempenho de funções cognitivas (como a linguagem e o processamento auditivo central) quanto em desempenho muscular orofacial e cervical, envolvendo as funções orofaciais e a voz.

Além da atuação em avaliação e intervenção fonoaudiológica, é importante ressaltar o papel do fonoaudiólogo na promoção de saúde, de conhecimentos sobre essas alterações e ações de disseminação de comportamentos mais favoráveis a um sono de qualidade,[1] pois informações disponibilizadas na internet não são completas e atualizadas, podendo confundir a população em relação às informações fornecidas em consultas.[2]

Avaliação fonoaudiológica nos distúrbios respiratórios do sono

A avaliação fonoaudiológica nos DRS não deve perder a essência do raciocínio exclusivo da profissão devido ao destaque para as queixas relacionadas ao sono. Assim, o fonoaudiólogo precisa avaliar o quanto as habilidades de comunicação e alimentação estão alteradas e as possíveis relações com o sono.

Começando sobre as possíveis alterações em funções cognitivas, a linguagem oral e a escrita devem ser cuidadosamente avaliadas, principalmente em casos de DRS em crianças. A literatura sobre a linguagem escrita em DRS é escassa na perspectiva da

Fonoaudiologia; entretanto, ao se realizar uma análise do processamento fonológico de crianças com e sem queixas de sono, pelo questionário OSA-18, no Brasil, observou-se alteração na memória fonológica de trabalho,[3] isto é, crianças com queixas de sono apresentaram dificuldades em acessar e reproduzir os sons da fala, em não palavras.

Os aspectos audiológicos são importantes no que se refere à qualidade do *input* da informação recebida, para se ter a compreensão e a expressão da linguagem. Especificamente nos DRS, a literatura já aponta as possibilidades de alteração auditiva desde a população infantil[4] até a geriátrica.[5]

Com relação à voz, os estudos ainda são iniciais, mas observa-se que existem associações entre qualidade do sono, insônia e dor musculoesquelética, sendo necessárias investigações sobre outros parâmetros vocais.[6]

Contudo, a maior produção de conhecimento na Fonoaudiologia na área dos DRS está na motricidade orofacial, na qual recentes publicações mostraram que a terapia miofuncional orofacial (TMO) diminui o índice de apneia e hipopneia (IAH) em aproximadamente 50% em adultos, além de melhorar a saturação mínima de oxi-hemoglobina, o ronco e a sonolência,[7,8] apontando também a possibilidade de a TMO ser coadjuvante para outros tratamentos.

Avaliação da motricidade orofacial nos distúrbios respiratórios do sono

Na avaliação fonoaudiológica nos casos de DRS, focada na motricidade orofacial, podem ser utilizados protocolos validados com escores para comparação pré-TMO e pós-TMO.[9,10] A avaliação tem um importante papel, somada ao diagnóstico médico e polissonográfico, para o planejamento terapêutico.[11]

A motricidade orofacial é a área da Fonoaudiologia que avalia e reabilita a musculatura de cabeça e pescoço, incluindo a musculatura orofaríngea e as funções orofaciais desempenhadas por esses músculos. Na avaliação dos DRS, é importante relacionar os resultados da avaliação miofuncional orofacial com a permeabilidade da via aérea superior e as possíveis interferências no sono.[11]

A avaliação miofuncional orofacial analisa: a morfologia das estruturas do sistema estomatognático em repouso; a mobilidade, a força e a coordenação para a execução das funções de respiração, sucção, mastigação, deglutição e fala, bem como as possíveis alterações relacionadas a essas funções.

Avaliação estrutural, de mobilidade e força

As estruturas orofaciais são avaliadas no repouso com relação à forma; em seguida, são verificadas mobilidade e força.[9-12]

- **Lábios:** formato, comprimento e posição habitual são avaliados para verificar as possibilidades de manutenção do vedamento labial, associada à avaliação médica da patência nasal. Em usuários de CPAP, deve-se avaliar as condições de vedamento para que não haja fuga de ar associada à abertura da boca.
- **Língua:** largura e altura são avaliadas, verificando-se: o espaço ocupado na cavidade oral; simetria; avaliação do frênulo lingual, para verificar se não restringe os movimentos; marcas dentárias, posição no repouso e a sua mobilidade.
- **Mallampati:** a avaliação de Mallampati modificada (com a língua dentro da boca) abrange, por exemplo, desde Mallampati I, em que se visualiza todas as estruturas

orais, podendo se relacionar com *respiratory effort-related arousal* (RERA), até Mallampati IV, em que se visualiza somente o palato duro, podendo estar associado à AOS grave.[11] Além disso, o fonoaudiólogo também deve estar atento à relação entre a altura da língua e o palato duro ou mole. É possível que uma Classificação de Mallampati IV indique um paciente com altura da língua normal e palato mole muito rebaixado, assim como um paciente com língua volumosa e altura muito aumentada, em que não é possível a visualização do palato mole.

- **Assoalho da boca:** verificação da musculatura supra-hióidea para a sustentação da língua.
- **Bochechas:** simetria, mobilidade e força, que contribuem no vedamento labial pela cinta muscular de bucinadores e orbicular da boca.
- **Dentes:** elementos dentários (ausência/presença) e oclusão dentária.
- **Palato duro:** é fundamental a avaliação da altura e da largura, juntamente com a avaliação dentária e do espaço para o posicionamento lingual, visto que esse conjunto de estruturas delimita o espaço onde a língua se manterá no repouso. Além disso, ao avaliar-se o palato duro, deve-se considerar a estrutura logo acima dele, o nariz, e inferir que um palato alto e estreito pode ser sinal de uma via nasal que pode estar afetada, com menor espaço para a passagem do ar, além de deixar a língua em retroposição pela falta de espaço nessa estrutura.
- **Palato mole:** simetria, extensão, formato (normal ou em *web*) e mobilidade.
- **Úvula:** extensão, forma e mobilidade. Estudos mostram que uma úvula alongada pode ter ligação com resultados polissonográficos de AOS mais grave, enquanto uma úvula edemaciada se associa a AOS leve e moderada.[11,13]

Avaliação funcional

A avaliação das funções orofaciais considera as estruturas no repouso, em mobilidade e força, bem como seu desempenho durante as funções propriamente ditas. A inter-relação entre as funções também deve ser considerada; por exemplo, a mastigação eficiente forma um bolo alimentar adequado, facilitando, por sua vez, a função da deglutição.

- **Respiração:** avaliar o modo (nasal, oral ou oronasal) e o tipo respiratório (médio/superior, médio/inferior).
- **Mastigação:** avaliar incisão, velocidade, tamanho da porção colocada na boca, preferência ou predominância entre os lados esquerdo/direito e o padrão mastigatório, bilateral simultâneo ou alternado, bem como considerar o fechamento labial e a presença de dor/ruído articular durante a mastigação. Além dos músculos mastigatórios (masseteres, temporais e pterigoideos laterais e mediais), a função da língua e dos músculos bucinadores é importante na manutenção dos alimentos entre os dentes posteriores para serem triturados.
- **Deglutição:** avaliar a deglutição de saliva, líquidos e sólidos, observando desde o preparo do bolo alimentar até a ejeção do alimento para a fase faríngea, além da presença/ausência de vedamento labial, movimentos associados, contração excessiva de músculos periorbiculares e do mentual, projeção de língua, engasgos e odinofagia.

Vale ressaltar que, embora as estruturas e as funções sejam avaliadas separadamente, deve-se fazer a integração e a análise das possíveis disfunções relacionadas à estrutura, respeitando-se o binômio forma-função. Além disso, a documentação da avaliação em fotos e vídeos é essencial para o acompanhamento dos resultados. Deve-se atentar para o fundo da foto (liso e opaco), a iluminação e a distância da câmera, bem como para o sujeito avaliado. São realizadas fotos da face, do palato duro, do assoalho da boca, Classificação de Mallampati, oclusão dentária e vídeos da mobilidade dos músculos e das funções orofaciais.

Terapia de motricidade orofacial nos distúrbios respiratórios do sono

A aplicação da TMO em indivíduos com AOS foi descrita pela primeira vez em um estudo randomizado realizado em pacientes com AOS moderada, em sua grande maioria homens de meia-idade com sobrepeso e obesidade. Nesse trabalho, o tratamento por 4 meses, com a realização de exercícios miofuncionais orofaciais diários e supervisão fonoaudiológica semanal, resultou em uma diminuição de 40% da gravidade da AOS, mensurada pelo índice de apneia e hipopneia (IAH) (22 ± 5 *versus* 14 ± 9 eventos/h), e redução da frequência e da intensidade do ronco, medidas respectivamente por polissonografia e questionário aplicado com o parceiro de quarto. O protocolo aplicado envolveu lavagem nasal com soro fisiológico e 13 exercícios orofaríngeos durante 20 minutos, 2 vezes ao dia, englobando: 1 exercício para palato mole, 4 exercícios para língua, 5 exercícios faciais e 3 exercícios para as funções orofaciais de respiração, fala, mastigação e deglutição.[14]

Após esse estudo randomizado brasileiro, outros estudos foram feitos, integrando diferentes estratégias e exercícios miofuncionais orofaciais e com diferentes resultados, quando o principal parâmetro avaliado era a redução do IAH pré-terapia e pós-terapia, variando entre 2% e 58%.[15]

No entanto, nessa terapêutica, a remissão completa da AOS raramente foi observada e várias questões permanecem sem resposta, pois ainda não está claro como os exercícios realizados durante a vigília podem influenciar o comportamento da via aérea superior durante o sono. Uma possibilidade é que o conjunto de exercícios promova a remodelação da via aérea superior; no entanto, esse conceito permanece especulativo. Outra possibilidade é a diminuição de gordura da língua.[16] Deve-se salientar que existem importantes diferenças metodológicas entre os estudos com relação ao número e ao tipo de exercícios. Os exercícios orofaríngeos baseiam-se em uma abordagem integrativa e, portanto, não é possível especificar os efeitos de cada exercício no resultado geral. Além disso, os exercícios devem ser realizados pelo paciente com frequência (2 ou 3 vezes ao dia) e isso pode limitar a adesão ao tratamento.[17]

Por esse motivo e pela enorme variabilidade de técnicas que podem ser encontradas nos estudos,[15] preconiza-se que o tratamento fonoaudiológico tenha por base a avaliação individualizada e possa incluir, além da terapêutica miofuncional orofacial, uma abordagem geral do sono do paciente.

Cabe ao fonoaudiólogo a definição, junto à equipe multidisciplinar, das condutas relacionadas ao tratamento combinado, à qualidade e à higiene de sono, além de outros encaminhamentos, quando necessários.[18]

Entre as condutas de higiene do sono, cabe ao fonoaudiólogo identificar, acompanhar e orientar as medidas que podem ter um efeito positivo sobre a qualidade do sono do paciente, como mudanças no ambiente vinculado ao sono ou de comportamento/hábitos relacionados a esse momento.

Ainda englobando condutas gerais de tratamento, é de fundamental importância o conhecimento teórico e prático quanto à fisiologia e à fisiopatologia respiratória e a funções relacionadas à via aérea superior, assim como aos exames diagnósticos na área do sono, como a polissonografia. Um grande percentual de pacientes pode apresentar AOS posicional e cabe à equipe, incluindo o fonoaudiólogo, estar atenta a essa possibilidade.

Quanto às técnicas específicas de treino miofuncional orofacial, estas devem se basear na avaliação miofuncional orofacial, como bem explanado no item "Avaliação da motricidade orofacial nos distúrbios respiratórios do sono", deste subcapítulo. Os pacientes podem apresentar alterações de mobilidade, de força e das funções orofaciais.

▪ Condutas para tratamento extraoral

A presença de flacidez da musculatura periorbicular é comum em pacientes com AOS e ronco, contribuindo para ausência de vedamento labial, ocorrência de contrações atípicas do músculo mentual e/ou alterações na função de mastigação, com ausência da contração do músculo bucinador.

Quando esses aspectos estiverem presentes, poderá ser aplicado um treino que vise o fortalecimento do músculo orbicular da boca e dos bucinadores, por meio da realização de exercícios que trabalhem a mobilidade (exercícios isotônicos), seguidos de exercícios que objetivem o aumento da força muscular (exercícios isométricos).

Elencar técnicas para a terapia exige a compreensão dos aspectos alterados, das evoluções terapêuticas do paciente, além da identificação de atipias e esforço muscular da musculatura cervical, por exemplo.

O músculo bucinador frequentemente apresenta mais flacidez em pacientes com apneia obstrutiva do sono, conferindo a aparência de bochechas flácidas e caídas.[19] Uma técnica frequentemente empregada nesses casos é a contração do músculo bucinador com o auxílio do dedo, espátula ou exercitador facial. É importante a expertise do fonoaudiólogo para identificar qual técnica se adapta melhor às condições do paciente. O uso do exercitador facial permite o trabalho bilateral simultâneo, mas, em alguns casos, diminui a propriocepção do paciente em relação à contração usando o próprio dedo; por isso, esses critérios devem ser avaliados pelo fonoaudiólogo. Outra possibilidade terapêutica é o uso de balões infláveis com sopro, associados à contração das bochechas.

Em qualquer tipo de recurso terapêutico, direciona-se a atenção do paciente para os aspectos que estão sendo tratados e, dessa forma, trabalha-se a propriocepção, seja em relação às estruturas extraorais, como a manutenção do vedamento labial, ou às intraorais, que serão explicadas a seguir.

▪ Condutas para tratamento intraoral

As alterações intraorais mais comumente encontradas nos pacientes com DRS são: aumento na altura da musculatura lingual; língua flácida, alargada, com marcas nas laterais e posição inadequada em razão do dorso de língua alto e da ponta interdental ou apoiada em incisivos inferiores; e flacidez do arco palatoglosso, com palato mole e úvula alongados.[12,20,21]

Com relação à musculatura da língua, a abordagem de tratamento deve também associar treinos isotônicos e isométricos, visando restabelecer sua postura habitual de acoplamento ao palato duro, quando as características esqueléticas maxilomandibulares permitirem, além do correto movimento anteroposterior durante a deglutição. Os treinos miofuncionais podem abranger: o deslizamento anteroposterior do ápice da língua, quando a altura da língua estiver alterada; o afilamento lingual, quando estiver alargada e com marcas dentárias; e o acoplamento da língua contra o palato duro, quando a postura habitual da língua estiver alterada. Nesse sentido, deve-se considerar a importância da permeabilidade nasal, diurna e noturna, para a manutenção do posicionamento de língua supracitado. Portanto, é de fundamental importância a avaliação otorrinolaringológica prévia ao início da terapia miofuncional orofacial.

Vale ressaltar que, além de restabelecer a postura habitual da língua acoplada ao palato duro, o trabalho com a função de deglutição também deve estar integrado aos treinos miofuncionais.

As sessões de terapia subsequentes à avaliação são de extrema importância para que se possa seguir e reavaliar continuamente o paciente. Quando a habilidade de acoplamento da língua contra o palato é estabelecida, o paciente é orientado a deglutir com lábios em contato, mas com maior pressão da língua contra o palato, especialmente no terço anterior da língua, sem associar pressão da musculatura periorbicular.

Os treinos para a musculatura do palato mole e da úvula objetivam inicialmente a melhora da mobilidade dessas estruturas (exercícios isotônicos). Para isso, pode-se solicitar a emissão da vogal oral /a/ de modo intermitente, até que o paciente possa ter controle de como mobilizar essa musculatura de modo voluntário. Para isso, o fonoaudiólogo deve orientar que o treino seja realizado em frente ao espelho, em local com boa iluminação, ou com o auxílio de uma lanterna, para visualização dessas estruturas durante o treino. Após adquirir-se bom domínio, pode-se iniciar as contrações isométricas. A observação individual do paciente vai permitir que o fonoaudiólogo prescreva o tempo de isometria e o número de repetições ideais. As manobras de bocejo, com forte fluxo de inspiração pela boca, também podem ser usadas para atingir o objetivo de sustentar a contração do palato mole, recrutando inclusive o músculo da úvula.

Cabe também ao fonoaudiólogo a observação da realização da técnica elencada com a dissociação de atipias e esforços funcionais desfavoráveis, como a tensão cervical excessiva e/ou a abertura exagerada da boca. Ressalta-se a necessidade do acompanhamento customizado e individual a cada técnica proposta pelo fonoaudiólogo, em razão das dificuldades na execução do treino miofuncional orofacial.[22]

Clinicamente, pode-se observar que, com a evolução do treino miofuncional orofacial, os pacientes passam a adquirir mais controle e coordenação sobre os movimentos indicados e, dessa maneira, é possível diminuir a frequência de sessões até o momento da alta, em que o paciente deve ser reavaliado quanto às características miofuncionais orofaciais e ter um programa de treino dirigido para a manutenção dos resultados. Para isso, além da avaliação fonoaudiológica, também deve haver o encaminhamento do paciente para reavaliação médica e possível indicação de um novo exame de sono.[23,24]

Os efeitos do destreino ainda são desconhecidos, embora existam evidências de que 3 semanas sem a prática da TMO podem levar os pacientes a possíveis perdas de efeitos, como o aumento do IAH.[23]

Quanto à indicação da TMO para pacientes idosos, a grande maioria dos estudos randomizados feitos na população adulta incluiu pacientes de até 65 anos. Contudo, novas evidências surgem no sentido de que pacientes idosos podem se beneficiar desse tratamento. Os idosos podem ser mais afetados pela AOS pela diminuição da atividade muscular da VAS, o que contribui para a colapsibilidade dessa região, além da diminuição da pressão da língua. Portanto, o treino dirigido para essa musculatura pode melhorar o correto posicionamento da língua e a atividade muscular de outras estruturas, como a musculatura do palato mole, da úvula e das funções de mastigação e deglutição.[25]

Uma possibilidade de tratamento bastante promissora à TMO são os tratamentos combinados a outras modalidades. A combinação da TMO ao uso do CPAP pode aumentar o tempo de uso do equipamento, ou seja, melhorar a sua adesão em número de horas (5,1 ± 2,3 *versus* 3,6 ± 1,8 horas de uso de CPAP) em comparação a pacientes que não recebem a TMO associada. Além disso, existe também uma melhora da qualidade de vida desses pacientes.[23]

Com relação à combinação entre TMO e aparelho de avanço mandibular, a TMO pode contribuir para a redução da dor em articulação temporomandibular, assim como aumentar a adesão.[26] Pelo fato de abordar a recuperação da função muscular da língua por meio de exercícios isotônicos e isométricos, a TMO pode atuar de modo complementar em casos em que o aparelho de avanço mandibular não foi capaz de promover uma resolução completa dos eventos obstrutivos, isto é, quando o IAH permanece maior que 5 eventos/h de sono ou até mesmo em casos de ronco residual.[27]

Embora a TMO empregada nos DRS caminhe evidenciando melhora dos sinais clínicos, é importante discorrer que algumas condições configuram certa limitação para a TMO isolada, como pacientes em uso de medicação hipnótica, relaxantes musculares, presença de doenças neuromusculares, obstrução nasal crônica com indicação cirúrgica e/ou medicamentosa (hipertrofia de cornetos e desvio de septo nasal, p. ex.), hipertrofia de tonsilas palatinas ou faríngea, deformidades dentofaciais, hipoplasia de maxilar e edêntulos.

Considerações finais

Mediante a exposto, a Fonoaudiologia tem contribuído para a área do sono por meio de um trabalho integrado multiprofissional e interprofissional, além de realizar relações entre as alterações que acometem a comunicação e a alimentação. Estudos brasileiros vêm comprovando a importância de o fonoaudiólogo estar na equipe desde o diagnóstico até o tratamento do paciente com DRS. Ainda existem pontos para o aprofundamento das investigações científicas, visando o aprimoramento dessa atuação.

Referências bibliográficas

1. Corrêa CC, Berretin-Felix G, Blasca WQ. Educational program applied to obstructive sleep apnea. J Communic Disorders, Deaf Studies & Hearing Aids. 2016;4:1-6.
2. Piña SP, Corrêa CC, Carvalho LR, Weber SAT. Comprehensiveness, readability, and reliability of Brazilian websites available for lay people's guidance on adenotonsillectomy. Braz J Otorhinolaryngol. 2021;87(1):66-73.
3. Corrêa CC, José MR, Andrade EC, Feniman MR, Fukushiro AP, Berretin-Felix G et al. Sleep quality and communication aspects in children. Int J Pediatr Otorhinolaryngol. 2017;100:57-61.
4. Leite Filho CA, Silva FFD, Pradella-Hallinan M, Xavier SD, Miranda MC, Pereira LD. Auditory behavior and auditory temporal resolution in children with sleep-disordered breathing. Sleep Med. 2017;34:90-5.
5. Hwang JH, Chen JC, Hsu CJ, Liu TC. Association of obstructive sleep apnea and auditory dysfunctions in older subjects. Otolaryngol Head Neck Surg. 2011;144(1):114-9.
6. Falbot L, Corrêa CC, Dassie-Leite AP, Silverio KCA, Siqueira LTD. Self-perception of insomnia, sleep quality, and musculoskeletal pain in dysphonic women: preliminary study. Logoped Phoniatr Vocol. 2021;4:1-8.
7. Camacho M, Certal V, Abdullatif J, Zaghi S, Ruoff CM, Capasso R et al. Myofunctional therapy to treat obstructive sleep apnea: a systematic review and meta-analysis. Sleep. 2015 May 1;38(5):669-75.
8. Meghpara S, Chohan M, Bandyopadhyay A, Kozlowski C, Casinas J, Kushida C et al. Myofunctional therapy for OSA: a meta-analysis. Expert Rev Respir Med. 2021;22:1-7.
9. Marchesan IQ, Berretin-Félix G, Genaro KF. MBGR protocol of orofacial myofunctional evaluation with scores. Int J Orofacial Myology. 2012;38:38-77.
10. Folha GA, Valera FC, Felício CM. Validity and reliability of a protocol of orofacial myofunctional evaluation for patients with obstructive sleep apnea. Eur J Oral Sci. 2015;123(3):165-72.

11. Miranda VSGD, Buffon G, Vidor DCGM. Perfil miofuncional orofacial de pacientes com distúrbios do sono: relação com resultado da polissonografia. CoDAS. 2019;31(3).
12. Kayamori F. Avaliação fonoaudiológica na apneia obstrutiva do sono. In: Klein D, Justino H, Marchesan I et al., editores. Avaliação em motricidade orofacial: discussão de casos clínicos. São José dos Campos, SP: Pulso Editorial; 2013. p. 69-88.
13. Dias PS, Araujo-Melo MH, Neves DD, Lemes LNA, Mosciaro MS, Bedoya S. Correlação entre os achados orofaringolaringoscópicos e a gravidade da síndrome da apneia obstrutiva do sono. Rev Col Bras Cir. 2014;42(5):289-94.
14. Guimarães KC, Drager LF, Genta PR, Marcondes BF, Lorenzi-Filho G. Effects of oropharyngeal exercises on patients with moderate obstructive sleep apnea syndrome. Am J Respir Crit Care Med. 2009;179(10):962-6.
15. Felício CM, Dias FVS, Trawitzki LVV. Obstructive sleep apnea: focus on myofunctional therapy. Nat Sci Sleep. 2018;10:271-86.
16. Kayamori F. Efeitos da terapia miofuncional orofacial em pacientes com ronco primário e apneia obstrutiva do sono na anatomia e função de via aérea. [Tese]. São Paulo: Universidade de São Paulo, Faculdade de Medicina; 2015.
17. Lorenzi-Filho G, Almeida FR, Strollo PJ. Treating OSA: current and emerging therapies beyond CPAP. Respirology. 2017;22(8):1500-17.
18. Bianchini EMG, Rego AFB, Correa CC, Truksinas E, Pereira LMS, Sovinski SRP et al. Parecer da Associação Brasileira do Sono. Dispõe sobre a atuação da fonoaudiologia na área do sono. Disponível em: https://absono.com.br/wp-content/uploads/2021/03/parecer_abs-fonoaudiologia-sono-2021.pdf.
19. Prikladnicki A, Martinez D, Brunetto MG, Fiori CZ, Lenz MDCS, Gomes E. Diagnostic performance of cheeks appearance in sleep apnea. Cranio. 2018 Jul;36(4):214-221.
20. Guimarães K. Alterações no tecido mole de orofaringe em portadores da apneia obstrutiva do sono. J Bras Fonaudiol. 1999;(1):69-75.
21. Diaféria GLA, Truksinas E, Haddad FLM, Santos-Silva R, Bommarito S, Gregório LC et al. Phonoaudiological assessment of patients with obstructive sleep apnea. Sleep Med. 2011;10(1):1-7.
22. Bianchini EMG, Kayamori F, Ieto V. Distúrbios respiratórios do sono: avaliação, elegibilidade e bases da terapêutica miofuncional orofacial. In: Silva HJ et al., editores. Tratado de motricidade orofacial. São José dos Campos, SP: Pulso Editorial: 2019. p. 751-63.
23. Diaféria G, Santos-Silva R, Truksinas E, Haddad FLM, Santos R, Bommarito S et al. Myofunctional therapy improves adherence to continuous positive airway pressure treatment. Sleep Breath. 2017;21(2):387-95.
24. Suzuki M, Okamoto T, Akagi Y, Matsui K, Sekiguchi H, Satoya N et al. Efficacy of oral myofunctional therapy in middle-aged to elderly patients with obstructive sleep apnea treated with continuous positive airway pressure. J Oral Rehabil. 2021;48(2):176-82
25. Krakauer L, Manzi S, Frazão Y, Ieto V. Fonoaudiologia do sono: resultados positivos da intervenção em paciente idoso. In: Congresso Brasileiro do Sono, 2019, Foz do Iguaçu.
26. Cunali PA, Almeida FR, Santos CD, Valdrichi NY, Nascimento LS, Dal Fabbro C et al. Mandibular exercises improve mandibular advancement device therapy for obstructive sleep apnea. Sleep Breath. 2011;15(4):717-27.
27. Wang W, Di C, Mona S, Wang L, Hans M. Tongue function: an underrecognized component in the treatment of obstructive sleep apnea with mandibular repositioning appliance. Can Respir J. 2018 Nov 6;2018:2157974.

11.6 – Terapia Cognitivo-Comportamental

Mônica Rocha Müller
Raimundo Nonato Delgado Rodrigues

Sabe-se que a síndrome da apneia obstrutiva do sono (SAOS) provoca efeitos adversos na qualidade de vida, no humor, morbimortalidade cardiovascular e mortalidade. Sabe-se também que o *continuous positive airway pressure* (CPAP) é reconhecido como o tratamento de primeira linha[1-4] para casos moderados e graves.

O tratamento da SAOS com o uso do CPAP melhora a qualidade de vida, o funcionamento físico e cognitivo, a pressão arterial e a percepção da sonolência diurna, além de eliminar o ronco, a hipoxemia e despertares;[2] e melhora significativamente o IAH, em comparação a pacientes que usaram alternativas terapêuticas.[3]

Apesar de tantos efeitos positivos, os estudos mostram que a adesão ao CPAP ainda é insuficiente na maioria dos casos.[1-3,5] Alguns fatores explicam essa baixa adesão: características sociodemográficas, econômicas (custo do aparelho), tabagismo (fumantes tendem a aderir menos ao CPAP), psicológicas, raça, etnia, suporte social e marital, grau de importância da sonolência diurna (quanto maior a sonolência diurna, melhor a adesão, pois o CPAP alivia esse sintoma), bem como os efeitos adversos decorrentes do uso do CPAP, como o vazamento de ar na máscara ou na boca, queixas de congestão nasal e secura de mucosa naso-oral.[2] Estima-se que aproximadamente 30% dos pacientes com SAOS não têm acesso ao tratamento.[5]

A pessoa que padece de SAOS muitas vezes apresenta fatores subjacentes a esse transtorno, como questões emocionais, crenças disfuncionais e má higiene do sono, além de prejuízos cognitivos. Comumente, é observada também a ocorrência de transtornos psiquiátricos, como depressão e ansiedade, e esses fatores estão associados à baixa adesão ao tratamento.[6] Segundo Edwards et al. (2015),[7] sintomas depressivos são comuns em pacientes com SAOS, e estes podem ser minimizados com a boa adesão ao CPAP.

Além desses fatores que prejudicam a adesão ao tratamento, Nogueira et al. (2018)[5] observaram que uma das principais razões da não adesão é a dificuldade de tolerar os efeitos adversos do CPAP, sobretudo se existe indicação de uso de pressão elevada nas titulações. Em geral, pacientes que não se adaptam justificam a não adesão por: melhora (ainda que temporária) no estado geral; falta de cobertura do plano de saúde; avaliarem que a SAOS não requer tratamento; falta de tolerância ao CPAP durante a titulação; ou um familiar ou médico ter indicado outro tratamento alternativo, até mesmo contraindicando o CPAP. Esses dados são consistentes e demonstrados em duas pesquisas desenvolvidas na China e no Canadá, as quais apontaram que aproximadamente 30% dos pacientes com SAOS não tiveram acesso ao tratamento.[8,9] Alguns estudos demonstram que pessoas mais velhas tendem a apresentar melhor adesão, em comparação com as mais jovens.[5,10] Para Nogueira et al. (2018),[5] talvez o uso do CPAP constitua uma barreira para a vida social de pessoas mais jovens, afetando menos a vida social de pessoas mais velhas.

Chernyak (2020)[4] aponta a claustrofobia e o desconforto como fatores relacionados à má adesão, apesar de o avanço tecnológico ter favorecido o conforto do CPAP com novas máscaras e umidificadores.

Outras possíveis barreiras que prejudicam a adesão são a dificuldade de implementar estratégias para a modificação do comportamento que estimulem a adesão ao tratamento durante as consultas médicas, pois há geralmente um custo financeiro elevado para o paciente.

Apesar de serem conhecidos os fatores relacionados à baixa adesão ao CPAP, é importante estabelecer quais seriam os critérios que definiriam uma boa adesão ao tratamento. Segundo a Centers for Medicare and Medicaid Services (CMS), uma boa adesão é definida pela utilização do CPAP por período superior a 4 horas, em 70% das noites.[2] Já no estudo de Edwards et al. (2015),[7] a boa adesão foi definida como o uso igual ou superior a 5 h/noite; e Nogueira et al. (2018)[5] a definiram como o uso por período igual ou superior a 4 h/noite, por 5 dias na semana.

Percebe-se na literatura uma falta de consenso sobre os critérios de boa adesão, o que dificulta a comparação entre os resultados de estudos. Segundo Nogueira et al. (2018),[5] alguns dados não são fidedignos, por utilizarem informações subjetivas e não precisas, como o autorrelato dos pacientes, que tendem a superestimar o número de horas utilizadas do CPAP. Dessa forma, recomenda-se o uso de uma metodologia padronizada para avaliar objetivamente e subjetivamente os resultados, minimizando os vieses.[3]

De maneira geral, 40% a 85% dos pacientes apresentam boa adesão ao CPAP nos moldes aqui descritos. Os suportes social e marital são importantes nesse contexto, pois os *feedbacks* positivos relacionados ao seu uso (p. ex., melhora do ronco, da disposição e do humor durante o dia) são fatores que estimulam e motivam a adesão. Pessoas que têm bom autocuidado tendem a apresentar boa adesão, comparadas com aquelas que se preocupam menos com a própria saúde.[2,10] No entanto, Batool-Anwar et al. (2017) observaram que a participação e o envolvimento do parceiro para favorecer a adesão ao CPAP foi importante apenas no período inicial do tratamento. Porém, esse resultado não foi mantido em longo prazo.[10]

Como a terapia cognitivo-comportamental pode contribuir no tratamento da síndrome da apneia obstrutiva do sono?

Um dos grandes desafios para o psicólogo no tratamento do paciente com SAOS é estimular a sua participação na adesão ao tratamento com CPAP. É importante que o psicólogo tenha bom conhecimento em Medicina do Sono, além de avaliar adequadamente cada caso, de modo a selecionar intervenções adequadas para cada pessoa. Sabe-se que um dos fatores associados à boa adesão é a experiência positiva percebida pelo paciente nos primeiros dias de uso do CPAP, que tende a manter o comportamento de adesão justamente pelos efeitos positivos gerados. As intervenções educacionais também são importantes ao oferecer informação sobre a SAOS, assim como sobre os benefícios e possíveis efeitos adversos relacionados ao uso do CPAP. Essas informações devem ser oferecidas também para o companheiro de quarto, para favorecer a adesão.[2]

Segundo Talebi et al. (2018),[6] apesar de o tratamento cognitivo-comportamental focar basicamente na mudança do pensamento e dos processos cognitivos, as intervenções visam mudar o estilo de vida do paciente, implementando uma boa higiene do sono, a autorregulação emocional e maior flexibilidade cognitiva. São comprovados os benefícios dos métodos cognitivo-comportamentais no tratamento da apneia do sono e suas consequências na saúde e no bem-estar das pessoas.

A psicoterapia cognitivo-comportamental pode auxiliar na redução dos sintomas produzidos pela SAOS, favorecendo a adesão ao CPAP e reduzindo não apenas os níveis de sonolência excessiva, mas também os sintomas depressivos e ansiosos. Entretanto, com relação às queixas relacionadas a prejuízos cognitivos, a melhora exige um tratamento em longo prazo com CPAP.

De acordo com Mello-Fujita e Piccin (2018),[11] para favorecer a adesão ao tratamento, além do fornecimento de informações educacionais, acompanhamento e suporte intensivo relacionados ao uso do CPAP, os sistemas de monitoramento a distância – que geram relatórios sobre o uso do CPAP – podem ser úteis para aumentar a adesão, por minimizarem a necessidade das visitas médicas presenciais, reduzindo os custos para o paciente e oferecendo maior agilidade na resolução de problemas relacionados à não adesão. No entanto, não há, até o momento, estudos que demonstrem efetivamente que esse monitoramento garanta melhor adesão para adultos ou crianças.[11]

Na pesquisa desenvolvida por Nogueira et al. (2018),[5] o fornecimento de informações sobre o transtorno (SAOS) e o tratamento com CPAP foi uma estratégia importante para aumentar a adesão. Após alguns pacientes receberem o diagnóstico de SAOS nos níveis "moderada" a "grave", a equipe médica explicou-lhes sobre as implicações, os efeitos adversos e os benefícios do tratamento com o CPAP. Posteriormente, os pacientes se submeteram a uma sessão de 40 a 60 minutos com um profissional técnico da área respiratória para o ajuste do CPAP e das máscaras, para usarem em domicílio pelo período de 6 noites consecutivas, durante o qual todos os pacientes receberam auxílio técnico sobre eventuais dúvidas relacionadas ao uso do aparelho. A adesão ao CPAP foi avaliada após 12 a 18 meses da definição da pressão ideal do CPAP na titulação e foi observado que grande parte dos pacientes não iniciou e/ou abandonou o uso do CPAP. Após 1 ano da indicação do tratamento, aproximadamente 50% dos pacientes mantiveram o tratamento, com base em dados subjetivos, de autorrelato e dados relacionados à melhora clínica.

Para Chernyak (2020),[4] tanto o tratamento psicológico quanto o médico devem estar integrados no tratamento do paciente, visando aumentar o grau de adesão ao CPAP, principalmente quando há a queixa de claustrofobia, que é bastante comum em usuários do aparelho. A claustrofobia é caracterizada pela sensação de estar desconfortável com a máscara, pela pressão positiva, ou por ambas, podendo causar ansiedade, evitação, preocupação e, frequentemente, insônia. Nesses casos, os autores indicam o uso da dessensibilização, uma estratégia comportamental efetiva e simples, que pode contribuir para o aumento da adesão. Trata-se de uma terapia de exposição gradual diante do estímulo temido (nesse caso, o CPAP), frequentemente utilizada nas terapias comportamentais e bem documentada na literatura no tratamento de casos de fobia e transtornos de ansiedade. O custo de aplicação dessa estratégia é baixo, sendo este um aspecto positivo para o tratamento. A dessensibilização combinada com medidas de conforto, como a escolha de máscara confortável, descongestionante nasal e umidificador pode aumentar a segurança e a eficácia na adesão ao CPAP e no tratamento da claustrofobia. No entanto, a técnica ainda não é muito utilizada, por falta de atenção para a sua eficácia e de disponibilidade de profissionais treinados e qualificados para a aplicarem.

O primeiro estudo de caso sobre dessensibilização ao uso do CPAP foi realizado por Edinger e Radtke (1993),[12] com um homem de 44 anos com SAOS importante e que apresentava claustrofobia com o uso da máscara nasal do CPAP. O paciente havia sido diagnosticado com fobia, por ter apresentado reação fóbica anteriormente, em outro contexto. A dessensibilização consistiu em construir com o paciente uma hierarquia composta por 5 situações temidas, iniciando no grau mais fácil até o mais difícil, para que ele se expusesse gradualmente a cada situação, passando para a situação seguinte apenas quando se sentisse confortável e sem ansiedade por 5 dias consecutivos. Nesse caso, a dessensibilização foi gradualmente aumentando o número de horas de uso do CPAP por noite, bem como incluiu o uso do aparelho em alguns momentos do dia (p. ex., assistindo TV ou em cochilos programados). Os resultados desse tratamento se basearam em dados subjetivos, por meio do autorrelato; e, 6 meses após o início do tratamento, foi constatada boa adesão ao CPAP, sem a presença dos sintomas claustrofóbicos, além de melhora significativa na performance diurna, bem-estar e perda de peso.

Segundo Schwartz et al. (2018),[3] para aumentar a adesão ao tratamento e tratar os sintomas provocados pela SAOS, os profissionais de Medicina do Sono devem oferecer o dispositivo oral para aqueles pacientes que não apresentam boa adesão ao CPAP, conforme recomendado pela AASM.

As intervenções tecnológicas têm auxiliado na adesão em função do surgimento no mercado de novas máscaras e umidificadores que visam oferecer mais conforto ao paciente e diminuir efeitos adversos, como o escape de ar, secura de boca e nariz, congestão nasal e irritação dos olhos.[2] No entanto, Chernyak (2020)[4] aponta que, apesar da evolução tecnológica e de conforto do CPAP, as taxas de adesão não tiveram um aumento significativo, variando entre 29% e 83% nos estudos.

É importante que o psicólogo identifique as variáveis relacionadas à dificuldade de adesão ao CPAP em cada um de seus pacientes, oferecendo um tratamento personalizado, conforme as características apresentadas por eles, aumentando as chances de garantir uma boa adesão. Além disso, a psicoterapia é fundamental para otimizar o tratamento quando existem comorbidades psiquiátricas, como transtornos ansiosos/depressivos, conhecidos como variáveis que podem afetar negativamente a adesão ao CPAP ou a quaisquer outros tratamentos propostos.

Síndrome da apneia obstrutiva do sono *versus* insônia

Se, por um lado, é um desafio tratar pacientes com SAOS, por outro precisamos entender a complexidade do tratamento a ser proposto em casos de pacientes que apresentam concomitantemente insônia e SAOS, a denominada *co-morbid insomnia and sleep apnea* (COMISA), reportada pela primeira vez no estudo de Guilleminault et al. (1973).[13] A insônia e a SAOS compartilham uma série de sintomas que se sobrepõem, conduzindo a uma confusão de diagnósticos e avaliação da severidade e, principalmente, influenciando as decisões sobre o tratamento e abordagens.[1]

A insônia é um transtorno do sono que, se associado à SAOS, prejudica a adesão, uma vez que o paciente poderá passar grande parte da noite acordado e prestar mais atenção ao desconforto do CPAP. Os pacientes que apresentam SAOS e insônia comórbida (COMISA) desenvolvem um sono de má qualidade, além de prejuízo funcional relacionado à qualidade de vida e à saúde mental. Por isso, recomenda-se que primeiramente sejam tratados da insônia para facilitar o tratamento da apneia e, assim, promover a adesão eficaz. No entanto, há uma escassez de profissionais treinados para trabalhar com intervenções cognitivo-comportamentais, bem como uma distribuição geográfica precária desses profissionais.[2]

De acordo com Sweetman et al. (2021),[1] a insônia e a apneia obstrutiva do sono podem ocorrer concomitantemente; cerca de 30% a 50% dos pacientes com SAOS relatam sintomas clínicos de insônia; e 30% a 40% dos pacientes com insônia crônica preenchem o critério diagnóstico para SAOS e insônia comórbida (COMISA). Assim, a baixa adesão ao CPAP consiste também nesses casos em uma barreira para a obtenção de um tratamento efetivo para ambas as condições.

O psicólogo precisa realizar uma boa avaliação do paciente no contexto de saúde, observando, por exemplo, seu histórico de tratamentos prévios e a adesão apresentada nesses momentos; deve também fornecer informações sobre o transtorno do sono, bem como sobre as consequências negativas resultantes da não adesão e as consequências positivas associadas à adesão ao CPAP. Talvez as sessões em grupo possam ser mais úteis que as sessões individuais para motivar e encorajar o uso do CPAP por meio dos exemplos de sucesso e das estratégias de enfrentamento utilizadas pelos participantes, favorecendo a modificação da rotina e do comportamento.

A dessensibilização é conhecida como uma técnica eficaz no tratamento de fobias e deveria ser empregada de maneira mais ampla nos estudos, já que os resultados de pesquisas apontam para sua eficácia e seu baixo custo. Para otimizar o tratamento, a dessensibilização pode ser usada em associação com técnicas de relaxamento e de *biofeedback*, aumentando a autoconfiança do paciente para aderir ao tratamento com o CPAP, além de aumentar sua percepção sobre a melhora dos aspectos físicos e cognitivos, percebidos por aqueles que apresentam boa adesão.

Referências bibliográficas

1. Sweetman A, Lack L, McEvoy RD, Smith S, Eckert DJ, Osman A et al. Bi-directional relationships between co-morbid insomnia and sleep apnea (COMISA). Sleep Med Rev. 2021 Dec;60:101519.
2. Mehrtash M, Bakker JP, Ayas N. Predictors of continuous positive airway pressure adherence in patients with obstructive sleep apnea. Lung. 2019 Apr 7;197(2):115-21.
3. Schwartz M, Acosta L, Hung YL, Padilla M, Enciso R. Effects of CPAP and mandibular advancement device treatment in obstructive sleep apnea patients: a systematic review and meta-analysis. Sleep Breath. 2018;22(3):555-68.
4. Chernyak Y. Improving CPAP adherence for obstructive sleep apnea: a practical application primer on CPAP desensitization. MedEdPORTAL J Teach Learn Resour. 2020;16:10963.
5. Nogueira JF, Simonelli G, Giovini V, Angellotti MF, Borsini E, Ernst G et al. Access to CPAP treatment in patients with moderate to severe sleep apnea in a Latin American City. Sleep Sci. 2018;11(3):174-82.
6. Talebi M, Tabatabaye KR, Vahedi E. Application of cognitive-behavioral therapy in obstructive sleep apnea: comparison of combined treatment, and CPAP therapy on executive functions of the brain. Sleep Hypn. 2018;20(3):148-59.
7. Edwards C, Mukherjee S, Simpson L, Palmer LJ, Almeida OP, Hillman DR. Depressive symptoms before and after treatment of obstructive sleep apnea in men and women. J Clin Sleep Med. 2015;11(9):1029-38.
8. Wolkove N, Baltazan M, Kamel H, Dabrusin R, Palayew M. Long-term compliance with continuous positive airway pressure in patients with obstructive sleep apnea. Can Respir J. 2008;15(7):365-9.
9. Wang Y, Gao W, Sun M, Chen B. Adherence to CPAP in patients with obstructive sleep apnea in a Chinese population. Respir Care. 2012;57(2):238-43.
10. Batool-Anwar S, Baldwin C, Fass S, Quan S. Role of spousal involvement in continuous positive airway pressure (CPAP) adherence in patients with obstructive sleep apnea (OSA). Southwest J Pulm Crit Care. 2017;14(5):213-27.
11. Mello-Fujita LIL, Piccin VS. Dispositivos de terapia de pressão positiva (PAP) e interpretação de relatórios. In: Pinto Jr L, Almeida LA, Soster LMSFA, Santos-Silva R, editores. Manual de métodos diagnósticos em medicina do sono. Rio de Janeiro, RJ: Atheneu; 2018. p. 159-71.
12. Edinger JD, Radtke RA. Use of in vivo desensitization to treat a patient's claustrophobic response to nasal CPAP. Sleep. 1993;16(7):678-80.
13. Guilleminault C, Eldridge FL, Dement WC. Insomnia with sleep apnea: a new syndrome. Science. 1973;181(4102):856-8.

11.7 – Abordagem da Obesidade

Sônia Maria Guimarães Pereira Togeiro
Fabíola Paula Galhardo Rizzatti
Cristiane Assis de Oliveira

Introdução

A síndrome de hipoventilação por obesidade (SHO) é uma grave manifestação de doença respiratória relacionada à obesidade. A manifestação dessa enfermidade inclui a presença de obesidade (IMC $\geq$ 30 kg/m^2), distúrbio respiratório do sono e hipercapnia diurna ($PaCO_2 \geq$ 45 mmHg) não explicados por uso de medicamentos, doenças congênitas, respiratórias, da caixa torácica, neuromusculares ou metabólicas que justifiquem a hipoventilação alveolar. Episódios de dessaturação da oxi-hemoglobina estão frequentemente presentes, mas não são necessários para o diagnóstico.[1,2]

O Quadro 11.7.1 mostra os critérios diagnósticos da SHO.

Quadro 11.7.1 Critérios diagnósticos da síndrome da hipoventilação e obesidade.
■ Hipoventilação na vigília ($PaCO_2 > 45$ mmHg)
■ Obesidade (IMC > 30 kg/m^2)
■ Hipoventilação não decorrente de outras causas: doenças pulmonares obstrutivas, pneumopatias intersticiais, doenças da caixa torácica, doenças neuromusculares, doenças cerebrovasculares, hipotiroidismo grave, síndrome de hipoventilação alveolar congênita, síndrome de hipoventilação alveolar primária, substâncias ou medicamentos depressores respiratórios

Fonte: Desenvolvido pela autoria do subcapítulo.

Vários fatores contribuem para o desenvolvimento da doença, como o prejuízo da mecânica respiratória pela própria obesidade, a menor complacência da caixa torácica, os volumes pulmonares reduzidos, o menor volume corrente, o aumento da resistência de vias aéreas inferiores e o maior trabalho respiratório. Na obesidade, ocorre resposta ventilatória diminuída à hipercapnia e à hipóxia, bem como anormalidades da ventilação durante o sono (principalmente durante o sono REM). Todos esses fatores podem contribuir para o desenvolvimento de hipercapnia.[3,4]

Por estar intimamente relacionada à obesidade, a prevalência da SHO tende a aumentar à medida que a epidemia de obesidade também se eleva pelo mundo. Estima-se que, nos Estados Unidos, a SHO seja encontrada em 0,15% a 0,3% da população adulta.[2,5] Considerando-se apenas obesos em investigação para distúrbios respiratórios do sono, a prevalência da SHO fica entre 8% e 20%.[2,5,6] Aproximadamente 90% dos pacientes com SHO apresentam apneia obstrutiva do sono (AOS) e os sintomas clínicos das doenças estão sobrepostos (roncos, pausas respiratórias presenciadas, engasgos ressuscitadores, nictúria, sono não reparador, sonolência diurna excessiva, fadiga, dispneia).[2,5] Uma parcela dos pacientes (até 50% em alguns estudos) pode desenvolver hipertensão pulmonar, com risco elevado de insuficiência cardíaca direita e *cor pulmonale*.[2,7]

De maneira geral, a SHO é diagnosticada tardiamente em pacientes com insuficiência respiratória crônica agudizada ou quando esses pacientes são referenciados para avaliação de especialistas em condição clínica estável em razão dos sintomas relacionados à apneia obstrutiva do sono.[2,4,5,8] O diagnóstico da SHO requer a exclusão de outras causas de hipoventilação alveolar e a demonstração de hipercapnia diurna na gasometria arterial.[2,4-6,9] Para pacientes com baixa probabilidade de SHO, a última diretriz da Academia Americana do Tórax (em inglês, American Thoracic Society – ATS) recomenda a triagem diagnóstica com gasometria venosa, na qual resultados de bicarbonato sérico < 27 mEq/L teriam alto valor preditivo negativo para exclusão da doença.[9]

A frequente associação da SHO com a AOS traz implicações de tratamento. Nesse aspecto, é importante ressaltar que, embora a polissonografia ou a poligrafia respiratória não sejam necessárias para o diagnóstico da SHO, a realização desses exames é justificada para demonstração dos eventos respiratórios obstrutivos de via aérea superior durante o sono, avaliação da hipoventilação alveolar durante o sono (antes da manifestação diurna de hipercapnia) e para individualização da terapia com pressão positiva em via aérea superior.[2,10]

Tratamento

Os objetivos do tratamento da SHO incluem: reversão dos sintomas; melhora da qualidade do sono e de vida; reversão dos eventos obstrutivos da via aérea superior durante o sono; melhora da troca gasosa noturna e diurna; reversão da necessidade de oxigênio suplementar; melhora das complicações relacionadas à hipoxemia crônica: hipertensão pulmonar, *cor pulmonale* e poliglobulia; redução nas internações; e redução da morbidade e da mortalidade.

O tratamento dos pacientes com SHO podem ser classificados em: terapia com pressão aérea positiva (PAP) em via aérea superior (VAS) para tratamento dos distúrbios respiratórios obstrutivos do sono e melhora da troca gasosa; e terapia para redução e manutenção do peso corporal.[11]

Na terapia com PAP, podem ser utilizados equipamentos que ofertam PAP em VAS por meio de uma interface (máscara). A escolha da modalidade terapêutica deve levar em consideração a apresentação fenotípica do paciente, ou seja, deve-se definir se o paciente com SHO apresenta hipoventilação alveolar isoladamente ou hipoventilação associada a poucos eventos respiratórios obstrutivos de VAS durante o sono, ou se apresenta, diversamente, hipoventilação com muitos eventos obstrutivos de VAS durante o sono. A perda de peso significativa e mantida pode ser obtida com intervenções cirúrgicas, associadas a modificação do estilo de vida.[2,4-6,9,11]

■ Pressão aérea positiva em via aérea superior

A terapia com PAP é o principal tratamento para a SHO.[2,9,11] A modalidade de PAP que será utilizada no tratamento deve ser selecionada de modo individualizado, de acordo com as características clínicas de cada paciente. As opções de tratamento incluem os aparelhos que ofertam pressão aérea positiva contínua (CPAP) em VAS ou dispositivos de ventilação não invasiva (VNI) com dois níveis de pressão (biníveis).[11,12] Essas duas modalidades apresentam algumas diferenças no modo de ação. O CPAP fornece uma pressão positiva contínua preestabelecida em VAS durante todo o ciclo respiratório, com a finalidade de prevenir eventos respiratórios obstrutivos (apneias, hipopneias e *respiratory effort related arousals* – RERAs) durante o sono. A VNI com aparelhos biníveis, por sua vez, consiste na oferta de dois níveis de pressão na VAS, pressão inspiratória (IPAP) e pressão expiratória (EPAP), em que a EPAP é ajustada para manter a patência da VAS e a diferença IPAP-EPAP resultará em pressão de suporte e aumento do volume corrente.[11,13,14] Aparelhos biníveis no modo espontâneo (S, em que o paciente é quem determina o tempo inspiratório e a frequência respiratória) ou espontâneo-*timed* (ST, em que há frequência respiratória de *backup* estabelecida para garantir uma frequência respiratória mínima ao paciente) têm sido utilizados no tratamento da SHO.[13,14] Mais recentemente, aparelhos biníveis de pressão de suporte com volume controlado (Vt-PS) também foram avaliados no tratamento de pacientes com SHO. Nesses aparelhos, ocorre a garantia de oferta ao paciente de um volume corrente alvo previamente estabelecido (8 mL/kg de peso corporal ideal).[11,13,14]

As diferentes modalidades terapêuticas de PAP para pacientes com SHO podem ser visualizadas no Quadro 11.7.2.

Quadro 11.7.2
Visão geral das diferentes modalidades de PAP que podem ser utilizadas no tratamento da SHO.

Aparelhos de pressão positiva (PAP)	
Modalidade	**Características**
CPAP (pressão positiva contínua em VAS)	▪ É a modalidade de tratamento inicial mais comum para a SHO associada à AOS moderada a grave ▪ Pode ser considerada em alguns casos após estabilização inicial com binível ▪ Mais barata que o binível ▪ Fornece uma pressão única e fixa (contínua) na VAS durante toda a noite, estabelecida, idealmente, pela polissonografia (PSG) em laboratório de sono ▪ Pressões de 10 a 16 cmH_2O são geralmente necessárias
Binível espontâneo (S)	▪ Oferece pressão positiva inspiratória (IPAP) e pressão positiva expiratória (EPAP) independentes ▪ A EPAP impede o colapso da VAS. A diferença IPAP-EPAP oferta pressão de suporte e aumenta o volume corrente ▪ O volume corrente é variável de acordo com mudanças no esforço respiratório, na complacência do sistema respiratório e na posição corporal do paciente no sono ▪ Escolha para pacientes com bom *drive* ventilatório e que conseguem disparar o IPAP em todos os ciclos respiratórios ▪ Mais acessível em termos de custo quando comparada à terapia binível ST ▪ Pode provocar o aparecimento de eventos centrais se não adequadamente titulada
Binível espontâneo-*timed* (ST)	▪ Oferece pressão positiva inspiratória (IPAP) e pressão positiva expiratória (EPAP) independentes ▪ Oferta frequência respiratória de *backup* ▪ Primeira escolha para pacientes com hipoventilação pura, ou com *drive* ventilatório inadequado, ou com frequência respiratória baixa ▪ O tempo inspiratório da IPAP é determinado nos ajustes ▪ Pode ocorrer assincronia entre paciente e aparelho
Biníveis de pressão de suporte com volume controlado (Vt-PS)	▪ Promovem ventilação mais estável ▪ Garantem oferta de um volume corrente alvo (6 a 8 mL/kg) ▪ Quando o volume corrente cai abaixo do alvo, o aparelho automaticamente eleva a IPAP (pressão de suporte) para garantir o volume corrente alvo ▪ Em aparelhos mais novos, o EPAP pode ser estabelecido automaticamente para corrigir eventos obstrutivos de VAS ▪ Podem ser usados no modo espontâneo, espontâneo-temporizado e temporizado ▪ Não há evidência de maiores benefícios clínicos em relação às outras modalidades de PAP

Fonte: Desenvolvido pela autoria do subcapítulo.

Não existe uma clara superioridade demonstrada de uma modalidade de PAP sobre outra no tratamento da SHO; desse modo, a escolha do tipo de tratamento dependerá de vários fatores, como acesso, custo, predominância e gravidade dos distúrbios respiratórios obstrutivos durante o sono.[2,5,9,13,14] Estudos observacionais e randomizados de curto prazo demonstraram melhora similar na insuficiência respiratória, sintomas e qualidade de vida em pacientes tratados com CPAP ou VNI. O estudo randomizado multicêntrico Pickwick avaliou a eficácia da VNI e do CPAP por 3 meses, no tratamento de pacientes com SHO e AOS grave.[15] Não houve diferença significativa entre as duas modalidades terapêuticas de PAP em relação aos desfechos avaliados (sintomas, qualidade de vida, parâmetros polissonográficos, trocas gasosas, teste de esforço, espirometria, adesão, abandono e efeitos adversos). É importante salientar que a terapia com CPAP e com binível mostrou-se mais eficaz em relação ao tratamento, apenas com modificações de estilo de vida, em melhorar a hipoxemia noturna, a hipercapnia diurna e a qualidade do sono por 1 a 2 meses de seguimento.[13] Desse modo, a princípio, a terapia com VNI não se mostrou superior ao tratamento com CPAP e a escolha terapêutica deve ser individualizada para cada paciente. Ainda é incerto que aparelhos biníveis de pressão de suporte com volume controlado (Vt-PS) sejam melhores, em longo prazo, em relação a biníveis (S ou ST) no tratamento da SHO.[4,5]

Conforme comentado anteriormente, a escolha da modalidade terapêutica inicial deve levar em consideração a apresentação fenotípica do paciente com SHO estável, o que significa dizer que pacientes com formas mais puras de hipoventilação ou com poucos eventos respiratórios obstrutivos da VAS durante o sono (isto é, sem ou com AOS leve) devem ser tratados, preferencialmente, com VNI. Entretanto, pacientes com maior número de eventos respiratórios obstrutivos durante o sono devem ser tratados, inicialmente, com CPAP. A estratégia proposta para o manejo da SHO em pacientes estáveis pode ser visualizada na Figura 11.7.1.

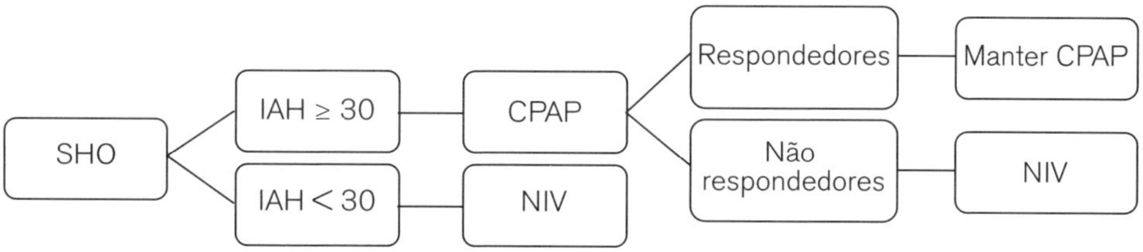

FIGURA 11.7.1 – Algoritmo de tratamento da SHO em pacientes estáveis.

CPAP: pressão aérea positiva contínua; IAH: índice de apneia e hipopneia; NIV: ventilação não invasiva; SHO: síndrome de hipoventilação por obesidade.

Fonte: Adaptada de Masa JF et al., 2019.

Conforme pode ser visualizado na Figura 11.7.1, pacientes com SHO e IAH ≥ 30 devem ser manejados, inicialmente, com CPAP. Pacientes respondedores a essa terapia são considerados os que apresentam melhora clínica, controle adequado da troca gasosa, além de nenhum ou raros eventos de admissões hospitalares por agudização de insuficiência respiratória crônica. Mais de 70% dos pacientes com SHO apresentam apneia obstrutiva do sono acentuada; portanto, essa recomendação estaria adequada para a maioria dos pacientes com SHO.[9] A VNI deve ser a terapia de escolha para pacientes com SHO e IAH < 30, para pacientes que não foram respondedores à terapia inicial com CPAP (apesar de boa adesão objetivamente documentada), para os intolerantes a altas pressões de tratamento do CPAP (> 15 cmH_2O) necessárias para tratar os eventos obstrutivos, ou para pacientes que permanecem hipoxêmicos mesmo com a resolução dos eventos respiratórios obstrutivos.[2,5,9]

Quanto à monitorização da resposta ao tratamento com PAP, é mandatório realizar avaliação regular, em períodos próximos, nos primeiros 2 a 3 meses de tratamento. Os primeiros 30 dias em uso de PAP são suficientes para atingir o benefício máximo em relação às mudanças nos gases arteriais.[5,16] O tratamento da SHO com PAP melhora a troca gasosa, a cefaleia matinal, a sonolência diurna excessiva, a vigilância, a dispneia, a hipertensão pulmonar e o edema de membros inferiores.[5] Recomenda-se avaliar os gases arteriais repetitivamente e verificar a adesão à PAP objetivamente durante os retornos, pois a melhora clínica e de troca gasosa está diretamente relacionada à adesão ao tratamento.

Nas primeiras semanas de tratamento, a melhora da hipercapnia diurna pode demorar um pouco mais para ocorrer em pacientes tratados com CPAP quando comparados a pacientes tratados com VNI.[9] Se a melhora não for atingida, deve-se rever a terapia. Em caso de falha terapêutica com o uso de CPAP, arbitrariamente definida como resposta clínica inadequada, ou insuficiente melhora das trocas gasosas na vigília e no sono, ou readmissões hospitalares por agudizações da insuficiência respiratória crônica, deve-se considerar a mudança de terapia de CPAP para VNI.[2,9] Entretanto, antes de rotular esses pacientes como não respondedores ao CPAP, recomenda-se avaliar objetivamente a adesão ao tratamento com CPAP.[2] Trabalhos prévios demonstraram que a boa adesão ao CPAP foi um preditor modificável de resposta da hipercapnia, sendo que pacientes que usaram o CPAP por mais de 4,5 horas/noite apresentaram melhora mais significativa dos gases arteriais em relação a pacientes menos aderentes.[9] Neste trabalho, além da melhora da hipercapnia diurna, observou-se que a necessidade de oxigenoterapia diurna também caiu de 30% para 6% entre os pacientes com melhor adesão.[5,17] Apesar da não adesão ao tratamento ao CPAP ser a causa mais comum de falha terapêutica a essa modalidade de tratamento, outras causas de hipercapnia devem ser investigadas quando o paciente apresenta boa adesão documentada. Dentre essas causas, citam-se: titulação inadequada, falência da terapia com CPAP, outras causas de hipoventilação, como DPOC ou alcalose metabólica por altas doses de diuréticos.[5]

Entre 50% e 80% dos pacientes com SHO respondem bem ao tratamento com CPAP na noite de titulação e nos próximos meses de seguimento. Embora o CPAP não aumente a ventilação alveolar, o aparelho pode melhorar a hipercapnia diurna por reduzir o CO_2 acumulado durante eventos obstrutivos de VAS no sono. Ao reverter a obstrução parcial ou total (apneias, hipopneias) da VAS durante o sono, ocorre menor acúmulo de CO_2 noturno, com consequente melhora da hipercapnia diurna. Distinguir, com precisão, os pacientes com SHO que responderão (ou não) à terapia com CPAP não é possível. Apesar disso, sabe-se que os pacientes que apresentam maior chance de responder bem à terapia com CPAP são os mais jovens, os que apresentam maior obstrução de VAS durante o sono, os com menor tempo de sono com a saturação de oxigênio abaixo de 90%, os que apresentam obesidade menos acentuada e os com capacidade vital pulmonar mais preservada.[5,9]

A melhora da hipercapnia diurna entre os pacientes com SHO aderentes à PAP não é universal e pode não ser completa. Estudos prévios demonstraram que, em até um quarto dos pacientes, a melhora da $PaCO_2$ não foi significativa mesmo entre pacientes adequadamente titulados em laboratório de sono e altamente aderentes à terapia (> 6 horas de uso/noite) com CPAP ou binível. Os não respondedores apresentavam IAH mais baixo em relação aos respondedores (44 +/– 45 eventos/h *versus* 86 +/– 47 eventos/h, $p < 0,03$). Esses achados, incluindo, em alguns casos, a persistência de hipoventilação em pacientes traqueostomizados, levantam a possibilidade de outros mecanismos estarem envolvidos na determinação da hipoventilação em casos selecionados.[18,19]

Ressalta-se que, apesar de a titulação domiciliar com aparelhos de pressão positiva automática em VAS (CPAP automático) ser uma opção para titulação da pressão de tratamento em pacientes com AOS sem comorbidades significativas, essa não é uma opção para pacientes com SHO, pois essa tecnologia é incapaz de reconhecer hipoventilação e hipoxemia. Como consequência, independentemente da modalidade terapêutica de PAP selecionada, pacientes com SHO devem ter a pressão de tratamento estabelecida em polissonografia realizada em laboratório de sono.[2,5,9,11,12,14] Quanto aos protocolos que devem ser adotados para a titulação da PAP nos laboratórios de sono, existem alguns procedimentos sugeridos para titulação adequada da pressão de tratamento em pacientes com SHO e que podem ser visualizados na Figura 11.7.2.[9,11,13-15] Caso o paciente apresente SHO com AOS acentuada confirmada na polissonografia diagnóstica, sugere-se que a titulação comece com CPAP. O objetivo da titulação, nesse caso, é abolir os eventos respiratórios obstrutivos de VAS (apneias obstrutivas, hipopneia, RERAs e ronco). Caso a pressão do CPAP necessária para corrigir os eventos obstrutivos nesse exame de titulação seja muito elevada, caso permaneçam dessaturações de oxigênio residuais (na ausência de eventos respiratórios obstrutivos) ou a hipoventilação não seja corrigida (por mensuração de CO_2 exalado ou CO_2 transcutâneo), deverá ocorrer mudança para aparelho binível (Figura 11.7.2).[14,16,19,20] Na titulação da VNI em laboratório de sono, a pressão da EPAP deve corrigir os eventos obstrutivos e a IPAP deve ser titulada para manter a saturação periférica de oxigênio (SpO_2) acima de 90% e normalizar ou reduzir o CO_2 noturno. Se for necessário, oxigênio suplementar pode ser adicionado.[5,14]

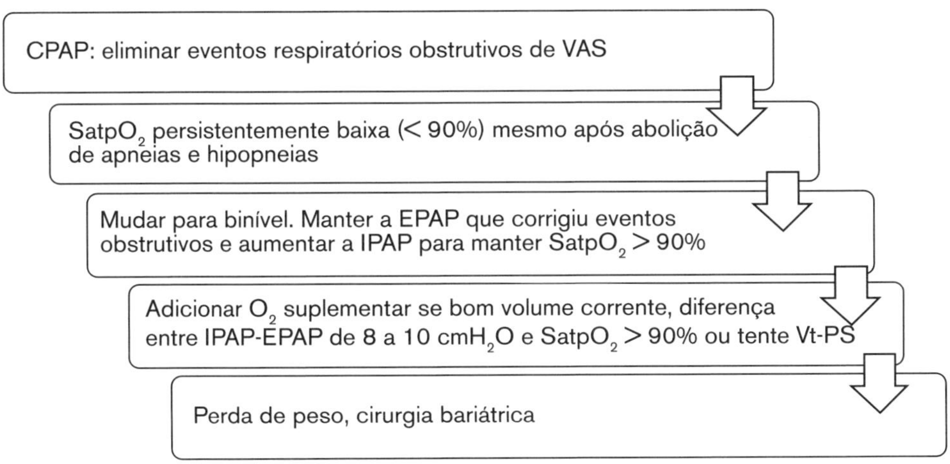

FIGURA 11.7.2 – Algoritmo sugerido durante a titulação de PAP em pacientes com SHO.

EPAP: pressão expiratória positiva; IPAP: pressão inspiratória positiva; $SatpO_2$: saturação periférica de O_2; Vt-PS: biníveis de pressão de suporte com volume controlado.

Fonte: Adaptada de Mokhlesi B, 2010.

No início deste subcapítulo, comentou-se que pacientes com SHO geralmente são diagnosticados em vigência de descompensação aguda de insuficiência respiratória crônica hipercápnica. Esses pacientes, quando hospitalizados, devem, idealmente, ser tratados com VNI dentro de 1 hora da admissão. Recomenda-se a alta hospitalar com VNI, que deverá ser mantida até a titulação de PAP no laboratório de sono; realizada, de preferência, em 2 a 3 meses da alta hospitalar.[20,21] Nesses casos de descompensações agudas, a insuficiência cardíaca ou a pneumonia podem ser causas precipitantes.[2] Vale ressaltar que a mortalidade dos pacientes com SHO é alta. Estudos observacionais descreveram mortalidade de 24% em 1,5 a 2 anos de seguimento em pacientes não tratados. Após a descompensação aguda de insuficiência respiratória crônica hipercápnica, a mortalidade descrita é de 18% em 1 ano e 31% em 3 anos.[2]

■ Oxigênio suplementar

A monoterapia com oxigênio reduz a ventilação pulmonar e aumenta a hipercapnia. Assim, oxigênio suplementar só deve ser utilizado no tratamento da SHO associado à PAP sob o risco de, caso utilizado isoladamente, precipitar agudização de falência respiratória crônica.[2,4] Em até 50% dos pacientes com SHO, a terapia com oxigênio suplementar será necessária, em adição à PAP, para manter a $SatpO_2 > 90\%$ na ausência de apneias e hipopneias.[5] Com o tratamento regular com PAP, a utilização de oxigênio noturno pode vir a ser descontinuada à medida que ocorre melhora da ventilação alveolar.[5,21] Em estudo retrospectivo previamente publicado, a necessidade de oxigênio suplementar diurno caiu de 30% para 6% entre pacientes com SHO que eram aderentes à PAP.[18] Desse modo, recomenda-se que, uma vez em tratamento com PAP, todos os pacientes com SHO em uso de oxigênio suplementar diurno e/ou noturno sejam reavaliados em semanas a meses depois da instituição do tratamento com PAP para verificar a necessidade de manutenção da suplementação com oxigênio.[22]

■ Perda de peso

A obesidade deve ser encarada como um fator de risco modificável para desenvolvimento e gravidade da SHO. Pacientes obesos devem sempre ser encorajados a perder peso, pois o tratamento da obesidade é fundamental para a melhora da doença e a redução do risco metabólico e cardiovascular.[2,9] É importante salientar que, mesmo que o tratamento com PAP em VAS esteja adequado, caso a obesidade não seja adequadamente abordada e tratada, as alterações metabólicas e o risco cardiovascular relacionados à obesidade grave persistirão e a morbimortalidade permanecerá elevada. Desse modo, não se deve postergar a abordagem da obesidade nesses pacientes.

Muitas estratégias podem ser adotadas no tratamento da obesidade, e abordagens realizadas por equipe multidisciplinar são as mais indicadas. As orientações devem incluir modificação do estilo de vida, redução da ingesta calórica, atividade física e opções cirúrgicas [particularmente, gastrectomia vertical laparoscópica (*sleeve*), *bypass* gástrico em Y de Roux ou derivação biliopancreática].[9] Tratar a obesidade resultará em melhora tanto da SHO quanto da AOS. Em indivíduos com AOS, mesmo após ajuste para fatores confundidores, demonstrou-se que o aumento de 10% no peso corporal se associou a elevação de 30% no índice de apneia e hipopneia (IAH), predizendo uma chance 6 vezes superior de desenvolver AOS moderada a grave em comparação aos controles. De modo reverso, a redução de 10% do peso corporal relacionou-se a redução de 26% do IAH.[23]

Com relação a perda de peso no tratamento e resolução da SHO, os dados de literatura são mais limitados, mas sugerem que, quanto maior o percentual de perda de peso, maior a chance de resolução da SHO. Tendo em vista a indicação, as preferências do paciente, os riscos e os benefícios, a discussão sobre cirurgia bariátrica deve ser feita. Considerando-se as opções disponíveis, de acordo com trabalhos previamente publicados, as modificações do estilo de vida, mesmo as mais intensas, resultaram em perda de 2 a 12 quilos de peso corporal, quantidades insuficientes para promover impacto significativo na SHO.[5,9] De acordo com a mais recente diretriz da ATS, para que aconteça a resolução ou melhora significativa da SHO com o emagrecimento, uma perda ponderal sustentada de 25% a 30% do peso corporal deve ser atingida e essa magnitude é, em geral, obtida apenas com as cirurgias bariátricas (mas não com a banda gástrica).[9] A cirurgia bariátrica é um recurso utilizado no tratamento de obesidade grau 3 ou de obesidade grau 2 associada a, pelo menos, uma comorbidade grave (a SHO é considerada uma dessas comorbidades). Se a completa melhora de SHO pode acontecer após a perda de peso proporcionada pela cirurgia bariátrica, a AOS pode melhorar significativamente, mas ainda persistir.[2,5,11] A perda de peso também pode melhorar as alterações metabólicas e reduzir o risco cardiovascular dos pacientes com SHO, embora a magnitude de perda ponderal necessária para esses desfechos não esteja plenamente estabelecida.[9]

Pressão aérea positiva no perioperatório

O risco de complicações perioperatórias em pacientes com SHO não tratados é alto; entretanto, se tratados adequadamente com PAP, esses riscos podem ser mitigados.[24,25] A Academia Americana de Anestesiologia estabeleceu o manejo perioperatório de pacientes com AOS acentuada e esses cuidados podem ser extrapolados para pacientes com SHO.[26] No pré-operatório de cirurgias de pacientes com AOS acentuada, sugere-se tratamento com PAP, estratégias para redução do uso de opioides e monitorização cardiorrespiratória. Esses cuidados podem ser extrapolados para pacientes com SHO.

Estimulantes respiratórios

Poucos estudos randomizados avaliaram o papel dos estimulantes respiratórios, como medroxiprogesterona e acetazolamida, na SHO. Neste momento, faltam dados robustos na literatura para indicar esses medicamentos na SHO.[5,21]

Considerações finais

A SHO é uma doença intimamente relacionada à obesidade. O diagnóstico se dá por documentação de obesidade (IMC > 30 kg/m²), hipercapnia diurna ($PaCO_2 > 45$ mmHg), na ausência de outras causas de hipoventilação alveolar. Aproximadamente 90% dos pacientes com SHO apresentam apneia obstrutiva do sono (AOS).[27] O tratamento envolve a perda de peso, preferencialmente por cirurgia bariátrica, e o uso de equipamentos de pressão aérea positiva em vias aéreas superiores. Pacientes que apresentam SHO e AOS acentuada devem ser manejados, inicialmente, com CPAP. Aqueles com SHO isolada ou com AOS menos grave devem ser tratados com VNI. A titulação da PAP deve ser realizada em laboratório de sono. Com o tratamento, objetiva-se a melhora dos sintomas e a normalização dos gases arteriais.

Referências bibliográficas

1. American Academy of Sleep Medicine. International classification of sleep disorders. 3rd ed. Darien IL: American Academy of Sleep Medicine; 2014.
2. Masa JF, Pépin JL, Borel JC et al. Obesity hypoventilation syndrome. Eur Respir Rev. 2019;28:180097.
3. Pepin JL, Timsit JF, Tamisier R et al. Prevention and care of respiratory failure in obese patients. Lancet Respir Med. 2016;4:407-18.
4. Randerath W, Verbraecken J, Andreas S et al. Definition, discrimination, diagnosis and treatment of central breathing disturbances during sleep. Eur Respir J. 2017;49:1600959.
5. Mokhlesi B. Obesity hypoventilation syndrome: a state-of-the-art review. Respir Care. 2010;55(10):1347-65.
6. Balachandran JS, Masa JF, Mokhlesi B. Obesity hypoventilation syndrome: epidemiology and diagnosis. Sleep Med Clin. 2014;9:341-7.
7. Nowbar S, Burkart KM, Gonzales R et al. Obesity-associated hypoventilation in hospitalized patients: prevalence, effects, and outcome. Am J Med. 2004;116:1-7.
8. Lee WY, Mokhlesi B. Diagnosis and management of obesity hypoventilation syndrome in the ICU. Crit Care Clin. 2008;24(3):533-9.
9. Mokhlesi B et al. Evaluation and management of obesity hypoventilation syndrome an official American Thoracic Society Clinical practice guideline. Am J Respir Crit Care Med. 2019;200:e6-24.

10. Akashiba T, Akahoshi T, Kawahara S et al. Clinical characteristics of obesity-hypoventilation syndrome in Japan: a multi-center study. Intern Med. 2006;45:1121-5.
11. Piper AJ, Grunstein RR. Obesity hypoventilation syndrome: mechanisms and management. Am J Respir Crit Care Med. 2011;183:292-8.
12. Mokhlesi B, Tulaimat A. Recent advances in obesity hypoventilation syndrome. Chest. 2007;132:1322-36.
13. Piper AJ, BaHammam AS, Javaheri S. Obesity hypoventilation syndrome choosing the appropriate treatment of a heterogeneous disorder. Sleep Med Clin. 2017;12(4):587-96.
14. Berry RB, Chediak A, Brown LK et al. Best clinical practices for the sleep center adjustment of noninvasive positive pressure ventilation (NPPV) in stable chronic alveolar hypoventilation syndromes. J Clin Sleep Med. 2010;6:491-509.
15. Masa JF, Corral J, Alonso ML, Ordax E, Troncoso MF, Gonzalez M et al.; Spanish Sleep Network. Efficacy of different treatment alternatives for obesity hypoventilation syndrome: Pickwick study. Am J Respir Crit Care Med. 2015;192:86-95.
16. Patil SP, Ayappa IA, Caples SM, Kimoff RJ, Patel SR, Harrod CG. Treatment of adult obstructive sleep apnea with positive airway pressure: an American Academy of Sleep Medicine clinical practice guideline. J Clin Sleep Med. 2019;15(2):335-43.
17. Mokhlesi B, Tulaimat A, Evans AT, Wang Y, Itani A, Hassaballa HA et al. Impact of adherence with positive airway pressure therapy on hypercapnia in obstructive sleep apnea. J Clin Sleep Med. 2006;2(1):57-62.
18. Mokhlesi B, Tulaimat A, Evans AT, Wang Y, Itani A, Hassaballa HA et al. Impact of adherence with positive airway pressure therapy on hypercapnia in obstructive sleep apnea. J Clin Sleep Med. 2006;2(1):57-62.
19. Piper AJ, Wang D, Yee BJ, Barnes DJ, Grunstein RR. Randomised trial of CPAP vs bilevel support in the treatment of obesity hypoventilation syndrome without severe nocturnal desaturation. Thorax. 2008;63:395-401.
20. Kushida CA, Chediak A, Berry RB, Brown LK, Gozal D, Iber C et al.; Positive Airway Pressure Titration Task Force; American Academy of Sleep Medicine. Clinical guidelines for the manual titration of positive airway pressure in patients with obstructive sleep apnea. J Clin Sleep Med. 2008 Apr 15;4(2):157-71.
21. Banerjee D, Yee BJ, Piper AJ, Zwillich CW, Grunstein RR. Obesity hypoventilation syndrome: hypoxemia during continuous positive airway pressure. Chest. 2007;131(6):1678-84.
22. Davidson AC, Banham S, Elliott M et al. BTS/ICS guideline for the ventilatory management of acute hypercapnic respiratory failure in adults. Thorax. 2016;71(Suppl. 2):ii1-35.
23. Peppard PE, Young T, Palta M et al. Longitudinal study of moderate weight change and sleep-disordered breathing. JAMA. 2000;284:3015-21.
24. Kaw R, Bhateja P, Paz YMH et al. Postoperative complications in patients with unrecognized obesity hypoventilation syndrome undergoing elective noncardiac surgery. Chest. 2016;149:84-9.
25. Mokhlesi B, Hovda MD, Vekhter B et al. Sleep-disordered breathing and postoperative outcomes after elective surgery: analysis of the nationwide inpatient sample. Chest. 2013;144:903-14.
26. American Society of Anesthesiologists. Practice guidelines for the perioperative management of patients with obstructive sleep apnea: an updated report by the American Society of Anesthesiologists Task Force on Perioperative Management of Patients with Obstructive Sleep Apnea. Anesthesiology. 2014;12:268-86.
27. Raurich JM, Rialp G, Ibanez J et al. Hypercapnic respiratory failure in obesity-hypoventilation syndrome: CO_2 response and acetazolamide treatment effects. Respir Care. 2010;55:1442-8.

11.8 – Abordagem dos Transtornos Respiratórios nas Doenças Neuromusculares

Gustavo Antonio Moreira
Luis Fernando Grossklauss

Os transtornos respiratórios do sono (TRS) são frequentes nos portadores de doenças neuromusculares, provocam elevada morbimortalidade e podem se manifestar como apneia obstrutiva do sono, síndrome da hipoventilação, apneia central e respiração de Cheyne-Stokes. A frequência desses distúrbios depende do tipo de doença neuromuscular, da fase de evolução da doença, da idade e da presença de fatores de risco associados (obesidade, sexo masculino, deformidades craniofaciais, macroglossia, doença cardíaca, cifoescoliose). Os mecanismos que explicam as alterações respiratórias durante o sono são: diminuição acentuada dos volumes pulmonares durante o sono na posição supina, redução dos mecanismos adaptativos compensatórios, colapso de vias aéreas superiores e falência cardíaca.[1]

A polissonografia é o modo ideal de avaliar as alterações respiratórias durante o sono e deve ser realizada preferencialmente com medida de gás carbônico. Esse exame não só é importante no diagnóstico como também permite o melhor manejo ventilatório.[2] O advento do suporte ventilatório invasivo ou não invasivo aumentou a sobrevida dos portadores de doenças neuromusculares.[3] Esse aumento de sobrevida também depende de adequada nutrição, prevenção de aspiração pulmonar, terapia das anormalidades cardíacas e medidas para limpeza das secreções traqueobrônquicas.

As doenças neuromusculares compõem um grupo de doenças heterogênicas de etiologia genética, inflamatória, pós-infecciosa ou idiopática. Os portadores manifestam graus variáveis de fraqueza muscular e comprometimento da função respiratória. A idade de aparecimento, o grau de repercussão respiratória e a velocidade de progressão, tipo de doença e comorbidades são variáveis que influenciam no aparecimento de distúrbios do sono (Quadro 11.8.1). As doenças mais frequentes são: esclerose lateral amiotrófica, distrofia muscular de Duchenne e atrofia muscular espinhal.[4]

Quadro 11.8.1
Doenças neuromusculares.

	Doença	**Etiologia – herança**
Neurônio motor	Amiotrofia espinhal progressiva	Genética – AR
	Esclerose lateral amiotrófica	Adquirida
	Síndrome pós-poliomielite	Pós-infecciosa
Raízes e nervos periféricos	Doença de Charcot-Marie-Tooth	Genética – AR, AD
	Déjerine-Sottas	Genética – AR, AD
	Síndrome de Guillain-Barré	Adquirida
Junção mioneural	*Miastenia gravis*	Autoimune
	Botulismo	Adquirida
Fibra muscular	Distrofia muscular de Duchenne	Genética – LX
	Distrofia muscular de Becker	Genética – LX
	Distrofia miotônica de Steinert	Genética – AD
	Distrofia muscular congênita	Genética – AR
	Distrofia muscular de cinturas	Genética – AR, AD
	Distrofia muscular fascioescapuloumeral	Genética – AD
	Miopatias metabólicas	Genética – AR
	Miopatias congênitas	Genética – AR, AD
	Dermatomiosite	Autoimune

AD: autossômica dominante; AR: autossômica recessiva; LX: ligada ao cromossomo X.

Fonte: Desenvolvido pela autoria do subcapítulo.

Os portadores de doenças neuromusculares têm risco elevado de complicações com deterioração da função muscular. Podem apresentar tosse inefetiva, hipoventilação noturna, apneia do sono e, no fim, insuficiência respiratória diurna.[5,6] As infecções de repetição associadas a falência cardiorrespiratória são a causa mais comum de morte nas doenças neuromusculares.[7] A falência respiratória pode ser de origem parenquimatosa (pneumonia, atelectasia, traqueobronquite), causando a hipoxemia, e por disfunção da bomba respiratória, que provoca a hipercapnia. A bomba respiratória compreende os músculos respiratórios, as estruturas da caixa torácica e o centro respiratório. A falência respiratória ocorrerá se houver fadiga dos músculos respiratórios, alterações mecânicas na caixa torácica (cifoescoliose, obesidade) e/ou depressão do centro respiratório. A maioria dos pacientes já apresenta uma função respiratória limítrofe, que é deteriorada por infecção respiratória aguda, situação em que o paciente necessitará de internação e cuidados intensivos. Também corrobora para a disfunção respiratória a presença de obesidade (secundária ao uso de corticosteroides), cifoescoliose e insuficiência cardíaca.[8,9]

Os sintomas clínicos indicativos de insuficiência respiratória são: fadiga, dispneia, cefaleia matinal, despertares frequentes, pesadelos de sufocamento, perda de peso e inabilidade de limpar as secreções de vias aéreas. Os portadores de DNM também podem apresentar queixas de sonolência excessiva diurna, alterações do humor, problemas de memória, prejuízo intelectual, alterações da libido e sinais de insuficiência cardíaca direita.

O Consenso de Ventilação Mecânica em Doenças Pulmonares Crônicas define como critério de início de suporte ventilatório a presença de um dos sintomas diurnos supracitados, associado à alteração de uma variável fisiológica: $PaCO_2 > 45$ mmHg em vigília, capacidade vital forçada (CVF) $< 50\%$ da predita, 5 minutos consecutivos com $SpO_2 < 88\%$ ($< 90\%$ em crianças) e pressão inspiratória máxima < 60 cmH_2O.[10]

O distúrbio respiratório do sono mais comum nas doenças neuromusculares é a hipoventilação noturna, caracterizada por dessaturação da oxi-hemoglobina e hipercapnia mantidas, que são mais evidentes durante o sono REM.[11,12] A hipoventilação é definida por valores da pressão parcial de gás carbônico (PCO_2) transcutâneo ou exalado > 55 mmHg por 10 minutos em adultos ou $PCO_2 > 50\%$ por 25% do tempo de sono em crianças.[13] A presença de dessaturação da oxi-hemoglobina noturna pode ser causada não só por hipoventilação, mas também por atelectasia, pneumonia e apneias. Por isso, a monitorização de PCO_2 exalado ou transcutâneo é essencial para o diagnóstico de hipoventilação.

A síndrome da apneia obstrutiva do sono (SAOS) se manifesta quando há fatores de risco da população geral, como obesidade, sexo masculino e hipertrofia adenotonsilar. No entanto, é mais frequente nas doenças neuromusculares em razão da presença isolada ou em combinação de hipotonia faríngea, diminuição do volume pulmonar, neuropatia, disfunção bulbar e macroglossia. A redução dos volumes pulmonares pode contribuir para o colapso de vias aéreas superiores em decorrência da diminuição da tração traqueal na inspiração. Relatos descrevem a presença de SAOS em 20% das distrofias musculares, 17% das miopatias, 15% das distrofias miotônicas, 32% da *miastenia gravis* e 26% da síndrome pós-poliomielite, 38% da doença de Charcot-Marie-Tooth e 9% de esclerose lateral amiotrófica com comprometimento bulbar.[11,14-17]

A apneia central durante o sono em portadores de doenças neuromusculares pode ser ocasionada por instabilidade no controle ventilatório associada à fraqueza diafragmática, ou por respiração de Cheyne-Stokes associada à miocardiopatia. Na primeira, o diafragma é incapaz de iniciar a respiração na presença de esforço respiratório não visível nas cintas de esforço toracoabdominal. A distinção de apneia central e obstrutiva nessa situação só é possível com a monitorização da pressão esofágica. O que chama a atenção é o fato de esse evento ocorrer durante o sono REM. Esse fenômeno já foi descrito na distrofia miotônica de Steinert, lesão da medula espinhal e síndrome pós-poliomielite. Na respiração de Cheyne-Stokes, observa-se respiração periódica com padrão crescendo-decrescendo, intercalada por apneias ou hipopneias centrais durante o sono NREM. Isso ocorre em pacientes com insuficiência cardíaca avançada, como distrofia miotônica de Steinert, distrofia muscular de Duchenne/Becker e distrofia muscular de cinturas.

Tratamento

Os cuidados com portadores de doenças neuromusculares compreendem diversos aspectos, desde diagnóstico e aconselhamento genético até terapias dos diversos sistemas (respiratório, cardiovascular, gastrointestinal, locomotor, neurológico), para melhorar a qualidade de vida e aumentar a sobrevida. Recentemente, a terapia genética apresenta um potencial de prevenir e/ou tratar os distúrbios respiratórios em situações particulares.[18]

Terapia respiratória

Os objetivos principais dos cuidados respiratórios nos portadores de doenças neuromusculares é a prevenção e o manejo das complicações. Evidências demonstram que a sobrevida dos pacientes aumenta por meio de uma abordagem proativa e estruturada, que inclui o uso de assistência à tosse e ventilação mecânica noturna. Os pacientes estão mais suscetíveis a complicações respiratórias à medida que a força muscular se deteriora, incluindo ineficácia da tosse, hipoventilação noturna e apneia obstrutiva do sono. Por fim, os pacientes evoluem para falência respiratória diurna. A equipe responsável pela terapia respiratória necessita conhecer bem o momento de iniciar a ventilação mecânica não invasiva.[10,19,20] Para isso, realizam-se avaliações periódicas dos gases arteriais, força muscular inspiratória, espirometria e, quando necessário, a avaliação noturna. A polissonografia é o método mais sensível para detectar alterações dos gases arteriais noturnos, diferenciar os diversos distúrbios de sono e determinar os valores de suporte ventilatório em uma noite de titulação de pressões. Como cada doença tem evolução diferente, a estratégia de acompanhamento deve ser personalizada. Antes da terapia com pressão positiva, recomenda-se avaliação a cada 6 meses (ou menos) da capacidade vital forçada (sentado e deitado), oximetria de pulso, pico de fluxo da tosse e pressão inspiratória máxima.[6,9] A equipe multidisciplinar deve também ter habilidade no manejo de ventilação mecânica não invasiva, nas técnicas de recrutamento pulmonar, na assistência manual e mecânica à tosse.[14,21,22] Capacitar as famílias para realizar essas medidas no domicílio é fundamental para o sucesso do tratamento.

A limpeza adequada de secreção traqueobrônquica é fundamental para os portadores de doenças neuromusculares. Uma infecção respiratória em paciente com função pulmonar limítrofe pode acelerar a falência respiratória e a morte. O pico de fluxo da tosse (PFT) correlaciona-se com a habilidade de expelir secreções adequadamente. Valores do PFT acima de 160 L/min representam capacidade de eliminar secreções pulmonares, mas não garantem limpeza completa de vias aéreas. Por isso, recomenda-se o uso sistemático de medidas de limpeza de secreção traqueobrônquica quando o pico de fluxo da tosse for inferior a 270 L/min. As técnicas de assistência manual à tosse fundamentam-se em aumentar o volume de ar inspirado e a força expiratória. O aumento da capacidade inspiratória pode ser executado com respiração glossofaríngea, empilhamento de ar com bolsa autoinflável

(AMBU) e aplicação de pressão positiva com ventilador mecânico volumétrico.[21] Nessas manobras, o paciente realiza uma série de respirações sem expirar entre elas. Já a exalação forçada é atingida quando se pressiona o tórax ou o abdome em sincronia com o esforço de tosse do próprio paciente. O uso concomitante dessas manobras resulta em aumento importante do pico de fluxo da tosse, prevenindo hospitalizações e pneumonias.

A assistência mecânica à tosse é realizada com o uso de equipamento que simula a tosse, oferecendo uma pressão positiva seguida de pressão negativa. O pico de fluxo da tosse com esse equipamento é superior aos fluxos expiratórios gerados com a combinação de empilhamento de ar e compressão torácica. A efetividade em eliminar secreções só é atingida com pressões inspiratórias e expiratórias de 30 a 40 cmH_2O.[22] O uso regular da assistência mecânica à tosse durante infecções respiratórias é importante, pois previne a hospitalização e a traqueostomia naqueles pacientes que apresentam pico de fluxo da tosse menor que 160 L/min.

Nos pacientes com distúrbio respiratório restritivo, recomenda-se a imunização do pneumococo com vacina 13-valente nos primeiros 2 anos de vida e, após os 2 anos, vacina 13-valente, depois a vacina polissacarídea 23-valente. Vacinação anual com a vacina trivalente ou quadrivalente da *influenza* é recomendada a partir dos 6 meses de vida.[6] Como essas vacinas não são de germes vivos, podem ser administradas a pacientes medicados com corticosteroides, porém a resposta imune é menor.[19]

A suplementação de oxigênio deve ser utilizada com cuidado. Apesar de a oxigenoterapia aparentemente melhorar a hipoxemia, ela pode estar mascarando um problema subjacente, como pneumonia, atelectasia ou hipoventilação. Além disso, a oxigenoterapia pode deprimir o controle ventilatório e exacerbar a hipercapnia. O tratamento com pressão positiva contínua em vias aéreas (CPAP) tem uso limitado para pacientes com apneia obstrutiva do sono sem hipoventilação.

A ventilação mecânica com pressão positiva noturna é usada com sucesso há várias décadas nos portadores de doença neuromuscular com distúrbio respiratório do sono.[3] A ventilação mecânica pode ser feita com máscara facial ou via traqueostomia, com ventiladores de pressão positiva em dois níveis ou ventiladores volumétricos. A titulação dos parâmetros de ventilação pode ser realizada empiricamente em nível ambulatorial, à beira do leito em pacientes internados ou durante uma titulação de pressão em polissonografia noturna.[23] A polissonografia permite não só a correção dos gases arteriais, mas também o reconhecimento de complicações e a escolha de estratégia adequada para o tipo de distúrbio respiratório do sono.[2,5] Está demonstrado que a ventilação mecânica não invasiva noturna melhora o estado geral, corrige a troca gasosa diurna, diminui os sintomas diurnos (dispneia, cefaleia, sonolência diurna), melhora a qualidade de vida e aumenta a sobrevida. O uso domiciliar da ventilação mecânica via traqueostomia, pelo incômodo e pelas complicações, está reservada quando há disfunção bulbar, contraindicação ou recusa da ventilação não invasiva, ou quando a segurança for uma questão importante (lactentes dependentes 24 horas). Nos casos avançados, sugere-se a monitorização contínua com oximetria de pulso.

O tratamento com pressão positiva em dois níveis é a estratégia ventilatória mais bem tolerada. No entanto, é necessário acompanhamento continuado, em razão de problemas de adesão e complicações. Os pacientes podem apresentar irritação ocular, conjuntivite, lesão de pele, distensão gástrica, boca seca, sangramento e obstrução nasal. Esses problemas são corrigidos com adequação dos parâmetros de ventilação, troca da máscara, uso de umidificador, soro fisiológico e corticosteroides nasais.[24] A ventilação mecânica não invasiva pode ser usada no modo *spontaneous-timed* (ST) ou pressão controlada (PS). Em geral, a diferença entre a pressão inspiratória e a pressão expiratória necessita ser maior que 10 cmH_2O para gerar o volume corrente recomendado de 8 a 10 mL/min.[2,5] Assim, a ventilação corrigirá a troca gasosa, reajustará os valores dos gases arteriais diurnos, corrigirá as atelectasias e reduzirá o trabalho respiratório. Na presença de apneia obstrutiva e hipoventilação associadas, a pressão expiratória deve ser aumentada o suficiente para corrigir o ronco noturno e os eventos obstrutivos. Consequentemente, será necessário maior incremento da pressão inspiratória para manter o volume corrente. Se não houver melhora dos sintomas, pode ser por má adesão à terapia. Vários aspectos podem contribuir para isso, como vazamento de ar, assincronia, tempo inspiratório prolongado, esforço inspiratório insuficiente e gatilho automático. O reconhecimento desses eventos só é possível pela polissonografia com titulação de pressão positiva.

Genética e novos medicamentos

A distrofia muscular de Duchenne (DMD) e a distrofia muscular de Becker (DMB) são doenças de herança ligada ao cromossomo X e causadas por mutações no gene que codifica a distrofina. Grandes deleções e duplicações são mais comuns, mas pequenas mutações também foram encontradas. Ter um diagnóstico genético específico é importante para fornecer cuidados adequados.[18] A proteína distrofina atua como um absorvedor de choque durante a contração da fibra muscular, ligando a actina do aparelho contrátil à camada de tecido conjuntivo que envolve cada fibra muscular. Na DMD, as mutações abolem a função da distrofina interrompendo o quadro de leitura ou gerando uma parada prematura do códon durante a síntese proteica. Como resultado, a conexão entre o citoesqueleto de actina e o tecido conjuntivo é perdida e as fibras musculares são facilmente danificadas durante a contração, causando danos musculares crônicos, inflamação e substituição das fibras musculares por tecido adiposo e fibrótico e, portanto, perda da função muscular. Os indivíduos com DMB têm mutações com o quadro de leitura aberto, permitindo a produção da distrofina com uma deleção ou duplicação interna que pode conectar a actina ao tecido conjuntivo e, portanto, são parcialmente funcionais.[25]

O diagnóstico genético pode ser realizado por meio do *multiplex ligation-dependant probe amplification* (MLPA) ou *comparative genomic hybridization* (CGH). Eles são capazes de identificar mutações "grandes", do tipo deleções ou duplicações, as quais respondem por 80% dos casos. O sequenciamento Sanger ou *next-generation sequencing* (NGS) são capazes de identificar mutações "pequenas", do tipo mutações de ponto, pequenas deleções/duplicações/inserções, mutações *splice site* e algumas mutações intrônicas nas regiões que flanqueiam os éxons.

O atalureno é indicado para pacientes com mutação do tipo *nonsense*. A mutação *nonsense* ocorre quando um nucleotídeo é substituído por outro e provoca um *stop codon* prematuro. Essa mutação é responsável por 10% a 15% das mutações. O atalureno atua no ribossomo, possibilita a leitura desse ponto de parada e permite a produção da distrofina funcional e de comprimento total.[26,27]

Oligonucleotídeos *antissense* (ASO) são específicos de cada tipo de mutação; por exemplo, a deleção dos éxons 47-50, 48-50, 49-50 e 52 podem restaurar parcialmente a distrofina pulando o éxon 51. Após pular diferentes éxons (*exon skipping*), diferentes distrofinas serão formadas.25 Os OSA aprovados até o momento pela Food and Drug Administration (FDA) são eterplirsen (éxon 51), golodrirsen (éxon 53), casimersen (éxon 45).

A terapia genética para DMD visa restaurar a falta da distrofina, fornecendo uma cópia funcional do gene da DMD. Os vírus adenoassociados (AAV) podem infectar músculos esqueléticos e o coração de maneira eficiente. Como a capacidade de carga dos AAV é limitada, "minidistrofina" e "microdistrofina" foram geradas para experimentação. Resultados preliminares confirmaram a expressão de microdistrofina na maioria das fibras musculares (> 80%) no músculo biópsias em níveis de mais de 60%.[28] No entanto, efeitos adversos graves na função renal e hepática, assim como a produção de autoanticorpos neutralizantes do capsídeo anti-AAV, impedem o uso dessa terapia genética no momento.

A atrofia muscular espinhal (AME) tem herança autossômica recessiva, ou seja, cada um dos genitores tem um gene SMN1 com mutação. O teste genético molecular é o exame que determina se existe uma mutação no gene SMN1. Os tipos de atrofia muscular espinhal 0, 1, 2, 3 e 4 são causados por uma perda parcial ou completa do gene SMN1 e cerca de 95% dos afetados mostram uma deleção de ambas as cópias de uma porção específica (éxon 7 ou éxon 8) do gene.[15] O teste genético molecular também pode ser usado para determinar o número de cópias do gene SMN2.

O gene SMN1 fornece instruções para fazer a proteína do neurônio motor de sobrevivência (SMN). A proteína SMN é encontrada em todo o corpo, com níveis mais elevados na medula espinhal. Essa proteína faz parte de um grupo de proteínas denominado "complexo SMN", importante para a manutenção de células nervosas especializadas denominadas "neurônios motores". Uma pequena quantidade de proteína SMN é produzida a partir de um gene semelhante ao SMN1, denominado "SMN2". A proteína de tamanho real feita do gene SMN2 é idêntica à proteína feita de um gene semelhante chamado "SMN1"; no entanto, apenas 10% a 15% de toda a proteína SMN funcional é produzida a partir do gene SMN2. Normalmente, as pessoas têm duas cópias do gene SMN1 e uma a duas cópias do gene SMN2. O número de cópias do gene SMN2 varia, com algumas pessoas tendo até oito cópias. Quanto mais cópias do gene SMN2 uma pessoa tem, mais proteína SMN ela produz. Como há ausência dos pares de SMN1 na AME, os fenótipos são dependentes da quantidade de cópias de SMN2. Atualmente, existe três tratamentos: nusinersen (Spinraza®), onasemnogene abeparvovec (Zolgensma®) e risdiplam (Evrysdi®). Todos já são aprovados pela FDA, pela Agência Europeia de Medicamentos (EMA) e pela Agência Nacional de Vigilância Sanitária (ANVISA).[29-31]

O nusinersen é um oligonucleotídeo *antissense* (íntron 7 + 10 a 27) e foi capaz de melhorar drasticamente a amplitude, a função motora e a fisiologia muscular por injeção sistêmica ou intracerebroventricular em dois modelos graves de ratos com amiotrofia. Estudos pré-clínicos em modelos de camundongos e primatas não humanos mostraram boa distribuição de ASO por toda a medula espinhal e efeitos dependentes da dose na expressão de SMN após uma única infusão intratecal. Com base nessa evidência pré-clínica, os ensaios clínicos em humanos com AME mostraram boa tolerância e segurança de múltiplas injeções intratecais na fase II, com evidências de melhora da função motora e avanço nos marcos motores. A Fase III foi bem-sucedida e resultou na aprovação da FDA e da EMA. Bebês tratados antes de 6 meses ou mais tarde, nos ensaios ENDEAR e CHERISH, mostraram resultados positivos em termos de marcos motores e sobrevivência livre de eventos. Os dados mais recentes de ensaios clínicos para nusinersen fornecem evidência de segurança e eficácia em longo prazo em grupos de pacientes, com sobrevivência e função motora dramaticamente melhoradas.[29]

O risdiplam é um modulador de *splice* de molécula pequena e atua como um modulador de emenda SMN2, ligando-se diretamente ao SMN2 pré-mRNA em dois locais, uma sequência intensificadora de éxon e o sítio de *splicing* do éxon 7, estabilizando o complexo ribonucleoproteico e competindo com a ligação de hnRNPG, promovendo assim a inclusão do éxon 7 e a produção de proteína SMN de comprimento total.[31] O estudo fase III FIREFISH mostrou eficácia em 7 de 17 crianças, que foram capazes de sentar-se independentemente após 12 meses de tratamento.

Como o fator causal da SMA é um defeito monogênico, a ideia de usar vírus vetores para entregar genes exógenos aos tecidos tem fundamentação. A administração intravenosa de gene com base em vetor viral adenoassociado sorotipo 9 (AAV9) pode cruzar a barreira hematoencefálica e, de modo eficiente, transduzir células-alvo no sistema nervoso central (SNC), incluindo neurônios motores na medula espinhal em camundongos e primatas não humanos. O desenvolvimento do vetor AAV9 autocomplementar (scAAV9) adicionalmente melhorou a eficiência e a velocidade da transcrição de genes.[30] Estudos de fase I de onasemnogene abeparvovec tratou 15 crianças. Os 15 pacientes sobreviveram a 20 meses sem a necessidade de suporte respiratório, com 11 pacientes atingindo o marco motor de sentar sem ajuda e 2 até mesmo de caminhar independentemente. Esse ensaio positivo de fase I e dados provisórios divulgados do ensaio sucessivo de fase II e III resultaram na aprovação da FDA e da ANVISA.

Os ensaios fase III STR1VE-EU e STR1VE-AP, que avaliam a eficácia e a segurança em bebês com SMA menores de 6 meses de idade, com 1 ou 2 cópias de SMN2 e SPR1NT, mostraram que a toxicidade hepática é o principal evento adverso, com a maioria dos pacientes necessitando de tratamento com prednisolona para mitigar a hepatotoxicidade.[30]

■ Referências bibliográficas

1. Arens R, Muzumdar H. Sleep, sleep disordered breathing, and nocturnal hypoventilation in children with neuromuscular diseases. Paediatr Respir Rev. 2010;11(1):24-30.
2. Berry RB, Chediak A, Brown LK, Finder J, Gozal D, Iber C et al. Best clinical practices for the sleep center adjustment of noninvasive positive pressure ventilation (NPPV) in stable chronic alveolar hypoventilation syndromes. J Clin Sleep Med. 2010;6(5):491-509.
3. Annane D, Orlikowski D, Chevret S. Nocturnal mechanical ventilation for chronic hypoventilation in patients with neuromuscular and chest wall disorders. Cochrane Database Syst Rev. 2014(12):CD001941.
4. Reed UC. Neuromuscular disorders. J Pediatr. 2002;78(Suppl 1):S89-103.
5. Aboussouan LS. Sleep-disordered breathing in neuromuscular disease. Am J Respir Crit Care Med. 2015;191(9):979-89.
6. Finder JD, Birnkrant D, Carl J, Farber HJ, Gozal D, Iannaccone ST et al. Respiratory care of the patient with Duchenne muscular dystrophy: ATS consensus statement. Am J Respir Crit Care Med. 2004;170(4):456-65.
7. Hsu DT. Cardiac manifestations of neuromuscular disorders in children. Paediatr Respir Rev. 2010;11(1):35-8.
8. Bushby K, Finkel R, Birnkrant DJ, Case LE, Clemens PR, Cripe L et al. Diagnosis and management of Duchenne muscular dystrophy, part 1: diagnosis, and pharmacological and psychosocial management. Lancet Neurol. 2010;9(1):77-93.
9. Kapur N, Deegan S, Parakh A, Gauld L. Relationship between respiratory function and need for NIV in childhood SMA. Pediatr Pulmonol. 2019;54(11):1774-80.
10. Clinical indications for noninvasive positive pressure ventilation in chronic respiratory failure due to restrictive lung disease, COPD, and nocturnal hypoventilation: a consensus conference report. Chest. 1999;116(2):521-34.
11. Nozoe KT, Moreira GA, Tolino JR, Pradella-Hallinan M, Tufik S, Andersen ML. The sleep characteristics in symptomatic patients with Duchenne muscular dystrophy. Sleep Breath. 2015;19(3):1051-6.
12. Phillips MF, Smith PE, Carroll N, Edwards RH, Calverley PM. Nocturnal oxygenation and prognosis in Duchenne muscular dystrophy. Am J Respir Crit Care Med. 1999;160(1):198-202.
13. Berry RB, Budhiraja R, Gottlieb DJ, Gozal D, Iber C, Kapur VK et al. Rules for scoring respiratory events in sleep: update of the 2007 AASM manual for the scoring of sleep and associated events. Deliberations of the Sleep Apnea Definitions Task Force of the American Academy of Sleep Medicine. J Clin Sleep Med. 2012;8(5):597-619.

14. Bach JR. Amyotrophic lateral sclerosis: prolongation of life by noninvasive respiratory Aids. Chest. 2002;122(1):92-8.
15. Mercuri E, Finkel RS, Muntoni F, Wirth B, Montes J, Main M et al. Diagnosis and management of spinal muscular atrophy, part 1: recommendations for diagnosis, rehabilitation, orthopedic and nutritional care. Neuromuscul Disord. 2018;28(2):103-15.
16. Sawnani H, Thampratankul L, Szczesniak RD, Fenchel MC, Simakajornboon N. Sleep disordered breathing in young boys with Duchenne muscular dystrophy. J Pediatr. 2015;166(3):640-5.e1.
17. Suresh S, Wales P, Dakin C, Harris MA, Cooper DG. Sleep-related breathing disorder in Duchenne muscular dystrophy: disease spectrum in the paediatric population. J Paediatr Child Health. 2005;41(9-10):500-3.
18. Aartsma-Rus A, Ginjaar IB, Bushby K. The importance of genetic diagnosis for Duchenne muscular dystrophy. J Med Genet. 2016;53(3):145-51.
19. Bushby K, Finkel R, Birnkrant DJ, Case LE, Clemens PR, Cripe L et al. Diagnosis and management of Duchenne muscular dystrophy, part 2: implementation of multidisciplinary care. Lancet Neurol. 2010;9(2):177-89.
20. Finkel RS, Mercuri E, Meyer OH, Simonds AK, Schroth MK, Graham RJ et al. Diagnosis and management of spinal muscular atrophy, part 2: pulmonary and acute care; medications, supplements and immunizations; other organ systems; and ethics. Neuromuscul Disord. 2018;28(3):197-207.
21. Brito MF, Moreira GA, Pradella-Hallinan M, Tufik S. Air stacking and chest compression increase peak cough flow in patients with Duchenne muscular dystrophy. J Bras Pneumol. 2009;35(10):973-9.
22. Veldhoen ES, Verweijvan den Oudenrijn LP, Ros LA, Hulzebos EH, Papazova DA, van der Ent CK et al. Effect of mechanical insufflation-exsufflation in children with neuromuscular weakness. Pediatr Pulmonol. 2020;55(2):510-3.
23. Gruis KL, Lechtzin N. Respiratory therapies for amyotrophic lateral sclerosis: a primer. Muscle Nerve. 2012;46(3):313-31.
24. Vidigal TA, Brasil EL, Ferreira MN, Mello-Fujita LL, Moreira GA, Drager LF et al. Proposed management model for the use of telemonitoring of adherence to positive airway pressure equipment: position paper of the Brazilian Association of Sleep Medicine (ABMS). Sleep Sci. 2021;14(Spec 1):31-40.
25. Wang RT, Barthelemy F, Martin AS, Douine ED, Eskin A, Lucas A et al. DMD genotype correlations from the Duchenne registry: endogenous exon skipping is a factor in prolonged ambulation for individuals with a defined mutation subtype. Hum Mutat. 2018;39(9):1193-202.
26. McDonald CM, Campbell C, Torricelli RE, Finkel RS, Flanigan KM, Goemans N et al. Ataluren in patients with nonsense mutation Duchenne muscular dystrophy (ACT DMD): a multicentre, randomised, double-blind, placebo-controlled, phase 3 trial. Lancet. 2017;390(10101):1489-98.
27. Haas M, Vlcek V, Balabanov P, Salmonson T, Bakchine S, Markey G et al. European Medicines Agency review of ataluren for the treatment of ambulant patients aged 5 years and older with Duchenne muscular dystrophy resulting from a nonsense mutation in the dystrophin gene. Neuromuscul Disord. 2015;25(1):5-13.
28. Duan D. Micro-dystrophin gene therapy goes systemic in Duchenne muscular dystrophy patients. Hum Gene Ther. 2018;29(7):733-6.
29. Finkel RS, Mercuri E, Darras BT, Connolly AM, Kuntz NL, Kirschner J et al. Nusinersen versus Sham control in infantile-onset spinal muscular atrophy. N Engl J Med. 2017;377(18):1723-32.
30. Day JW, Mendell JR, Mercuri E, Finkel RS, Strauss KA, Kleyn A et al. Correction to: clinical trial and postmarketing safety of onasemnogene abeparvovec therapy. Drug Saf. 2021.
31. Baranello G, Darras BT, Day JW, Deconinck N, Klein A, Masson R et al. Risdiplam in type 1 spinal muscular atrophy. N Engl J Med. 2021;384(10):915-23.

11.9 – Abordagem Cirúrgica

Michel Burihan Cahali

Introdução

O atual tratamento cirúrgico dos transtornos respiratórios do sono teve início na década de 1960, com os trabalhos publicados por Ikematsu,[1] no Japão. Em uma época em que a apneia obstrutiva do sono (AOS) ainda não havia sido definida, esse pioneiro autor estava focado no tratamento do ronco antissocial. Ele associava técnicas de fatiamento do pilar tonsilar posterior (músculo palatofaríngeo) com suturas desse junto ao pilar tonsilar anterior (músculo palatoglosso), além de uma uvulectomia parcial e técnicas de encurtamento do palato mole em sua região central. Por vários anos, a obra desse autor permaneceu despercebida no Ocidente.

Em 1981 (com a definição médica da AOS já estabelecida), nos Estados Unidos, Fujita et al. descreveram uma cirurgia para ronco e AOS que se tornaria dominante nas décadas finais do século XX: a uvulopalatofaringoplastia (UPFP).[2] Em sua essência, a UPFP é uma reprodução fiel da cirurgia de Ikematsu[1] e é a responsável por popularizar conceitos em cirurgia do sono que permanecem até hoje no imaginário da comunidade médica: a) pacientes com AOS apresentam redundância de tecidos na via aérea superior; b) o "excedente" de tecido mucoso deve ser removido ou esticado; c) o arcabouço muscular não deve ser violado; e d) a exérese de tecidos deve ser maximizada na região da linha média do palato mole.[2] Posteriormente, demonstrou-se que a UPFP poderia ser bem-sucedida em uma minoria dos pacientes com AOS,[3] notadamente naqueles com tonsilas palatinas gigantes.[4]

Um desfecho desfavorável da UPFP seria a incompetência ou insuficiência velofaríngea, provocando refluxo oronasal durante a dieta. Isso parece ocorrer em cerca de 8% dos pacientes submetidos à UPFP.[4] Outras consequências mais comuns nessa cirurgia (em até 30% dos casos) são a sensação de corpo estranho, secura na faringe e disfagia orofaríngea.[5] Essas sequelas, infelizmente, parecem persistir no longo prazo.[5,6]

Após o reconhecimento das limitações da UPFP, pode-se identificar duas grandes linhas evolutivas no desenvolvimento da cirurgia do sono: a linha fenotípica, que é a mais antiga; e a linha endotípica.

Linha fenotípica da cirurgia do sono

A explicação para os insucessos iniciais da UPFP no tratamento da AOS, ainda na década de 1980, era a persistência de alguma obstrução retrolingual. Apesar dessa explicação ser sabidamente incorreta, uma vez que, na maioria daqueles casos, havia persistência de obstrução retropalatal,[7] aquele conceito inaugurou o que chamo de "desenvolvimento fenotípico da cirurgia do sono". E o sinal patognomônico da linha fenotípica é a chamada "cirurgia multinível".

"Cirurgia multinível" é o termo usado quando, no mesmo tempo cirúrgico, realiza-se um procedimento para tratar a região retropalatal e outro procedimento para tratar a região retrolingual. Esse conceito estabelece, então, uma segmentação anatômica para o tratamento cirúrgico. Logo, esses segmentos são considerados, necessariamente, focos **independentes** de AOS. Assim, identificar o segmento que colapsa durante o sono e também a cinética desse colapso (anteroposterior, laterolateral ou circunferencial) passa a ser uma informação fundamental para os defensores dessa linha. Portanto, o alicerce para a linha cirúrgica fenotípica é a existência de um "padrão individual" de colapso da via aérea superior na AOS. O padrão, vale lembrar, é um evento que se repete da mesma maneira ao longo do tempo. E, como ele seria individual, constitui-se em um fenótipo.

Grande parte da história da linha fenotípica foi feita pela investigação de diferentes exames que identifiquem melhor o "padrão de colapso" da via aérea superior. E o exame que prevalece na atualidade é a sonoendoscopia com sono induzido por fármacos. Há muita discussão sobre a real representatividade desse exame em relação a uma noite de sono natural.[8,9] Infelizmente, há pouquíssima discussão sobre a perenidade do chamado "padrão individual de colapso". Tendo em vista que a AOS é considerada uma doença progressiva, é difícil acreditar que o "padrão fenotípico", se existir, permaneça inalterado por muito tempo.

Kim et al.[10] investigaram, recentemente, a existência de um padrão de colapso na AOS e verificaram uma pobre correlação entre a localização do colapso aferida em um exame de sonofluoroscopia (com sono induzido por fármacos) com aquele demonstrado pela monitorização manométrica contínua da faringe em uma noite de sono natural (com controle polissonográfico). Nesse estudo, 84% dos pacientes classificados com obstrução retropalatal exclusiva (na sonofluoroscopia) apresentaram eventos com obstrução retrolingual no exame de noite inteira. A presença desses colapsos retrolinguais variou, literalmente, entre 0 e 100% dos eventos obstrutivos. A mesma variabilidade de obstrução retrolingual (entre 0 e 100% dos eventos) ocorreu nos pacientes classificados com obstrução combinada (retropalatal e retrolingual) na sonofluoroscopia. Já entre os pacientes classificados com obstrução retrolingual exclusiva (que são raros, apenas 6,9% nessa amostra), a real ocorrência de obstrução retrolingual nas apneias e hipopneias variou entre 16% e 100% dos eventos. Esse estudo aponta para um grau de variabilidade na localização do colapso, em uma única noite, que parece ser incompatível com a noção de existência de um padrão individual de colapso na AOS.

Outro ponto pouco discutido na linha fenotípica da cirurgia do sono é a contribuição das cirurgias para a região retrolingual no desfecho do tratamento. Como os casos classificados em obstrução exclusivamente retrolingual são raros, há relativamente poucos dados sobre a efetividade das cirurgias para a região retrolingual. Uma revisão de seis estudos, com 82 pacientes submetidos exclusivamente à cirurgia de suspensão da língua com suturas, verificou uma taxa de sucesso cirúrgico de 36,6%.[11] Outro estudo, com 12 casos submetidos à ressecção de base da língua com cirurgia robótica, reportou um sucesso cirúrgico de 50%.[12] O volume de língua ressecado nesse estudo[12] foi, em média, de 22 mL, o equivalente ao volume de oito tonsilas palatinas normotróficas.[13]

A linha fenotípica conquistou grande popularidade na cirurgia do sono. Isso permitiu a recente publicação de dois grandes estudos multicêntricos, multinacionais, independentes, compilando os resultados desse tratamento para a AOS. A conclusão de ambos aponta exatamente na mesma direção: a sonoendoscopia não parece alterar o resultado cirúrgico[14] e a boa resposta cirúrgica não se correlaciona com a sonoendoscopia, mas, sim, com o tamanho das tonsilas e, inversamente, com o índice de massa corpórea.[15] Em contrapartida, a presença de um colapso laterolateral da faringe na sonoendoscopia foi o fator associado a um mau resultado cirúrgico.[15] Essa informação adiciona uma peça importante nesse complexo quebra-cabeças, pois o tratamento da parede lateral da faringe é o que norteia a linha endotípica da cirurgia do sono.

Linha endotípica da cirurgia do sono

A base da fisiopatologia da AOS é o aumento da carga mecânica sobre a via aérea superior, associado a uma possível (ainda interrogada) redução da resposta neuromuscular da via aérea superior para enfrentar seu estreitamento.[16] Os tratamentos para AOS atuam reduzindo essa carga mecânica (como o CPAP, aparelho reposicionador mandibular e cirurgias) ou aumentando aquela resposta neuromuscular (como a estimulação do nervo hipoglosso). Ainda não se conhece o mecanismo de ação da terapia miofuncional para AOS.

A carga mecânica da via aérea superior não é constante ao longo do sono, sendo maior no sono REM em relação ao N2.[17] Esse comportamento dinâmico, ainda pouco compreendido, é o foco da linha endotípica da cirurgia do sono. E essa modificação dinâmica ocorre, sabidamente, na parede lateral da faringe.[18,19]

A importância da parede lateral da faringe na patogênese da AOS já foi reconhecida há muitos anos.[20-22] Os principais modificadores fisiológicos da parede lateral da faringe são o volume pulmonar (que modifica a posição da traqueia)[23] e o deslocamento de fluidos para a região cervical.[24] O aumento do volume pulmonar reduz a carga mecânica na via aérea em 100% mais do que o aumento da atividade do músculo genioglosso.[25] Já o efeito combinado desses dois mecanismos sobre aquela carga mecânica acrescenta pouco ao efeito do aumento do volume pulmonar isoladamente.[25]

A parede lateral da faringe é constituída pela tonsila palatina, parte lateral do músculo constritor superior da faringe, músculo palatoglosso, gordura parafaríngea, vasos e nervos. Essa é a região em que os tratamentos de parede lateral da faringe atuam, reduzindo a carga mecânica sobre a via aérea superior.

Em 2003, publicou-se a primeira cirurgia direcionada ao tratamento da parede lateral da faringe, chamada de "faringoplastia lateral",[26] a qual se mostrou superior à uvulopalatofaringoplastia.[27] Desde então, ocorreram algumas atualizações nessa técnica, acompanhando a evolução do conhecimento da fisiopatologia da AOS e, também, do papel dos retalhos faríngeos.[28-32] Iniciou-se, então, uma nova etapa no tratamento cirúrgico da AOS, com o surgimento pelo mundo de diversas simplificações técnicas da faringoplastia lateral que acompanharam as modificações introduzidas em versões dessa cirurgia.[33-35] A experiência inicial de outros grupos com a cirurgia é promissora.[36]

Existe uma importante diferença entre a faringoplastia lateral e todas as outras faringoplastias já descritas, incluindo as técnicas de simplificação da faringoplastia lateral: as outras faringoplastias utilizam a parede lateral da faringe como simples ponto de fixação do músculo palatofaríngeo, o qual forma o pilar tonsilar posterior (ou seja, pretendem modificar as propriedades do músculo palatofaríngeo). A faringoplastia lateral, entretanto, utiliza o músculo palatofaríngeo para modificar as propriedades da parede lateral. E é essa característica que a faz se tornar um tratamento multidimensional.

O tratamento multidimensional é aquele que estabiliza a faringe nas dimensões anteroposterior, laterolateral e longitudinal. Este último vetor é um poderoso diferencial terapêutico e é usualmente esquecido na compreensão dos diferentes tratamentos para AOS. Os tratamentos que exercem a estabilização longitudinal da faringe são:

- CPAP, por meio da expansão do volume pulmonar, o qual traciona a traqueia no sentido caudal (e, consequentemente, também a faringe).
- Avanço maxilomandibular com rotação, uma vez que a rotação do plano oclusal traciona longitudinalmente a faringe, também no sentido caudal.[37,38]
- Faringoplastia lateral, por meio do retalho palatofaríngeo totalmente destacado da faringe e transposto para a parede lateral e que, por isso, traciona a parede lateral no sentido cranial.

Pelas razões expostas, por serem terapias multidimensionais, faringoplastia lateral, CPAP e avanço maxilomandibular com rotação constituem-se nos tratamentos endotípicos da AOS.

Evidências do benefício do tratamento cirúrgico na AOS

Ao menos dois estudos prospectivos randomizados, utilizando faringoplastias não multidimensionais, demonstraram a superioridade da cirurgia em relação à conduta expectante na AOS.[39,40] Vários estudos feitos em bases de dados apresentam os benefícios da cirurgia. Em um seguimento de 5 anos, nos Estados Unidos, pacientes que receberam indicação de CPAP (mais de 18 mil casos) tiveram mortalidade 31% maior do que pacientes submetidos a uvulopalatofaringoplastia (mais de 2 mil casos), mesmo após ajuste para idade e comorbidades presentes no início do tratamento.[41] Em Taiwan, em uma amostra de mais de 10 mil casos recém-diagnosticados com AOS, metade foi submetida à uvulopalatofaringoplastia. Após 1 ano, os pacientes operados apresentaram uma incidência de doença cerebrovascular 5 vezes menor do que os não operados.[42] Na Coreia do Sul, em um período de 7 anos, em uma amostra de mais de 192 mil pacientes recém-diagnosticados com AOS, mais de 22 mil receberam a uvulopalatofaringoplastia. Os pacientes operados apresentaram, significantemente, menor ocorrência de infarto do miocárdio, de insuficiência cardíaca e de fibrilação atrial quando comparados com os pacientes com AOS não submetidos à cirurgia no mesmo período. Curiosamente, esses pacientes operados também apresentaram menor ocorrência de infarto do miocárdio e de insuficiência cardíaca quando comparados com uma população-controle pareada de quase 1 milhão de indivíduos.[43]

Considerações finais

A cirurgia do sono apresentou uma notável evolução no século XXI, com aprimoramentos nos campos da avaliação do paciente e compreensão do comportamento dinâmico da faringe ao longo do sono, o que permitiu o desenvolvimento de vários novos conceitos cirúrgicos, os quais foram progressivamente incorporados a diferentes linhas de cirurgias.

Referências bibliográficas

1. Ikematsu T. Study of snoring: therapy [in Japanese]. J Jpn Otol Rhinol Laryngol Soc. 1964;64:434-5.
2. Fujita S, Conway W, Zorick F, Roth T. Surgical correction of anatomic abnormalities in obstructive sleep apnea syndrome: uvulopalatopharyngoplasty. Otolaryngol Head Neck Surg. 1981;89(6):923-34.
3. Friedman M, Ibrahim H, Bass L. Clinical staging for sleep-disordered breathing. Otolaryngol Head Neck Surg. 2002;127(1):13-21.
4. Vidigal TA, Haddad FL, Cabral RF, Oliveira MC, Cavalcante RR, Bittencourt LR et al. New clinical staging for pharyngeal surgery in obstructive sleep apnea patients. Braz J Otorhinolaryngol. 2014;80(6):490-6.
5. Tang JA, Salapatas AM, Bonzelaar LB, Friedman M. Long-term incidence of velopharyngeal insufficiency and other sequelae following uvulopalatopharyngoplasty. Otolaryngol Head Neck Surg. 2017;156(4):606-10.
6. Värendh M, Berg S, Andersson M. Long-term follow-up of patients operated with uvulopalatopharyngoplasty from 1985 to 1991. Respir Med. 2012;106(12):1788-93.
7. Woodson BT, Wooten MR. Manometric and endoscopic localization of airway obstruction after uvulopalatopharyngoplasty. Otolaryngol Head Neck Surg. 1994;111:38-43.
8. Ordones AB, Grad GF, Cahali MB, Lorenzi-Filho G, Sennes LU, Genta PR. Comparison of upper airway obstruction during zolpidem-induced sleep and propofol-induced sleep in patients with obstructive sleep apnea: a pilot study. J Clin Sleep Med. 2020;16(5):725-32.
9. Park D, Kim JS, Heo SJ. Obstruction patterns during drug-induced sleep endoscopy vs natural sleep endoscopy in patients with obstructive sleep apnea. JAMA Otolaryngol Head Neck Surg. 2019;145(8):730-4.
10. Kim JW, Ahn JC, Choi YS, Rhee CS, Jung HJ. Correlation between short-time and whole-night obstruction level tests for patients with obstructive sleep apnea. Sci Rep. 2021;11(1):1509.
11. Handler E, Hamans E, Goldberg AN, Mickelson S. Tongue suspension: an evidence-based review and comparison to hypopharyngeal surgery for OSA. Laryngoscope. 2014(1):329-36.
12. Lin HS, Rowley JA, Badr MS, Folbe AJ, Yoo GH, Victor L et al. Transoral robotic surgery for treatment of obstructive sleep apnea-hypopnea syndrome. Laryngoscope. 2013;123(7):1811-6.
13. Cahali MB, Soares CF, Dantas DA, Formigoni GG. Tonsil volume, tonsil grade and obstructive sleep apnea: is there any meaningful correlation? Clinics. 2011;66(8):1347-52.
14. Pang KP, Baptista PM, Olszewska E, Braverman I, Carrasco-Llatas M, Kishore S et al. Does drug-induced sleep endoscopy affect surgical outcome? A multicenter study of 326 obstructive sleep apnea patients. Laryngoscope. 2020;130(2):551-5.

15. Green KK, Kent DT, D'Agostino MA, Hoff PT, Lin HS, Soose RJ et al. Drug-induced sleep endoscopy and surgical outcomes: a multicenter cohort study. Laryngoscope. 2019;129(3):761-70.
16. Patil SP, Schneider H, Marx JJ, Gladmon E, Schwartz AR, Smith PL. Neuromechanical control of upper airway patency during sleep. J Appl Physiol (1985). 2007;102(2):547-56.
17. Carberry JC, Jordan AS, White DP, Wellman A, Eckert DJ. Upper airway collapsibility (Pcrit) and pharyngeal dilator muscle activity are sleep stage dependent. Sleep. 2016;39(3):511-21.
18. Passos UL, Genta PR, Marcondes BF, Lorenzi-Filho G, Gebrim EMMS. State-dependent changes in the upper airway assessed by multidetector CT in healthy individuals and during obstructive events in patients with sleep apnea. J Bras Pneumol. 2019;45(4):e20180264.
19. Cahali MB. Revaluing the role of the tongue in obstructive sleep apnea. J Bras Pneumol. 2019;45(4):e20190208.
20. Schwab RJ, Gefter WB, Hoffman EA, Gupta KB, Pack AI. Dynamic upper airway imaging during awake respiration in normal subjects and patients with sleep disordered breathing. Am Rev Respir Dis. 1993;148(5):1385-400.
21. Schwab RJ, Gupta KB, Gefter WB, Metzger LJ, Hoffman EA, Pack AI. Upper airway and soft tissue anatomy in normal subjects and patients with sleep-disordered breathing. Significance of the lateral pharyngeal walls. Am J Respir Crit Care Med. 1995;152(5 Pt 1):1673-89.
22. Schwab RJ, Pack AI, Gupta KB, Metzger LJ, Oh E, Getsy JE et al. Upper airway and soft tissue structural changes induced by CPAP in normal subjects. Am J Respir Crit Care Med. 1996;154(4 Pt 1):1106-16.
23. Tong J, Jugé L, Burke PG, Knapman F, Eckert DJ, Bilston LE et al. Respiratory-related displacement of the trachea in obstructive sleep apnea. J Appl Physiol (1985). 2019;127(5):1307-16.
24. Yadollahi A, Vena D, Lyons OD, Bradley TD. Relationship of fluid accumulation in the neck to sleep structure in men during daytime sleep. J Clin Sleep Med. 2016;12(10):1365-71.
25. Jordan AS, White DP, Owens RL, Eckert DJ, Rahangdale S, Yim-Yeh S et al. The effect of increased genioglossus activity and end-expiratory lung volume on pharyngeal collapse. J Appl Physiol (1985). 2010;109(2):469-75.
26. Cahali MB. Lateral pharyngoplasty: a new treatment for obstructive sleep apnea hypopnea syndrome. Laryngoscope. 2003;113(11):1961-8.
27. Cahali MB, Formigoni GG, Gebrim EM, Miziara ID. Lateral pharyngoplasty versus uvulopalatopharyngoplasty: a clinical, polysomnographic and computed tomography measurement comparison. Sleep. 2004;27(5):942-50.
28. Cahali MB. Lateral pharyngoplasty. In: Friedman M, editor. Sleep apnea and snoring: surgical and non-surgical therapy. Philadelphia, EUA: Saunders Elsevier; 2009. p.227-32.
29. Cahali MB, Lorenzetti FTM, Mahmoud A, Pinheiro-Neto CD. Tratamento cirúrgico para ronco e apneia. In: Caldas Neto S et al., editores. Tratado de otorrinolaringologia. 2. ed. São Paulo: Roca; 2011. v. IV: Faringoestomatologia, laringologia e voz e cirurgia de cabeça e pescoço, p. 226-42.
30. Soares CFP, Cavichio L, Cahali MB. Lateral pharyngoplasty reduces nocturnal blood pressure in patients with obstructive sleep apnea. Laryngoscope. 2014;124(1):311-6.
31. Cahali MB, Lorenzetti FTM, Kobayashi DY, Pinheiro-Neto CD. Tratamento cirúrgico para ronco e apneia. In: Pignatari SSN, Anselmo-Lima WT, editores. Tratado de otorrinolaringologia. 3. ed. Rio de Janeiro: Elsevier; 2018. Cap. 179.
32. Cahali MB. Lateral pharyngoplasty. In: Friedman M, Jacobowitz O, editors. Sleep apnea and snoring: surgical and non-surgical therapy. 2nd ed. Philadelphia, EUA: Elsevier; 2020. p. 229-34.
33. Pang KP, Woodson BT. Expansion sphincter pharyngoplasty: a new technique for the treatment of obstructive sleep apnea. Otolaryngol Head Neck Surg. 2007;137(1):110-4.
34. Li HY, Lee LA. Relocation pharyngoplasty for obstructive sleep apnea. Laryngoscope. 2009;119(12):2472-7.
35. Sorrenti G, Piccin O. Functional expansion pharyngoplasty in the treatment of obstructive sleep apnea. Laryngoscope. 2013;123(11):2905-8.
36. Elzayat S, El-Sobki A, El-Deeb ME, Moussa HH. Managing obstructive sleep apnea patients with CPAP failure with a novel lateral pharyngoplasty as a stand-alone procedure. Am J Otolaryngol. 2020;41(4):102500.
37. Christino M, Vinha PP, Faria AC, Garcia DM, Mello-Filho FV. Impact of counterclockwise rotation of the occlusal plane on the mandibular advancement, pharynx morphology, and polysomnography results in maxillomandibular advancement surgery for the treatment of obstructive sleep apnea patients. Sleep Breath. 2021;25(4):2307-13.
38. Liu SY, Huon LK, Powell NB, Riley R, Cho HG, Torre C et al. Lateral pharyngeal wall tension after maxillomandibular advancement for obstructive sleep apnea is a marker for surgical success: observations from drug-induced sleep endoscopy. J Oral Maxillofac Surg. 2015;73(8):1575-82.
39. Browaldh N, Nerfeldt P, Lysdahl M, Bring J, Friberg D. SKUP3 randomised controlled trial: polysomnographic results after uvulopalatopharyngoplasty in selected patients with obstructive sleep apnoea. Thorax. 2013;68(9):846-53.
40. MacKay S, Carney AS, Catcheside PG, Chai-Coetzer CL, Chia M, Cistulli PA et al. Effect of multilevel upper airway surgery vs medical management on the apnea-hypopnea index and patient-reported daytime sleepiness among patients with moderate or severe obstructive sleep apnea: the SAMS randomized clinical trial. JAMA. 2020;324(12):1168-79.

41. Weaver EM, Maynard C, Yueh B. Survival of veterans with sleep apnea: continuous positive airway pressure versus surgery. Otolaryngol Head Neck Surg. 2004;130(6):659-65.
42. Chen SY, Cherng YG, Lee FP, Yeh CC, Huang SY, Hu CJ et al. Risk of cerebrovascular diseases after uvulopalatopharyngoplasty in patients with obstructive sleep apnea: a nationwide cohort study. Medicine. 2015;94(41):e1791.
43. Lee HM, Kim HY, Suh JD, Han KD, Kim JK, Lim YC et al. Uvulopalatopharyngoplasty reduces the incidence of cardiovascular complications caused by obstructive sleep apnea: results from the National Insurance Service survey 2007-2014. Sleep Med. 2018;45:11-16.

11.10 – Cirurgias Nasofaríngeas

Fernanda Louise Martinho Haddad
Renato Stefanini

A apneia obstrutiva do sono (AOS) é uma doença de etiologia multifatorial e o seu tratamento permanece desafiador. A terapia de pressão positiva contínua nas vias aéreas (CPAP) continua sendo considerada o padrão-ouro no tratamento; porém, a baixa adesão é um fator limitante desse tratamento.[1] Com isso, outras modalidades de tratamento surgem como opção para tentar buscar o controle da doença ou ajudar na melhora da adaptação e da aceitação do CPAP.

As cirurgias nasais e faríngeas são modalidades cirúrgicas frequentemente indicadas no tratamento da AOS; podem ser realizadas com o intuito curativo ou adjuvante, buscando-se melhorar a permeabilidade da via aérea superior (VAS) e podendo auxiliar na adaptação do CPAP ou do aparelho intraoral de avanço mandibular.

No momento da indicação do tratamento cirúrgico, os riscos devem ser considerados, levando-se em conta a idade do paciente, a gravidade da AOS e a presença de comorbidades. Os riscos de complicações são maiores em pacientes com AOS e cuidados devem ser tomados com medicamentos pré-anestésicos e anestésicos, intubação orotraqueal, extubação no pós-operatório imediato, edema da VAS e medicamentos prescritos no pós-operatório.[2]

Cirurgias nasais

A obstrução nasal é um sintoma muito prevalente nos pacientes com AOS. Um estudo populacional realizado na Coreia e publicado em 2021 mostrou que a AOS é 4,39 vezes mais prevalente nos indivíduos com desvio do septo nasal e essa prevalência diminui de maneira significativa após a septoplastia.[3] Apesar dessa grande associação da obstrução nasal com a AOS, a maioria dos estudos não mostra uma influência significativa da cirurgia nasal na diminuição do índice de apneia e hipopneia (IAH).[4,5] Entretanto, já foi demonstrado em diversos estudos que a cirurgia nasal melhora a qualidade de vida, a qualidade do sono, diminui a sonolência diurna e pode melhorar o ronco.[5] Além disso, a melhora da permeabilidade nasal pode auxiliar na adaptação do CPAP, inclusive reduzindo a pressão terapêutica necessária para o controle da AOS.

As cirurgias nasais podem ser indicadas para os pacientes com queixas de obstrução nasal crônica refratária a tratamento clínico, independentemente da gravidade da AOS. Podem ser realizadas de maneira isolada ou em conjunto com cirurgias em outros sítios da

VAS, nas chamadas "cirurgias multiníveis". É importante explicar aos pacientes e adequar as expectativas do resultado da cirurgia em relação à AOS.

Dentre as diversas modalidades de cirurgias nasais, as mais realizadas nos pacientes com AOS são a septoplastia associada à redução volumétrica das conchas nasais inferiores (turbinectomia ou turbinoplastia). Na avaliação do paciente, deve-se dar atenção também à presença de insuficiência da válvula nasal, que pode ser corrigida com procedimentos cirúrgicos relativamente simples durante a septoplastia, evitando-se a persistência das queixas de obstrução nasal após a cirurgia.

Cirurgias faríngeas

■ Procedimentos palatais minimamente invasivos

Os procedimentos palatais minimamente invasivos são diferentes modalidades cirúrgicas que têm como objetivos o aumento do tônus e o enrijecimento do palato mole devido à fibrose local, buscando-se a melhora do ronco pela diminuição da vibração dos tecidos moles. São indicados para pacientes com ronco primário ou AOS leve, para indivíduos com tonsilas palatinas normotróficas ou amigdalectomizados, com contraindicação para uso de aparelho intraoral e que não se adaptaram ao CPAP ou não querem utilizá-lo.[6] Os procedimentos são: radiofrequência de palato mole, implantes palatais, escleroterapia ou injeção roncoplástica e suspensão palatal. Podem ser realizados ambulatorialmente, com anestesia local. Os resultados são variáveis, e os estudos mostram uma melhora do ronco em curto prazo; porém, a taxa de sucesso diminui em médio e longo prazo.[7-9]

O Quadro 11.10.1 resume as informações sobre esses tratamentos.

Quadro 11.10.1
Procedimentos minimamente invasivos do palato.

Procedimento	Descrição	Vantagens	Desvantagens	Complicações
Radiofrequência do palato	Equipamentos unipolares ou bipolares que promovem termólise tecidual com temperatura controlada, provocando fibrose local. A aplicação é submucosa, através de ponteiras específicas	■ Pouca dor ■ Anestesia local	■ Custo alto ■ Novas aplicações necessárias	■ Infrequentes ■ Úlcera no palato
Implantes palatais	Inserção de 3 a 5 implantes de polietileno na região mediana do palato mole	■ Pouca dor ■ Anestesia local	■ Custo alto	■ Extrusão
Escleroterapia	Injeção de substância esclerosante (sotradecol 3% ou etanol 5%) no palato mole	■ Custo baixo ■ Anestesia local	■ Ausência de padronização ■ Área da esclerose é imprevisível	■ Úlceras e perfuração palatal
Suspensão palatal	Suturas submucosas no palato mole com fios inabsorvíveis para suspensão e enrijecimento do palato	■ Custo baixo	–	■ Extrusão

Fonte: Desenvolvido pela autoria do subcapítulo.

A uvulopalatoplastia com o *laser* de dióxido de carbono (LAUP) foi um procedimento bastante realizado no final do século XX. Entretanto, por seu alto custo, elevada incidência de efeitos adversos e sequelas, além das baixas taxas de sucesso em longo prazo, essa modalidade cirúrgica não é mais recomendada para o tratamento da AOS.[6]

Faringoplastias

A uvulopalatofaringoplastia (UPFP) foi inicialmente descrita para o tratamento da AOS por Fujita et al.[10] em 1981, após modificar a técnica descrita por Ikematsu,[11] em 1964, para o tratamento do ronco. A técnica envolvia a exérese das tonsilas palatinas, de uma extensão considerável do palato mole, exérese da úvula e o fechamento das lojas amigdalianas. Essa modalidade cirúrgica e suas variações foram bastante realizadas nas décadas de 1980 e 1990, sem muitos critérios de seleção dos pacientes, e demonstraram, ao longo dos anos, resultados controversos e alta incidência de efeitos colaterais e sequelas.[12] Nas últimas décadas, com o melhor conhecimento da fisiopatologia da AOS e buscando-se diminuir as taxas de efeitos adversos, surgiram novas técnicas cirúrgicas, que atuam mais nas paredes laterais da faringe, poupando a linha média e evitando a ressecção de tecidos, como a faringoplastia lateral, a faringoplastia expansora, a faringoplastia de reposicionamento com sutura barbada (BRP), entre outras.[13]

Faringoplastia lateral

Descrita por Cahali em 2003,[14] a técnica já sofreu diversas atualizações.

Após a tonsilectomia, realiza-se a dissecção das lojas amigdalianas, separando-se o músculo palatofaríngeo, junto à mucosa, do músculo constritor superior da faringe, formando o retalho palatofaríngeo. Separa-se o músculo constritor da faringe da fáscia bucofaríngea e realiza-se uma secção parcial desse músculo. O retalho palatofaríngeo é seccionado na sua porção distal e suturado na parede lateral. Por fim, incisões verticais de alívio são realizadas na parede posterior da faringe, próximas à loja amigdaliana.

Faringoplastia expansora

Em 2007, Pang e Woodson publicaram essa técnica.[15] Realizam-se a tonsilectomia e a dissecção das lojas amigdalianas, separando-se o músculo palatofaríngeo. Este é seccionado e a porção proximal é suturada em direção à rafe pterigomandibular através de uma incisão oblíqua superolateral realizada no palato mole. A úvula é parcialmente ressecada e as fibras remanescentes do músculo palatofaríngeo são suturadas no músculo palatoglosso.

Faringoplastia expansora funcional

Essa técnica foi descrita em 2013 por Sorrenti e Piccin,[16] modificando a técnica da faringoplastia expansora. Após a dissecção e a secção do músculo palatofaríngeo, a porção proximal é suturada no hâmulo pterigoide através de um túnel submucoso, não sendo necessário fazer nenhuma incisão na mucosa do palato mole. A úvula é preservada nessa técnica.

Faringoplastia de reposicionamento com sutura barbada

Conhecida como *barbed reposition pharyngoplasty* (BRP) e descrita por Vicini et al. em 2015,[17] utiliza um fio absorvível e farpado biagulhado, que dispensa a necessidade de nó, para fazer uma suspensão palatal e uma faringoplastia de reposicionamento com o mesmo fio. Após a tonsilectomia, inicia-se a suspensão palatal na linha média do palato mole, na transição entre o palato duro e o palato mole (espinha nasal posterior), fazendo-se um trajeto submucoso em direção à parede lateral (rafe pterigomandibular), anteriorizando e suspendendo o palato. Com o mesmo fio, realiza-se a aproximação do músculo palatofaríngeo com o músculo palatoglosso, ancorando na rafe pterigomandibular e fechando as lojas amigdalianas.

Seleção dos pacientes

A utilização de critérios para melhor seleção dos pacientes candidatos ao tratamento cirúrgico propicia melhores taxas de sucesso. O exame físico sistemático das VAS[18] identifica alterações nasais, faríngeas e esqueléticas, ajudando na indicação cirúrgica dos pacientes com AOS. A nasofibrolaringoscopia e, em alguns casos, outros exames complementares também auxiliam na indicação do tratamento cirúrgico. A sonoendoscopia é um exame complementar que ajuda a identificar os locais de obstrução da faringe durante o sono e pode auxiliar na indicação da cirurgia para o tratamento da AOS. Tem sido muito utilizado nos centros de Medicina do Sono, mas ainda não existem evidências consistentes do impacto no sucesso do tratamento cirúrgico quando a sonoendoscopia é utilizada para indicação cirúrgica em relação ao exame físico convencional.[19] Em 2002, Friedman et al.[20] publicaram um estadiamento clínico que utiliza o índice de Mallampati modificado (MM), o grau das tonsilas palatinas e o IMC para a indicação de UPFP, sendo que o estádio I, em que os pacientes apresentam MM classes I ou II, tonsilas palatinas graus 3 ou 4 e IMC < 40 kg/m^2, apresentou alta taxa de sucesso (80,6%) (Tabela 11.10.1).

Tabela 11.10.1
Estadiamento de Friedman.

Estádio (taxa de sucesso)	Mallampati modificado	Tonsilas palatinas	IMC
Estádio I (80,6%)	1, 2	3, 4	< 40 kg/m^2
Estádio II (37,9%)	1, 2 3, 4	1, 2 3, 4	< 40 kg/m^2
Estádio III (8,1%)	3, 4	1, 2	< 40 kg/m^2
Estádio IV (sem indicação cirúrgica)	1, 2, 3, 4	1, 2, 3, 4	> 40 kg/m^2

Fonte: Adaptada de Friedman M et al., 2002.

Na Universidade Federal de São Paulo (UNIFESP), em 2014, foi proposto um novo estadiamento para a indicação cirúrgica, valorizando-se, principalmente, a hipertrofia das tonsilas palatinas e incluindo-se pacientes com IMC > 40 kg/m^2. A técnica cirúrgica utilizada foi a amigdalectomia ampliada, que é mais conservadora e consiste na amigdalectomia, ressecção do palato *web* e fechamento das lojas amigdalianas. As taxas de sucesso obtidas foram altas nos pacientes com tonsilas palatinas graus 3 e 4[21] (Tabela 11.10.2).

Tabela 11.10.2
Estadiamento UNIFESP.

Estádio (taxa de sucesso)	Mallampati modificado	Tonsilas palatinas	IMC
Estádio I (88,9%)	1 ou 2	3 ou 4	< 40 kg/m²
Estádio II (75%)	3 ou 4	3 ou 4	< 40 kg/m²
Estádio III (35,7%)	1 ou 2	1 ou 2	< 40 kg/m²
Estádio IV (38,5%)	3 ou 4	1 ou 2	< 40 kg/m²
Estádio V (100%)	1, 2, 3 ou 4	3 ou 4	> 40 kg/m²
Estádio VI (sem indicação cirúrgica)	1, 2, 3 ou 4	1 ou 2	> 40 kg/m²

Fonte: Adaptada de Vidigal TA et al., 2014.

Os melhores resultados das cirurgias faríngeas são obtidos em pacientes jovens, não obesos, com alterações anatômicas isoladas em orofaringe, principalmente a hipertrofia das tonsilas palatinas, e quadros mais leves da AOS (Figura 11.10.1).

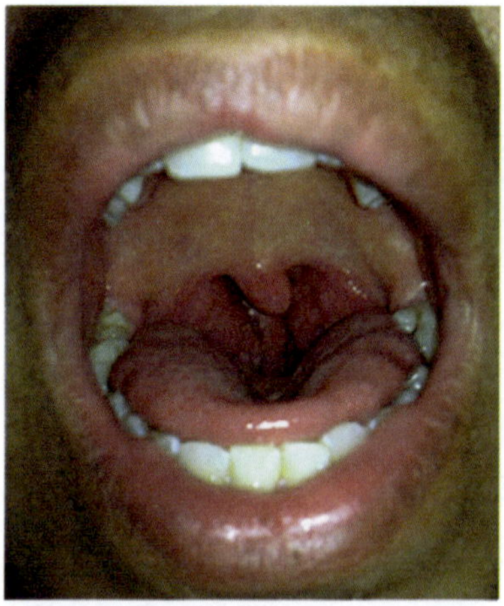

FIGURA 11.10.1. – Paciente com alta chance de sucesso para cirurgia da orofaringe (jovem, não obeso, Mallampati modificado classe 2, tonsilas palatinas grau 3).

Fonte: Acervo da autoria do subcapítulo.

Além de buscar-se a melhor seleção dos pacientes para o tratamento cirúrgico, estudos recentes sobre diferentes "fenótipos" da AOS vêm sendo publicados, tentando-se agrupar os pacientes com características homogêneas, com o objetivo de personalizar o tratamento da AOS e tentar entender por que o tratamento cirúrgico tem respostas diferentes em pacientes aparentemente semelhantes.[22]

Em decorrência do baixo nível de evidência da maioria dos estudos publicados, ainda não existe um consenso de qual técnica cirúrgica é melhor de acordo com as características encontradas na avaliação da VAS dos pacientes. Estudos prospectivos randomizados com a comparação das diversas técnicas de faringoplastias devem ser estimulados para buscar esse consenso nas indicações do tratamento cirúrgico.

Cirurgias da base da língua

A região retrolingual é um possível local de colapso das VAS, principalmente em indivíduos obesos e portadores de AOS de grau acentuado.[23] Alguns procedimentos cirúrgicos foram propostos, com o objetivo de melhorar a permeabilidade na região retrolingual, como tonsilectomia lingual, glossectomia parcial, suspensão do osso hioide, avanço do músculo genioglosso e radiofrequência da base da língua. Esses procedimentos passaram a ser realizados de maneira isolada ou, mais frequentemente, com outros procedimentos (cirurgias multiníveis).

Em razão da eficácia pouco previsível e da morbidade das técnicas mais extensas, como a glossectomia mediana, esses procedimentos passaram a ter indicações mais restritas, dando-se preferência aos procedimentos minimamente invasivos, como a tonsilectomia lingual e a ressecção submucosa por radiofrequência. Recentemente, com o surgimento da cirurgia robótica transoral, as glossectomias medianas mais extensas estão voltando a ser realizadas, podendo ser associadas à epiglotoplastia.[23,24] O uso do robô para a realização dessas cirurgias melhora o acesso e diminui a morbidade, porém ainda faltam estudos de médio e longo prazo para melhor avaliação dessa modalidade cirúrgica.[24] Em revisão sistemática e metanálise publicada em 2015, a glossectomia apresenta melhora significativa nos resultados obtidos com cirurgias multiníveis.[23]

As possíveis complicações da glossectomia são: sangramento, deiscência, disfagia, alterações gustatórias e obstrução da via aérea.[25]

Eletroestimulação do nervo hipoglosso

O músculo genioglosso, inervado pelo nervo hipoglosso, é um dos principais músculos dilatadores da faringe e está diretamente envolvido na fisiopatologia da AOS, contribuindo para evitar o colabamento da faringe durante o sono. Uma nova modalidade de tratamento para a AOS surgiu recentemente, principalmente para os pacientes com AOS moderada e grave que não se adaptaram ao CPAP e não têm alterações anatômicas significativas que justifiquem indicações de outras cirurgias. Nesse tratamento, um estimulador do nervo hipoglosso é implantado e é capaz de sincronizar os estímulos com o esforço respiratório, evitando o colabamento da faringe que causa os eventos respiratórios durante o sono.[26] Possíveis efeitos adversos relacionados a esse procedimento são: fraqueza/paresia da língua, geralmente transitória, escoriações ou lesões na língua pelo trauma contra os dentes durante a estimulação noturna e sintomas relacionados à cirurgia de implantação do neuroestimulador, também transitórios.[26] Os resultados foram positivos e duradouros nos estudos realizados, com redução maior de 50% no IAH persistindo por 5 anos de acompanhamento e taxa de resposta ao tratamento de 63% após 5 anos de acompanhamento.[27] O tratamento foi indicado em pacientes com IMC < 32 kg/m^2, IAH < 65 eventos/h e sem colapso concêntrico na velofaringe na sonoendoscopia. Entretanto, é um tratamento de alto custo e ainda não disponível no Brasil.

Referências bibliográficas

1. Rotenberg BW, Murariu D, Pang KP. Trends in CPAP adherence over twenty years of data collection: a flattened curve. J Otolaryngol Head Neck Surg. 2016;45(1):1-9.
2. Ravesloot MJL, De Raaff CAL, van de Beek MJ, Benoist LBL, Beyers J, Corso RM et al. Perioperative care of patients with obstructive sleep apnea undergoing upper airway surgery: a review and consensus recommendations. JAMA Otolaryngol Head Neck Surg. 2019;145(8):751-60.
3. Yeom SW, Kim MG, Lee EJ, Chung SK, Kim DH, Noh SJ et al. Association between septal deviation and OSA diagnoses: a nationwide 9-year follow-up cohort study. J Clin Sleep Med. 2021;17(10):2099-106.
4. Sufioglu M, Ozmen OA, Kasapoglu F, Demir UL, Ursavas A, Erisen L et al. The efficacy of nasal surgery in obstructive sleep apnea syndrome: a prospective clinical study. Eur Arch Otorhinolaryngol. 2012;269(2):487-94.
5. Ishii L, Roxbury C, Godoy A, Ishman S, Ishii M. Does nasal surgery improve OSA in patients with nasal obstruction and OSA? A meta-analysis. Otolaryngol Head Neck Surg. 2015;153(3):326-33.
6. Aurora RN, Casey KR, Kristo D et al. Practice parameters for the surgical modifications of the upper airway for obstructive sleep apnea in adults. Sleep 2010;33:1408-13.
7. De Kermadec H, Blumen MB, Engalenc D, Vezina JP, Chabolle F. Radiofrequency of the soft palate for sleep-disordered breathing: a 6-year follow-up study. Eur Ann Otorhinolaryngol Head Neck Dis. 2014;131:27-31.
8. Choi JH, Kim SN, Cho JH. Efficacy of the pillar implant in the treatment of snoring and mild-to-moderate obstructive sleep apnea: a meta-analysis. Laryngoscope. 2013;123:269-76.
9. Brietzke SE, Mair EA. Injection snoreplasty: extended follow-up and new objective data. Otolaryngol Head Neck Surg. 2003;128:605-15.
10. Fujita S, Conway W et al. Surgical correction of anatomic abnormalities in obstructive sleep apnea syndrome: uvulopalatopharyngoplasty. Otolaryngol Head Neck Surg. 1981;89:923-34.
11. Ikematsu T. Study of snoring. 4th report: therapy. J Jpn Otol Rhinol Laryngol. 1964;64:434-5.
12. Franklin KA, Anttila H, Axelsson S, Gislason T, Maasilta P, Myhre KI et al. Effects and side-effects of surgery for snoring and obstructive sleep apnea e a systematic review. Sleep. 2009;32:27-36.
13. Pang KP, Plaza G, Baptista JPM, Reina CO, Chan YH, Pang KA et al. Palate surgery for obstructive sleep apnea: a 17-year meta-analysis. Eur Arch Otorhinolaryngol. 2018;275(7):1697-707.
14. Cahali MB. Lateral pharyngoplasty: a new treatment for obstructive sleep apnea hypopnea syndrome. Laryngoscope. 2003;113(11):1961-8.
15. Pang KP, Woodson BT. Expansion sphincter pharyngoplasty: a new technique for the treatment of obstructive sleep apnea. Otolaryngol Head Neck Surg. 2007;137(1):110-4.
16. Sorrenti G, Piccin O. Functional expansion pharyngoplasty in the treatment of obstructive sleep apnea. Laryngoscope. 2013;123(11):2905-8.
17. Vicini C, Hendawy E, Campanini A, Eesa M, Bahgat A, Al-Ghamdi S et al. Barbed reposition pharyngoplasty (BRP) for OSAHS: a feasibility, safety, efficacy and teachability pilot study. "We are on the giant's shoulders". Eur Arch Otorhinolaryngol. 2015;272(10):3065-70.
18. Stefanini R, Tufik S, Soares MCM, Haddad FLM, Bittencourt LRA, Santos-Silva R et al. Systematic evaluation of the upper airway in the adult population of São Paulo, Brazil. Otolaryngol Head Neck Surg. 2012;146:757-63.
19. Certal VF, Pratas R, Guimarães L, Lugo R, Tsou Y, Camacho M et al. Awake examination versus DISE for surgical decision making in patients with OSA: a systematic review. Laryngoscope. 2016;126(3):768-74.
20. Friedman M, Ibrahim H, Bass L. Clinical staging for sleep disordered breathing. Otolaryngol Head Neck Surg. 2002;127:13-21.
21. Vidigal TA, Haddad FLM, Cabral RFP, Oliveira MCS, Cavalcante RR, Bittencourt LRA et al. New clinical staging for pharyngeal surgery in obstructive sleep apnea patients. Braz J Otorhinolaryngol. 2014;80:490-6.
22. Bosi M, De Vito A, Kotecha B, Viglietta L, Braghiroli A, Steier J et al. Phenotyping the pathophysiology of obstructive sleep apnea using polygraphy/polysomnography: a review of the literature. Sleep Breath. 2018;22(3):579-92.
23. Murphey AW, Kandl JA, Nguyen SA, Weber AC, Gillespie MB. The effect of glossectomy for obstructive sleep apnea: a systematic review and meta-analysis. Otolaryngol Head Neck Surg. 2015;153:334-42.
24. Arora A, Chaidas K, Garas G, Amlani A, Darzi A, Kotecha B et al. Outcome of TORS to tongue base and epiglottis in patients with OSA intolerant of conventional treatment. Sleep Breath. 2016;20:739-47.
25. Miller SC, Nguyen SA, Ong AA, Gillespie MB. Transoral robotic base of tongue reduction for obstructive sleep apnea: a systematic review and meta-analysis. Laryngoscope. 2017;127(1):258-65.
26. Strollo PJ, Soose RJ, Maurer JT, Vries N, Cornelius J, Froymovich O et al. Upper-airway stimulation for obstructive sleep apnea. N Engl J Med. 2014;370:139-49.

27. Mashaqi S, Patel SI, Combs D, Estep L, Helmick S, Machamer J et al. The hypoglossal nerve stimulation as a novel therapy for treating obstructive sleep apnea: a literature review. Int J Environ Res Public Health. 2021;18(4):1642.

11.11 – Cirurgias Craniomaxilofaciais

David Sandes Sobral

Conceitos

Os ossos da face e do crânio estão diretamente relacionados à via aérea superior (VAS). Consequentemente, modificações nessas estruturas terão significativo impacto no padrão respiratório do indivíduo. Dessa forma, a abordagem do esqueleto craniofacial torna-se uma alternativa no tratamento da apneia obstrutiva do sono (AOS).[1,2]

A AOS pode ocorrer desde o período neonatal até a vida adulta, inclusive aumentando sua prevalência nas faixas etárias mais elevadas.[3] Entender as diferenças do esqueleto craniofacial em cada etapa da vida e como se dá esse desenvolvimento é de suma importância quando da escolha de alguma eventual intervenção.

Outro ponto conceitual importante se refere às características únicas de cada ser humano. Diferenças étnicas e genéticas certamente exercem papel preponderante nesse contexto. Também podem influenciar na característica esquelética da face de um indivíduo aspectos como hábitos alimentares, ocorrência de traumatismos e neoplasias, entre outros fatores que impactam no desenvolvimento do sistema estomatognático.

Desde o nariz e a boca, portas de entrada do ar no corpo, até a laringe, diversos ossos compõem o arcabouço da VAS. Ossos nasais, etmoide, esfenoide, vômer e palatinos, participam do trajeto descrito. A mandíbula e a maxila marcadamente determinam a forma da VAS.

A Figura 11.11.1 mostra a diferença entre o crânio de uma criança e o de um adulto. Na criança, o neurocrânio é proporcionalmente maior quando comparado ao viscerocrânio. No adulto, essa relação vai se invertendo. Isso denota, em condições fisiológicas, o crescimento da face no sentido anterior e inferior.

As suturas interósseas e processos alveolares são as áreas de maior metabolismo e promotoras desse crescimento, por meio de deposição.[4,5] Na mandíbula, a região condilar, pelo processo endocondral, é a principal zona de crescimento.[4,5]

No início da vida adulta, com a maturação das suturas e das zonas principais de crescimento, considera-se finalizado o crescimento da face. Após esse período, ocorrem apenas pequenas modificações, mais relacionadas ao envelhecimento.[6]

Dito isso, fica mais fácil entender que procedimentos que visam modificações definitivas são direcionados aos adultos. Já em crianças e adolescentes, as abordagens devem eminentemente estar focadas no estímulo ao processo de crescimento. Inclusive, utilizar-se da plasticidade celular própria dessas etapas do desenvolvimento é parte sinérgica e desejável no curso de um plano de tratamento ósseo da face no contexto da AOS.

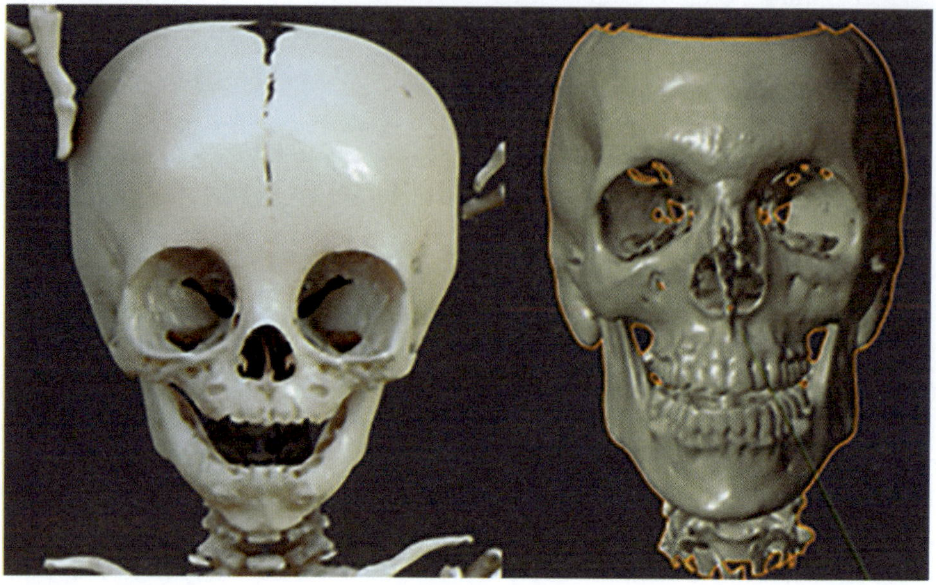

FIGURA 11.11.1 – À esquerda, o crânio de uma criança com 3 meses. À direita, o crânio de um adulto de 40 anos.

Observa-se a diferença na proporção entre o neurocrânio e o viscerocrânio. A área ocupada pelo viscerocrânio é maior no adulto do que na criança.

Fonte: Acervo da autoria do subcapítulo.

Adultos

■ Avanço maxilomandibular

Desde a década de 1980, a cirurgia de avanço maxilomandibular (AMM) vem sendo proposta para o tratamento da AOS.[2] Desde então, melhorias nos planejamentos e nas técnicas cirúrgicas têm sido implementadas, otimizando progressivamente os resultados. Os estudos com pacientes submetidos a essa cirurgia têm confirmado a boa e duradoura resposta ao tratamento, mesmo se considerando o caráter crônico e progressivo da doença.[7]

Os pacientes com deformidades ósseas na face, como mandíbula pequena (micrognatia), maxilas hipoplásicas ou posição recuada desses segmentos ósseos da face, são os principais candidatos ao procedimento. Obviamente, os pacientes com essas deformidades se beneficiam duplamente com a realização da cirurgia. Contudo, é possível também realizar cirurgias ósseas de ampliação em pessoas consideradas eugnatas ou ortognatas. Movimentos rotacionais do plano oclusal e expansões transversais e posteriores permitem importante ganho funcional respiratório sem gerar grandes dismorfismos faciais ou oclusais.

Por isso, é importante o entendimento das diferenças de finalidade entre as chamadas cirurgias ortognáticas e o avanço maxilomandibular. As primeiras visam prioritariamente o alcance de uma boa oclusão dentária e harmonização estética da face, enquanto no avanço maxilomandibular a prioridade é o ganho funcional respiratório. Embora ambas as propostas cirúrgicas compartilhem das mesmas técnicas, podendo o avanço maxilomandibular ser também ortognático, eventualmente o AMM pode cursar com resultados cefalométricos antignáticos.

As Figuras 11.11.2 e 11.11.3 ilustram as malhas ósseas de uma tomografia de face de um paciente submetido a AMM.

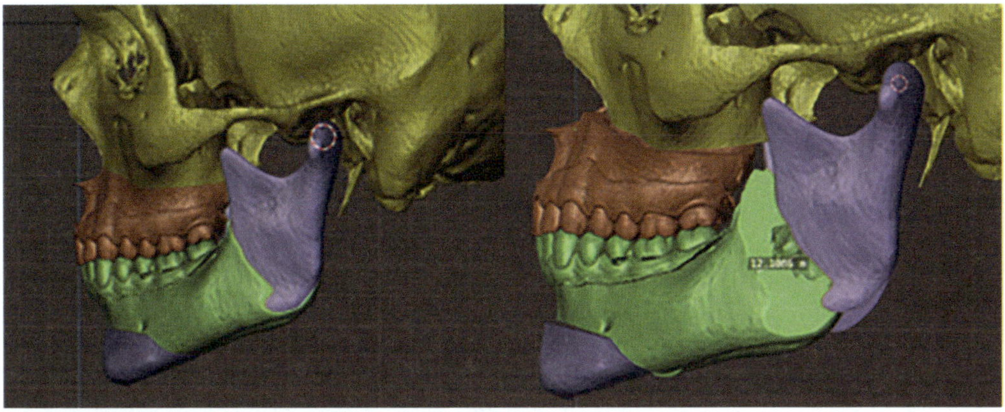

FIGURA 11.11.2 – Crânio visto em norma lateral esquerda antes do procedimento e com os avanços da maxila, mandíbula e mento projetados.

Nesse caso, 12,1 mm de avanço linear foram calculados para a mandíbula.

Fonte: Acervo da autoria do subcapítulo.

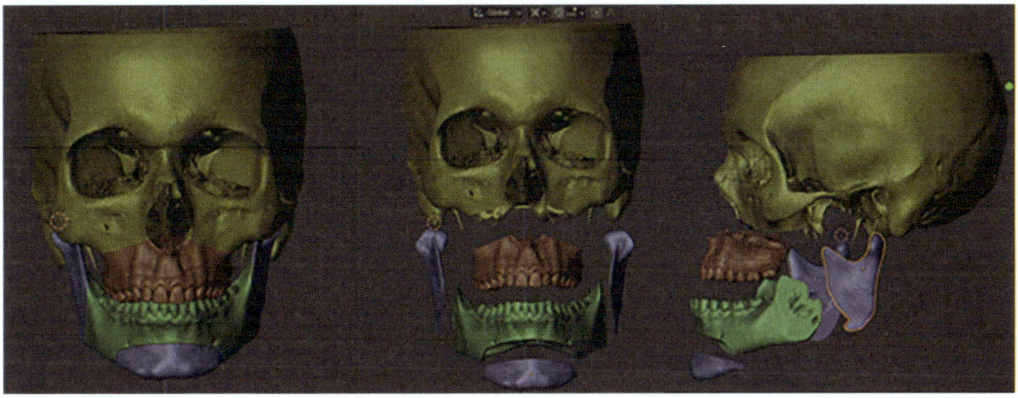

FIGURA 11.11.3 – À esquerda, o crânio em visão frontal; em diferentes cores, 6 segmentos: crânio, maxila, corpo mandibular, ramo direito, ramo esquerdo e mento. No centro, os mesmos segmentos com efeito "explosão", facilitando a visualização de cada peça. À direita, o mesmo crânio explodido em visão lateral esquerda.

Fonte: Acervo da autoria do subcapítulo.

Idealmente, deve ser realizado um planejamento prévio dos movimentos pretendidos. Cada caso necessariamente precisa ser analisado em detalhes e o plano de tratamento inevitavelmente é muito individualizado. Exames complementares, como tomografia computadorizada da face, radiografias dentárias, fotografias, escaneamento de arcadas dentárias e da face, são realizados no período pré-operatório. Atualmente, com o auxílio da tecnologia computacional e do design gráfico tridimensional, um modelo virtual do paciente é montado com todos esses elementos e o planejamento cirúrgico é realizado (Figura 11.11.4). Em parte dos casos, ajustes na posição e na inclinação dos dentes são necessários, a fim de possibilitar a movimentação óssea desejada. Essa preparação é realizada por ortodontistas. No ambiente virtual, o cirurgião tem liberdade de prever os melhores locais para posicionar as osteotomias e avaliar o reposicionamento do complexo maxilomandibular. Conceitos trazidos da aviônica (Pitch, Yaw, Roll), como atitude de um elemento no espaço, são importantes nesse contexto, mas não serão aqui detalhados.

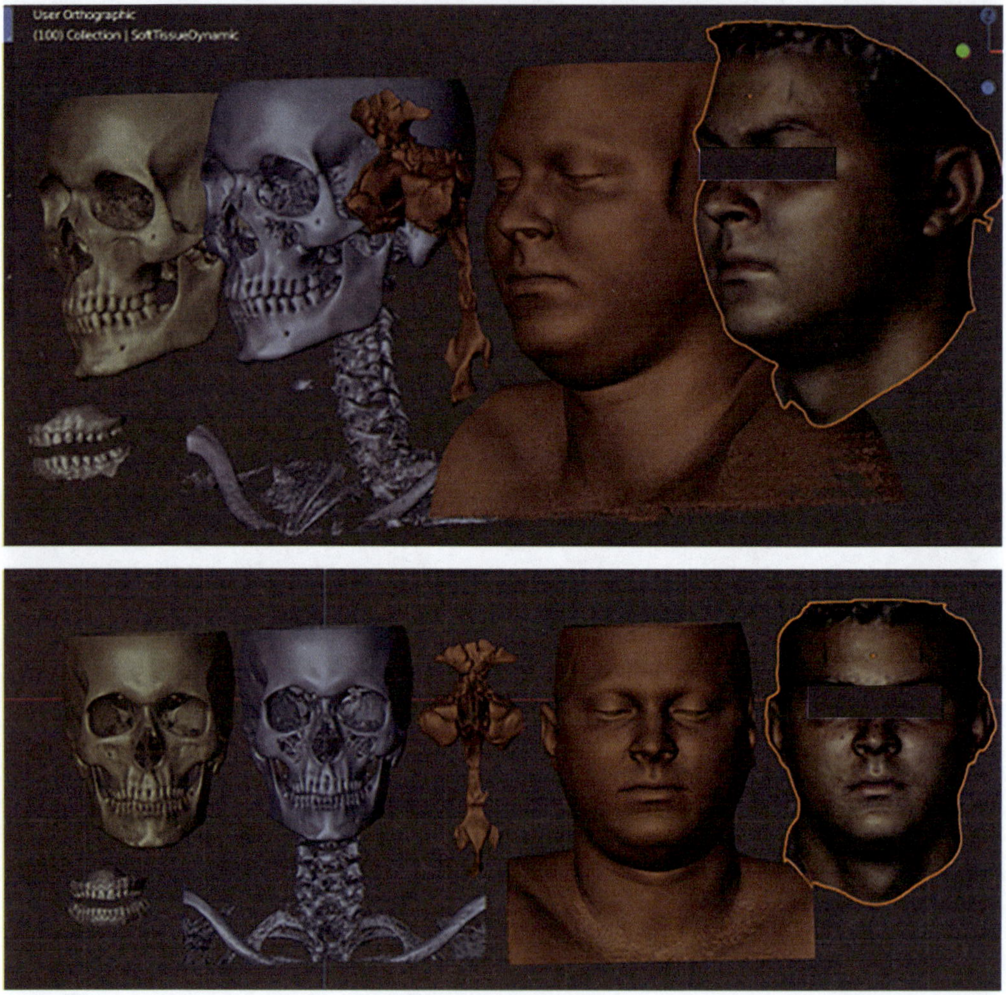

FIGURA 11.11.4 – Todos os elementos para a formação do crânio composto em paciente virtual. Da esquerda para a direita: malha 3D dos ossos, dentes, vias aéreas, tecidos moles, escaneamento de face, escaneamento de arcadas. Acima, em vista perspectiva pela esquerda e, abaixo, visão ortográfica frontal.

Fonte: Acervo da autoria do subcapítulo.

É possível também gerar guias de osteotomia e guias de encaixe oclusal com o auxílio das ferramentas de design gráfico. Essas guias são impressas em 3D, esterilizadas e levadas ao campo cirúrgico (Figura 11.11.5). O advento do planejamento 3D e da impressão de guias elevou sobremaneira a precisão dos movimentos e do encaixe cirúrgico, reduzindo consideravelmente o tempo intraoperatório e minimizando os riscos.[8-10] Esses avanços tecnológicos permitem cirurgias cada vez mais complexas e ampliações de maior magnitude. O ambiente virtual permite ainda simulações do resultado refletido nas partes moles; por meio de engenharia reversa, estudando o comportamento de músculos e pele diante das diferentes movimentações do esqueleto, é possível prever com algum limite de precisão como estará a face do paciente antes da realização da cirurgia em si. Isso traz vantagens tanto no relacionamento entre médico e paciente como no âmbito da decisão compartilhada pela opção de uma cirurgia óssea (Figura 11.11.6).

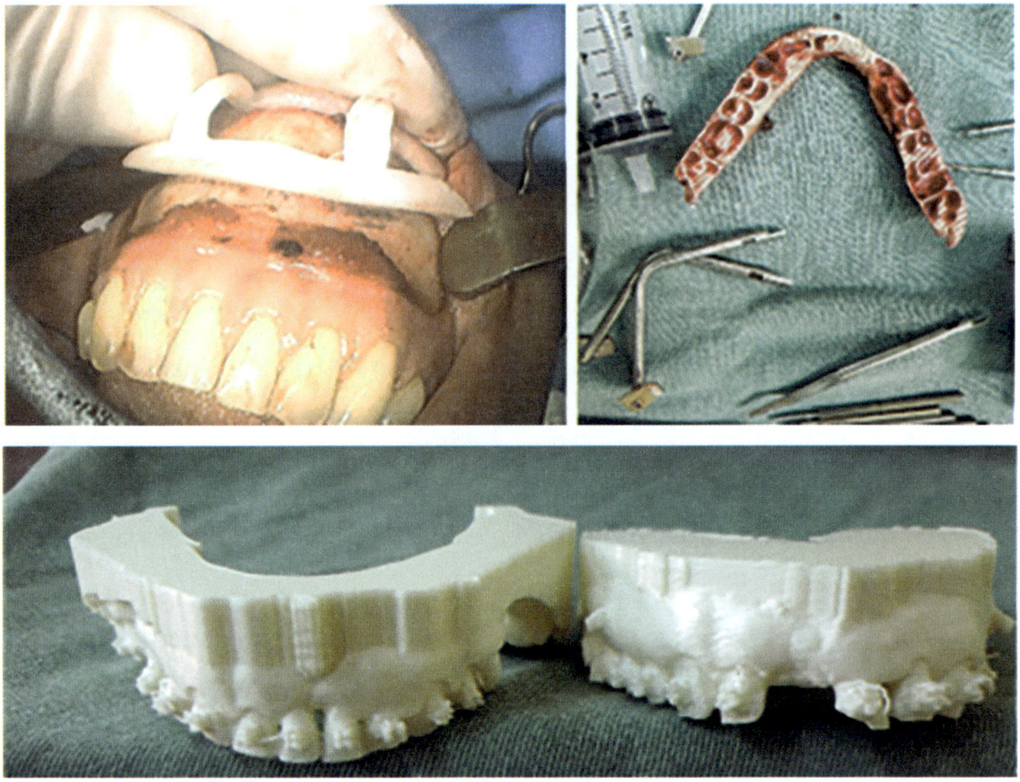

FIGURA 11.11.5 – À esquerda e acima, uma guia de corte para o mento. À direita e acima, uma guia de encaixe oclusal. Abaixo, arcadas dentárias do paciente impressas em 3D, esterilizadas no campo cirúrgico.

Fonte: Acervo da autoria do subcapítulo.

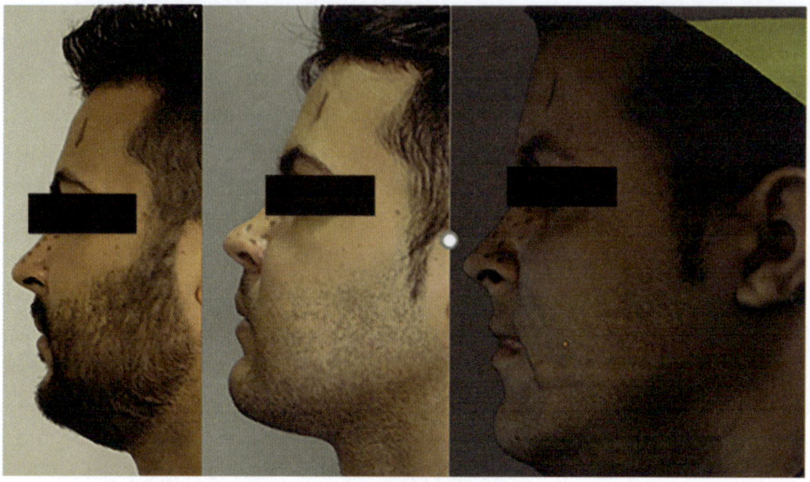

FIGURA 11.11.6 – Em visão lateral esquerda, da esquerda para a direita: foto pré-operatória do paciente; foto do paciente 1 ano após AMM; e simulação da face antes da realização da cirurgia.

Fonte: Acervo da autoria do subcapítulo.

Técnica cirúrgica

Um AMM é realizado em ambiente hospitalar, sob anestesia geral. Apesar de muito variável, o tempo cirúrgico médio é de 4 a 5 horas, e a alta hospitalar ocorre em 3 a 5 dias. A técnica pode variar entre os cirurgiões; mas, de modo geral, as incisões são intraorais, nas regiões sublabiais superior e inferior para acessos a maxila e mandíbula, respectivamente. Pequenos furos na pele, apenas para passagem de trocáters ou óticas, são eventualmente utilizados. É realizado descolamento subperiosteal para exposição dos ossos da face e pedículos vasculares e nervosos.

Na maxila, a osteotomia do tipo LeFort 1 é a principal, sendo necessária para sua desarticulação do restante do maciço facial. Outras osteotomias podem ser realizadas em combinação, como osteotomia sagital, alveolares, oblíquas etc. A Figura 11.11.7 ilustra algumas variações, sendo estas dispostas de acordo com a cinética de cada segmento desejado pelo cirurgião.

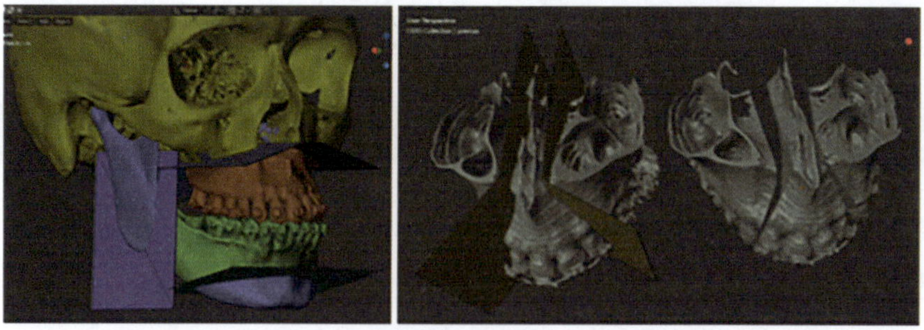

FIGURA 11.11.7 – Em visão perspectiva direita, crânio segmentado e planos de corte mostrando possibilidades de diferentes osteotomias. À direita, a maxila em visão perspectiva superior frontal, com possibilidades de osteotomias de segmentação para expansão desse segmento.

Fonte: Acervo da autoria do subcapítulo.

Na mandíbula, a técnica mais utilizada é a osteotomia sagital (Obwegeser-Dal Pont) bilateralmente.[11] A Figura 11.11.7 ilustra o desenho básico do corte. A osteotomia é iniciada acima da entrada do nervo mandibular, realizada bilateralmente, segmentando a mandíbula, nesse momento, em três fragmentos: corpo, ramo direito e ramo esquerdo. Essa disposição permite sua movimentação no sentido anteroposterior, rotações craniocaudais ou laterais. Uma terceira osteotomia no corpo mandibular, mais anterior e inferior, pode ser realizada para mobilização do mento (queixo) (Figura 11.11.7). Além de permitir melhor controle da forma final do terço inferior da face, a inserção dos músculos gênio-hioglossos nessa região, com seu consequente tracionamento, oferece ganho adicional na via aérea, uma vez que essa musculatura participa de modo marcante na anteriorização da base da língua.

A cirurgia pode ser iniciada tanto pela maxila quanto pela mandíbula, conforme a preferência do cirurgião ou a demanda técnica de cada caso. Uma vez posicionado em seu novo local, o segmento ósseo é fixado com microplacas e microparafusos, a chamada fixação interna rígida, padrão-ouro atual para osteossíntese, amplamente utilizada. A maioria dos materiais utilizados é composto por ligas de titânio, elemento com baixíssima rejeição e ótima osteointegração (Figura 11.11.8).

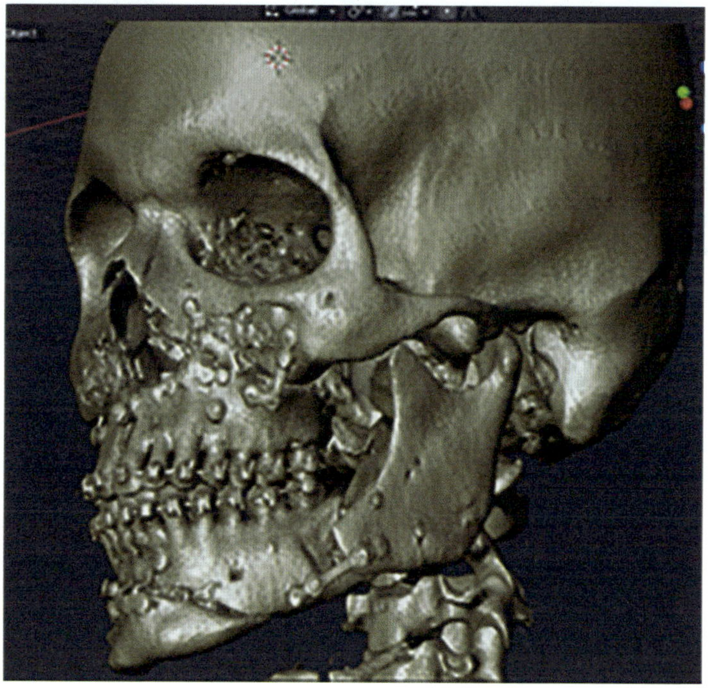

FIGURA 11.11.8 – Em visão perspectiva esquerda, crânio pós-operatório de AMM evidenciando as osteotomias e o material de síntese (placas de titânio) utilizado.

Fonte: Acervo da autoria do subcapítulo.

A título de curiosidade, num passado recente, as fixações eram realizadas por amarrias de fios de aço entre os dentes e espaços interdentários, conhecidas como bloqueio maxilomandibular, consideravelmente traumático. Em bloqueio, o paciente fica impossibilitado de abrir a boca, com riscos elevados, principalmente em caso de sangramentos e episódios de vômito. Felizmente, hoje em dia o bloqueio só é utilizado em situações extremas e complicações. Situações como a descrita criaram alguns mitos sobre as cirurgias ósseas da face; entretanto, com a tecnologia atual e as rápidas evoluções em curso, aliadas à boa informação médica, espera-se que haja mudanças sobre a morbidade desses procedimentos.

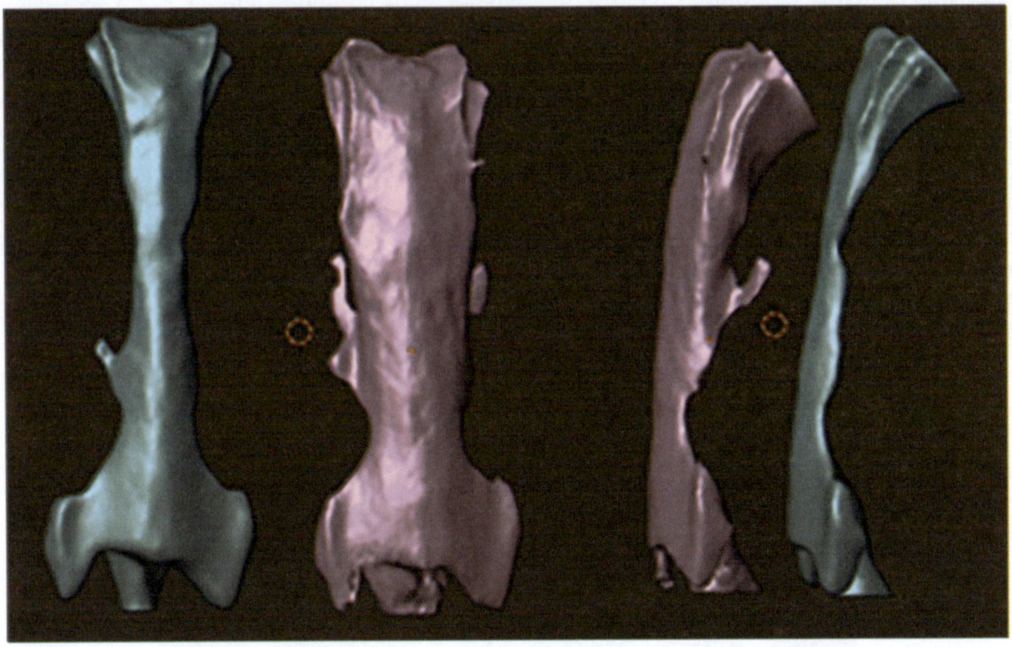

FIGURA 11.11.9 – Visão frontal e lateral das malhas 3D da via aérea isolada do paciente antes da cirurgia AMM e 1 ano depois.

É evidente a diferença de volume, principalmente no sentido transverso.

Fonte: Acervo da autoria do subcapítulo.

■ Expansão maxilar rápida, cirurgicamente assistida

É fácil entender que a ampliação da dimensão da maxila no seu sentido transversal causará ganhos na dimensão da via aérea superior e, consequentemente, melhora da AOS. Ganhos na respiração nasal, ronco e parâmetros polissonográficos têm sido descritos, e a literatura tem sedimentado esse conceito progressivamente.[12-14]

Em adultos, a sutura sagital intermaxilar já não apresenta a plasticidade de crescimento observada em jovens e crianças.[15] Por isso, é necessário realizar osteotomias, ou cortes no osso, com a finalidade de promover sua movimentação e desencadear mecanismos de osteogênese. Esse procedimento é de menor porte quando comparado ao AMM, uma vez que mobiliza apenas um segmento ósseo, exige menores movimentos e é realizado de maneira progressiva. A técnica cirúrgica se assemelha à descrita para o avanço da maxila, porém não é realizado deslocamento anteroposterior, mas sim laterolateral. Um dispositivo de aplicação de força com vetor controlado é necessário. Existem diversos tipos de expansores da maxila. Podem ser presos aos dentes molares ou ao próprio osso maxilar, ativados por molas ou roscas. As Figuras 11.11.10, 11.11.11 e 11.11.12 ilustram os dispositivos e alguns resultados.

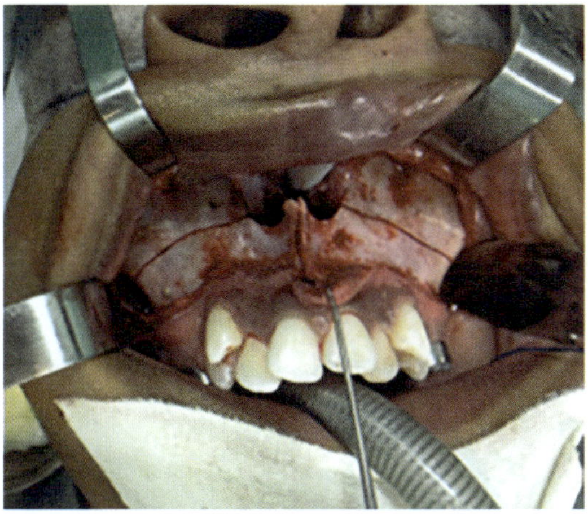

FIGURA 11.11.10 – Intraoperatório, acesso sublabial superior, osteotomia tipo FeFort1 + sagital da maxila. No mesmo ato cirúrgico, pode ser realizada septoplastia, estando visível a cartilagem quadrangular, e plastia das conchas nasais inferiores.

Fonte: Acervo da autoria do subcapítulo.

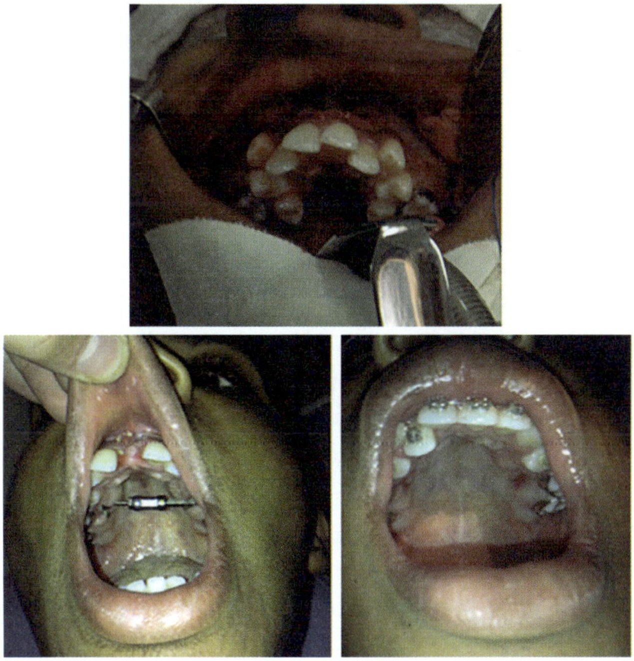

FIGURA 11.11.11 – Da esquerda para a direita, foto do palato no intraoperatório, observando-se intenso estreitamento do arco palatal; próximo ao final da ativação do distrator fixado às paredes maxilares, nota-se o diastema criado entre os incisivos centrais, confirmando os quase 2 cm lineares de ganho de dimensão transversal na maxila; no dia da retirada do distrator, feita em consultório (cerca de 3 meses após a cirurgia), paciente já com aparato ortodôntico e rápida movimentação dentária, possível graças à plasticidade celular desencadeada pelas osteotomia e à idade do paciente.

Fonte: Acervo da autoria do subcapítulo.

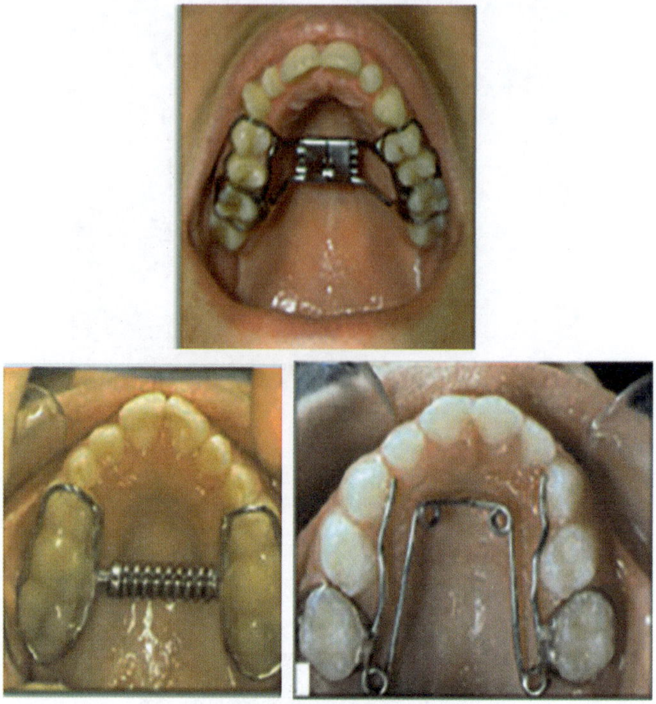

FIGURA 11.11.12 – Distratores palatais dentossuportados. Tipos: Hyrax, mola, molas em alça.

Fonte: Acervo da autoria do subcapítulo.

Adolescentes

▪ Expansão maxilar

Em crianças e adolescentes, quando ainda há viabilidade de crescimento maxilar por meio da sutura maxilar, é possível realizar a expansão puramente pela aplicação da força do expansor, sem a realização de cirurgias ósseas propriamente ditas. Eventualmente, pequenos procedimentos para instalação dos expansores é necessária.

Crianças

Algumas grandes síndromes com manifestações craniomaxilofaciais podem cursar com grave AOS. Nas síndromes de Apert, Crouzon (Figura 11.11.13) e Pfeiffer, por exemplo, nas quais há craniossinostose, estão travadas as suturas ósseas no crânio e na base do crânio que deveriam promover o crescimento. Nesse caso, pode ocorrer, além de deformidades do crânio, a fixação do maciço facial preso às suturas da base, resultando em importantes alterações da órbita, maxila e vias aéreas. Os procedimentos cirúrgicos visam desprender as suturas ósseas comprometidas e remodelar tecidos disfuncionais. São cirurgias de grande porte, muitas vezes com necessidade de abordagem conjunta à neurocirurgia. Grandes mobilizações teciduais são exigidas. A busca da melhora respiratória é um dos principais objetivos desses procedimentos, mas não isoladamente. Osteotomias como o LeFort 3 ou desenhos mais complexos de osteotomias podem ser utilizados. O avanço de todo o bloco facial ou do terço médio pode então ser realizado. Diferentes equipamentos de tração e distracionamento podem ser utilizados primariamente ou de modo adjuvante para otimizar o resultado cirúrgico.[16,17]

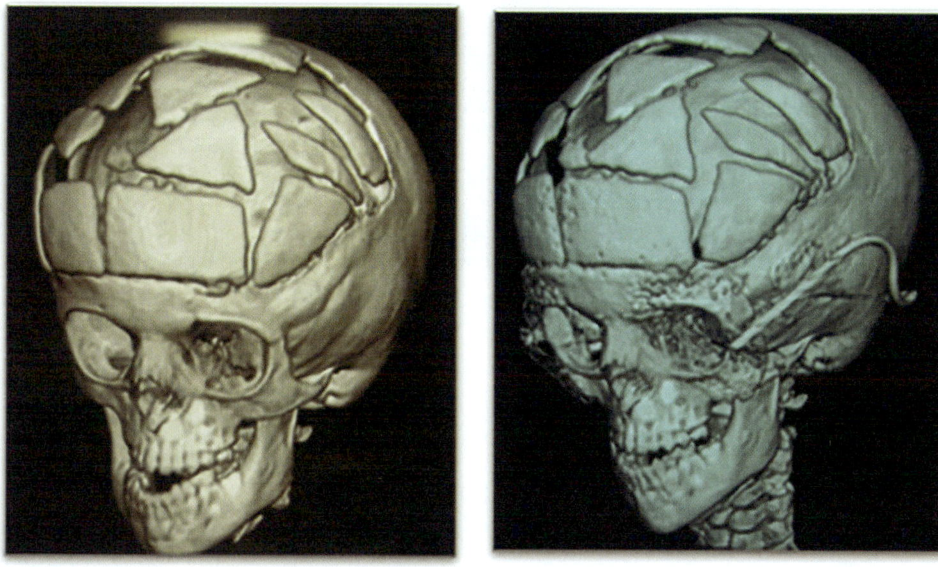

FIGURA 11.11.13 – Tomografia de face, paciente com síndrome de Crouzon. Múltiplas cirurgias para correção das diversas anormalidades craniofaciais causadas pela craniofacessinostose. À direita, posicionamento de distrator de face empurrando o bloco anteriormente.

Fonte: Acervo da autoria do subcapítulo.

Neonatos

▪ Atresia de coanas

A atresia de coanas, quando bilateral, pode cursar com AOS. A atresia pode vir também associada a outras síndromes genéticas, com componentes neurológicos agravando ainda mais o distúrbio respiratório. O diagnóstico é feito geralmente no período neonatal, confirmado por endoscopia de vias aéreas e tomografia computadorizada. O tratamento é cirúrgico e realizado o mais breve possível. Atualmente, a via vídeo assistida endonasal é a preferível. Realiza-se a elevação de retalhos de mucoperiósteo do assoalho nasal, do septo nasal e da rinofaringe, seguida de broqueamento e remoção dos tecidos malformados, remoção de parte vomeriana do septo nasal e reposição dos retalhos para cobertura de áreas cruentas, evitando-se sinequias e estenoses. *Splints* de contenção e sondas podem ser necessários transitoriamente no pós-operatório precoce. A cirurgia, via de regra, é resolutiva.

▪ Expansão piriforme

O estreitamento da região mais anterior da cavidade nasal, as aberturas piriformes, é menos conhecido e possivelmente mais raro em comparação às mais conhecidas atresias coanais. Provavelmente, é subdiagnosticado, pelo quadro menos exuberante e mais leve de obstrução respiratória. A instalação de dispositivos customizados de expansão é a melhor opção quando se faz necessário o tratamento cirúrgico.

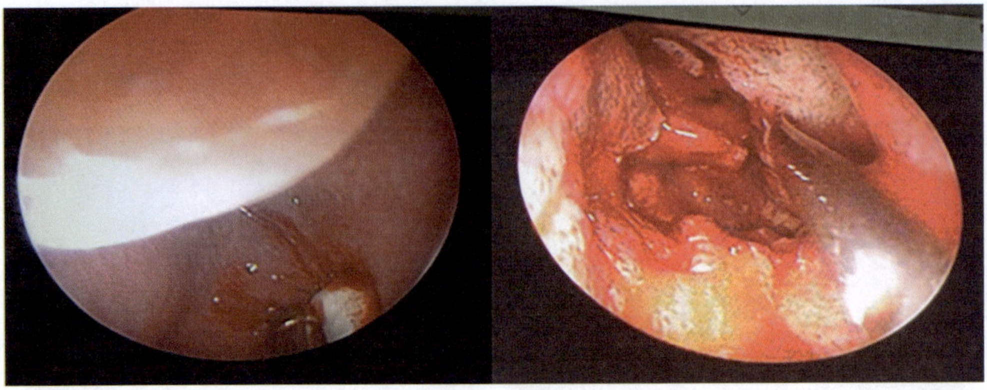

FIGURA 11.11.14 – Aspecto endoscópico. À esquerda, coanas fechadas por atresia óssea. À direita, intraoperatório, com coanas já liberadas e retalhos sendo posicionados.

Fonte: Acervo da autoria do subcapítulo.

■ Distracionamento mandibular

A sequência de Pierre Robin é uma malformação emblemática no contexto da AOS neonatal. Mais comumente associada a outras síndromes com deformidades craniofaciais (p. ex., Treacher Collins, Nager, Goldenhar etc.), em apenas 6,8% dos casos acontece de maneira isolada. A deformidade acontece no período embriológico, por volta da quarta semana gestacional, por falha de migração de células da crista neural em direção ao primeiro arco branquial, cursando com micrognatia. A micrognatia causa glossoptose e esse distúrbio respiratório, pior durante o sono, mas podendo ocorrer distúrbio respiratório manifesto, inclusive em vigília. Diferentes graus de deformidade mandibular podem ser encontrados. O alongamento ósseo mandibular por distração osteogênica tem se firmado como a principal ferramenta no tratamento da doença. O Rio Grande do Sul é o centro com maior experiência mundial na abordagem de neonatos por cirurgia mandibular.[18]

A cirurgia pode ser realizada por via intraoral ou, preferencialmente, externa. Planejamento cirúrgico com base nas imagens de tomografia computadorizada permite ao cirurgião desenhar a osteotomia e planejar o vetor ou os vetores de crescimento desejados. Após descolamentos e exposição das regiões de ramo e corpo mandibular, são realizadas osteotomias mandibulares bilateralmente. Diversos tipos de distratores estão disponíveis para aumentos mandibulares, internos e flexíveis, externos, unidirecionais ou multidirecionais. A escolha varia em função do planejamento e da necessidade de cada paciente. Os distratores externos são mais frequentemente utilizados nesses casos. O distrator é fixado por pinos nos cotos proximal e distal à osteotomia. Após um período de latência de 24 a 48 horas, é iniciada ativação progressiva do distrator, cerca de 1 mm por dia. A cada ativação, o mecanismo de reparo por osteogênese é desencadeado. O processo promove formação óssea, aumento das dimensões mandibulares e, consequentemente, ganho na VAS. Após atingir todo o ganho pretendido, o distrator é mantido em posição travada, exercendo função idêntica à de um fixador até a devida consolidação óssea, quando é possível removê-lo. O procedimento de instalação é feito sob anestesia geral, durando em média 1 hora. Já a retirada pode ser feita sob sedação, durante cerca de poucos minutos.

As Figuras 11.11.15, 11.11.16 e 11.11.17 ilustram alguns dispositivos, a cirurgia e resultados.

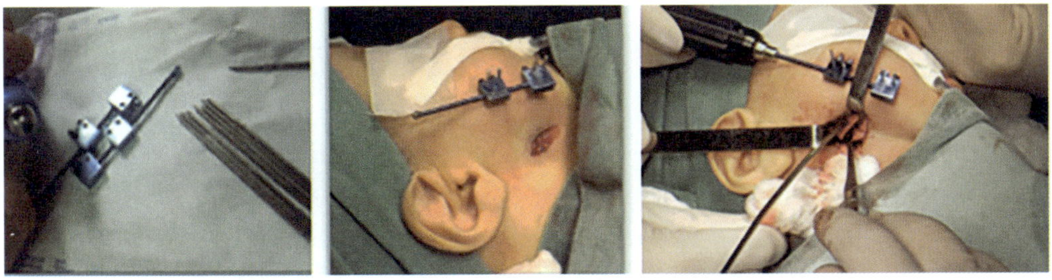

FIGURA 11.11.15 – À esquerda, pinos transósseos, par de distratores externos para mandíbula neonatal e chave de ativação. No centro, intraoperatório, com distratores, pinos em posição e acesso submandibular. À direita, ativação-teste, com boa abertura mandibular, osteotomia da mandíbula visível, nervo mandibular preservado.

Fonte: Acervo da autoria do subcapítulo.

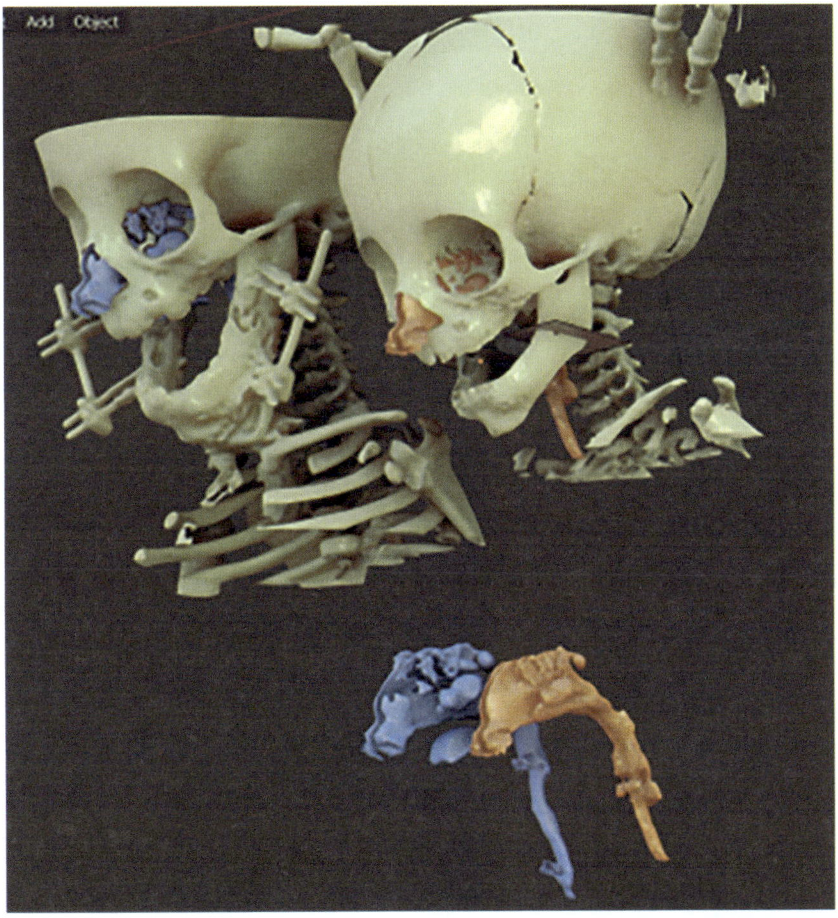

FIGURA 11.11.16 – Tomografias pré-operatórias e pós-operatórias. Malhas 3D ósseas e das vias aéreas superiores de criança submetida a alongamento mandibular por distração osteogênica.

Fonte: Acervo da autoria do subcapítulo.

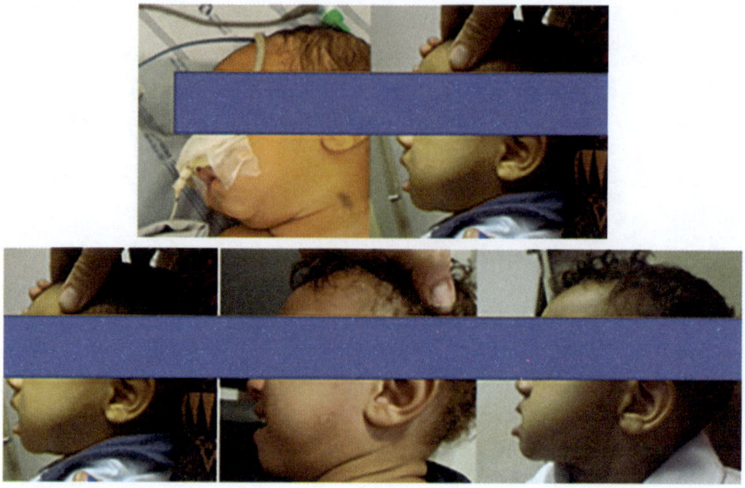

FIGURA 11.11.17 – Sequência de fotos de criança com síndrome de Pierre Robin, dos 3 meses aos 3 anos. Nota-se a sobrecorreção mandibular pela tendência a recidiva e busca de reserva respiratória.

Fonte: Acervo da autoria do subcapítulo.

Considerações finais

As cirurgias ósseas para tratamento da AOS têm histórico relativamente recente. Os avanços tecnológicos atuais têm reduzido a morbidade das cirurgias e melhorado progressivamente seus resultados. Não se trata de um único tipo de procedimento, mas de um conjunto de técnicas cirúrgicas direcionadas à modificação da anatomia do indivíduo. Detalhes de como a complexa fisiologia respiratória reage às modificações anatômicas permanecem incertos. Não só o aumento de dimensões ósseas, mas também o estiramento e o reposicionamento dos músculos da VAS e demais tecidos moles, muitas vezes ainda em formação, atuam como elementos de melhora na AOS. Os resultados de cada abordagem ainda precisam ser amplamente estudados. Contudo, os resultados da literatura médica atual são muito favoráveis aos benefícios resultantes de cirurgias ósseas bem-sucedidas no controle da AOS. O princípio elementar da alteração na relação conteúdo-continente, que outrora era voltado apenas por ressecções de tecidos moles, tem nas cirurgias ósseas a disrupção necessária para inclusão de mais possibilidades aos médicos e pacientes.

Os procedimentos, via de regra, são de maior complexidade, com necessidade de atenção em grandes centros e especialistas com extensa formação e experiência na área de atuação de cirurgia craniomaxilofacial.

A medicina de precisão, com olhos atentos à genética do indivíduo e sua expressão fenotípica, é imprescindível no diagnóstico e, consequentemente, na escolha do melhor tratamento. O entendimento do caráter crônico e progressivo da AOS traz aos profissionais o desafio de estar sempre em busca de alternativas para o controle da patologia, sendo as cirurgias ósseas uma importante ferramenta nesse sentido, em diversas etapas da evolução da doença.

Referências bibliográficas

1. Noller MW, Guilleminault C, Gouveia CJ, Mack D, Vivian C, Abdullatif J et al. Mandibular advancement for adult obstructive sleep apnea: a systematic review and meta-analysis. J Cranio-Maxillofac Surg Off Publ Eur Assoc Cranio-Maxillofac Surg. 2017 Dec;45(12):2035-40.

2. Liu SYC, Awad M, Riley RW. Maxillomandibular advancement: contemporary approach at Stanford. Atlas Oral Maxillofac Surg Clin North Am. 2019 Mar;27(1):29-36.
3. Tufik S, Santos-Silva R, Taddei JA, Bittencourt LRA. Obstructive sleep apnea syndrome in the São Paulo epidemiologic sleep study. Sleep Med. 2010 May 1;11(5):441-6.
4. Aarts BE, Convens J, Bronkhorst EM, Kuijpers-Jagtman AM, Fudalej PS. Cessation of facial growth in subjects with short, average, and long facial types: implications for the timing of implant placement. J Cranio-Maxillofac Surg Off Publ Eur Assoc Cranio-Maxillofac Surg. 2015 Dec;43(10):2106-11.
5. Barnett A, Whitaker LA. Facial form analysis of the lower and middle face. Plast Reconstr Surg. 1986 Aug;78(2):158-65.
6. Levine RA, Garza JR, Wang PTH, Hurst CL, Dev VR. Adult facial growth: applications to aesthetic surgery. Aesthetic Plast Surg. 2003 Aug;27(4):265-8.
7. Camacho M, Noller MW, Del Do M, Wei JM, Gouveia CJ, Zaghi S et al. Long-term results for maxillomandibular advancement to treat obstructive sleep apnea: a meta-analysis. Otolaryngol Neck Surg. 2019 Apr;160(4):580-93.
8. Hsu SSP, Gateno J, Bell RB, Hirsch DL, Markiewicz MR, Teichgraeber JF et al. Accuracy of a computer-aided surgical simulation protocol for orthognathic surgery: a prospective multicenter study. J Oral Maxillofac Surg Off J Am Assoc Oral Maxillofac Surg. 2013 Jan;71(1):128-42.
9. Wu TY, Lin HH, Lo LJ, Ho CT. Postoperative outcomes of two- and three-dimensional planning in orthognathic surgery: a comparative study. J Plast Reconstr Aesthetic Surg JPRAS. 2017 Aug;70(8):1101-11.
10. Wrzosek MK, Peacock ZS, Laviv A, Goldwaser BR, Ortiz R, Resnick CM et al. Comparison of time required for traditional versus virtual orthognathic surgery treatment planning. Int J Oral Maxillofac Surg. 2016 Sep;45(9):1065-9.
11. Naini FB, Gill DS. Orthognathic surgery: principles, planning and practice. New York: John Wiley & Sons; 2017. 930 p.
12. Machado-Júnior AJ, Zancanella E, Crespo AN. Rapid maxillary expansion and obstructive sleep apnea: a review and meta-analysis. Med Oral Patol Oral Cirurgia Bucal. 2016 Jul 1;21(4):e465-9.
13. Riley RW, Powell N, Guilleminault C. Current surgical concepts for treating obstructive sleep apnea syndrome. J Oral Maxillofac Surg Off J Am Assoc Oral Maxillofac Surg. 1987 Feb;45(2):149-57.
14. Yoon A, Guilleminault C, Zaghi S, Liu SYC. Distraction osteogenesis maxillary expansion (DOME) for adult obstructive sleep apnea patients with narrow maxilla and nasal floor. Sleep Med. 2020 Jan;65:172-6.
15. Angelieri F, Cevidanes LHS, Franchi L, Gonçalves JR, Benavides E, McNamara JA. Midpalatal suture maturation: classification method for individual assessment before rapid maxillary expansion. Am J Orthod Dentofac Orthop Off Publ Am Assoc Orthod Its Const Soc Am Board Orthod. 2013 Nov;144(5):759-69.
16. Lauritzen C, Lilja J, Jarlstedt J. Airway obstruction and sleep apnea in children with craniofacial anomalies. Plast Reconstr Surg. 1986 Jan;77(1):1-6.
17. Sculerati N, Gottlieb MD, Zimbler MS, Chibbaro PD, McCarthy JG. Airway management in children with major craniofacial anomalies. The Laryngoscope. 1998 Dec;108(12):1806-12.
18. Breugem CC, Evans KN, Poets CF, Suri S, Picard A, Filip C et al. Best practices for the diagnosis and evaluation of infants with Robin sequence: a clinical consensus report. JAMA Pediatr. 2016 Sep 1;170(9):894-902.

11.12 – Abordagem das Doenças Respiratórias do Sono na Infância

Renata de Andrade Prado Gobetti
Leticia Maria Santoro Franco Azevedo Soster
Anna Carolina Luvizotto Monazzi

Introdução

Os distúrbios respiratórios relacionados ao sono em crianças são caracterizados por um padrão respiratório anormal durante o sono e abrangem um amplo espectro de distúrbios respiratórios que podem ocorrer em crianças de todas as idades, desde recém-nascidos até adolescentes. Ao longo da infância, todos os aspectos do sistema respiratório humano, incluindo controle estrutural, mecânico e neural, passam por modificações maturacionais. Assim, as características anatômicas e fisiológicas do sistema respiratório e suas modificações ao longo da infância são altamente relevantes para o entendimento dos padrões de ventilação noturna.[1]

Dadas as particularidades anatômicas e fisiológicas próprias desse período, é preciso considerar que o mecanismo fisiopatológico que causa os distúrbios respiratórios relacionados ao sono na criança e no adolescente difere, em geral, daqueles tipicamente encontrados nos adultos.[2]

Os principais fatores que o diferem são: maior complacência de caixa torácica, movimentação paradoxal da caixa torácica, elevada capacidade em manter a via aérea patente (baixa colapsibilidade) a despeito de elevada pressão negativa.[3]

No decorrer deste subcapítulo, serão abordadas as condições mais comuns referentes aos distúrbios respiratórios relacionados ao sono na infância.

Apneia central do lactente

"Apneia central do lactente" é o termo usado para descrever episódios inexplicáveis de cessação da respiração por 20 segundos ou mais, ou uma pausa respiratória mais curta associada a bradicardia, cianose, palidez e/ou hipotonia acentuada, em crianças de pelo menos 37 semanas de idade conceptual.

Por se tratar de um transtorno do desenvolvimento do controle respiratório, que pode advir de atraso maturacional dos centros neurais desse controle, a apneia central do lactente (ACL) é observada predominantemente nas primeiras semanas de vida e tende a desaparecer até o primeiro semestre. Pode também ser secundária, podendo, ou não, ser precipitada ou exacerbada por condições clínicas como anemia, infecção, hipoxemia, distúrbios metabólicos, refluxo gastroesofágico, doenças neurológicas, uso de medicamentos ou anestésicos. Condições preexistentes, como doença pulmonar crônica ou transtorno neurológico, podem, inclusive, atrasar a resolução do quadro.

É importante ressaltar que valores normativos de apneias centrais nessa faixa etária não são bem estabelecidos, apesar de estudos com a intenção de fazê-lo. Cabe lembrar também que as apneias centrais podem ser próprias do desenvolvimento do lactente; por isso, é importante que na ACL sejam valorizados apenas os eventos que levem à consequência clínica (dessaturação, microdespertar ou bradicardia) ou sejam maiores do que 20 segundos. Períodos breves de apneia que ocorrem em ciclos curtos de 5 a 10 segundos não são, portanto, patológicos e são chamados de "respiração periódica".

Apneia central da prematuridade

A apneia central da prematuridade (ACP) é uma condição quase universal entre os recém-nascidos prematuros, com incidência inversamente proporcional à idade da criança. Acomete 25% dos lactentes com menos de 2,5 kg de peso ao nascimento e 84% dos que pesam 1 kg ao nascer. As pausas respiratórias frequentes podem ser semelhantes às pausas respiratórias episódicas que caracterizam a respiração fetal; no entanto, após o nascimento, a ocorrência de apneia, regularmente, está associada a eventos de bradicardia e dessaturação de oxigênio e pode trazer consequências em longo prazo.

A imaturidade do sistema nervoso central (SNC), associada à vulnerabilidade do controle respiratório neonatal decorrente de uma parede torácica complacente, de uma mecânica pulmonar desfavorável e de uma diminuição na resposta ventilatória ao CO_2 em comparação a bebês de termo, é a principal causa do desenvolvimento da ACP, que ainda pode ser piorada pelo uso de medicamentos depressores do sistema respiratório.

O início do quadro pode se dar no primeiro dia de vida, porém é mais comum que ocorra do segundo ao sétimo dia.[4] Os eventos são predominantemente associados a bradicardia e são mais frequentes durante o sono *rapid eye movement* (REM). Movimentos paradoxais (caixa torácica *versus* abdome) são comuns durante o sono ativo (equivalente no neonato ao sono REM) e causam queda nos níveis de oxigênio sanguíneo durante essa fase do sono. Essa queda é explicada pelo distúrbio ventilação/perfusão, associado a menor capacidade residual funcional. Condições de base, como doença pulmonar crônica ou síndromes neurológicas, podem predispor o recém-nascido a maior demora na resolução do quadro de ACP. Além disso, o menor calibre da via aérea nessa idade adiciona efeito obstrutivo aos eventos. A monitorização nessa faixa etária evidencia índice elevado de apneia, sendo 50% a 75% de apneias centrais/mistas e 10% a 20% de obstrutivas e 10% a 25% de apneias puramente centrais, podendo haver registro de respiração periódica.

A maioria dos bebês apresentam resolução completa do quadro quando se atinge a idade pós-concepcional de 36 a 38 semanas e cerca de 92% dos lactentes já serão assintomáticos ao completarem 40 semanas de idade corrigida. Todavia, alguns bebês persistem com os sintomas por mais algumas semanas. Não há diferença de gênero ou grupo étnico.

Diante de um quadro de apneia, é importante a avaliação de causas secundárias para os eventos, sendo as mais comuns: refluxo gastroesofágico, sepse, distúrbios metabólicos, alterações de temperatura, crises convulsivas, erros inatos do metabolismo, anormalidades anatômicas e posturais, medicamentos de uso materno, secreções de via aérea superior e traqueia, arritmias, hemorragia do SNC, entre outras.

É sempre muito importante lembrar a necessidade de diferenciar essa condição de apneias habituais do lactente (sem dessaturação ou bradicardia) ou apneias que ocorrem após suspiros ou movimentos, casos que são geralmente assintomáticos, sem modificações na cor ou tônus muscular.

A intervenção implica na manutenção de fluxo aéreo, respiração e circulação adequados. O tratamento de escolha é o uso de cafeína para estímulo do centro respiratório e aumento da despertabilidade e, em casos mais graves, uso de ventilação não invasiva, com CPAP nasal, em ambiente de terapia intensiva. Outros medicamentos, como aminofilina ou doxapram, também podem ser empregados. Geralmente, a administração de cafeína e teofilina reduz o número e a gravidade dos episódios apneicos em 24 a 48 horas, devendo o tratamento ser continuado até a sua resolução total. A alta hospitalar deve ocorrer após 5 a 7 dias sem episódios de apneia em um neonato estabilizado clinicamente.

Apneia obstrutiva do sono

A apneia obstrutiva do sono (AOS) é caracterizada por episódios repetidos de obstrução parcial ou completa das vias aéreas superiores durante o sono, resultando em episódios de hipopneias ou apneias, respectivamente, acompanhados da redução da saturação da oxi-hemoglobina ou hipercapnia.[5]

É um distúrbio respiratório do sono que afeta adultos e crianças. Apesar de existir uma grande variação nas taxas de prevalência na faixa etária pediátrica, dependendo da população estudada, dos métodos utilizados e das definições consideradas para o diagnóstico, a predominância de evidências sugere uma prevalência de 1% a 5%.[5] A AOS na criança não é só uma condição relativamente prevalente, mas também uma doença que impõe uma grande variedade de morbidades, algumas das quais podem ter implicações de longo prazo, até a idade adulta.

A ocorrência de pausas respiratórias no sono cursa com aumento do esforço respiratório e culmina em excitações subcorticais ou corticais, chamadas de "microdespertares" e "despertares". Após essas excitações/microdespertares, a criança volta a dormir e o ciclo se repete, resultando tipicamente em fragmentação do sono e sono não restaurador.[6] Embora a duração total do sono certamente altere padrões de comportamento diurno, está cada vez mais evidente que a fragmentação do sono, em vez da quantidade total de sono, é um dos principais fatores subjacentes às alterações comportamentais que acompanham os distúrbios do sono pediátricos.

Existem diversas morbidades relacionadas à AOS descritas para a faixa etária pediátrica, ainda que os impactos da AOS na criança não estejam bem definidos na literatura. A maior parte das morbidades resultam da hipoxemia noturna crônica, da fragmentação do sono e da ativação das cascatas inflamatórias; incluem impacto cognitivo e comportamental, redução do rendimento escolar, aumento do risco cardiovascular e impacto no crescimento e no desenvolvimento.[5]

Classicamente, a gravidade da AOS é determinada pelo índice de apneia e hipopneia (IAH), que é o número de eventos (apneia + hipopneia) por hora de sono. Além da classificação pelo IAH, há outros achados fisiológicos que se somam na definição de gravidade da AOS na infância. O Quadro 11.12.1 define polissonograficamente os eventos respiratórios mais comumente encontrados no quadro de AOS.

Nas crianças, ao contrário do que ocorre em adultos, nos quais há predominância do sexo masculino, encontra-se uma distribuição igualitária entre os sexos. O pico de incidência ocorre entre 2 e 8 anos de idade, correspondendo ao pico de hiperplasia linfoide normal das adenoides e tonsilas,[7,8] sendo este, como veremos adiante, o mecanismo fisiopatológico mais comum da AOS na criança.

■ Fisiopatologia da AOS

Diante de uma via aérea menos colapsável, a fisiopatologia da AOS na infância se difere da encontrada na população adulta. Didaticamente, pode-se compreender a apneia como uma associação entre mecanismos que reduzem o calibre das vias aéreas (obstrutivos) e aqueles que promovem o aumento da colapsibilidade delas. Como fatores obstrutivos das vias aéreas, temos as alterações craniofaciais, por exemplo uma mandíbula pequena ou retroposicionada, uma língua grande ou retroposicionada e tecidos linfoides hipertróficos da via aérea superior (particularmente das adenoides e amígdalas). A principal causa de obstrução da via aérea superior em criança com idade pré-escolar e escolar é a hipertrofia adenotonsilar. Já nos lactentes, a causa mais frequente são anormalidades craniofaciais. Entre os fatores subjacentes à colapsibilidade, a presença de inflamação da via aérea superior e reflexos neurológicos alterados envolvendo o controle respiratório dos músculos das vias aéreas superiores emergem como os mais proeminentes.

Esses elementos explicam prontamente por que apresentam maior risco de AOS: as crianças com síndromes craniofaciais que causam obstrução nasal, macroglossia, micrognatia, hipoplasia maxilar e anormalidades de base de crânio (p. ex., síndrome de Treacher Collins, síndrome de Crouzon, síndrome de Apert e sequência de Pierre Robin); acondroplásicos; crianças com paralisia cerebral, distúrbios neuromusculares, mielomeningocele, doença falciforme, síndrome de Down, rinite alérgica, asma, micrognatia, mucopolissacaridoses, macroglossia; e obesos.[9]

Quadro 11.12.1
Definição de termos.*

- **Apneia:** pausa na respiração com interrupção completa ou quase completa (≥ 90% de queda) do fluxo de ar no nariz e na boca (preferencialmente medido por um sensor térmico oronasal), com duração maior ou igual a 2 ciclos respiratórios nas crianças (ou por, no mínimo, 10 segundos em adultos)
- **Apneia obstrutiva:** mais de 90% de interrupção do fluxo aéreo, acompanhada de esforço respiratório (p. ex., movimento paradoxal do tórax e abdome)
- **Apneia central:** interrupção do fluxo aéreo sem esforço respiratório por pelo menos 20 segundos ou por pelo menos 2 respirações basais associadas a uma excitação/despertar ou dessaturação de oxigênio maior ou igual a 3%. O índice de apneia central (IAC) é o número médio de apneias centrais por hora
- **Apneia mista:** um episódio de apneia que dura pelo menos 2 respirações basais, com a presença de esforço respiratório em uma parte do evento e ausência de esforço respiratório na outra parte do evento
- **Hipopneia:** redução de pelo menos 30% no fluxo de ar por pelo menos 2 ciclos respiratórios em crianças (ou, em adultos, por 10 segundos), de preferência medida por um sensor de pressão nasal e associada a uma excitação ou despertar ou dessaturação maior ou igual a 3%
- **Hipopneia obstrutiva:** redução maior que 30% do fluxo aéreo, com esforço respiratório contínuo, acompanhado de ronco e/ou aumento do achatamento inspiratório da pressão nasal e/ou respiração paradoxal. O índice de apneia/hipopneia obstrutiva (IAHO) é o número médio de apneias e hipopneias obstrutivas por hora
- **Índice de apneia/hipopneia (IAH):** normalmente inclui eventos obstrutivos e centrais, a menos que especificado de outra forma
- **Hipoventilação obstrutiva relacionada ao sono:** ≥ 25% do tempo total de sono gasto com $PaCO_2 \geq 50$ mmHg
- **Microdespertar:** uma mudança abrupta na frequência do EEG, com duração de pelo menos 3 segundos, após pelo menos 10 segundos de sono. O índice de microdespertares é o número médio de microdespertares por hora de sono
- **Despertar relacionado ao esforço respiratório (DRER, do inglês *respiratory effort related arousal* – RERA):** um evento que dura pelo menos 2 respirações basais e que não atende aos critérios de apneia ou hipopneia
- **Respiração periódica:** ≥ 3 episódios de apneia central com duração ≥ 3 segundos, separados por ≤ 20 segundos de respiração normal. A respiração periódica é considerada um fenômeno normal em bebês prematuros; compreende menos de 3% do tempo total de sono aos 3 meses de idade

*Definições envolvendo variáveis polissonográficas.

Fonte: American Academy of Sleep Medicine scoring manual, 2012.

O Quadro 11.12.2 reúne algumas das principais condições associadas à AOS.

Quadro 11.12.2
Condições frequentemente associadas à apneia obstrutiva do sono em crianças.

Síndromes que cursam com alterações craniofaciais	Outros
■ Síndrome de Apert ■ Síndrome de Crouzon ■ Síndrome de Pfeiffer ■ Síndrome de Pierre Robin ■ Síndrome de Treacher Collins	■ Acondroplasia ■ Síndrome de Beckwith-Wiedemann ■ Síndrome de Down ■ Síndrome de Goldenhar ■ Síndrome de Hallermann-Streiff ■ Hipotireoidismo ■ Síndrome de Klippel-Feil ■ Laringomalácia e traqueomalácia ■ Síndrome de Marfan ■ Mucopolissacaridoses ■ Obesidade ■ Síndrome de Prader-Willi ■ Anemia falciforme ■ Estenose subglótica
Condições neurológicas ■ Malformação de Arnold-Chiari (I e II) ■ Paralisia cerebral ■ Mielomeningocele ■ Síndrome de Moebius ■ *Miastenia gravis*	

Fonte: Adaptado de Principles and practice of sleep medicine, 2000.

Atualmente, sabe-se que a etiologia da AOS na infância é multifatorial e que os fatores anatômicos claramente não são os únicos responsáveis pela AOS, visto que não é infrequente encontrar-se crianças com amígdalas grandes que não têm AOS. Nesse sentido, há evidências crescentes de que a AOS esteja também associada a uma ampla variedade de respostas inflamatórias no organismo, além de uma predisposição genética.[6]

Os principais fatores de risco para síndrome da apneia obstrutiva do sono (SAOS) na infância são hipertrofia adenoamigdaliana, obesidade, distúrbios neuromusculares, anormalidades craniofaciais e doenças genéticas.

■ Diagnóstico

A apresentação clínica da AOS pediátrica (Quadro 11.12.3) costuma ser bastante inespecífica. O sintoma mais comum é o ronco, com ocorrência extremamente frequente durante a infância, incidência aproximada de 10% entre crianças em idade pré-escolar e escolar e redução após os 9 anos; trata-se do principal indicador de aumento de resistência das vias aéreas superiores. No entanto, o ronco, sozinho ou associado a outros sintomas, tem baixa especificidade para SAOS e não pode diferenciá-la do ronco primário e da síndrome de resistência aumentada das vias aéreas superiores.

Quadro 11.12.3 Sinais e sintomas sugestivos de apneia obstrutiva do sono.
■ Roncos
■ Apneia presenciada
■ Respiração oral
■ Sudorese excessiva
■ Enurese
■ Respiração irregular durante o sono
■ Sonolência excessiva diurna
■ Retardo do crescimento
■ Alterações comportamentais

Fonte: Adaptado de Principles and practice of sleep medicine, 2000.

Desse modo, o diagnóstico da AOS baseia-se na história clínica, em exame físico completo e exames complementares.[10] A história deve avaliar especificamente todos os fatores de risco, sintomas diurnos e sintomas noturnos.

Outros sintomas noturnos frequentemente relatados pelos pais incluem respiração oral, sudorese, movimento paradoxal da caixa torácica, inquietação, despertares frequentes e episódios de apneia testemunhados, enurese, distúrbios comportamentais e da atenção, sobretudo nas crianças maiores de 5 anos. Esses sintomas tendem a melhorar com o tratamento adequado.[11] A sonolência excessiva diurna não é uma queixa comum nas crianças, com exceção de crianças obesas e adolescentes, divergindo do perfil clássico da população adulta, podendo ser aplicada a Escala de Sonolência de Epworth modificada para a pediatria. Em casos extremos, a AOS em crianças pode resultar em *cor pulmonale* e hipertensão.

Um exame físico completo de uma criança com suspeita de AOS deve incluir peso, estatura, índice de massa corpórea, medida de circunferência cervical, avaliação de sua aparência geral, com atenção cuidadosa às características craniofaciais, como hipoplasia do terço médio da face, micrognatia, relações oclusais e posicionamento (retrognatia), exame respiratório, cardiovascular, neurológico, otorrinolaringológico e dos aspectos comportamentais.

Podem estar presentes sintomas relacionados a hipertrofia adenotonsilar, como respiração bucal, infecções recorrentes de VAS, halitose, congestão nasal, rinite alérgica e disfagia.

O exame da cavidade oral é indispensável, buscando-se avaliar a anatomia do véu palatino quanto a tamanho, redundância e fenda, documentar o tamanho da língua e amígdalas, utilizando as classificações de Mallampati modificada (Figura 11.12.1)[12] e Brodsky (Figura 11.12.2),[13] além de realizar radiografia lateral do pescoço ou exame nasofaringoscópico para avaliar o tamanho do tecido adenoidal e o local do colapso das vias aéreas. A detecção de hipertrofia tonsilar em exames de rotina deve fazer os médicos questionarem os pais sobre o ronco e outros sintomas de AOS em seus filhos.

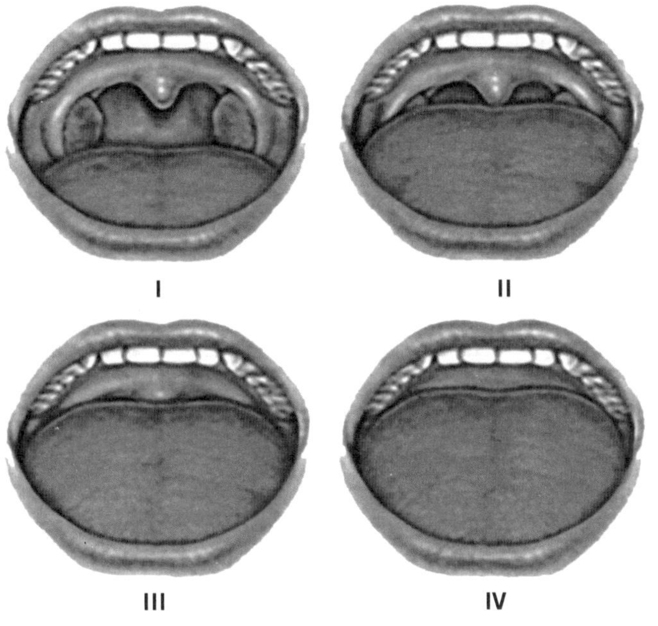

FIGURA 11.12.1 – Classificação de Mallampati modificada.

I. Permite observação da úvula e das tonsilas. **II.** Permite observação apenas da úvula. **III.** Permite observação apenas do palato mole. **IV.** Permite observação apenas do palato duro.

Fonte: Adaptada de Friedman M et al., 2005 e Brodsky L, 1989.

Uma das maiores dificuldades com o processo diagnóstico da AOS pediátrica é a baixa correlação da história e do exame clínico com a presença de AOS, apresentando um baixo valor preditivo positivo, mesmo quando a avaliação é realizada por um especialista em sono.[9] Nesse contexto, o padrão-ouro atual para o diagnóstico de AOS é a polissonografia (PSG) completa da noite inteira, realizada em laboratórios do sono.

A polissonografia monitora múltiplos fatores fisiológicos durante a noite de sono e é a única ferramenta que pode identificar e quantificar definitivamente eventos obstrutivos, com a desvantagem de ser um exame pouco disponível em nosso meio e de alto custo. Pelo fato de crianças com AOS apresentarem mais frequentemente períodos prolongados de hipoventilação (hipopneia) obstrutiva do que apneias obstrutivas, é essencial a monitoração da tensão final de CO_2 durante a noite do exame.

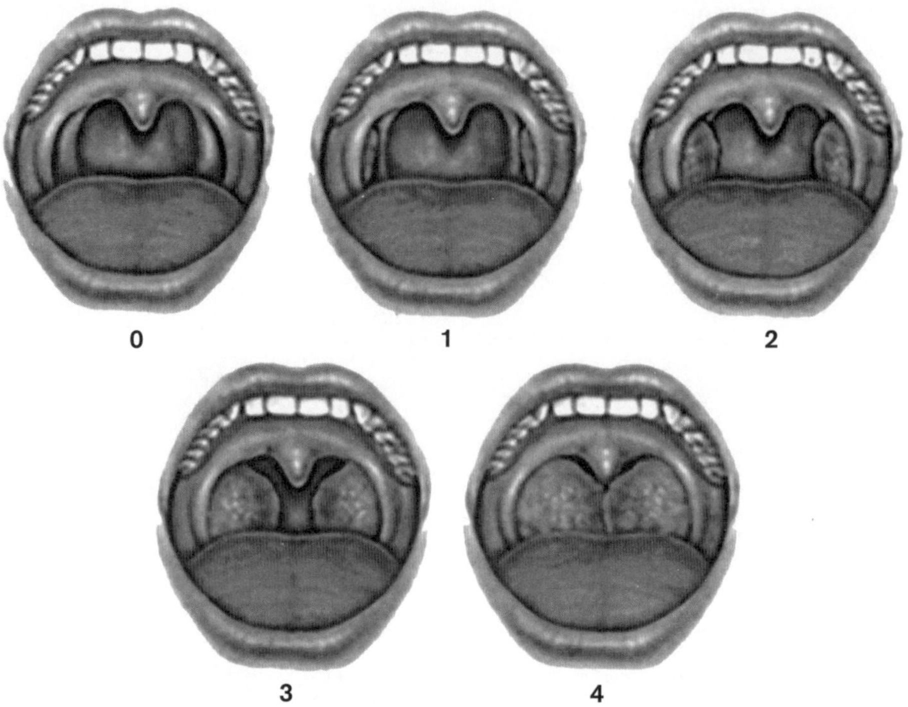

FIGURA 11.12.2 – Classificação das amígdalas – Escala de Brodsky.

Graduação da amígdala: **0.** Amigdalectomizados. **1.** Amígdala dentro dos pilares, escondida por eles. **2.** Amígdala evidente, mas até o limite dos pilares. **3.** Amígdala além dos pilares, sem tocar na linha média. **4.** Amígdala toca na linha média.

Fonte: Adaptada de Brodsky L, 1989.

Os testes portáteis (tipos 2, 3 e 4) são métodos alternativos para o diagnóstico de AOS em adultos com quadro clínico específico. Tem as vantagens de menor custo e mais acessibilidade. Entretanto, os estudos em crianças ainda são conflitantes e esses métodos não são recomendados pela Academia Americana de Medicina do Sono como método diagnóstico para AOS na infância.

Apesar de existirem valores normativos definidos para a população pediátrica, existe um grande debate sobre o ponto de corte polissonográfico que define se a SAOS é clinicamente relevante.[9] A estratificação de gravidade (Tabela 11.12.1) até agora foi realizada empiricamente, sem qualquer evidência crítica para apoiar uma abordagem de classificação em relação a outra. Até o momento, não há um consenso internacional quanto aos valores de corte do IAH para o início da terapia. A prática atualmente aceita consiste no uso de um ponto de corte arbitrário para o IAH correspondente a 0,3 desvio-padrão, além da média do IAH normativo em crianças saudáveis. Alguns algoritmos foram propostos recentemente e reconhecem a importância de tratar-se o paciente com base nos aspectos clínicos, e não apenas nos valores obtidos no estudo do sono.

A utilização de métodos alternativos de triagem, como as escalas que avaliam o sono da população pediátrica, tem sido uma possibilidade na investigação de AOS nessa população, uma vez que a polissonografia é um exame caro e relativamente inacessível, especialmente para crianças. As escalas mais utilizadas são: Escala de Distúrbios do Sono em Crianças (EDSC), Questionário de Sono Pediátrico (em inglês, Pediatric Sleep Questionnaire – PSQ) e Questionário da Síndrome de Apneia Obstrutiva do Sono-18 (OSA-18). São instrumentos de fácil aplicação e baixo custo que têm permitido uma triagem de distúrbios respiratórios e não respiratórios do sono em crianças. Vale ressaltar que essas ferramentas não apresentam, evidentemente, a mesma acurácia diagnóstica da PSG.[14]

A cefalometria é usada para a avaliação do padrão craniofacial na AOS. A ressonância magnética permite a visualização e medições mais precisas da via aérea superior.[15] A nasofibroscopia visualiza o sítio de obstrução.

Outro método diagnóstico que vem ganhando força é a sonoendoscopia, exame que fornece informações adicionais sobre o(s) local(is) de obstrução da via aérea superior e o padrão de estreitamento e obstrução na AOS e que pode ser uma alternativa interessante para os pacientes com recidiva de sintomas após o tratamento cirúrgico.[16]

Os critérios diagnósticos para AOS, segundo a Classificação Internacional dos Transtornos do Sono (em inglês, International Classification of Sleep Disorders – ICSD), estão reunidos na Tabela 11.12.2[17,18] e os critérios polissonográficos na Tabela 11.12.3.

Tabela 11.12.1
Estratificação da gravidade da apneia na infância.

	Leve	Moderada	Grave
Índice de eventos obstrutivos (hipopneias, apneias obstrutivas e mistas)	1 a 5 horas	5 a 10 horas	Acima de 10 horas
Saturação mínima	93% a 85%	85% a 75%	Abaixo de 75%

Obs.: Caso os resultados classifiquem a apneia em dois níveis diferentes, por exemplo, índice de eventos moderado e dessaturação grave, deve ser considerado o de maior gravidade para definir o quadro.

Fonte: American Academy of Sleep Medicine, 2012.

Tabela 11.12.2
Critérios diagnósticos para apneia obstrutiva do sono em crianças, segundo a Classificação Internacional dos Transtornos do Sono.

Os critérios A e B devem ser atendidos:

A) A presença de um ou mais dos seguintes:
   1. Ronco
   2. Respiração difícil, paradoxal ou obstruída durante o sono da criança
   3. Sonolência, hiperatividade, problemas comportamentais ou problemas de aprendizagem

B) PSG demonstrando um ou mais dos seguintes:
   1. Uma ou mais apneias obstrutivas, apneias mistas ou hipopneias, por hora de sono

C) Um padrão de hipoventilação obstrutiva, definido como pelo menos 25% do tempo total de sono com hipercapnia ($PaCO_2 > 50$ mmHg) em associação com um ou mais dos seguintes:
   1. Ronco
   2. Achatamento da onda de pressão nasal inspiratória
   3. Movimento toracoabdominal paradoxal

Fonte: Sateia MJ, 2014.

Tabela 11.12.3 Critérios polissonográficos para diagnósticos da apneia obstrutiva do sono em crianças.
■ Eventos respiratórios
■ Índice de apneia obstrutiva > 1 hora
■ Índice de apneia/hipopneia obstrutiva > 2 hora
■ Nadir da SpO_2 < 92% ou pico do $PETCO_2$ > 53 mmHg

Fonte: American Academy of Sleep Medicine, 2012.

Com base nas contribuições relativas à fisiopatologia da AOS foram propostos três fenótipos clínicos diferentes:[19]

- Diminuição da patência da VAS (hipertrofia adenoamigdaliana, obstrução nasal, malformações craniofaciais).
- Redução da capacidade para manter a via aérea patente em razão do tônus muscular (obesidade, doenças neuromusculares).
- Diminuição da resposta respiratória central (lesões de SNC).

■ Complicações

A principal relevância da SAOS relaciona-se ao fato de que ela impõe uma vasta gama de morbidades. As complicações crônicas da AOS resultam dos episódios de hipoxemia noturna recorrente e até crônica, da fragmentação do sono e da ativação das cascatas inflamatórias; e incluem hipertensão pulmonar, hipertensão sistêmica, *cor pulmonale*, arritmias cardíacas, retardo no crescimento, baixa estatura, alterações neurocognitivas, comportamentais e de humor. As crianças podem apresentar atraso no desenvolvimento, desempenho escolar pobre, agitação, distúrbios de atenção e memória, comportamento agressivo e retraimento social. Felizmente, com o aumento da conscientização e o diagnóstico precoce, a frequência de complicações graves é pouco comum.

■ Diagnóstico diferencial

Pela alta prevalência de ronco, é importante o diagnóstico diferencial com quadro de ronco primário (sintoma presente mais de 3 noites por semana). Crianças com ronco primário não apresentam apneias, hipopneias, despertares frequentes do sono ou troca gasosa anormal, não têm comprometimento do funcionamento diurno ou queixas comportamentais e, em geral, não exigem nenhuma investigação complementar. No entanto, o ronco habitual indica a presença de resistência aumentada das vias aéreas superiores, podendo ser associado a maior risco de desenvolvimento futuro de AOS.[20]

Outras causas de sonolência excessiva diurna também devem ser descartadas, como narcolepsia, hipersonia idiopática e sono insuficiente. A epilepsia relacionada ao sono pode mimetizar a apneia obstrutiva durante o sono e pode ser difícil de diferenciar da AOS sem o monitoramento de eletroencefalograma apropriado, especialmente em bebês, que tendem a ter apenas componentes motores sutis das convulsões.

A apneia central do sono pode facilmente ser diferenciada da AOS em exame de polissonografia pela falta de movimentação da parede abdominal/esforço respiratório associada às apneias centrais.[21]

Tratamento

A abordagem terapêutica da AOS na infância requer uma perspectiva multidisciplinar que inclua avaliação dos hábitos e rotina, perda de peso para todas as crianças obesas com AOS, assim como acompanhamento ortodôntico, fonoterápico e nutricional; essas medidas resultam em redução significativa na morbidade desses pacientes.

As abordagens de tratamento para essa faixa etária evoluíram notavelmente após os anos 2000. Entretanto, apesar desses avanços, não há um consenso internacional sobre os valores de corte do IAH para o início da terapia.

Adenotonsilectomia

Como visto anteriormente, a principal causa de AOS na infância recai sobre a hipertrofia adenotonsilar; assim, tratamentos voltados para esse quadro são considerados como primeira linha de intervenção na maioria das diretrizes e consensos internacionais.[5,22-24] O estudo Childhood Adenotonsillectomy Trial (CHAT)[25] foi desenvolvido para avaliar a eficácia da adenoamigdalectomia precoce em relação à conduta expectante, considerando os aspectos cognitivos, comportamentais, qualidade de vida e achados polissonográficos após 7 meses de acompanhamento em crianças com SAOS. Segundo esse estudo, a cirurgia resultou em maiores reduções nos sintomas e em melhorias no comportamento, qualidade de vida e achados polissonográficos, porém não apresentou melhora significativa na atenção e na função executiva (medida por meio de testes neuropsicológicos) em relação às crianças sob conduta expectante.[25]

Há uma prevalência relativamente alta de AOS residual após adenotonsilectomia, confirmando que, embora a técnica rotineiramente melhore a gravidade da AOS, esta pode persistir em um percentual significativo de pacientes. São considerados fatores de risco para AOS residual: obesidade, idade superior a 7 anos, rinite alérgica ou asma, enurese noturna e a gravidade da AOS antes do procedimento.[9]

Como a hipertrofia de amígdalas e adenoides é acompanhada habitualmente por respiração oral, o tratamento não se finaliza na remoção cirúrgica dos tecidos linfoides. Esse quadro de hipotonia dos músculos fonoarticulatórios e das funções orais precisa ser abordado por meio da terapia miofuncional, que será detalhada adiante.[26,27]

O mesmo procedimento cirúrgico também deve ser o tratamento inicial da AOS em crianças com outros fatores predisponentes (síndrome de Down, obesidade, paralisia cerebral, anormalidades craniofaciais), embora, geralmente, outros tratamentos posteriores sejam necessários.

Corticosteroides tópicos e antileucotrienos

Apesar de não haver evidências robustas sobre a eficácia do uso de corticoesteroides tópicos no tratamento da AOS na infância, a conceituação de que esses fármacos inibem a proliferação adenotonsilar e a inflamação tecidual local os torna uma interessante opção terapêutica em pacientes mais jovens e com AOS leve.

O antileucotrieno montelucaste também está indicado como alternativa de tratamento, com efeitos benéficos de curto prazo para o tratamento da AOS em crianças saudáveis, não obesas e não tratadas cirurgicamente.[28]

A literatura sugere o uso dessas medicações de maneira combinada, pois apresenta eficácia superior em comparação ao uso de qualquer uma delas separadamente.[28] Geralmente, recomenda-se a utilização por um período de 4 a 12 semanas, com reavaliação do quadro após esse período.

Tratamento da apneia obstrutiva do sono residual

Terapia com pressão aérea positiva

Diferentemente do que se observa na população adulta, o tratamento com pressão positiva não está indicado como primeira escolha na faixa etária pediátrica. A terapia com pressão aérea positiva (PAP) é frequentemente usada para tratar casos com contraindicação cirúrgica, crianças com quadros moderados a graves, crianças com AOS residual após adenotonsilectomia ou como intervenção primária em crianças sem evidência de aumento de amígdalas e adenoides.

A terapia PAP mantém a permeabilidade das vias aéreas, ao longo do ciclo respiratório durante o sono, aumentando a capacidade residual funcional (CRF) e reduzindo o trabalho respiratório associado.

Na grande maioria dos pacientes, é indicado o uso de CPAP. Contudo, para aqueles pacientes que requerem pressões expiratórias finais positivas muito altas, ou aqueles que sofrem de condições médicas como doenças neuromusculares ou síndrome de hipoventilação da obesidade, terapia com PAP de dois níveis é indicada para atingir o objetivo final de normalizar as trocas gasosas e permitir um sono reparador e contínuo ao longo da noite.

Os possíveis efeitos colaterais da pressão contínua incluem congestão nasal, secura oronasal, epistaxe, irritação ocular por vazamento de ar, dor facial e abrasão da pele. O uso de CPAP em longo prazo também tem sido associado a deformidades ósseas, com hipoplasia do terço médio da face e retrusão do terço médio da face (retrusão maxilar). Essas alterações decorrem da idade precoce na implementação, associada às estruturas faciais em crescimento, sendo sugerido o acompanhamento de rotina, com atenção especial ao crescimento do terço médio da face e alternância das máscaras com diferentes pontos de pressão.[29]

A terapia com pressão positiva em crianças melhora os parâmetros respiratórios e as alterações neurocomportamentais da SAOS, como atenção, hiperatividade, sonolência diurna e desempenho escolar. Entretanto, embora a terapia com PAP seja altamente eficaz na infância, o grande desafio em todas as idades, mas sobretudo em crianças, é garantir a adesão.

Alternativas terapêuticas

Atualmente, a terapia miofuncional orofacial é considerada uma opção de tratamento para AOS em crianças. É um modo de intervenção estruturada que consiste na adequação dos componentes anatomomorfológicos e anatomofuncionais dos órgãos fonoarticulatórios. A terapia ensina o paciente a realizar exercícios orofaríngeos específicos para melhorar a vedação labial e o tônus labial, assim como o uso da respiração nasal como o sistema respiratório preferido e um posicionamento mais favorável da língua dentro da cavidade oral, causando uma remodelação das vias aéreas superiores e o subsequente aumento de permeabilidade. Essa também pode ser uma abordagem complementar, com o objetivo de reduzir a frequência ou a gravidade da AOS residual em crianças.

Para crianças com apneias residuais após a abordagem cirúrgica com adenotonsilectomia, o tratamento ortodôntico e ortopédico facial é recomendado. Um dos tratamentos mais indicados é a expansão rápida da maxila com o uso do disjuntor palatal. Esse método também é um tratamento eficaz em pacientes com anomalias craniofaciais mais importantes, como atresia da maxila, palato ogival e mordida cruzada posterior.

Procedimentos cirúrgicos mais extensos são normalmente reservados para crianças com malformações craniofaciais, como na sequência de Pierre-Robin e na síndrome de Treacher Collins, em crianças com comorbidades que causam a obstrução das vias aéreas em vários níveis ou para aquelas com AOS persistente após a cirurgia da adenotonsilectomia. Assim, a uvulopalatofaringoplastia, outra forma de abordagem cirúrgica para AOS, pode ser considerada em pacientes com síndrome de Down ou paralisia cerebral.

As crianças com distúrbios respiratórios do sono que apresentam distúrbios de comportamento e dificuldades cognitivas devem ser encaminhados para terapia cognitivo-comportamental em concomitância ou após a abordagem do distúrbio respiratório.

Quadro 11.12.4 Principais fatores de risco para apneia obstrutiva do sono.
■ Hipertrofia adenotonsilar ■ Obesidade ■ Alterações craniofaciais ■ Doenças neuromusculares ■ Mucopolissacaridoses ■ Síndrome de Down ■ Encefalopatia crônica não evolutiva ■ Asma ■ Alergias respiratórias

Fonte: Adaptado de Principles and practice of sleep medicine, 2000.

■ Particularidades no lactente

Nas crianças menores de 1 ano de vida, os sinais e sintomas de AOS costumam ser mais sutis e, portanto, mais difíceis de serem reconhecidos (normalmente, porque esforços respiratórios são menos intensos durante a obstrução respiratória).

Fatores anatômicos e fisiológicos dessa faixa etária (estrutura das vias aéreas superiores e posição da laringe, mecânica pulmonar adversa com complacência aumentada da parede torácica, controle ventilatório imaturo, limiar de excitação, reflexo laríngeo, quantidade de sono REM, incompatibilidade ventilação-perfusão e instabilidade do controle ventilatório, entre outros) corroboram para a predisposição da obstrução das vias aéreas e anormalidades nas trocas gasosas; por isso, os bebês são particularmente vulneráveis aos distúrbios respiratórios obstrutivos do sono. Anormalidades congênitas da via aérea, como laringomalácia, hemangiomas e atresia coanal, também podem prejudicar a permeabilidade da via aérea. Fatores adicionais que predispõem os bebês ao colapso da via aérea incluem flexão do pescoço, secreções das vias aéreas, refluxo gastroesofágico e privação de sono.[30]

A presença de AOS provoca fragmentação do sono e pode induzir à diminuição do crescimento, possivelmente por diminuição da secreção do hormônio de crescimento e prejuízo em sua secreção.

O CPAP é uma terapia eficaz para bebês com AOS, apesar da dificuldade de adesão. Para os bebês que não se adaptarem ao CPAP e para os quais a cirurgia não seja uma opção, o tratamento com oxigênio suplementar de baixo fluxo em cateter nasal pode ser uma alternativa efetiva,[31] tendo-se em mente que o fator causal pode não estar sendo diretamente abordado.

Hipoventilação alveolar central congênita – síndrome de Ondine

A hipoventilação alveolar central congênita (HACC) é uma entidade clínica rara, com uma prevalência de 1 caso para cada 200 mil nascidos vivos,[32] caracterizada por uma disfunção primária no controle neural da ventilação durante o sono, provocando episódios de hipoxemia sustentada. Tipicamente, observa-se ao nascimento, na maioria dos pacientes, hipoventilação alveolar e/ou apneia, mais acentuadas durante o sono, na ausência de uma doença cardiopulmonar ou neuromuscular. Em alguns casos, a manifestação clínica pode ser mais tardia.[33]

É bastante conhecida pelo epônimo "síndrome de Ondine" ou "maldição de Ondine", embora seu uso deva ser desencorajado.

O gene responsável é o PHOX2B, localizado no éxon 3 do cromossomo 4p12, que codifica um fator de transcrição responsável pela regulação da expressão de genes envolvidos no desenvolvimento do sistema nervoso autônomo. A maioria dos casos (cerca de 90%) é de heterozigotos para uma mutação por mecanismo de expansão da polialanina (PARM); e os 10% restantes têm uma mutação não PARM, como *missense*, *nonsense* ou *frameshift*.

Paralelamente, pode haver outras disfunções do sistema nervoso autônomo, com anomalias na frequência cardíaca, hipotensão arterial e diâmetro pupilar. Associação com doença de Hirschsprung é descrita em cerca de 20% desses pacientes.[34] A maioria é cognitivamente normal; porém, em alguns casos, é registrado atraso do desenvolvimento, principalmente se não foi obtido controle da hipoventilação.[35]

A gravidade do quadro se relaciona ao tipo variante presente, sendo que, quanto mais repetições de polialanina, maior é a gravidade, inclusive podendo manifestar-se hipoventilação na vigília. Os indivíduos com mutação de ponto ou *frameshift* apresentam maior risco de desenvolverem tumores neurais.[36]

O diagnóstico da HACC depende da exclusão de outras causas de hipoventilação, como malformações do tronco cerebral, outras anomalias estruturais do SNC, erros inatos do metabolismo, doenças neuromusculares, respiratórias e cardiovasculares. Sugere-se, para o diagnóstico, a pesquisa do gene PHOX2B; no entanto, se a pesquisa for negativa, o diagnóstico não deve ser excluído. Os critérios de hipoventilação têm por base a retenção de CO_2 em vigília e sono ($PaCO_2 > 45$ mmHg) ou a presença isolada de hipercapnia noturna. O critério polissonográfico de hipoventilação se dá pelo registro da medida de gás carbônico exalado ou transcutâneo, considerando-se valores superiores a 50 mmHg por 25% ou mais do tempo total de sono. Ao contrário dos outros transtornos ventilatórios, as anormalidades nessa situação são mais intensas durante o sono NREM.

A mortalidade da doença é dada, principalmente, pelas complicações associadas a mecânica ventilatória, e o tratamento mais bem estabelecido é a ventilação noturna com pressão positiva.

Obesidade com disfunção hipotalâmica, hipoventilação e desregulação autonômica de início tardio

O acrônimo ROHHAD (para obesidade com disfunção hipotalâmica, hipoventilação e desregulação autonômica de início tardio) descreve a sequência típica de sintomas que corresponde a uma doença rara, de incidência desconhecida, que cursa com distúrbio do controle central da ventilação. Habitualmente, o indivíduo é saudável até 2 a 3 anos de idade, quando passa a desenvolver hiperfagia e obesidade grave, seguidas por hipoventilação central, que ocorre frequentemente com falência respiratória. A falência respiratória pode ser precipitada por infecção da via aérea ou anestesia. A disfunção hipotalâmica pode preceder ou seguir o ganho de peso e se caracteriza por aumento ou redução de hormônios, determinando diabetes *insipidus*, hipersecreção de hormônio antidiurético, deficiência de hormônio do crescimento, hiperprolactinemia, hipotireoidismo, puberdade precoce, hipogonadismo, desregulação térmica e deficiência de corticotrofina. Além disso, é comum haver atraso no desenvolvimento neuropsicomotor, bem como problemas comportamentais. Crianças com ROHHAD também têm maior risco para o desenvolvimento de tumores neuroendócrinos (ROHHADNET).

O diagnóstico da síndrome de ROHHAD é essencialmente clínico e bastante desafiador, principalmente em razão da etiologia desconhecida e da ausência de testes confirmatórios. Suas manifestações clínicas se sobrepõem às da síndrome de hipoventilação alveolar central congênita (HACC; em inglês, *congenital central hypoventilation syndrome* – CCHS), e o delineamento claro dessas entidades se dá na presença de mutação genética nos pacientes com CCHS. Nestes, a hipoventilação se mantém, a despeito do controle de peso e da hiperfagia, o que os diferencia dos pacientes com síndrome da hipoventilação e obesidade.

Essas crianças necessitam de suporte ventilatório ao dormir, conseguindo manter-se em ar ambiente durante o dia; em raros casos, necessitam de ventilação na vigília. É uma condição complexa, caracterizada por altas taxas de morbidade e mortalidade.

Referências bibliográficas

1. Arens R, Marcus CL. Pathophysiology of upper airway obstruction: a developmental perspective. Sleep. 2004.
2. Guilleminault C, Akhtar F. Pediatric sleep-disordered breathing: new evidence on its development. Sleep Medicine Reviews. 2015 Dec;24:46-56.
3. Sheldon SH, Ferber R, Kryger MH, Gozal D. Principles and practice of pediatric sleep medicine. Principles and Practice of Pediatric Sleep Medicine. 2005.
4. Schmidt B, Roberts RS, Davis P, Doyle LW, Barrington KJ, Ohlsson A et al. Long-term effects of caffeine therapy for apnea of prematurity. New England Journal of Medicine. 2007.
5. Marcus CL, Brooks LJ, Ward SD, Draper KA, Gozal D, Halbower AC et al. Diagnosis and management of childhood obstructive sleep apnea syndrome. Pediatrics. 2012 Sep 1;130(3):e714-55.
6. Gozal D, Tan HL, Kheirandish-Gozal L. Obstructive sleep apnea in children: a critical update. Nature and Science of Sleep. 2013.
7. Bandla P, Huang J, Karamessinis L, Kelly A, Pepe M, Samuel J et al. Puberty and upper airway dynamics during sleep. Sleep. 2008.
8. Chervin RD, Ruzicka DL, Giordani BJ, Weatherly RA, Dillon JE, Hodges EK et al. Sleep-disordered breathing, behavior, and cognition in children before and after adenotonsillectomy. Pediatrics. 2006.
9. Tauman R, Gozal D. Obstructive sleep apnea syndrome in children. Expert Review of Respiratory Medicine. 2011 Jun 9;5(3):425-40.
10. Marcus CL, Brooks LJ, Draper KA, Gozal D, Halbower AC, Jones J et al. Diagnosis and management of childhood obstructive sleep apnea syndrome. Pediatrics. 2012.
11. Brooks LJ, Topol HI. Enuresis in children with sleep apnea. The Journal of Pediatrics. 2003 May;142(5):515-8.
12. Friedman M et al. 2005.
13. Brodsky L. Modern assessment of tonsils and adenoids. Pediatr Clin North Am. 1989;36(6):1551-69.
14. Chervin RD, Hedger K, Dillon JE, Pituch KJ. Pediatric sleep questionnaire (PSQ): validity and reliability of scales for sleep-disordered breathing, snoring, sleepiness, and behavioral problems. Sleep Medicine. 2000.
15. Okubo M, Suzuki M, Horiuchi A, Okabe S, Ikeda K, Higano S et al. Morphologic analyses of mandible and upper airway soft tissue by MRI of patients with obstructive sleep apnea hypopnea syndrome. Sleep. 2006.
16. De Vito A, Carrasco Llatas M, Ravesloot MJ, Kotecha B, De Vries N, Hamans E et al. European position paper on drug-induced sleep endoscopy: 2017 update. Clinical Otolaryngology. 2018.

17. Löfstrand-Tideström B, Hultcrantz E. The development of snoring and sleep related breathing distress from 4 to 6 years in a cohort of Swedish children. International Journal of Pediatric Otorhinolaryngology. 2007.
18. Simpson R, Oyekan AA, Ehsan Z, Ingram DG. Obstructive sleep apnea in patients with down syndrome: current perspectives. Nature and Science of Sleep. 2018.
19. Durdik P, Sujanska A, Suroviakova S, Evangelisti M, Banovcin P, Villa MP. Sleep architecture in children with common phenotype of obstructive sleep apnea. Journal of Clinical Sleep Medicine. 2018.
20. Mindell JA, Owens JA. Pediatric sleep: diagnosis and management of sleep problems. Lippincott Williams & Wilkins; 2003.
21. Sateia MJ. International classification of sleep disorders. 3rd ed. Chest. 2014.
22. Kaditis AG, Alvarez MLA, Boudewyns A, Alexopoulos EI, Ersu R, Joosten K et al. Obstructive sleep disordered breathing in 2 to 18-year-old children: diagnosis and management. European Respiratory Journal. 2016;47(1).
23. Wilkes J. Tonsillectomy in children: AAO-HNS updates guideline. American Family Physician. 2019;100.
24. Kaditis AG, Alvarez MLA, Boudewyns A, Abel F, Alexopoulos EI, Ersu R et al. ERS statement on obstructive sleep disordered breathing in 1 to 23-month-old children. European Respiratory Journal. 2017;50(6).
25. Marcus CL, Moore RH, Rosen CL, Giordani B, Garetz SL, Taylor HG et al. A randomized trial of adenotonsillectomy for childhood sleep apnea. New England Journal of Medicine. 2013.
26. Chuang LC, Lian YC, Hervy-Auboiron M, Guilleminault C, Huang YS. Passive myofunctional therapy applied on children with obstructive sleep apnea: a 6-month follow-up. Journal of the Formosan Medical Association. 2017.
27. Felício CM, Dias FVS, Folha GA, Almeida LA, Souza JF, Anselmo-Lima WT et al. Orofacial motor functions in pediatric obstructive sleep apnea and implications for myofunctional therapy. International Journal of Pediatric Otorhinolaryngology. 2016.
28. Kuhle S, Hoffmann DU, Mitra S, Urschitz MS. Anti-inflammatory medications for obstructive sleep apnea in children. Cochrane Database of Systematic Reviews. 2020;2020.
29. Gozal D, Tan HL, Kheirandish-Gozal L. Treatment of obstructive sleep apnea in children: handling the unknown with precision. Journal of Clinical Medicine. 2020;9(3).
30. Katz ES, Mitchell RB, D'Ambrosio CM. Obstructive sleep apnea in infants. American Journal of Respiratory and Critical Care Medicine. 2012.
31. Brockbank J, Leon-Astudillo C, Che D, Tanphaichitr A, Huang G, Tomko J et al. Supplemental oxygen for treatment of infants with obstructive sleep apnea. Journal of Clinical Sleep Medicine. 2019.
32. Gozal D. Congenital central hypoventilation syndrome: an update. Pediatric Pulmonology. 1998 Oct;26(4):273-82.
33. Bittencourt LRA, Pedrazzoli M, Yagihara F, Luz GP, Garbuio S, Moreira GA et al. Late-onset, insidious course and invasive treatment of congenital central hypoventilation syndrome in a case with the Phox2B mutation: case report. Sleep and Breathing. 2012;16(4).
34. Berry-Kravis EM, Zhou L, Rand CM, Weese-Mayer DE. Congenital central hypoventilation syndrome. American Journal of Respiratory and Critical Care Medicine. 2006 Nov 15;174(10):1139-44.
35. Paton JY, Swaminathan S, Sargent CW, Keens TG. Hypoxic and hypercapnic ventilatory responses in awake children with congenital central hypoventilation syndrome. American Review of Respiratory Disease. 1989.
36. Amiel J, Laudier B, Attié-Bitach T, Trang H, De Pontual L, Gener B et al. Polyalanine expansion and frameshift mutations of the paired-like homeobox gene PHOX2B in congenital central hypoventilation syndrome. Nature Genetics. 2003.

12

Tratamento das Parassonias

Introdução

De acordo com a Classificação Internacional de Distúrbios do Sono (ICSD-3), as parassonias são eventos físicos ou experiências indesejáveis que ocorrem na transição vigília-sono, durante o sono ou durante os despertares no sono. As parassonias são divididas entre as que ocorrem durante o sono não REM (NREM) (despertar confusional, terror noturno, sonambulismo, sexomnia e distúrbio alimentar relacionado ao sono) e as que ocorrem no sono REM (transtorno comportamental do sono REM, transtorno de pesadelos e paralisia isolada do sono recorrente).[1]

A decisão de tratar parassonias baseia-se em uma análise de risco-benefício que considera a frequência do evento, o risco de lesão a si mesmo ou a terceiros e o sofrimento que o comportamento está causando aos pacientes ou familiares. As parassonias, em sua maioria, ocorrem na infância, são autolimitadas, não resultam em riscos e normalmente desaparecem espontaneamente. Nos adultos, são raras, porém podem ser imprevisíveis e causar riscos e constrangimentos. Nesse caso, pode-se decidir se o tratamento crônico para uma doença episódica é desejado ou não.[2]

Um aspecto relevante no tratamento de parassonia NREM e REM é prevenir lesões relacionadas ao sono, mantendo um ambiente seguro. Os médicos devem sempre avaliar a possível presença de fatores favoráveis e precipitantes (distúrbios do sono e medicamentos). Um tratamento farmacológico pode ser indicado em caso de eventos refratários a medidas não farmacológicas ou particularmente perigosos.[3]

Os tipos de parassonias são apresentados nos subcapítulos a seguir.

12.1 — Parassonias do Sono NREM

Rosa Hasan

João Victor Valinho de Moraes

Embora a etiologia das parassonias NREM ainda não possa ser completamente explicada, há a presença do componente genético, com padrão familiar observado. A fisiopatologia também permanece em investigação, mas a dissociação incompleta do estado do sono (NREM) tem provável associação com os geradores de padrão central (com foco de origem no tronco cerebral e na medula espinhal), que não seriam mais inibidos pelo córtex pré-frontal, gerando ativação de algumas regiões cerebrais de maneira inadequada e provocando a ocorrência de automatismos e outros comportamentos motores e vocalizações.[4]

Os eventos tendem a ocorrer principalmente nos despertares durante o estágio N3 do sono NREM e são mais prevalentes no primeiro terço do sono. Logo, qualquer condição que possa aumentar a quantidade de sono N3 ou fragmentar o sono pode ser causa ou agravador da ocorrência da parassonia.[1]

Independentemente do tipo de parassonia NREM, medidas não farmacológicas geralmente são suficientes para o manejo clínico da condição.

Tratamento não farmacológico

Estratégias preventivas, psicoeducação, psicoterapia e medidas de segurança são os pilares do tratamento das parassonias NREM.[5] Explicar ao paciente e aos familiares a natureza benigna e a transitoriedade da condição (costuma desaparecer ou ter a frequência diminuída na vida adulta) traz conforto aos envolvidos. Diagnosticar e tratar outros distúrbios do sono que contribuem para a fragmentação do sono, como a apneia obstrutiva do sono (AOS) e a síndrome da pernas inquietas (SPI), bem como evitar ou trocar medicamentos que induzem ou pioram o quadro, é de fundamental importância preventiva. Também se deve evitar álcool, evitar a privação de sono e manter uma boa higiene do sono, como a regularidade de horários para dormir e levantar.

O Quadro 12.1.1 elenca os principais precipitadores e/ou potencializadores de parassonias NREM.

Quadro 12.1.1
Fatores precipitadores e/ou potencializadores de parassonias NREM.

Fármacos		Distúrbios que fragmentam o sono	Outros
■ Agonistas GABA-A ■ Antidepressivos ■ Anticolinérgicos ■ Lítio ■ Antipsicóticos	■ Privação de sono ■ Má higiene do sono	■ AOS ■ SPI ■ Dor crônica ■ Narcolepsia	■ Febre ■ Estressores emocionais

Fonte: Desenvolvido pela autoria do capítulo.

As medidas de segurança, principalmente para casos de sonambulismo, incluem fechar portas e janelas, instalar alarmes de movimento, remover objetos pontiagudos e obstruções no caminho do paciente, fechar persianas e cortinas para impedir que a luz cause despertares, dormir sempre no chão e no andar mais baixo da residência, usar móveis estofados no quarto e mover o companheiro de quarto para outro cômodo até melhor controle dos eventos.

Pais ou parceiros devem evitar acordar ou conter o sonâmbulo, sob risco de causar agitação. Devem falar calmamente, tranquilizá-lo e sugerir que volte para a cama.

Para portadores de transtorno alimentar relacionado ao sono, alimentos muito procurados devem ser armazenados fora da cozinha e fechaduras em geladeiras e armários devem ser consideradas.

Pacientes com parassonia sexual nunca devem dormir com um menor de idade ou dividir o quarto com outras pessoas que não o cônjuge.

Evidências em relatos de casos e estudos observacionais apontam que técnicas de relaxamento, hipnose, redução do estresse com base na atenção plena (MBSR) e terapia cognitivo-comportamental (em especial a imaginação guiada) podem trazer benefícios para casos que respondam pouco a estratégias de prevenção e medidas ambientais.[6]

O despertar programado, por meio do qual o paciente é acordado do sono um pouco antes de ocorrerem os episódios, tem sido usado de modo eficaz em crianças com despertares confusionais, terrores noturnos e sonambulismo.[7]

Tratamento farmacológico

O tratamento medicamentoso de todas as parassonias deve ser reservado aos casos de falência das medidas não farmacológicas, aos casos de risco grave de lesão física ao paciente e familiares e aos eventos que possam ter consequências criminais, como comportamentos violentos ou sexuais.[5]

Os benzodiazepínicos, em especial os de meia-vida intermediária ou longa, são a classe de fármacos mais usada e estudada para tratamento das parassonias NREM, mesmo sem indicação em bula para esse uso.[8] Atuam por meio de receptores GABA-A hipotalâmicos (funcionam como moduladores alostéricos positivos), produzindo efeito hipnótico. O mecanismo de ação na supressão das parassonias ainda é desconhecido, mas supostamente está ligado a seu efeito sedativo (aumentando o limiar de despertares) e na redução do sono de ondas lentas (N3).

O clonazepam é o medicamento mais utilizado na prática clínica, sendo iniciado com baixas doses, 0,25 a 0,5 mg, e aumentado até 2 mg de acordo com a resposta, sempre antes de o paciente ir deitar-se para dormir. Apesar da escassez de estudos robustos sobre o uso do clonazepam, Schenck et al.[9] observou eficácia de 83,6% no controle dos eventos em um estudo em que 28 dos 54 pacientes com diagnóstico de parassonia NREM utilizaram esse medicamento como terapêutica. Schenck[8] conduziu, mais tarde, um estudo de *follow-up*, no qual identificou que pacientes usuários de clonazepam, para controle das parassonias, continuaram apresentando boa resposta após 3,5 anos de tratamento e que o risco de tolerância foi muito baixo.

Em pacientes idosos, pelo risco de alterações cognitivas e de quedas, e em pacientes com AOS, pelo efeito miorrelaxante, o uso dos benzodiazepínicos deve ser feito com cautela e na menor dosagem possível.

Outros benzodiazepínicos foram testados em ensaios clínicos menores, como o diazepam em dosagens que variam de 2 a 5 mg, e a resposta foi semelhante à do placebo, mas com melhora autorreferida pelos pacientes.[10]

Alguns antidepressivos do grupo dos inibidores seletivos da recaptação de serotonina (ISRS) (sertralina e paroxetina) e dos tricíclicos (clomipramina e imipramina) foram testados em casos isolados, com alguma resposta.[11,12] O mecanismo de ação também é desconhecido, uma vez que eles podem servir de gatilho para a ocorrência dos episódios em outros pacientes.

A melatonina também demonstrou potencial terapêutico em um estudo restrospectivo,[13] com baixa incidência de efeitos colaterais.

Em um estudo com 45 crianças, o uso do precursor da serotonina L-5-hidroxitriptofano promoveu melhora em 83% dos terrores noturnos, por possível estabilização da microestrutura do sono.[14]

No subtipo distúrbio alimentar relacionado ao sono, o uso do anticonvulsivante topiramato demonstrou redução no número de episódios observado em um estudo retrospectivo,[15] com resposta positiva em 68% da amostra. A dosagem média foi de 135 mg, administrada ao deitar-se. Contudo, o índice de descontinuação foi elevado, pela incidência de efeitos colaterais como sonolência diurna, embotamento afetivo e alterações cognitivas.

12.2 – Parassonias do Sono REM

Geraldo Nunes Vieira Rizzo

Paralisia isolada recorrente do sono

A paralisia do sono consiste em episódio transitório de imobilidade involuntária na transição entre vigília e sono, quer no início do sono, quer ao despertar do sono, com preservação da consciência e plena memória do episódio. A paralisia isolada recorrente do sono (PIRS) é classificada como parassonia associada aos períodos de movimentos oculares rápidos. Tradicionalmente, a paralisia de sono faz parte da tétrade de sintomas da narcolepsia.

■ Tratamento não farmacológico

A primeira abordagem consiste em educar o paciente sobre essa patologia, bem como evitar privação de sono e outros precipitantes. Deve-se considerar o tratamento de ansiedade, depressão e estresse pós-traumático, quando presentes.

Outro aspecto não farmacológico no tratamento da PIRS é a posição para dormir, uma vez que a maioria dos episódios ocorre em decúbito dorsal. Assim, os mecanismos que evitem a posição supina durante o sono são recomendados.[16]

■ Tratamento farmacológico

A intervenção farmacológica, quando adotada, deve ser bem considerada. Procura-se usar medicamentos que suprimam o sono REM, como os antidepressivos tricíclicos, os inibidores de receptação da serotonina (ISRSs) e a venlafaxina, que são recomendados em consensos, sem uma evidência científica robusta. O oxibato sódico é uma terapia possível para paralisia de sono na narcolepsia. O fato de os episódios de paralisia serem imprevisíveis, podendo ocorrer com intervalos longos, faz com que se considere muito o uso dessas medicações.[17]

Transtorno do pesadelo

Pesadelos são definidos como sonhos assustadores que acordam o indivíduo (DSM III).[1]

Eventualmente, ter pesadelos é uma experiência comum e, por isso, o tratamento é reservado a indivíduos com episódios recorrentes e com repercussão clínica significante ou comprometimento de outras áreas, como a social e a ocupacional. A frequência dos pesadelos diminui com a idade. Entretanto, o transtorno dos pesadelos pode durar várias décadas, se não tratado.[18]

Tratamento não farmacológico

A terapêutica pode ser direcionada ao significado dos pesadelos por meio de uma abordagem psicodinâmica: a repetição crônica dos pesadelos por meio de desensitização e exposição (*desensitization and exposure therapy*), da terapia de ensaio de imagens mentais e da terapia de sonhos lúcidos; abordagem que visa crenças não adaptativas; mecanismos de tratamentos ativos dos pesadelos; e, por último, tratamento farmacológico.

O tratamento sempre deve incluir essas diferentes intervenções psicológicas, uma vez que os medicamentos supressores do sono REM, como os tricíclicos, não são efetivos.

A desensitização sistemática se mostrou efetiva e, talvez, o método mais efetivo e a mais simples estratégia foram desenvolvidas por Krakow et al.,[19,20] a terapia de ensaio de imagens mentais (*imagery rehearsal treatment* – IRT), que consiste, de maneira sumária, em três princípios terapêuticos:

1. **Confrontação:** lembrar ou desenhar o sonho.
2. **Lidar com a situação dos pesadelos:** construir um novo final para o sonho ou adicionar alguma coisa ao desenho que reduza o medo.
3. **Treino:** treinar para a estratégia de lidar com o pesadelo.

Tratamento farmacológico

Prazosina (antialfa-1 adrenérgico) é o único agente com vários estudos duplo-cegos randomizados no tratamento de pesadelos com resultados positivos. Recomenda-se o uso contínuo, uma vez que os pesadelos recorrem depois da sua retirada. A American Academy of Sleep Medicine (AASM) refere que esse medicamento pode ser usado ao invés de recomendado.[21-23]

Atualmente, nenhum medicamento pode ser recomendado sem reservas para o tratamento do transtorno dos pesadelos. Os hipnóticos benzodiazepínicos em doses baixas (clonazepam 0,5 a 2 mg, alprazolam 0,25 a 0,5 mg), assim como os antidepressivos tricíclicos, inibidores seletivos da recaptação da serotonina ou antidepressivos inibidores da monoamino oxidase podem ter ação sobre os pesadelos uma vez que são agentes supressores de sono REM.

Outros agentes também podem ser testados, como clonidina (um bloqueador alfa-2 pré-sináptico central, supressor do sono REM, na dosagem de 0,1 a 0,3 mg), guanfacina (agente anti-hipertensivo agonista alfa-2_A central, nas dosagens de 1 a 4 mg) ou o anti-histamínico sedativo ciproeptadina (bloqueador dos receptores $5HT_2$ e anti-histamínico).

Transtorno comportamental do sono REM

O transtorno comportamental do sono REM (TCSREM), como o próprio nome diz, é um transtorno da fase REM do sono que afeta ou altera sonhos e comportamentos. Os sonhos geralmente são descritos como vívidos e os comportamentos geralmente são violentos e vigorosos, apesar de o paciente estar com os olhos fechados. É uma doença tratável, cuja importância está relacionada a assuntos forênsicos, em razão do comportamento violento e que pode afetar o(a) cônjuge, bem como por ser um fator de risco para doenças neurodegenerativas, especialmente as alfa-sinucleinopatias.

Tratamento não farmacológico

O manejo não farmacológico desse transtorno deve sempre iniciar com a segurança do quarto de dormir. Deve-se remover objetos agudos e perigosos, além de afastar a cama da janela, colocando, ao seu lado, um colchão no assoalho. Colocar alarmes acionados com a movimentação também pode ser útil.[24]

Antes de mencionar o tratamento farmacológico, é importante considerar que o TCSREM pode estar associado ao uso de antidepressivos (paroxetina, fluoxetina, imipramina, venlafaxina, mirtazapina), de antipsicóticos (como quetiapina e betabloqueadores), ou à retirada de medicamentos e substâncias (como é o caso de barbitúricos e álcool).[25]

Uma vez estabelecido o diagnóstico e afastados possíveis causadores do transtorno, deve-se encontrar um fármaco efetivo e satisfatório para os casos sintomáticos e idiopáticos. Aqui, será abordado apenas o tratamento do TCSREM idiopático ou criptogênico, ou do TCSREM isolado clinicamente. Infelizmente, não há estudos randomizados, duplo-cegos, prospectivos e controlados com placebo que testem a eficácia e a tolerabilidade do tratamento do TCSREM. O mais usado, desde o artigo pioneiro de Schenck e Mahowald et al.,[26] é a administração de doses baixas de clonazepam antes de deitar-se, sempre com o cuidado de evitá-lo em indivíduos com distúrbios respiratórios do sono.

Tratamento farmacológico

O uso de clonazepam em particular, como o dos benzodiazepínicos em geral, sempre preocupa, em razão dos efeitos colaterais, que incluem sedação, disfunção da memória, depressão, quedas, incoordenação motora, disfunção erétil, perda de cabelo, refluxo gastroesofágico e agravamento de distúrbio respiratório do sono. Outra preocupação constante é o risco de dependência física, embora raramente se tenha observado, nesses pacientes com TCSREM, tolerância e abstinência. O clonazepam não influencia a ocorrência de sonhos com conteúdo emocional ou triste, mas reduz a ocorrência de sonhos com conteúdo violento e pesadelos e, consequentemente, dos comportamentos violentos. A eficácia desse medicamento se reflete na remissão completa dos sintomas em 55% a 90% dos pacientes com TCSREM.[27] Seu mecanismo de ação parece ser a supressão da atividade fásica excessiva no sono REM, mas não a restauração da atonia. O clonazepam também poderia adicionar um efeito benéfico para um sono restaurador ao promover ou aumentar o sono de ondas lentas.[28,29]

A efetividade do clonazepam foi avaliada por uma revisão sistemática de 22 estudos, 16 séries de casos e 6 relatos de casos.[30] Dos 339 indivíduos, 306 tiveram resposta parcial ou completa ao clonazepam, com dosagens variando entre 0,5 e 2 mg, utilizados imediatamente antes de o paciente deitar-se. Em outro estudo *open-label*, 66,7% dos indivíduos com TCSREM responderam bem a 3 mg, isto é, houve eliminação completa dos ferimentos relacionados ao sono e potenciais comportamentos acidentais em relação a si mesmos ou a(ao) companheira(o).[31]

Melatonina pode ser benéfica como tratamento isolado ou coadjuvante. Diferentemente do clonazepam, existe inequívoca evidência de que a melatonina restaura a atonia do sono REM, embora sua ação no tratamento do TCSREM seja menos efetiva do que a do clonazepam. É uma boa opção quando o paciente tem apneia do sono, distúrbio de marcha ou de cognição.[32] As dosagens de melatonina com melhor resposta são geralmente mais elevadas, variando entre 3 e 18 mg por noite, imediatamente antes de deitar-se. Inicia-se em geral com 3 mg.[33]

Relatos anedóticos e não controlados, estudos retrospectivos e estudo de casos em pequeno número sugerem que o uso de levodopa, pramipexol, safinamida, inibidores da acetilcolinesterase (rivastigmina, donepezila), agentes melatoninérgicos (ramelteona, agomelatina), oxibato sódico, canabidiol, neurolépticos e outros benzodiazepínicos possa beneficiar pacientes com TCSREM. Entretanto, muitos desses medicamentos já provaram serem efetivos em pacientes com doença de Parkinson e TCSREM.[34]

A Tabela 12.2.1 apresenta a abordagem farmacológica sugerida para o TCSREM.[35]

Tabela 12.2.1
Abordagem farmacológica sugerida para o TCSREM.

	Dosagem	Efeitos adversos	Farmacocinética
Clonazepam	Iniciar com 0,25 mg ao deitar-se e ir titulando até 2 mg (em geral, melhor resposta entre 0,5 e 1 mg)	Sonolência diurna residual, tonturas, confusão mental, alteração na coordenação motora, comprometimento cognitivo e piora de distúrbios respiratórios do sono	Meia-vida entre 20 e 30 horas Substrato para CYP450 3A4
Melatonina	Iniciar com 3 mg ao deitar-se e ir titulando até 18 mg de acordo com a resposta	Sonolência residual, tonturas e comprometimento da atenção e da memória em altas doses	Meia-vida: 2 horas Substrato para CYP450 1A1

Fonte: Schenck CH, 1996.

Referências bibliográficas

1. American Academy of Sleep Medicine. International classification of sleep disorders. 3rd ed. Darien, IL: American Academy of Sleep Medicine; 2014.
2. Arnulf I. Sleepwalking. Curr Biol. 2018 Nov 19;28(22):R1288-9.
3. David T et al. Parasomnias. Psychiatric Clinics. 1996; 29(4):969-87.
4. Schenck CH. RBD, sexsomnia, sleepwalking, and sleep paralysis comorbidities: relevance to pulmonary, dental, and behavioral sleep medicine. Sleep Sci. 2021;14(2):87-91.
5. Wills L, Garcia J. Parasomnias: epidemiology and management. CNS Drugs. 2002;16(12):803-10.
6. Drakatos P, Marples L, Muza R, Higgins S, Gildeh N, Macavei R et al. NREM parasomnias: a treatment approach based upon a retrospective case series of 512 patients. Sleep Med. 2019 Jan;53:181-8. Erratum in: Sleep Med. 2020 Jan;65:186.
7. Tobin Jr JD. Treatment of somnambulism with anticipatory awakening. J Pediatr. 1993 Mar;122(3):426-7.
8. Schenck CH, Mahowald MW. Long-term, nightly benzodiazepine treatment of injurious parasomnias and other disorders of disrupted nocturnal sleep in 170 adults. Am J Med. 1996;100(3):333-7.
9. Schenck CH, Milner DM, Hurwitz TD, Bundlie SR, Mahowald MW. A polysomnographic and clinical report on sleep-related injury in 100 adult patients. Am J Psychiatry. 1989 Sep;146(9):1166-73.
10. Reid WH, Haffke EA, Chu CC. Diazepam in intractable sleepwalking: a pilot study. Hillside J Clin Psychiatry. 1984;6(1):49-55.
11. Attarian H, Zhu L. Treatment options for disorders of arousal: a case series. Int J Neurosci. 2013;123(9):623-5.
12. Wilson SJ, Lillywhite AR, Potokar JP et al. Adult night terrors and paroxetine. Lancet. 1997;350(9072):185.
13. Xie Z, Chen F, Li WA et al. A review of sleep disorders and melatonin. Neurol Res. 2017;39(6):559-65.
14. Bruni O, Ferri R, Miano S et al. L-5-hydroxytryptophan treatment of sleep terrors in children. Eur J Pediatr. 2004;163(7):402-7.
15. Winkelman JW. Efficacy and tolerability of open-label topiramate in the treatment of sleep-related eating disorder: a retrospective case series. J Clin Psychiatry. 2006;67(11):1729-34.
16. Cheyne JA. Situational factors affecting sleep paralysis and associated hallucinations: position and timing effects. J Sleep Res. 2002;11:169-77.
17. Morgenthaler TI, Kapur VK, Brown T. Practice parameters for the treatment of narcolepsy and other hypersomnias of central origin: an American Academy of Sleep Medicine Report. Sleep. 2007;30:1705-11.
18. Schreuder BJN, Kleijn WC, Rooijmans HGM. Nocturnal reexperiencing more than forty years after war trauma. Journal of Traumatic Stress. 2000;3:453-63.

19. Krakow B, Zadra A. Clinical management of chronic nightmares: imagery rehearsal therapy. Behav Sleep Med. 2006;4:45-70.
20. Krakow B, Hollifield M, Johnston L et al. Imagery rehearsal therapy for chronic nightmares in sexual assault survivors with posttraumatic stress disorder: a randomized controlled trial. J Am Med Assoc. 2001;286:537-45.
21. Aurora RN, Zak RS, Auerbach SH, Casey KR, Chowdhuri S, Karippot A et al. Standards of Practice Committee; American Academy of Sleep Medicine. Best practice guide for the treatment of nightmare disorder in adults. Journal of Clinical Sleep Medicine. 2010;38:9-401.
22. Morgenthaler TI, Auerbach S, Casey KR, Kristo D, Maganti R, Ramar K et al. Position paper for the treatment of nightmare disorder in adults: an American Academy of Sleep Medicine position paper. Journal of Clinical Sleep Medicine. 2018;14:1041-55.
23. Raskind MA, Peskind ER, Chow B, Harris C, Karim AD, Holmes HA et al. Trial of prazosin for post traumatic stress disorder in military veterans. New England Journal of Medicine. 2018;378:507-17.
24. Mahowald M, Schenck C. Principles and practice of sleep medicine. 4th ed. In: REM Sleep Parasomnias. Philadelphia: Elsevier Saunders; 2005.
25. Frauscher B, Jennum P, Ju Y, Postuma R, Arnulf I, De Cock VC et al. Comorbidity and medication in REM sleep behavior disorder: a multicenter case control study. Neurology. 2014;82(12):1076-9.
26. Schenck CH, Bundlie SR, Ettinger MG, Mahowald MW. Chronic behavioral disorders of human REM sleep: a new category of parasomnia. Sleep. 1986;9:293-308.
27. Olson EJ, Boeve BF, Silber MH. Rapid eye movement sleep behavior disorder: demographic, clinical and laboratory findings in 93 cases. Brain J Neurol. 2000;123(Pt 2):331-9.
28. Ferri R, Rundo F, Silvani A, Zucconi M, Bruni O, Ferini-Strambi L et al. REM sleep EEG instability in REM sleep behavior disorder and clonazepam effects. Sleep. 2017;40(8):1.
29. Ferri R, Marelli S, Ferini-Strambi L, Oldani A, Colli F, Schenck CH et al. An observational clinical and video-polysomnographic study of the effects of clonazepam in REM sleep behavior disorder. Sleep Medicine. 2013;14(1):24-9.
30. Aurora R, Zak R, Maganti R, Auerbach S, Casey K, Chowdhuri S et al. Standards of Practice Committee and American Academy of Sleep Medicine. Best practice guide for the treatment of REM sleep behavior disorder (RBD). J Clin Sleep Med. 2010;6(1):85-95.
31. Li S, Lam S, Zhang J, Yu M, Chan J, Liu Y et al. A prospective, naturalistic follow-up study of treatment outcomes with clonazepam in rapid eye movement sleep behavior disorder. Sleep Med. 2016;21:114-20.
32. Kunz D, Bes F. Melatonin as a therapy in REM sleep behavior disorder patients: an open-label pilot study on the possible influence of melatonin on REM-sleep regulation. Mov Disord. 1999;14(3):507-11.
33. McGrane IR, Leung JG, St Louis EK, Boeve BF. Melatonin therapy for REM sleep behavior disorder: a critical review of evidence. Sleep Med. 2015 Jan;16(1):19-26.
34. Chagas M, Eckeli A, Zuardi A, Pena-Pereira M, Sobreira-Neto M, Sobreira E et al. Cannabidiol can improve complex sleep-related behaviors associated with rapid eye movement sleep behavior disorder in Parkinson's disease patients: a case series. J Clin Pharm Ther. 2014;39(5):564-6.
35. Schenck CH. Rapid eye movement sleep behavior disorder. UpToDate. Disponível em: https://www.uptodate.com/contents/rapid-eye-movement-sleep-behavior-disorder. Acesso em: 3 dez. 2021.

13

Tratamento dos Transtornos do Movimento

Raimundo Nonato Delgado Rodrigues
Marcio L. de S. Bezerra
Clélia Maria Ribeiro Franco

Síndrome das pernas inquietas ou doença de Willis-Ekbom

■ Conceito

A síndrome das pernas inquietas ou doença de Willis-Ekbom (SPI/DWE) é uma condição neurológica caracterizada pelo aparecimento de sensações anormais, sobretudo, mas não exclusivamente, nos membros inferiores. Essas sensações podem ser assimiladas a noções regionais de "agonia", "gastura" ou "farnizim".[1,2] Os pacientes apresentam também necessidade imperiosa de mover as regiões afetadas, o que lhes aporta temporário alívio. São sintomas de aparecimento vesperal, pioram no repouso e seguem um padrão circadiano. Não é incomum a existência de insônia comórbida. Critérios de suporte também foram descritos para auxiliar o diagnóstico pediátrico (Quadro 13.1).[3,4]

Quadro 13.1
Critérios diagnósticos e de suporte da SPI/DWE.

Diagnóstico	Suporte
Necessidade imperiosa de mexer membros, acompanhada ou não de sensações desagradáveis	História familiar de SPI/DWE entre familiares de primeiro grau
Início ou piora do sintoma no repouso/inatividade	Presença de índice elevado de movimentos periódicos de membros em sono ou vigília em repouso
Sintoma parcialmente ou totalmente revertido pelo início do movimento ou sua continuação	Ausência de sonolência excessiva diurna
Sintoma apresenta início ou piora vesperal	Sintoma melhora com tratamento dopaminérgico
Sintoma não decorre de outras anormalidades clínicas ou comportamentais (p. ex., símiles da SPI/DWE)	

Fonte: Adaptado de Garcia-Malo C et al., 2021.

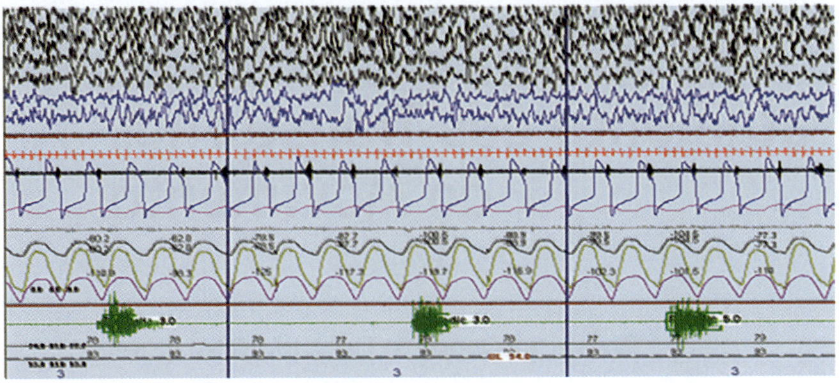

FIGURA 13.1 - Movimentos periódicos de membros identificados na polissonografia.

Fonte: Cortesia do Prof. Alan Eckeli, Universidade de São Paulo (USP), Ribeirão Preto.

▪ Diagnóstico

Essencialmente clínico, o diagnóstico pode, por vezes, ser auxiliado por alguns testes suplementares sugeridos na literatura, utilizados para avaliar a resposta terapêutica ou a exclusão de diagnósticos diferenciais.[2]

Na avaliação laboratorial da SPI/DWE, é interessante solicitar-se hemograma, perfil férrico (p. ex., ferritina e transferrina séricas, receptor de transferrina) e inflamatório, estudo da função renal e hepática, bem como dosagens séricas de vitamina B12, ácido fólico, vitamina D e perfil tireoidiano.[2]

O estudo polissonográfico (PSG), embora não obrigatório para o diagnóstico da SPI/DWE, o qual, cabe frisar, é essencialmente clínico, pode ajudar na determinação da existência de movimentos periódicos de membros (PLMS). Esses movimentos são registrados em até 89% dos casos de SPI/DWE[5] e seu índice (número de movimentos/unidade de tempo), acima de 15/h na PSG, pode fortemente sugerir SPI/DWE.[2] A descrição técnica de registro dos movimentos periódicos de membros (MPM) foge ao escopo deste capítulo e pode ser encontrada em compêndios específicos, bem como testes diagnósticos adicionais, como o teste de imobilização sugerida ou actigrafia.[5-7]

Diagnóstico diferencial

Os chamados elementos "mímicos" ou "símiles" (*mimics*) foram acrescentados recentemente para afastar condições que se assemelham à SPI/DWE, como cãibras noturnas de membros inferiores, desconforto posicional ou acatisia[4] (Quadro 13.2). Esses elementos ressaltam a necessidade de extensa avaliação clínica, com arguta investigação das características semiológicas de cada sintoma, a fim de se estabelecer a existência ou não de um verdadeiro padrão circadiano.

▪ Epidemiologia e comorbidades

A prevalência de SPI/DWE varia, levando-se em consideração, por exemplo, a ascendência dos pacientes, contando-se 2% a 5% em europeus e norte-americanos e 0,1% a 0,6% em descendentes de asiáticos e africanos. Esses elementos, por si sós, já sugerem um importante viés genético.[2] A incidência dessa condição cresce também com a idade e o gênero, sendo mais frequente em mulheres após os 35 anos.

Quadro 13.2
Características clínicas de alguns símiles da SPI/DWE.

	Característica	Formas de alívio
Cãibras de membros inferiores	▪ Contrações musculares dolorosas e involuntárias nas panturrilhas ou nos pés	▪ Alongamento ou massagem dos músculos
Desconforto posicional	▪ Sensações desagradáveis nas pernas após longo tempo sentado/deitado na mesma posição	▪ Mudança posicional
Insuficiência venosa	▪ Desconforto nas pernas após longo tempo de pé	▪ Repouso, eventualmente elevação de membros
Acatisia	▪ Sensação de inquietude não exclusivamente nas pernas	▪ Movimento
Polineuropatia	▪ Sensações de queimação ou formigamento nas extremidades superiores ou inferiores (por vezes com distribuição "em luvas" e "em botas")	▪ Obs.: inatividade pode piorar os sintomas

Fonte: Adaptado de Garcia-Malo C et al., 2021.

Algumas condições clínicas podem representar significativo fator de risco para a SPI/DWE, mormente a deficiência de ferro, doenças renais crônicas e gravidez (podendo alcançar uma prevalência de até 21% no terceiro trimestre).[2,8] Além dessas, pode-se também nomear a esclerose múltipla, as polineuropatias, a doença de Parkinson, os transtornos depressivos maiores e a ansiedade generalizada. O relacionamento da SPI com o transtorno de déficit de atenção e hiperatividade (TDAH) tem sido bastante estudado e aparentemente porta um elo comum com a carência de ferro e a alteração funcional do circuito dopaminérgico.[9]

A SPI/DWE, por sua vez, pode constituir-se em fator de risco para doenças cardiovasculares (DCV), como apontam estudos recentes, com razões de risco de 2,4 em comparação aos controles.[10]

Com efeito, os transtornos do sono em geral e a SPI/DWE em particular podem estar diretamente implicados na evolução das DCV por diversos mecanismos, entre eles a fragmentação, a alteração da estrutura ou a privação de sono. Além disso, alguns processos implicados nos transtornos de sono também o são nas DCV, como estresse oxidativo, resposta inflamatória, disfunção endotelial, ativação autonômica e proeminente hiperatividade do eixo hipotálamo-pituitário-adrenal (HPA).[11] Ademais, o próprio tratamento dopaminérgico ergot-derivado na SPI/DWE já foi associado a quadros de regurgitação da válvula mitral.[12] Entretanto, alguns autores demonstraram que o uso de derivados não ergot (p. ex., pramipexol) poderia reduzir o risco cardiovascular (RCV). Infelizmente, o tratamento em longo termo, causando o fenômeno da aumentação, pode também contribuir para o aumento do RCV.[13]

Ainda sobre o plano etiológico, sabe-se que a SPI/WED pode estar ligada ao uso de alguns tipos de medicamentos e substâncias, sobretudo as que interferem ou bloqueiam o mecanismo dopaminérgico. Nesse particular, pode-se citar os antipsicóticos, antivertiginosos, anti-histamínicos e antidepressivos serotoninérgicos.

▪ Avaliação da gravidade

A International Restless Legs Syndrome Study Group Scale (IRLS) estuda a gravidade geral e o impacto da SPI/DWE no humor e na funcionalidade do paciente.[2] Essa escala é composta de 10 perguntas, com 5 respostas possíveis para cada uma, por meio de pontos que variam de 0 a 4. Os resultados classificam a gravidade do quadro em leve (1 a 10 pontos), moderada (11 a 20), grave (21 a 30) e muito grave (31 a 40).[14]

Fisiopatologia

Recentes pesquisas têm demonstrado que a SPI/DWE é uma desordem multifatorial, cuja suscetibilidade é determinada por causas genéticas e não genéticas.[15] Do ponto de vista clínico, o *link* genético possivelmente mais claro encontra-se na SPI/DWE de início precoce.[16] Não parece existir uma causa monogenética, pois os estudos da Genome Wide Association (GWAS) demonstraram polimorfismos em diversos cromossomos, como MEIS1, BTBD9, PTPRD, MAP2K5, SKOR1 e TOX3. Conquanto o papel fisiopatológico destes na neurogênese, na diferenciação neuronal e na sinaptogênese ainda aguarde total esclarecimento, é interessante conjecturar se essas alterações do neurodesenvolvimento poderiam resultar em vulnerabilidade aumentada e disfunção dos circuitos motores e sensitivos.[15,16]

De fato, numerosos estudos demonstraram que a SPI/DWE compreende um estado de aumento disfuncional da pressão biológica para despertar que se contrapõe ao controle homeostático do sono.[17] Do ponto de vista comportamental-social, a pressão para despertar teria como função permitir ao indivíduo manter-se alerta, a fim de lidar com os desafios da existência sobre este planeta. Assim, a presença de um estado de hipervigília noturna sem sonolência diurna significativa e a constatação de MPM associados a microdespertares poderiam ser exemplos desse desvio alostático dos mecanismos neurais do controle do sono.[18] Ademais, já foi observado que frequentemente os microdespertares surgem antes dos MPM.[19] Segundo alguns, isso poderia indicar que os MPM seriam consequência dos microdespertares ou que ambos dependeriam de um estado de hipervigília ou hiperexcitabilidade do sistema nervoso central.[17]

Com efeito, já foi demonstrado nos pacientes com SPI/DWE um baixo limiar de disparo do reflexo flexor (semelhante ao da tríplice retirada), o qual poderia explicar a geração dos MPM durante o sono. Esse fenômeno, por sua vez, estaria mais provavelmente ligado a uma hiperexcitabilidade de segmentos medulares e a circuitos córtico-estriato-talâmico-corticais, como demonstrado em estudos por estimulação magnética transcraniana.[17] Além disso, estudos com ressonância magnética funcional revelam uma redução da espessura no córtex somatossensorial em pacientes com SPI/DWE, sugerindo fortemente a implicação dos neurocircuitos tanto motores quanto sensitivos.[20] A integração anatômica de ambas as áreas já havia, inclusive, sido apontada em trabalhos mais antigos.[17] Estudos anatomofuncionais parecem corroborar que tanto a inquietude motora (acatisia) quanto os MPM representam uma alteração na relação da função integrativa dos córtices motor e sensitivo, por meio de seus circuitos subcorticais (tálamo e estriado).[17]

Outrossim, a deficiência de ferro tem sido associada à SPI/DWE por décadas, sendo a prevalência desse transtorno motor em pacientes com anemia ferropriva cerca de 6 vezes maior que na população geral, que é de 5%.[21] Estudos vêm demonstrando que a alteração no metabolismo do ferro nos pacientes com SPI/DWE está relacionada à deficiência de aquisição de ferro pelo cérebro por desregulação dos mecanismos de passagem através da barreira hematoencefálica (BHE).[17] Essa deficiência pode ou não se manifestar perifericamente por níveis de ferritina baixos, conforme demonstrado por Earley et al.[22]

O exato mecanismo a partir do qual o ferro estaria implicado na etiopatogenia da SPI/DWE ainda está sob escrutínio. Uma das hipóteses sustenta que a deficiência de ferro ativaria um processo hipóxico, que poderia ser responsável pelos sintomas periféricos da SPI/DWE. Além disso, a hipóxia reduziria ainda o transporte do ferro através da BHE e induziria um estado hipoadenosinérgico.[23] A adenosina, como se sabe, é inibidora do sistema reticular ativador ascendente e seu déficit pode contribuir para a ativação motora dos membros e para a hipervigília.[23]

Um dos postulados mais comuns e conhecidos no que concerne ao mecanismo etiopatológico da SPI/DWE reside na desregulação da neurotransmissão dopaminérgica.[17] Uma das evidências a favor deste é, sem dúvida, a eficácia terapêutica, por vezes dramática, dos compostos dopaminérgicos. De fato, estudos utilizando tomografia por emissão de pósitrons (PET) já demonstraram significativa redução de receptores dopaminérgicos D2 e menor ligação de membrana do transportador de dopamina (DAT) no estriado, enquanto estudos anatomopatológicos revelaram adicionalmente aumento da atividade da tirosina hidroxilase no estriado e substância negra. Dessa maneira, trata-se provavelmente de um estado hiperdopaminérgico pré-sináptico.[17,24] É significativo mencionar que estudos em roedores carentes de ferro demonstraram semelhantes alterações, recapitulando o quadro visto na SPI/DWE.[25]

Evidências recentes têm apontado um papel possivelmente significativo da neurotransmissão glutamatérgica na gênese da SPI/DWE. De fato, estudos de espectroscopia por ressonância magnética têm demonstrado um aumento de níveis de glutamato no tálamo de pacientes com SPI/DWE, enquanto substâncias alfa-2-delta-ligantes (A2dL), agentes terapêuticos bastante eficazes no controle dos sintomas motores, podem exercer essa função por uma inibição pré-sináptica de receptores glutamatérgicos.[17] Assim, tem-se aventado a hipótese de que, subjacentes à SPI/DWE, existam pelo menos dois mecanismos distintos: um relacionado aos sintomas motores e acatisia, condicionados pela desregulação dopaminérgica discutida nos parágrafos anteriores; e outro relacionado a um elevado grau de "despertabilidade", de componente glutamatérgico.[17] A associação da SPI/DWE com alterações da função cardiovascular com ativação do eixo HPA[26] poderia, quem sabe, resultar nessa "despertabilidade". Além disso, dados recentes de pesquisa experimental têm sugerido, de maneira integrativa, que as alterações no metabolismo do ferro descritas na SPI/DWE evocam um aumento glutamatérgico da excitabilidade cortical, a qual é revertida por ação no estriado não só dos agonistas dopaminérgicos, mas também dos A2dL.[17]

Ainda nesse contexto, bastante atenção sido dada recentemente à participação dos receptores de adenosina (A1 e A2) na etiopatogênese da SPI/DWE. Como se sabe, a adenosina exerce funções modulatórias sobre o sinal dos receptores dopaminérgicos no estriado e igualmente atua como um inibidor pré-sináptico da transmissão glutamatérgica, além de ser o principal agente no controle homeostático do sono, inibindo o sistema reticular ativador ascendente[17] e resultando em que, quanto maior for o tempo passado em vigília, maior será a pressão para dormir. Assim, postula-se que na SPI/DWE exista um estado hipoadenosinérgico (em parte gerado pelo déficit de ferro cerebral), que, por sua vez, explicaria os estados hiperdopaminérgicos e hiperglutaminérgicos discutidos anteriormente.[17] Do ponto de vista prático, o uso de dipiridamol em estudo aberto recente apresentou eficácia na redução dos sintomas motores e sensitivos da SPI/DWE, possivelmente por restaurar os níveis extracelulares de adenosina.[27]

■ Tratamento da síndrome das pernas inquietas ou doença de Willis-Ekbom

A primeira noção que se deve ter no tratamento da SPI/DWE é a da escolha do momento para iniciá-lo. Os critérios de gravidade podem não ser um parâmetro tão importante nesse aspecto, uma vez que a relação com o risco cardiovascular, por exemplo, ainda não está definitivamente associada a escalas de gravidade da SPI/DWE.[28]

É também de fundamental importância rever os medicamentos que estejam sendo utilizados pelos pacientes, prestando-se atenção, sobretudo, àqueles que possam estar ligados causalmente à SPI/DWE.

De maneira geral, pode-se dizer que o tratamento da SPI/DWE se apresenta em três etapas:

1. **Tratamento não farmacológico:** envolve técnicas cognitivo-comportamentais que visam reestruturar os conceitos e os comportamentos do paciente com relação a seu sono e a seus sintomas motores, bem como reorganizar horários e hábitos de sono, evitando a privação.
2. **Reposição de ferro:** estudos recentes sugerem que a reposição de ferro oral deve ser recomendada em pacientes cuja saturação de transferrina seja < 45% e o nível sérico de ferritina estiver < 75 µg/L.[29] O acompanhamento deve ser feito por 12 semanas, período a partir do qual, não havendo resposta adequada ou constatando-se a existência de intolerância ao ferro oral, a terapia de reposição venosa estará indicada. Entretanto, caso desde o início haja condições de intolerância ou bloqueio ao ferro oral, ou seja necessária uma resposta mais rápida, pode-se indicar diretamente a reposição venosa, cujas diretrizes se encontram expostas em textos específicos.[29]
3. **Tratamento farmacológico sintomático:** o tratamento medicamentoso da SPI/DWE deve ser incluído numa estratégia terapêutica mais global, cuja primeira linha deve ser a reposição de ferro. Dos medicamentos classicamente reconhecidos como eficazes, os agonistas dopaminérgicos foram os primeiros utilizados.[30] No entanto, com o passar dos anos, ficou demonstrado que essas substâncias poderiam dar origem a quadros dopaminérgicos tão graves quanto a SPI/DWE, como o fenômeno da aumentação.[1,31] No entanto, ainda são consideradas primeira linha na abordagem terapêutica da SPI/DWE.

A seguir, medicamentos chamados "alfa-2-delta-ligantes" (pregabalina e gabapentina), inicialmente aprovados como antiepilépticos ou para o controle da dor neuropática, vêm se mostrando eficazes no curto e no longo prazo,[32] tanto no tratamento sintomático quanto na consolidação do sono (Tabela 13.1).

Tabela 13.1
Medicamentos recomendados para o tratamento da SPI/DWE.

Grupo	Substância	Dose inicial (mg/d)	Dose máxima (mg/d)	Efeitos secundários
Alfa-2-ligantes	Pregabalina Gabapentina	75 300	450 2.400	Sonolência, ganho de peso, cefaleia, fadiga
Agonistas dopaminérgicos	Pramipexol Rotigotina	0,125 a 1*	0,75 a 3*	Náusea, cefaleia, alteração do controle de impulsos e aumentação
Opioides	Oxicodona Metadona	5 a 10 2,5	40 30	Apneia do sono, sonolência, náuseas, risco de adição, constipação intestinal, alterações do intervalo QT

* No Brasil, é apresentada como adesivos transdérmicos de 2, 4, 6 e 8 mg/24 horas.

Fonte: Adaptada de Garcia-Malo C et al., 2021; Garcia-Borreguero D et al., 2016.

Outras substâncias, como os benzodiazepínicos, foram utilizadas no início do estudo da doença, mas em verdade não tratam os sintomas da doença *per se*. Já os opioides (metadona e oxicodona) propiciam uma substancial melhora em casos refratários, ainda que com potencialidade para múltiplos e significativos efeitos secundários, como sedação, síndrome da apneia do sono, estados alterados de consciência, ou depressão respiratória, alterações do humor e dependência.[28] Novas substâncias, que estão sob estudo, sugerem eficácia promissora, como o perampanel, que age no mecanismo glutamatérgico, ou o dipiridamol, bloqueador da recaptação de *equilibrative nucleoside transporter* 1 (ENT-1), que aumenta os níveis extracelulares de adenosina, possivelmente revertendo o estado hipoadenosinérgico causado pela *downregulation* dos receptores A1, uma das consequências do déficit de ferro cerebral.[16,28]

■ Fenômeno da aumentação (*augmentation*)

O chamado "fenômeno de aumentação", descrito por Allen et al. em 1996, ainda vem sendo objeto de estudos para a determinação de seus critérios clínicos e tratamento.[32] Fundamentalmente resultante do uso terapêutico prolongado da L-dopa, ou até mesmo dos mais modernos agonistas dopaminérgicos, ou ainda do opioide atípico tramadol, suas características mais marcantes incluem um início mais precoce durante o dia dos sintomas sensitivo-motores (em até 4 horas), mais rapidez no aparecimento dos sintomas com o repouso, maior intensidade dos sintomas, acometimento de outros segmentos corporais além dos membros inferiores, bem como redução da eficácia medicamentosa.[32] Em verdade, observa-se aumento ou evolução espacial e temporal sintomatológica da SPI/DWE. Paradoxalmente, enquanto o aumento da dose de medicação agrava o quadro, uma redução pode aliviá-lo.

Estudos observacionais, apesar de limitados, sugeriram alguns fatores de risco para a ocorrência do fenômeno, a saber: 1) maior frequência e desconforto dos sintomas no pré-tratamento; 2) comorbidade com asma; 3) idade mais elevada; 4) maior duração de tratamento; 5) maior tolerância prévia ao agonista dopaminérgico; e 6) níveis prévios de ferritina ($<$ 85 ng/mL).[32]

Da mesma maneira que para a SPI/DWE em sua apresentação original, o fenômeno de aumentação também tem "similares" ou *mimics*, como progressão natural da doença ou tolerância ao tratamento (ambos com piora clínica ou redução da eficácia medicamentosa, que respondem totalmente ao aumento da dose), flutuações na gravidade, rebote de final de dose dos agonistas dopaminérgicos (reaparecimento dos sintomas de manhã cedo) ou piora por outros fatores (carência de ferro, baixa adesão ao tratamento, privação de sono, gravidez etc.).[32] Uma característica comum aos similares é que não existe piora com o aumento da dose da medicação, nem alívio com a sua redução. Além disso, o aumento da dose ocasiona, na maioria deles, melhora dos sintomas frequentemente no nível basal (ou *baseline*).

O tratamento da aumentação deve começar pela correção de eventuais fatores precipitantes, como a carência de ferro,[29] uso de medicações precipitantes ou agravantes da SPI/DWE, álcool ou privação de sono.

Embora alguns autores recomendem que, em casos leves de aumentação, o agonista dopaminérgico possa ser mantido com mudanças de horário (mais cedo que o início dos sintomas precoces) ou divisão de doses durante o período sintomático do dia, a prática clínica parece determinar que a mudança de opção terapêutica seja mais eficaz. Além disso, a troca mais precoce da classe de medicamento pode poupar o paciente de muitos infortúnios e desconfortos.[32] Nesses casos, deve-se preferir as substâncias A2dL, ou rotigotina, ou ainda, embora pouco testadas, as formas de liberação estendida do pramipexol.[33] Em casos mais graves de aumentação, pode prevalecer a conduta já descrita, ou ser considerada a troca direta por opioides como a metadona ou oxicodona em baixas doses, uma vez atestada a inexistência de contraindicações (história de abuso de narcóticos, constipação intestinal, apneia do sono ou alterações no intervalo QT). Quando bem indicados, os opioides apresentam-se como opção terapêutica eficaz mesmo em longo termo.[32]

Diretrizes de caracterização clínica dos diversos estágios de gravidade da aumentação, bem como as doses sugeridas para os opioides, podem ser observadas na Tabela 13.1 e no Quadro 13.3.

Quadro 13.3 Caracterização clínica da gravidade do fenômeno da aumentação.
Aumentação leve a moderada ■ Sintomas mais precoces ■ Desconforto leve ■ Sem alteração prévia da dose de agonista dopaminérgico, a qual ainda está dentro dos limites diários preconizados
Aumentação grave ■ Sintomas mais intensos e maior desconforto que os da forma leve/moderada ■ Não responde ao tratamento da forma leve/moderada

Fonte: Adaptado de Garcia-Borreguero D et al., 2016.

Transtorno de movimentos periódicos de membros em sono (síndrome das mioclonias do sono ou síndrome das mioclonias noturnas)

■ Conceito

Os movimentos periódicos das pernas durante o sono (PLMS) são movimentos curtos (duração de 0,5 a 10 segundos) e estereotipados que ocorrem em intervalos regulares, entre 5 e 90 segundos, compondo uma série de no mínimo 4 até várias centenas de movimentos de pernas (LM) em uma única noite.[34]

Define-se o transtorno de movimentos periódicos de membros em sono (PLMD) quando ocorrem episódios periódicos de movimentos repetitivos e altamente estereotipados de membros durante o sono (PLMS), em conjunto com perturbação clínica do sono ou fadiga que não podem ser imputadas a outro transtorno do sono primário ou outra etiologia.[34]

Quando os PLMS foram descritos em 1953, eram chamados de "mioclonia noturna"[35] e tiveram os primeiros registros polissonográficos na década de 1960.[36] Esse termo foi inicialmente utilizado pelo fato de ocorrerem à noite, sob a forma de contrações rápidas e rítmicas de um grupo de músculos, semelhantemente ao observado em mioclonias; entretanto, hoje se sabe que os movimentos de PLMD não são mioclonias e o nome original não é mais usado.

Os PLMS ocorrem com mais frequência nas extremidades inferiores, havendo a extensão do hálux, muitas vezes em combinação com a flexão parcial do tornozelo, do joelho e, às vezes, do quadril. Movimentos semelhantes podem ocorrer nos membros superiores. Os movimentos individuais podem estar associados a uma excitação autônoma ou a uma excitação cortical (microdespertar ou despertar). Em geral, o paciente não tem consciência dos movimentos dos membros ou das frequentes interrupções do sono. Uma excitação pode preceder, coincidir ou suceder o movimento do membro, sugerindo um gerador central para a origem dos movimentos periódicos e do transtorno do sono relacionado.[34]

Ter história familiar de SPI é considerado fator de risco para PLMS.[34] Entretanto, apesar de a maioria dos indivíduos acometidos pela SPI/DWE apresentarem frequentemente PLMS, o inverso pode não ocorrer.[37]

Os PLMS têm sido observados em uma proporção variável de pacientes com transtornos do sono, transtornos neurológicos (atrofia de múltiplos sistemas, distonia responsiva à dopa, lesão medular, doença de Parkinson, esclerose múltipla), naqueles com baixo nível de ferritina sérica, com doença renal em estágio terminal, com insuficiência cardíaca congestiva, com doença falciforme, com transtorno de estresse pós-traumático, síndrome de Asperger, síndrome de Williams, em uso de certos medicamentos (antidepressivos inibidores seletivos de recaptação de serotonina, antidepressivos tricíclicos, antagonistas do receptor de lítio e dopamina), bem como em uma proporção não desprezível da população de meia-idade ou mais velha, embora o PLMD possa ocorrer em qualquer idade.[37,38]

Estudos têm demostrado grande associação de transtornos de humor e do comportamento, ansiedade, déficits de atenção e parassonias em pacientes com PLMD. O aumento do PLMS tem sido associado a maior risco de doenças cardiovasculares, acidente vascular cerebral e mortalidade em alguns estudos.[38]

O registro de PLMS tem relevante importância clínica porque seu valor preditivo negativo é bastante considerável, ou seja, a ausência de PLMS é um bom preditor para a ausência de SPI/DWE.[37]

Não há suporte científico para sustentar a hipótese de que a presença de PLMS frequentes sempre tenha impacto clínico na maioria dos indivíduos; entretanto, já está estabelecido que os PLMS representam marcadores inespecíficos para idade avançada e morbidade geral.[37]

A fisiopatologia dos PLMS não é completamente entendida, mas estudos recentes têm sugerido mecanismos fisiopatológicos semelhantes compartilhados entre a SPI/DWE e os PLMS, com desequilíbrio central na neurotransmissão envolvendo adenosina, dopamina e glutamato.[28]

■ Diagnóstico

Segundo a Classificação Internacional dos Transtornos do Sono em sua 3ª edição, para o diagnóstico de PLMD os critérios A a D devem ser atendidos:

a) A polissonografia demonstra a existência do PLMS, conforme definido na versão mais recente do Manual da Academia Americana de Medicina do Sono (AASM) para a Pontuação do Sono e Eventos Associados.
b) A frequência é > 5 horas em crianças ou > 15 horas em adultos.
c) O PLMS causa transtorno do sono clinicamente significativo ou prejuízo nas áreas mental, física, social, ocupacional, educacional, comportamental ou outras áreas importantes do funcionamento.
d) Os PLMS e os sintomas associados não são mais bem explicados por outro transtorno do sono atual, transtorno médico ou neurológico, ou transtorno mental.

Observações:

- O Índice PLMS deve ser interpretado sempre considerando o contexto da queixa do paciente relacionada ao sono. Em adultos, foram encontrados valores normativos superiores a 5 eventos por hora, em estudos que não excluíram movimentos relacionados a eventos respiratórios ou a outras causas para PLMS. Os dados sugerem uma sobreposição parcial dos valores do Índice de PLMS entre indivíduos sintomáticos e assintomáticos, enfatizando a importância do contexto clínico sobre um valor de corte absoluto.

- Se os PLMS estiverem presentes na ausência de queixa clínica do sono ou comprometimento diurno, o PLMS pode ser anotado como um achado polissonográfico, mas não atende a critérios para diagnóstico de PLMD.
- A presença de insônia ou hipersonia com PLMS não é suficiente para estabelecer o diagnóstico de PLMD. Estudos têm demonstrado que, na maioria dos casos, a causa da insônia ou da hipersonia que acompanha é algo diferente do PLMS. Para estabelecer o diagnóstico de PLMD, é essencial estabelecer uma relação razoável de causa e efeito entre a insônia ou hipersonia e o PLMS.
- O PLMD não deveria ser diagnosticado no contexto de SPI/DWE, narcolepsia ou apneia obstrutiva do sono não tratadas ou no transtorno comportamental do sono REM. PLMS ocorrem comumente nessas condições, mas a queixa de sono é mais facilmente atribuída ao transtorno que o PLMS acompanha. O diagnóstico de SPI/DWE tem precedência sobre o de PLMD quando PLMS potencialmente intrusivo ocorre no contexto da SPI/DWE. Nesses casos, o diagnóstico do transtorno primário do sono é feito e anota-se o PLMS associado.
- Quando é razoavelmente certo que os PLMS foram induzidos por medicamentos, e os critérios completos para PLMD são atendidos, é preferível que o diagnóstico mais específico de PLMD seja utilizado, em vez de "Transtorno do movimento relacionado ao sono devido a uma medicação ou substância".

As regras de pontuação do PLMS contêm recomendações, especificações, definições e critérios de pontuação relativas a três amplas áreas:[39]

1. **Registro eletromiográfico da atividade de movimento das pernas:** gravações bilaterais da atividade do músculo tibial anterior durante o tempo de leito são a única maneira internacionalmente aceita de registro da atividade de movimento da perna relacionada ao sono. Especificações universalmente adotadas: taxa amostral mínima (200 Hz), configurações do filtro (10 a 100 Hz), impedância recomendada de 5 kU e aceitável de 10 kU, bem como colocação de eletrodos (no meio dos músculos *tibialis anterioris*, no terço do comprimento do músculo).
2. **Identificação dos movimentos das pernas:** com base em critérios quanto à duração e à amplitude. Os movimentos das pernas são identificados separadamente para cada perna; e a pontuação totalmente visual ou com supervisão visual de pontuação automática dos movimentos é recomendada.
3. **Pontuação do PLM:** a partir da classificação do LM detectado, o PLM pode ser pontuado. A classificação do LM pode ser em categorias interrelacionadas, que incluem LM monolateral ou bilateral, relacionado ou não a evento respiratório ou não respiratório (rLM e nrLM), isolado ou periódico LM (iLM e PLM), com LM também sendo classificado como associado ou não a uma excitação no eletroencefalograma (microdespertar ou despertar).

A atualização contínua das regras de pontuação dos PLMS é motivada pela necessidade de reforçar as orientações de não pontuar um LM não periódico e não pontuar um LM em vigília.[37]

▪ Tratamento

Uma resposta clínica sustentada à terapia dopaminérgica apoia o diagnóstico de PLMD. Embora os sintomas de PLMD respondam aos benzodiazepínicos, essa responsividade não apoia o diagnóstico em razão do efeito inespecífico dos benzodiazepínicos no sono.[34]

A abordagem para avaliar e tratar PLMD quando essa condição está sobreposta à SPI/DWE inclui um monitoramento cuidadoso do nível de ferro no sangue.

Em comparação com A2dL, agonistas dopaminérgicos talvez sejam mais eficazes no tratamento de PLMS; mas, por causa dos efeitos adversos que ocorrem frequentemente com o uso de agonistas dopaminérgicos, as mesmas considerações relativas ao tratamento da SPI/DWE (complicações de longo prazo, como o fenômeno da aumentação) devem ser observadas.

Durante acompanhamento do tratamento, é esperada melhora da insônia e/ou da sonolência diurna, se existirem. Se isso não ocorrer, uma reavaliação com polissonografia ou actigrafia deve ser considerada para verificar a presença ou não de PLMS residuais. Na ausência destes, outras causas para os sintomas devem ser consideradas.[28]

Em revisão sistemática e metanálise publicada pela AASM para orientar o tratamento de SPI/DWE e PLMD em adultos, as evidências na avaliação da resposta farmacológica demonstraram redução estatisticamente significativa nos índices de PLM com uma combinação de levodopa, carbidopa e entacapona e também com pramipexol, ropinirol, rotigotina, gabapentina, pregabalina e melatonina.[40]

O uso da rotigotina em forma de adesivo tem sido recomendado pela AASM no tratamento tanto da SPI/DWE como do PLMD para adultos, pela eficácia em melhorar sintomas, além de ter sido demostrada evidência classe I de que a rotigotina na dose ideal (1 a 3 mg/24 h) reduz a pressão sistólica noturna associada ao PLMS em pacientes com SPI/DWE de moderada a grave, o que pode representar potencial proteção de risco cardiovascular.[41]

De todo modo, ainda há uma escassez de estudos comparativos de medicamentos entre si, para determinar perfis individuais de eficácia e eventos adversos nesse contexto de PLMD. Assim, ressalta-se a importância de se buscar um plano terapêutico sempre adaptado ao contexto clínico individual.

Portanto, diagnosticar e tratar adequadamente os PLMS é um processo que requer atenção e atualização continuada tanto na medicina clínica como na pesquisa básica na área do sono.

Cãibras nos membros inferiores relacionadas ao sono

Cãibras nos membros inferiores relacionados ao sono (CMIRS) são contrações involuntárias, abruptas, dolorosas, principalmente nos músculos das pernas, com duração média de 9 minutos por episódio. O episódio agudo pode ser seguido por horas de eventos recorrentes de dor residual. As cãibras nas pernas geralmente são noturnas e podem estar associadas a insônia secundária. Os músculos posteriores da panturrilha geralmente são os mais envolvidos, mas o acometimento dos pés e das coxas também é comum. A dor pode ser descrita como espasmo, aperto, pontada, tensão, tetania ou inchaço. Cãibras podem ser isométricas ou podem causar movimento dos membros, como flexão plantar extrema do pé. Esses eventos ocorrem predominantemente durante o período de sono, embora possam surgir no início da vigília.[38] Apesar de se caracterizarem por início abrupto, as CMIRS podem ser precedidas por uma sensação vaga de dor ou tensão no local.

As CMIRS são relatadas por 50% a 60% dos adultos e por aproximadamente 7% das crianças. São um pouco mais comuns nas mulheres e a prevalência aumenta com a idade. Até 20% dos pacientes que apresentam cãibras nas pernas apresentam também sintomas diários, incômodos o suficiente para que o paciente procure atendimento médico.[42] Na maioria das vezes, nenhuma causa aparente para cãibras noturnas pode ser identificada. Em geral, as CMIRS estão relacionadas a fadiga muscular e a problemas neurais.

O mecanismo preciso das CMIRS é desconhecido, sendo a maioria dos casos de causa idiopática. Estudos eletromiográficos sugerem que cãibras nas pernas se originam na hiperatividade de alta frequência do motoneurônio inferior, com registros de descargas involuntárias do nervo.[42]

As CMIRS às vezes pode ser confundida com SPI/DWE, embora a dor não seja uma característica principal desta última.

Outras condições que podem estar associadas a CMIRS são:[42]

- **Desordens estruturais:** doença arterial periférica e estenose do canal lombar.
- **Problemas metabólicos:** insuficiência renal aguda, doença de Addison, anemia, doença renal crônica, cirrose, hipertireoidismo, hipotireoidismo e diabetes.
- **Medicamentos:** diuréticos, estatinas, contraceptivos orais e anti-hipertensivos.
- **Condições espoliativas:** diálise, diarreia, desidratação, fadiga muscular e gravidez.

O tratamento de cãibras nas pernas inclui alongamentos ou massagens frequentes do músculo afetado, aplicação de calor local e movimentação dos membros afetados.

Bruxismo relacionado ao sono

O bruxismo é uma atividade muscular repetitiva da musculatura mandibular, caracterizada pelo aperto ou ranger dos dentes e/ou por imobilização ou projeção da mandíbula. Em adultos, há uma prevalência estimada de 8%, enquanto na população pediátrica é de 3,4% a 40,6%.[43] O bruxismo tem duas manifestações circadianas distintas, a saber: durante o sono; ou durante a vigília. O bruxismo do sono (BS) é uma atividade muscular mastigatória caracterizada por contração muscular rítmica (fásica) ou não rítmica (tônica). A atividade anormal de mastigação, por sua vez, pode ter duas formas: um apertamento mandibular contínuo e isolado, na forma de **contração tônica**; ou uma série de contrações repetitivas e fásicas, ou atividade muscular mastigatória rítmica (AMMR).[43] Essas AMMRs também são relatadas em 59,8% dos indivíduos sem BS, enquanto 90% dos indivíduos com BS apresentam AMMR.[43]

A etiologia do BS tem sido associada a três domínios principais: 1) anatômico (oclusão dentária, anatomia óssea orofacial e síndrome da apneia obstrutiva do sono;[44] 2) fatores psicológicos (ansiedade, neuroticismo, competitividade, tensão emocional, agressividade, estresse e estratégias de enfrentamento mal-adaptativas/menos positivas); 3) doenças do sistema nervoso central (SNC), como SPI/DWE e o transtorno do comportamento do sono REM.

O BS tem forte coexistência com microdespertares, refluxo gastroesofágico e abuso de substâncias como álcool, café, tabaco e algumas drogas. Por não haver consenso quanto aos seus fatores etiológicos, atualmente é definido como uma condição multifatorial.[43]

O padrão-ouro para o diagnóstico de BS é a polissonografia com registro de áudio/vídeo. O uso de critérios diagnósticos clínicos propostos pela Classificação Internacional dos Transtornos do Sono, 3ª edição,[38] é recomendado. Os critérios levam em consideração, como necessária e essencial, a presença de ranger de dentes regular ou frequente, sons ocorridos durante o sono, associados a pelo menos um ou mais dos seguintes sintomas: 1) desgaste dentário anormal; 2) dor muscular transitória da mandíbula matinal, ou fadiga; 3) dor de cabeça temporária; ou 4) travamento da mandíbula ao despertar; sendo tudo consistente com relatos de ranger de dentes durante o sono.

O tratamento do BS é difícil, pois existe uma ampla variabilidade interindividual e intraindividual dos objetivos médicos e odontológicos e dos sintomas subjetivos. Utiliza-se uma combinação de tratamentos comportamentais, odontológicos e farmacológicos, de acordo com o perfil do portador. O tratamento do BS secundário deve ter como foco a causa específica.[44]

Transtorno de movimentos rítmicos relacionados ao sono

Uma variedade de movimentos simples e complexos pode ocorrer durante o sono. Muitos movimentos são considerados parte do estado normal de sono ou vigília ou podem ainda ser variantes da normalidade, enquanto outros podem ser mais perturbadores. Os transtornos de movimentos rítmicos relacionados ao sono (TMRRS) compreendem um grupo de desordens do movimento em que se incluem comportamentos motores rítmicos, estereotipados ou repetitivos (exceto os tremores), os quais ocorrem predominantemente no início da infância, em torno dos 9 meses de idade, embora possam ainda ser encontrados em adultos.[45] Uma vocalização tipo murmúrio rítmico, por vezes bastante alta, pode acompanhar os movimentos.

A presença de consequências clínicas significativas, como interferência na qualidade do sono, disfunção diurna ou lesão corporal que requer tratamento médico, é o que diferencia o TMRRS dos movimentos normais do sono. A frequência dos movimentos vai de 0,5 a 2 Hz e sua duração é geralmente menor que 15 minutos, com um número mínimo de quatro movimentos agrupados. O movimento pode ser interrompido por estímulo ambiental ou por interferência de terceiros.[38]

A Classificação Internacional dos Transtornos de Sono (ICSD-3) define alguns subtipos de TMRRS:

- **Balançar do corpo (*body rocking*)**: a criança se coloca apoiada nas mãos ou joelhos e balança o tronco.
- **Bater de cabeça (*head banging*)**: a criança, em decúbito ventral, eleva a cabeça ou o tronco por inteiro, acima do plano do leito, e a seguir desce a cabeça com força sobre o travesseiro. Pode também colocar-se assentada contra a parede e bater fortemente contra ela com a região occipital.
- **Rolar da cabeça (*head rolling*)**: a criança move lateralmente a cabeça, frequentemente em decúbito supino. Esse movimento pode acometer também o tronco ou membros (*body rolling*, *leg banging*, *leg rolling*).

Os mecanismos neurobiológicos subjacentes ao TMRRS permanecem incertos. Como esses movimentos são comuns em bebês e crianças pequenas, alguns acreditam que a causa esteja relacionada ao efeito calmante da estimulação vestibular pelos movimentos rítmicos ou que estes sirvam de estímulo para o desenvolvimento motor no início da vida. Essa hipótese é apoiada pelo fato de que os movimentos rítmicos durante o sono são comuns nos primeiros anos de vida e sua resolução ocorre sem quaisquer consequências adversas.[45] Achados da polissonografia (PSG) demonstraram uma relação estreita entre TMRRS e despertares, existindo estudos que exploram a instabilidade do sono em pacientes com essa condição, como o de Manni e Terzaghi,[46] o qual mostrou que os movimentos rítmicos durante o sono ocorriam logo após a fase A do padrão alternante cíclico, independentemente do estágio do sono. Alguns dados indicam que os TMRRS, assim como outros transtornos motores durante o sono, estão intimamente ligados às flutuações de impulsos excitatórios, o que sugere que o tronco encefálico e o sistema reticular talamocortical estejam envolvidos em sua modulação. A imaturidade do sistema cortical inibitório na primeira infância pode ser responsável pelos movimentos que ocorrem durante o sono (em algumas crianças, desde o primeiro ano de vida), coincidindo com a aquisição dos marcos motores. Possivelmente, a perda de função inibitória do córtex em decorrência de condições patológicas é a responsável pela persistência, recidiva ou início mais tardio de TMRR.[46]

Atualmente, não há diretrizes com base em evidências ou recomendações para tratamento dos TMRRS em crianças ou adultos. Contudo, a abordagem terapêutica consiste em orientar os cuidadores quanto ao caráter benigno da maioria dos casos e, quando indicado, advertir sobre a necessidade de tornar mais seguro o ambiente onde a criança dorme. Outras abordagens indicadas são técnicas comportamentais, psicoterapia e tratamento farmacológico com benzodiazepínicos ou antidepressivos tricíclicos.[45]

Mioclonias benignas do sono na infância

As mioclonias benignas do sono na infância (MBSI) caracterizam-se por movimentos repentinos do cotovelo, dos dedos das mãos e dos pés e, raramente, na face, durante o sono em neonatos e bebês. Os espasmos ocorrem exclusivamente durante o sono, com tendência a serem bilaterais e maciços, envolvendo grandes grupos musculares. Em cerca de 50% dos casos, a musculatura acometida é a dos membros superiores; em 20%, a musculatura abdominal ou proximal dos membros; e em 30%, os abalos acontecem no corpo todo.[34] Essa condição é caracterizada por contrações musculares breves e repetitivas, com uma frequência de 4 a 5 por segundo, e cada espasmo pode durar entre 40 e 300 milissegundos.

As MBSI são consideradas benignas e raras, com incidência estimada em 3,7 por 10.000 nascidos vivos. Os meninos são mais afetados que as meninas em uma proporção de cerca de 2:1. A manifestação dos sintomas, majoritariamente, ocorre do nascimento até os 6 meses de idade. Apesar de serem consideradas benignas, não raramente costumam ser confundidas com epilepsia, particularmente com as crises mioclônicas ou a encefalopatia mioclônica. Portanto, no caso de apresentações clínicas ambíguas, a investigação clínica deve incluir a realização de eletroencefalograma, um painel metabólico e triagem de toxinas.

A primeira descrição clínica das MBSI especulava uma anormalidade do sistema de ativação reticular ascendente, baseando-se apenas na associação clínica com o sono.[47] Na verdade, a associação com o sono, especificamente com o sono tranquilo, deve indicar mais provavelmente uma relação com estruturas ou vias implícitas ao sono em si mesmo.[48] Isso pode explicar a aparente diminuição da frequência e da gravidade do quadro ao longo da infância, pela mudança dos estados de sono para um padrão mais maduro.

Nenhuma intervenção terapêutica específica é necessária, exceto fornecer aos pais informação sobre o transtorno e tranquilizá-los quanto à benignidade das MBSI. O reconhecimento dessa condição é importante, especialmente para se evitar o tratamento antiepiléptico ou com benzodiazepínicos, que podem piorar os movimentos pelo potencial de sedação e sono.

Mioclonia proprioespinhal de início do sono

A mioclonia proprioespinhal de início do sono (MPIS) é uma condição caracterizada por espasmos que surgem nos músculos axiais e que se espalham para os segmentos mais caudais e rostrais ao longo das vias proprioespinhais, envolvendo os músculos abdominais e do tronco, ocorrendo na transição da vigília para o sono. O paciente relata espasmos repentinos, principalmente do abdome, tronco e pescoço, durante a vigília relaxada ou sonolência durante a transição sono-vigília, o que pode causar até mesmo insônia no início do sono.[49] O padrão dos movimentos é usualmente em flexão, contudo podem se apresentar ocasionalmente extensão. A vocalização ocorre raramente.[34]

O mecanismo fisiopatológico proposto envolve um gerador de padrão de movimento espinhal focal que, durante a indução do sono (relaxamento e sonolência), perde influência inibitória central e se propaga pela medula, recrutando músculos de diversos segmentos. A mioclonia proprioespinhal persistente diurna tem sido associada à doença estrutural da medula espinhal, e a mioclonia proprioespinhal durante o início do sono, a alterações focais medulares que ocorrem em 20% dos casos, segundo estudos de imagem por ressonância magnética.[34]

A evolução dessa condição tende à cronicidade, e os pacientes podem desenvolver insônia, ansiedade e depressão. Há relatos de dano físico ao paciente ou parceiro(a), relacionado à intensidade dos movimentos. O tratamento sugerido consiste no uso de benzodiazepínicos e anticonvulsivantes.[49]

Por causa do padrão estereotipado e rítmico desses movimentos, eles podem ser facilmente confundidos com convulsões. No caso da MPIS, o padrão eletroencefalográfico será normal durante o evento.

Sintomas isolados e variantes da normalidade

A terceira edição da Classificação Internacional de Transtornos do Sono lista quatro movimentos isolados relacionados ao sono. Esses são movimentos estereotipados relativamente simples que perturbam a continuidade do sono ou seu início e que serão descritos sumariamente a seguir.

■ Mioclonia fragmentar excessiva

A mioclonia fragmentar excessiva (MFE) é caracterizada por movimentos muito pequenos nos cantos da boca, nos dedos das mãos ou dos pés. São geralmente vistos durante o sono não REM (NREM). Por vezes, assemelham-se a fasciculações e podem também ocorrer durante a vigília. O achado polissonográfico, registrado pelos eletrodos eletromiográficos de superfície (EMG), é caracterizado como resultando da atividade muscular, composta por contrações breves, repentinas, isoladas, arrítmicas, assíncronas e assimétricas que ocorrem por pelo menos 20 minutos durante o sono NREM, com pelo menos 5 contrações por minuto, cada uma com duração de aproximadamente 150 milissegundos, sem haver alteração eletroencefalográfica concomitante. Em algumas ocasiões, a MFE pode resultar em fragmentação do sono e pode estar associada a algumas condições, como apneia obstrutiva e central do sono, narcolepsia, movimentos periódicos dos membros, insônia, condições neurodegenerativas e disfunção dos nervos periféricos. Essa relação com ampla gama de doenças apoia a hipótese de que a MFE não seja particular ao sono nem tenha um sinal polissonográfico específico. Contudo, a possibilidade de a MFE ser uma variante normal também não foi descartada até o momento.[50]

Tremor hipnagógico do pé

O tremor hipnagógico do pé (THP) é uma série curta de movimentos oscilantes rítmicos dos pés ou dedos dos pés, com a frequência de 0,5 a 1,5 Hz. Desenvolve-se na vigília pré-sono e no sono leve, mas não no sono de ondas lentas e no sono de movimento rápido dos olhos (REM). O THP aparece como sequências de potenciais ou interferências EMG recorrentes em uma ou ambas as pernas. A fisiopatologia do THP e suas implicações clínicas ainda precisam ser exploradas. Wichniak et al.[51] investigaram 355 indivíduos, consistindo principalmente em pacientes com transtornos respiratórios relacionados ao sono, e descobriram que 7,5% deles tinham THP. Os indivíduos afetados tinham idades entre 14 e 72 anos, com a maioria na faixa de meia-idade (40 a 65 anos). No mesmo estudo, os autores realizaram polissonografias em 20 indivíduos saudáveis e descobriram que eles tinham uma prevalência de 5% de eventos semelhantes a THP. Considerando sua alta prevalência e a ausência de um grande efeito perturbador do sono, a THP pode ser talvez considerada um achado polissonográfico incidental, sem significativa importância clínica, um fenômeno no limite do fisiológico,[52] para o qual uma intervenção terapêutica seria, no mínimo, questionável.

Ativação muscular alternante da perna

A ativação muscular alternante da perna (AMAP) representa uma condição semelhante ao THP, em que o movimento de um membro se alterna com o outro, sequencialmente. É um padrão caracteristicamente polissonográfico, no qual se observam ativações breves, repetitivas e alternadas dos músculos tibiais anteriores, bilateralmente. A frequência de ativação individual de cada músculo é a mesma do THP e as sequências de potenciais podem durar de 1 a 30 segundos.[51] Embora o mecanismo fisiopatológico do AMAP seja ainda pouco elucidado, os pesquisadores suspeitam da implicação de vias serotoninérgicas e dopaminérgicas espinhais.[53] Na maioria das vezes, não se faz necessário tratamento, apesar de casos relatados de uso de medicação antidepressiva.[51]

Espasmos hípnicos

Os espasmos hípnicos (EH) são contrações súbitas, breves e simultâneas do corpo ou de um ou mais segmentos corporais que ocorrem no início do sono. Os EH ocorrem na transição vigília-sono e geralmente não são repetitivos. O EH geralmente consiste em contração única, que geralmente afeta o corpo de maneira assimétrica. Os abalos musculares podem ser espontâneos ou induzidos por estímulos e frequentemente ocorrem associados a componentes somestésicos (sensação subjetiva de queda), componentes sensoriais visuais (*flashes*, alucinações, sonhos) ou auditivos (estalos). O paciente pode ainda chegar a emitir sons, geralmente agudos. É um transtorno comum e pode ser encontrado em cerca de 70% das pessoas de ambos os sexos,[54] tendo curso geralmente benigno, apesar de em alguns casos aumentar as queixas de insônia, ansiedade ou medo de adormecer ou, mais raramente ainda, resultar em dano físico ao indivíduo ou companheiro.

Certos fatores podem aumentar a probabilidade de surgimento de EH, como o consumo excessivo de cafeína e estimulantes, exercícios vigorosos antes de dormir, estresse emocional e privação do sono. A abordagem terapêutica geralmente se limita a orientação quanto à benignidade do quadro e a intervenção sobre possíveis fatores desencadeantes e agravantes.

Referências bibliográficas

1. Fröhlich AC, Eckeli AL, Bacelar A, Poyares D, Pachito DV, Stelzer FG et al. Brazilian consensus on guidelines for diagnosis and treatment for restless legs syndrome. Arq Neuropsiquiatr. 2015;73(3):260-80.
2. Garcia-Malo C, Romero-Peralta S, Cano-Pumarega I. Restless legs syndrome: clinical features. Sleep Med Clin. 2021;16(2):233-47.
3. American Academy of Sleep Medicine. International Classification of Sleep Disorders. Darien, IL: American Academy of Sleep Medicine; 2013. p. 240-45.
4. Allen RP, Picchietti DL, Garcia-Borreguero D, Ondo WG, Walters AS, Winkelman JW et al. Restless legs syndrome/Willis-Ekbom disease diagnostic criteria: updated International Restless Legs Syndrome Study Group (IRLSSG) consensus criteria: history, rationale, description, and significance. Sleep Med. 2014 Aug 1;15(8):860-73.
5. Montplaisir J, Boucher S, Nicolas A, Lesperance P, Gosselin A, Rompré P et al. Immobilization tests and periodic leg movements in sleep for the diagnosis of restless leg syndrome. Mov Disord. 1998 Mar 1;13(2):324-9.
6. Allen RP. Improving RLS diagnosis and severity assessment: polysomnography, actigraphy and RLS-sleep log. Sleep Med. 2007;8;(Suppl. 2):9-14.
7. Garcia-Borreguero D, Kohnen R, Boothby L, Tzonova D, Larrosa O, Dunkl E. Validation of the multiple suggested immobilization test: a test for the assessment of severity of restless legs syndrome (Willis-Ekbom disease). Sleep. 2013 Jul 1;36(7):1101-9.
8. Chen SJ, Shi L, Bao YP, Sun YK, Lin X, Que JY et al. Prevalence of restless legs syndrome during pregnancy: a systematic review and meta-analysis. Sleep Med Rev. 2018 Aug 1;40:43-54.
9. Tseng PT, Cheng YS, Yen CF, Chen YW, Stubbs B, Whiteley P et al. Peripheral iron levels in children with attention-deficit hyperactivity disorder: a systematic review and meta-analysis. Scientific Reports. 2018 Jan 15;8(1):788.
10. Winkelman JW, Shahar E, Sharief I, Gottlieb DJ. Association of restless legs syndrome and cardiovascular disease in the Sleep Heart Health Study. Neurology. 2008 Jan 1;70(1):35-42.
11. Schilling C, Schredl M, Strobl P, Deuschle M. Restless legs syndrome: evidence for nocturnal hypothalamic-pituitary-adrenal system activation. Mov Disord. 2010;25(8):1047-52.
12. Horvath J, Fross RD, Kleiner-Fisman G, Lerch R, Stalder H, Liaudat S et al. Severe multivalvular heart disease: a new complication of the ergot derivative dopamine agonists. Mov Disord. 2004;19(6):656-62.
13. Huang C, Huang L, Wang Y, Li X, Ren L, Gu X et al. 6-month consequences of Covid-19 in patients discharged from hospital: a cohort study. Lancet. 2021 Jan;397(10270):220-32.
14. Horiguchi J, Hornyak M, Voderholzer U, Kryger M, Skomrow R, Lipinski JF et al. Validation of the International Restless Legs Syndrome Study Group rating scale for restless legs syndrome. Sleep Med. 2003;4(2):121-32.
15. Schormair B, Winkelmann J. Genetics of restless legs syndrome: Mendelian, complex, and everything in between. Sleep Med Clin. 2011;6(2):203-15.
16. Romero-Peralta S, Cano-Pumarega I, García-Borreguero D. Emerging concepts of the pathophysiology and adverse outcomes of restless legs syndrome. Chest. 2020;158(3):1218-29.
17. Ferré S, García-Borreguero D, Allen RP, Earley CJ. New insights into the neurobiology of restless legs syndrome. Neuroscientist. 2019;25(2):113-25.
18. Trenkwalder C, Paulus W. Restless legs syndrome: pathophysiology, clinical presentation and management. Nat Rev Neurol. 2010;6(6):337-46.
19. Ferri R, Rundo F, Zucconi M, Manconi M, Bruni O, Ferini-Strambi L et al. An evidence-based analysis of the association between periodic leg movements during sleep and arousals in restless legs syndrome. Sleep. 2015;38(6):919-24.
20. Zhuo Y, Wu Y, Xu Y, Lu L, Li T, Wang X et al. Combined resting state functional magnetic resonance imaging and diffusion tensor imaging study in patients with idiopathic restless legs syndrome. Sleep Med. 2017;38:96-103.
21. Allen RP, Walters AS, Montplaisir J, Hening W, Myers A, Bell TJ et al. Restless legs syndrome prevalence and impact: REST general population study. Arch Intern Med. 2005 Jun 13;165(11):1286-92.
22. Earley CJ, Connor JR, Beard JL, Malecki EA, Epstein DK, Allen RP. Abnormalities in CSF concentrations of ferritin and transferrin in restless legs syndrome. Neurology. 2000 Apr 25;54(8):1698-700.
23. Gossard TR, Trotti LM, Videnovic A, St Louis EK. Restless legs syndrome: contemporary diagnosis and treatment. Neurotherapeutics. 2021;18:140-55.
24. Salas RE, Gamaldo CE, Allen RP. Update in restless legs syndrome. Curr Opin Neurol. 2010;23(4):401-6.
25. Earley CJ, Connor J, Garcia-Borreguero D, Jenner P, Winkelman J, Zee PC et al. Altered brain iron homeostasis and dopaminergic function in restless legs syndrome (Willis-Ekbom disease). Sleep Med. 2014 Nov 1;15(11):1288-301.
26. Bezerra MLDS, Delgado-Rodrigues RN. The hypothalamic-pituitary-adrenal axis and the central monoaminergic systems: a pathophysiological link to insomnia with clinical implications. Sleep Sci. 2021;(Prepub): 1-12.

27. Garcia-Borreguero D, Guitart X, Garcia-Malo C, Cano-Pumarega I, Granizo JJ, Ferré S. Treatment of restless legs syndrome/Willis-Ekbom disease with the non-selective ENT1/ENT2 inhibitor dipyridamole: testing the adenosine hypothesis. Sleep Med. 2018 May 1;45:94-7.
28. Garcia-Malo C, Peralta SR, Garcia-Borreguero D. Restless legs syndrome and other common sleep-related movement disorders. Contin Lifelong Learn Neurol. 2020 Aug 1;26(4):963-87.
29. Allen RP, Picchietti DL, Auerbach M, Cho YW, Connor JR, Earley CJ et al. Evidence-based and consensus clinical practice guidelines for the iron treatment of restless legs syndrome/Willis-Ekbom disease in adults and children: an IRLSSG task force report. Sleep Med. 2018;41:27-44.
30. Akpinar S. Treatment of restless legs syndrome with levodopa plus benserazide. Arch Neurol. 1982 Nov 1;39(11):739.
31. Paulus W, Trenkwalder C. Less is more: pathophysiology of dopaminergic-therapy-related augmentation in restless legs syndrome. Lancet Neurol. 2006;5(10):878-86.
32. Garcia-Borreguero D, Silber MH, Winkelman JW, Högl B, Bainbridge J, Buchfuhrer M et al. Guidelines for the first-line treatment of restless legs syndrome/Willis-Ekbom disease, prevention and treatment of dopaminergic augmentation: a combined task force of the IRLSSG, EURLSSG, and the RLS-foundation. Sleep Med. 2016 May 1;21:1-11.
33. Maestri M, Fulda S, Ferini-Strambi L, Zucconi M, Bassetti C, Manconi M. Management of augmentation in restless legs syndrome with pramipexole extended-release. Sleep Med. 2013 Dec 1;14:e193-4.
34. American Academy of Sleep Medicine. International Classification of Sleep Disorders – Third Edition (ICSD-3). Darien, IL: American Academy of Sleep Medicine; 2014. [acesso em 15 abr 2020]. Disponível em: https://learn.aasm.org/Public/Catalog/Details.aspx?id=%2FgqQVDMQIT%2FEDy86PWgqgQ%3D%3D&returnurl=%2FUsers%2FUserOnlineCourse.aspx%3FLearningActivityID%3D%252fgqQVDMQIT%252fEDy86PWgqgQ%253d%253d.
35. Symonds CP. Nocturnal myoclonus. J Neurol Neurosurg Psychiatry. 1953;16(3):166-71.
36. Kryger MH, Roth T, Dement WC. Principles and practice of sleep medicine. Philadelphia, Penn: Elsevier; 2016. p. 1784.
37. Fulda S. Periodic leg movements during sleep. Sleep Med Clin. 2021;16(2):289-303.
38. Sateia MJ. International Classification of Sleep Disorders Third Edition. Chest. 2014 Nov;146(5):1387-94.
39. Berry RB, Brooks R, Gamaldo CE, Harding SM, Lloyd RM, Marcus CL et al. American Academy of Sleep Medicine scoring manual. 2020. [acesso em 2 set 2021]. Disponível em: https://aasm.org/clinical-resources/scoring-manual/.
40. Aurora RN, Kristo DA, Bista SR, Rowley JA, Zak RS, Casey KR et al. Update to the AASM clinical practice guideline: "The treatment of restless legs syndrome and periodic limb movement disorder in adults – An update for 2012: practice parameters with an evidence-based systematic review and meta-analyses". Sleep. 2012;35(8):1037.
41. Bauer A, Cassel W, Benes H, Kesper K, Rye D, Sica D et al. Rotigotine's effect on PLM-associated blood pressure elevations in restless legs syndrome. Neurology. 2016;86(19):1785-93.
42. Allen RE, Kirby KA. Nocturnal leg cramps. Am Fam Physician. 2012 Aug 20;86(4):350-5. Disponível em: https://www.springermedizin.de/doi/10.1007/s15006-015-3435-1.
43. Alóe F. Sleep bruxism treatment. Sleep Sci. 2009;2(1):49-54.
44. Martynowicz H, Gac P, Brzecka A, Poreba R, Wojakowska A, Mazur G et al. The relationship between sleep bruxism and obstructive sleep apnea based on polysomnographic findings. J Clin Med. 2019;8(10):1653.
45. DelRosso LM, Cano-Pumarega I, Anguizola ESS. Sleep-related rhythmic movement disorder. Sleep Med Clin. 2021;16(2):315-21.
46. Manni R, Terzaghi M. Rhythmic movements during sleep: a physiological and pathological profile. Neurol Sci. 2005;26(Suppl 3):181-5.
47. Coulter DL, Allen RJ. Benign neonatal sleep myoclonus. Arch Neurol. 1982;39(3):191-2.
48. Paro-Panjan D, Neubauer D. Benign neonatal sleep myoclonus: experience from the study of 38 infants. Eur J Paediatr Neurol. 2008 Jan;12(1):14-8.
49. Byun JI, Lee D, Rhee HY, Shin WC. Treatment of propriospinal myoclonus at sleep onset. J Clin Neurol. 2017;13(3):293-5.
50. Nepožitek J, Šonka K. Excessive fragmentary myoclonus: what do we know? Prague Med Rep. 2017;118(1):5-13.
51. Wichniak A, Tracik F, Geisler P, Ebersbach G, Morrissey SP, Zulley J. Rhythmic feet movements while falling asleep. Mov Disord. 2001;16(6):1164-70.
52. Yang C. Hypnagogic foot tremor (HFT). In: Kushida CA, editor. Encyclopedia of Sleep. Elsevier Academic Press; 2013. p. 62-66.
53. Chervin RD, Consens FB, Kutluay E. Alternating leg muscle activation during sleep and arousals: a new sleep-related motor phenomenon? Mov Disord. 2003;18(5):551-9.
54. Walters AS. Clinical identification of the simple sleep-related movement disorders. Chest. 2007;131(4):1260-6.

14

Tratamento dos Transtornos do Ritmo Circadiano

Andrea Cecilia Toscanini
Alexandre Pinto de Azevedo

Introdução ao ritmo circadiano

A palavra "circadiano" significa "cerca de 1 dia" e descreve processos que variam ao longo do tempo, com um período de aproximadamente 24 horas. Em humanos, muitos processos fisiológicos variam periodicamente em um esquema de quase 24 horas. O principal marca-passo circadiano em mamíferos é o núcleo supraquiasmático (NSQ) no hipotálamo anterior.[1] O NSQ controla os ritmos da temperatura corporal central e da propensão sono-vigília, bem como a secreção de certos hormônios (melatonina e cortisol). O sinal de alerta do NSQ aumenta durante o dia para antagonizar o aumento do impulso homeostático do sono – pressão de sono (vigília acumulada desde o último sono). Entretanto, à medida que o impulso homeostático do sono cai durante a noite, o sinal de alerta também diminui, para ajudar a manter o sono.

O NSQ contém células que oscilam independentemente, com um período ligeiramente superior a 24 horas. O período do ritmo é chamado de *tau* e o valor médio em humanos é de cerca de 24,2 horas. Para que os humanos mantenham a sincronia com o ciclo claro-escuro, os estímulos externos devem induzir um ligeiro avanço diário para neutralizar a tendência intrínseca de atraso de fase causada pelo período ligeiramente superior a 24 horas. Esses estímulos externos, chamados *zeitgebers* ("doadores de tempo"), são conhecidos como "fatores de arrastamento" do ciclo claro-escuro.

O *zeitgeber* mais potente é a luz (luz solar). Outros *zeitgebers* incluem exercícios, alimentação e atividades sociais. O estímulo de luz chega ao sistema nervoso central (SNC) por meio do trato retino-hipotalâmico (TRH).[2] Os comprimentos de onda mais curtos da luz (azul) têm o maior efeito sobre o ritmo circadiano. A glândula pineal secreta o hormônio melatonina durante o ciclo escuro.[3] Na ausência de luz, neurônios do núcleo hipotalâmico paraventricular (PVH) fornecem estimulação tônica à glândula pineal por meio de uma via tortuosa que passa pela medula espinhal até o gânglio cervical superior e volta para a glândula pineal. Na presença de luz, alguns neurônios do NSQ inibem diretamente os neurônios do PVH que são responsáveis por estimular a glândula pineal a secretar melatonina. Assim, a luz inibe a secreção de melatonina e a ausência de inibição (ausência de luz) permite a secreção de melatonina.

O NSQ tem uma alta densidade de dois tipos de receptores de melatonina (MT), MT1 e MT2. Quando a melatonina se liga ao receptor MT1 nos neurônios do NSQ, diminui seu sinal de alerta. Quando a melatonina se liga ao receptor MT2, induz uma mudança na fase circadiana (a direção depende do tempo). A melatonina exógena por administração oral também pode afetar o NSQ. A meia-vida da melatonina exógena é curta (30 a 45 minutos). Como seria de se esperar, os efeitos da melatonina exógena são maiores na ausência de melatonina endógena.[4]

■ Marcadores de fase circadiana

A relação dos ritmos internos com o ambiente externo é a fase circadiana. A **temperatura corporal central mínima** (TCCmin) e o *início da produção de melatonina* (DLMO) são dois marcadores de "posição" do ritmo circadiano de um indivíduo em relação ao ambiente externo (ou seja, hora do dia). A TCCmin ocorre cerca de 2 a 3 horas antes do despertar espontâneo do sono noturno (4 a 5 horas da manhã na maioria dos indivíduos).[5] A redução da temperatura corporal central durante o período de sono corresponde à elevação da melatonina plasmática. O DLMO ocorre cerca de 2 horas antes do início habitual do sono. A TCCmin pode ser estimada por meio do cálculo DLMO + 7 horas.

O DLMO é determinado pela medida da melatonina salivar ou plasmática realizada à noite; a guinada no aumento dos níveis de melatonina determina o DLMO, que é a medida mais acurada para identificar a fase circadiana (Figura 14.1).

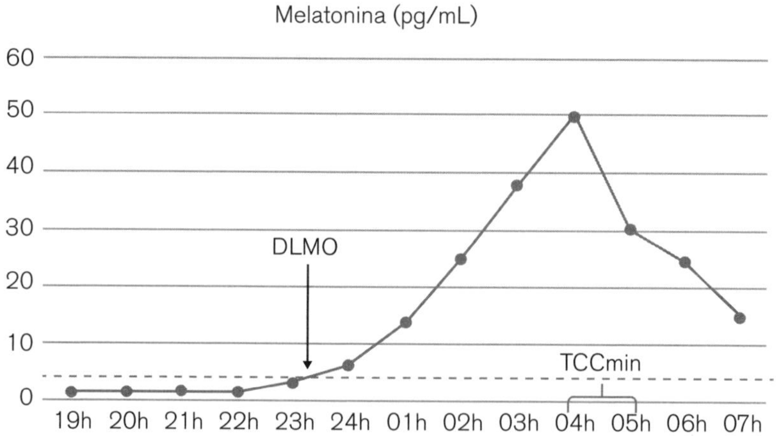

FIGURA 14.1 – Medidas de melatonina salivar em indivíduo normal. DLMO é obtido quando a concentração de melatonina ultrapassa 3 pg/mL (normalmente por volta das 23 horas). TCCmin ocorre entre 2 e 3 horas antes do despertar espontâneo (normalmente entre 4 e 5 horas), podendo ser estimado pelo cálculo DLMO + 7 horas.

Fonte: Desenvolvida pela autoria do capítulo.

Transtornos do ritmo circadiano

Para que nosso organismo se nutra do sono de boa qualidade, este deve acontecer no intervalo do ritmo circadiano entre a propensão ao sono e ao despertar. Portanto, um padrão crônico de sono fora da fase circadiana esperada pode resultar na disrupção do sistema interno de temporização circadiana ou no desalinhamento entre o tempo da propensão circadiana sono-vigília do indivíduo e o ambiente social (rotina) e físico de 24 horas (claro/escuro).

De modo global, podemos definir os transtornos do ritmo circadiano (TRC) pelo seguinte critério: "O distúrbio é causado por alterações no sistema de temporização circadiana, em seus mecanismos de arrastamento ou um desalinhamento do ritmo circadiano endógeno e do meio ambiente".[6]

As queixas mais comuns são dificuldade em iniciar e manter o sono e sonolência excessiva diurna, porém o impacto dos TRC se estende a prejuízos na saúde, desempenho social, ocupacional e educacional, além de preocupações com segurança e bem-estar.

■ Intervenções para modulação do ritmo circadiano

As intervenções para modulação dos TRC podem ser amplamente categorizadas da seguinte maneira: 1) tempo prescrito de sono-vigília e/ou atividade física/exercício; 2) o recebimento estratégico e/ou o evitar da luz; 3) uso de medicamentos e/ou "suplementos" para mudança de fase e/ou para promover sono ou vigília; e 4) intervenções alternativas que exerçam efeitos alterando as funções corporais para afetar os comportamentos de sono/vigília, consideradas intervenções somáticas.[7]

Recomendações para o tratamento dos transtornos do ritmo circadiano intrínsecos

Os TRC intrínsecos se referem àquelas condições que, acredita-se, existem predominantemente em decorrência de fenômenos inatos, geneticamente determinados, embora componentes exógenos (ambientais) contribuam em algum grau nesses transtornos.

A última edição de diretrizes da Academia Americana de Medicina do Sono (AAMS) para o tratamento dos TRC intrínsecos avaliou oito modalidades terapêuticas isoladas ou combinadas que vêm sendo utilizadas para melhora dos sintomas/queixas apresentadas pelos pacientes, quais sejam: prescrição de escala regular de sono-vigília; prescrição de atividade física/exercício em horários regulares; evitação estratégica de luz; terapia com luz; medicações indutoras de sono; administração oral de melatonina/agonistas melatoninérgicos; medicações promotoras de vigília; outras intervenções somáticas ou tratamentos combinados.

Os desfechos, avaliados por meio de diários de sono, polissonografia ou actigrafia, foram: tempo total de sono (TTS); latência para o início do sono (LIS); início do sono (IS), fim do sono (FS) e marcadores de fase circadiana (DLMO via metabólitos da melatonina), sempre comparados a um grupo-controle que utilizou placebo ou à condição pré-tratamento e pós-tratamento. Os valores considerados clinicamente significantes estão apresentados em minutos na Tabela 14.1.

A força tarefa (FT) designada pela AAMS determinou os pontos fortes de cada recomendação baseando-se no equilíbrio dos seguintes fatores:

- **Nível de evidência:** alto, moderado, baixo ou muito baixo.
- **Benefícios *versus* prejuízos:** benefícios superam prejuízos, benefícios se igualam aos prejuízos, prejuízos superam benefícios ou não está claro o balanço entre benefícios e prejuízos.
- **Valores e preferências do paciente:** a grande maioria utilizaria (> 90%), a maioria utilizaria, a maioria não utilizaria ou a grande maioria não utilizaria (> 90%).

Tabela 14.1
Desfechos clínicos significantes de acordo com as diretrizes da Academia Americana de Medicina do Sono.

Diagnóstico	Significado clínico (mudança em minutos)				
	Fase circadiana	TTS	LIS	IS	FS
Avanço de fase	30	30	15	15	15
Atraso de fase	30	30	15	15	15
Não 24 horas	N/A	N/A	N/A	N/A	N/A
Irregular	30	30	15	15	15

N/A: não se aplica; TTS: tempo total de sono; LIS: latência para o início do sono; IS: início do sono; FS: fim do sono.
Fonte: Adaptada de Auger RR et al., J Clin Sleep Med. 2015.

Levando-se em consideração o conjunto das variáveis descritas, cada recomendação recebeu um "valor de força" de: FORTE PARA, FRACA PARA, FRACA CONTRA e FORTE CONTRA. Há ainda os casos em que a FT optou por classificar como "NÃO RECOMENDADA" determinada abordagem pela completa falta de evidência, evidência indisponível ou insuficiente.

■ Avanço de fase do sono

Caracteriza-se pelo avanço estável do episódio principal de sono, de modo que o início e a compensação do sono habitual geralmente ocorrem 2 ou mais horas antes do tempo de sono requerido ou desejado. Indivíduos afetados queixam-se de insônia matinal ou de manutenção e sonolência excessiva à noite. Quando lhes é permitido manter uma rotina de sono fisiológica, apresentam melhora na qualidade e na quantidade do sono.[6]

- A FT sugere que pacientes portadores de TRC do tipo Avanço de Fase do Sono sejam tratados com terapia de luz à noite (comparando-se à ausência de tratamento). [Recomendação FRACA PARA]

■ Atraso de fase do sono

Caracteriza-se por um horário habitual de sono-vigília que está atrasado, geralmente mais de 2 horas, em relação ao tempo convencional ou socialmente aceitável. Indivíduos afetados queixam-se de dificuldade em adormecer no tempo necessário para obter duração de sono suficiente em uma noite habitual e experimentam dificuldades funcionais ao longo do dia, quando requisitados. Sempre que lhes é permitido seguir seu horário fisiologicamente preferencial, a qualidade e a quantidade do sono são relatadas como satisfatórias.[6]

- A FT sugere que pacientes adultos portadores de TRC do tipo Atraso de Fase do Sono com ou sem depressão sejam tratados com administração estratégica de melatonina (comparando-se à ausência de tratamento). [Recomendação FRACA PARA]

- A FT sugere que pacientes crianças ou adolescentes portadores de TRC do tipo Atraso de Fase do Sono sem comorbidades sejam tratados com administração estratégica de melatonina (comparando-se à ausência de tratamento). [Recomendação FRACA PARA]

■ A FT sugere que pacientes crianças ou adolescentes portadores de TRC do tipo Atraso de Fase do Sono com comorbidades psiquiátricas sejam tratados com administração estratégica de melatonina (comparando-se à ausência de tratamento). [Recomendação FRACA PARA]
■ A FT sugere que pacientes crianças ou adolescentes portadores de TRC do tipo Atraso de Fase do Sono sejam tratados com terapia de exposição à luz em conjunto com tratamentos comportamentais (comparando-se à ausência de tratamento). [Recomendação FRACA PARA]

■ Não 24 horas

Ocorre quando o oscilador circadiano hipotalâmico não consegue arrastar (sincronizar) para um dia de 24 horas. Como resultado, os indivíduos podem sofrer de insônia noturna periódica e sonolência diurna, pois os ritmos circadianos da propensão ao sono e do estado de alerta entram e saem de sincronia com as 24 horas do dia. A condição ocorre principalmente em indivíduos cegos. Acredita-se que ao menos 50% dos totalmente cegos (ou seja, aqueles sem percepção de luz) sofram desse transtorno. A etiologia para a presença do transtorno em indivíduos não cegos permanece desconhecida.[6]

■ A FT sugere que pacientes cegos portadores de TRC do tipo Não 24 horas sejam tratados com administração estratégica de melatonina (comparando-se à ausência de tratamento). [Recomendação FRACA PARA]

■ Irregular

O TRC do tipo irregular é diagnosticado quando os pacientes não apresentam um padrão circadiano claro de comportamento sono-vigília. Indivíduos afetados demonstram vigília durante as horas convencionais de sono e períodos de sono durante o dia. Nesses casos, não é possível identificar a fase circadiana em que ocorre o período principal de sono. A condição é observada mais comumente entre pacientes com alterações no neurodesenvolvimento ou distúrbios neurodegenerativos.

■ A FT sugere que pacientes idosos portadores de TRC do tipo Irregular com alterações neurodegenerativas (demência) sejam tratados com terapia de luz (comparando-se à ausência de tratamento). [Recomendação FRACA PARA]
■ A FT sugere que seja EVITADO o uso de medicações promotoras de sono em pacientes idosos portadores de TRC do tipo Irregular com alterações neurodegenerativas (demência) – (comparando-se à ausência de tratamento). [Recomendação FORTE CONTRA]
■ A FT sugere que seja EVITADO o uso de melatonina em pacientes idosos portadores de TRC do tipo Irregular com alterações neurodegenerativas (demência) – (comparando-se à ausência de tratamento). [Recomendação FRACA CONTRA]

■ A FT sugere que pacientes crianças ou adolescentes portadores de TRC do tipo Irregular com comorbidades neurológicas sejam tratados com administração estratégica de melatonina (comparando-se à ausência de tratamento). [Recomendação FRACA PARA]
■ A FT sugere que seja EVITADO o uso de terapia de luz combinada com uso de melatonina em pacientes idosos portadores de TRC do tipo Irregular com alterações neurodegenerativas (demência) – (comparando-se à ausência de tratamento). [Recomendação FORTE CONTRA]

A visão geral do *status* de recomendação da AAMS para tratamento dos TRC intrínsecos está representada no Quadro 14.1.

Quadro 14.1
Desfechos clínicos significantes de acordo com as diretrizes da Academia Americana de Medicina do Sono.

Visão das diretrizes da AAMS para o tratamento dos TRC intrínsecos				
Diagnóstico	**Avanço de fase**	**Atraso de fase**	**Não 24 horas**	**Irregular**
Prescrição de escala regular de sono-vigília	Não recomendada	Não recomendada	Não recomendada	Não recomendada
Prescrição de atividade física/exercício em horários regulares	Não recomendada	Não recomendada	Não recomendada	Não recomendada
Evitação estratégica de luz	Não recomendada	Não recomendada	Não recomendada	Não recomendada
Terapia com luz	FRACA PARA (adultos)	Não recomendada	Não recomendada	FRACA PARA (idosos com demência)
Administração de medicações indutoras de sono	Não recomendada	Não recomendada	Não recomendada	
Administração oral de melatonina/agonistas melatoninérgicos	Não recomendada	FRACA PARA (adultos com ou sem depressão) FRACA PARA (crianças/ adolescentes sem comorbidades) FRACA PARA (crianças/ adolescentes com comorbidades psiquiátricas)	Não recomendada FRACA PARA (adultos cegos)	FRACA PARA (idosos com demência) FRACA PARA (crianças e adolescentes com transtornos neurológicos)
Administração de medicações promotoras de vigília	Não recomendada	Não recomendada	Não recomendada	Não recomendada

Continua...

Quadro 14.1
Desfechos clínicos significantes de acordo com as diretrizes da Academia Americana de Medicina do Sono. *(Continuação)*

Visão das diretrizes da AAMS para o tratamento dos TRC intrínsecos				
Diagnóstico	**Avanço de fase**	**Atraso de fase**	**Não 24 horas**	**Irregular**
Outras intervenções somáticas	Não recomendadas	Não recomendadas	Não recomendadas	Não recomendadas
Tratamentos combinados	Não recomendados	Não recomendados (adultos) FRACA PARA (crianças/ adolescentes – terapia de luz + intervenções comportamentais)	Não recomendados	

Fonte: Adaptada de Auger RR et al., J Clin Sleep Med. 2015.

Recomendações para o tratamento dos transtornos do ritmo circadiano extrínsecos

Os TRC extrínsecos são aqueles em que há exposição do ritmo sono-vigília em horários que se opõem à fisiologia circadiana interna. Esses horários estão fortemente associados a padrões disfuncionais de exposição à fase claro/escuro das 24 horas. Ao contrário de fatores intrínsecos modulando o ritmo do oscilador endógeno circadiano, a rotina é protagonista do desalinhamento entre o ritmo biologicamente determinado e o ritmo social assumido pelo indivíduo, caracterizando os TRC extrínsecos.

■ Trabalhador em turnos

O transtorno do trabalhador em turnos é caracterizado por queixas de insônia ou sonolência excessiva associadas às horas de trabalho que ocorrem, pelo menos em parte, durante o episódio habitual de sono. Existem vários tipos de horários de trabalho em turnos, incluindo: turnos noturnos, turnos matinais, turnos rotativos, turnos divididos, plantão noturno e turnos de trabalho de longa duração que incluem horas de trabalho à noite. O distúrbio do sono é mais comumente relatado em associação a turnos noturnos, turnos matinais e turnos rotatórios. O tempo total de sono é tipicamente reduzido em 1 a 4 horas, e a qualidade do sono é percebida como insatisfatória em trabalhadores noturnos, matinais e em turnos rotatórios, bem como naqueles que trabalham em turnos de longa duração. Além do comprometimento do desempenho no trabalho, a diminuição do estado de alerta também pode estar associada a consequências para a segurança durante o horário de trabalho e no trajeto de ida e volta ao trabalho. O distúrbio do sono ocorre apesar das tentativas de otimizar as condições ambientais para o sono. A condição geralmente persiste apenas durante o horário de trabalho por turnos. No entanto, em alguns indivíduos, o distúrbio do sono pode persistir além da duração do trabalho em turnos.

À luz dos conhecimentos atuais, não há diretrizes para o tratamento dos TRC extrínsecos, porém estudos mostram algumas abordagens intervencionistas que, embora ainda careçam de estudos definitivos, são promissoras no manejo dessa condição, conforme abordado nos tópicos a seguir.

Deslocamento da fase circadiana

Assumindo-se que a fisiopatologia primária dos TRC extrínsecos se relaciona com desalinhamento circadiano, segue-se que a mudança de fase corretiva é um tratamento racional, com a ressalva de que alguns trabalhadores preferem alinhar seus ritmos aos seus dias de folga. A maioria dos estudos de mudança de fase envolveu mudanças simuladas de trabalho; ensaios de campo são muito menos comuns.[8]

Escala programada de sono/vigília

A evidência de cochilo planejado antes ou durante o trabalho (especialmente noturno), para neutralizar a sonolência do trabalhador em turnos, é limitada, mas consistente em demonstrar o aumento no estado de alerta no trabalho.[9]

Cochilos planejados têm sido amplamente estudados em populações de trabalhadores em turnos, especialmente na área da saúde, na qual as escalas noturnas são mais frequentes. As estratégias de cochilo podem reduzir a fadiga relacionada ao trabalho, melhorar a segurança e a saúde. Os benefícios do cochilo intraturno incluem diminuição da sonolência e fadiga, melhor recuperação entre os turnos, diminuição da ansiedade e redução da sensação de esgotamento. O cochilo intraturno também atenua as alterações na pressão arterial associadas a distúrbios do sono e ao trabalho em turnos. As consequências negativas do cochilo incluem percepção pública negativa, déficits agudos de desempenho decorrentes da inércia do sono e os custos potenciais associados ao desempenho reduzido. Embora existam argumentos válidos contra o cochilo dentro do turno, as evidências científicas disponíveis favorecem o cochilo como um componente-chave da mitigação da fadiga e do bem-estar no local de trabalho.[10]

Exposição controlada à luz

A intensidade e o tempo da exposição à luz em estudos de campo têm sido bastante variáveis. Todos os estudos envolveram relativamente poucos indivíduos. As limitações desses estudos ilustram algumas das dificuldades em incorporar o tratamento com exposição à luz no local de trabalho. No entanto, essse tratamento demonstrou claramente, em estudos de simulação de trabalho em turnos, promover a mudança de fase e o realinhamento circadiano. Se a fonte de luz brilhante puder ser acomodada no ambiente de trabalho e se for adequadamente cronometrada, as evidências indicam que pode ser um tratamento eficaz (Tabela 14.2).[11]

Lam e Chung, em recente metanálise, sugerem que a exposição a intensidade moderada e a duração mais curta da terapia de luz foram relativamente melhores na redução da sonolência em trabalhadores de turno (como enfermeiras de turno) em comparação com terapia de luz de baixa e alta intensidade e de longa duração, respectivamente. Esse achado sugere potencial saturação da dose de tratamento da fototerapia na sonolência. A exposição a luz de maior intensidade foi mais eficaz na indução da mudança de fase em comparação com luz de baixa e moderada intensidade, mas a duração do tratamento mais eficaz não foi clara. Trabalhadores em turnos podem mitigar a sonolência e mudar as fases do sono para obter um sono melhor, expondo-se à luz brilhante à noite para melhorar o estado de alerta no trabalho.[12]

Tabela 14.2
Trabalhos apresentados na última revisão da Academia Americana de Medicina do Sono acerca do tratamento com terapia de luz para os TRC extrínsecos.

Tratamentos com terapia de exposição à luz			
Autor/ano	**Número do estudo**	**Tratamento**	**Desfecho**
Costa et al., 1993	▪ 15 enfermeiras (escala rotativa)	▪ 2.350 lux ▪ 20 minutos ▪ 2 dias (escala noturna)	▪ Melhora subjetiva substancial em autoavaliações e testes de desempenho. Sem mudança nos ritmos de cortisol e temperatura
Budnick et al., 1995	▪ 13 trabalhadores (escala rotativa)	▪ 6.000 a 12.000 lux ▪ 50% do tempo de trabalho ▪ 3 meses	▪ Redefinição da fase circadiana e melhora subjetiva do alerta durante o trabalho
Stewart et al., 1995	▪ 8 trabalhadores (escala noturna)	▪ 8.800 a 10.670 lux ▪ Primeiro 1/3 da escala	▪ Melhora do sono durante o dia, melhora de medidas subjetivas de bem-estar, sem avaliações do sono ou ritmo circadiano
Boivin et al., 2002	▪ 12 enfermeiras (escala noturna)	▪ 2.500 lux ▪ Maior tempo possível ▪ 12 noites e deveriam ficar 8 horas no escuro ao chegar em casa	▪ Robusta mudança nos marcadores de fase (temperatura e melatonina), mas sem relatos do sono e alerta
Yoon et al., 2002	▪ 12 enfermeiras (escala noturna)	▪ 4.000 a 6.000 lux (durante 4 horas) OU ▪ 4.000 a 6.000 lux (durante 4 horas) + óculos escuros pela manhã	▪ Autorrelato de melhora da performance e alerta foi maior no grupo que fez o tratamento combinado
Lowden et al., 2004	▪ 18 trabalhadores (escala noturna)	▪ 2.500 lux ▪ 20 minutos (entre 3 e 4 horas da madrugada) ▪ 4 semanas	▪ Melhora significativa no estado de alerta e humor autorrelatados. Valores de melatonina salivar correspondentes à sonolência reportada e suprimidos na presença de luz.

Fonte: Adaptada de Costa et al., 1993; Budnick et al., 1995; Stewart et al., 1995; Boivin et al., 2002; Yoon et al., 2002; Lowden et al., 2004.

Administração controlada de melatonina

Há evidências de benefício da administração de melatonina antes do sono diurno, porém a variabilidade nos horários dos turnos, bem como na dosagem e no tempo de melatonina, torna difícil obter conclusões firmes. Existem boas razões teóricas para a melatonina (ou agonistas de melatonina) beneficiar o sono diurno dos trabalhadores noturnos, porém mais pesquisas são necessárias. A melhora observada no sono diurno pode estar relacionada tanto a um efeito hipnótico como a um efeito de mudança de fase.

Thottakam et al. conduziram um estudo placebo-controlado, duplo-cego, randomizado para investigar a viabilidade e a aceitabilidade da administração de melatonina em equipes clínicas que trabalham em turnos noturnos e verificar seu efeito no sono e em tarefas de atenção/concentração. Esse foi um estudo em médicos e enfermeiros trabalhando em três turnos noturnos consecutivos, em um hospital terciário de referência no Reino Unido. Vinte e cinco indivíduos do sexo masculino e feminino foram randomizados para receberem 6 mg de melatonina de liberação lenta ou placebo antes de dormir após cada turno em noites consecutivas, seguido por um período de *washout*, antes de passar para o outro braço experimental. A actigrafia foi usada para avaliação objetiva dos parâmetros do sono. Testes de concentração/atenção mostraram melhora com a melatonina (P < 0,0001). Sonolência, lapsos na vigília ou rebaixamento cognitivo durante o trabalho noturno de médicos ou enfermeiros podem afetar a segurança do paciente, e a melatonina pode ser uma intervenção útil.[13]

Promoção de sono por meio de medicações hipnóticas

Os estudos de simulação de trabalho no turno da noite demonstraram que os hipnóticos aumentam o sono diurno. Contudo, alguns estudos levantam dúvidas de que o tratamento melhore o alerta durante a noite (trabalho). No entanto, o tratamento hipnótico para o sono diurno levanta algumas questões distintas em relação ao desempenho e à segurança na noite que deve ser trabalhada. Dada a variedade de substâncias hipnóticas disponíveis atualmente, com perfis farmacocinéticos variados, mais estudos são necessários para afirmar sua segurança e indicar seu uso.

Futenma et al. investigaram recentemente a qualidade de vida (QV) e o desempenho de enfermeiros (trabalhadores em turnos) usuários de hipnóticos e verificaram que a taxa de uso de hipnóticos foi de 10% (6,9% eram usuários de um único hipnótico; e 3,1% eram usuários de múltiplos hipnóticos). A taxa de insônia não diferiu entre os usuários únicos e múltiplos de hipnóticos. No entanto, os usuários de múltiplos hipnóticos apresentaram menor QV, sintomas depressivos mais graves e maiores frequências de erros relacionados ao trabalho do que aqueles que usaram um único hipnótico. Uma análise de regressão logística múltipla revelou que idade igual ou acima de 27 anos, presença de depressão, cronotipo vespertino e presença de sintomas de insônia foram significativamente associados ao uso de hipnóticos. Entretanto, apenas a existência de transtorno do trabalho em turnos foi significativamente associada ao uso de múltiplos hipnóticos. Esse estudo sugere que o uso de múltiplos hipnóticos não é benéfico para o alívio da insônia ou para a manutenção de melhor QV em enfermeiros que trabalham em turnos.[14]

Promoção de alerta por meio de medicações psicoestimulantes

Há evidências convincentes de que a modafinila possa melhorar o estado de alerta noturno em trabalhadores de turnos. A cafeína não é considerada uma droga, mas demonstrou melhorar o estado de alerta em estudos de simulação e em um estudo de campo bem controlado. A metanfetamina melhorou o estado de alerta, mas essa droga está associada a importante potencial de abuso.

Em um dos maiores estudos de campo realizados com trabalhadores em turnos, Czeisler et al. testaram a modafinila como tratamento para combater a sonolência excessiva durante o trabalho noturno. Um total de 209 indivíduos foram randomizados para modafinila na dosagem de 200 mg (N: 96) ou para placebo (N: 108), administrados no início de cada turno. Na linha de base, e depois em três ocasiões, os sujeitos se reportaram ao laboratório para uma noite de simulação de trabalho noturno envolvendo testes laboratoriais. A modafinila produziu um alongamento modesto, mas altamente significativo, da latência para o sono (P: 0,002), indicando diminuição da sonolência. A melhora dos sintomas autoavaliados ocorreu em 74% dos tratados *versus* 36% com placebo, e também houve melhora na medida de desempenho. Nesse estudo, tanto os pacientes tratados quanto os não tratados manifestaram sonolência durante o turno da noite. Embora a modafinila tenha neutralizado a sonolência, não restaurou o alerta para os níveis diurnos. Não se sabe se uma dose maior teria produzido um efeito mais robusto.[15]

■ *Jet lag*

O transtorno de *jet lag* é caracterizado por uma incompatibilidade temporária entre o tempo do ciclo de sono e vigília gerado pelo relógio circadiano endógeno e o padrão de sono e vigília exigido por uma mudança no fuso horário.

Os indivíduos queixam-se de sono perturbado, sonolência e fadiga, e função diurna prejudicada, incluindo sintomas gastrointestinais e mal-estar generalizado. A gravidade e a duração dos sintomas dependem do número de fusos horários percorridos, da capacidade de dormir durante a viagem, da exposição a sinalizadores de temporização circadiana apropriados no novo ambiente, da tolerância ao desalinhamento circadiano quando acordado durante a noite biológica e do sentido da viagem. Viajar para o leste (exigindo ritmos circadianos avançados) geralmente é mais difícil de ajustar do que a viagem para o oeste.[6] O objetivo do tratamento é realinhar o ritmo do ciclo circadiano da maneira mais rápida e eficiente para minimizar os sintomas. As abordagens para tratamento e manejo do *jet lag* estão listadas a seguir.

Escala programada de sono

Mudanças frequentes para diferentes fusos horários, muitas vezes exigidas em viagens de negócios, são muito difíceis de acomodar. Esses viajantes se beneficiam quando mantêm o cronograma do local original. Um estudo comparou a manutenção da escala de sono original, em vez de adotar a escala local, durante uma estadia de 2 dias após uma viagem de 9 horas para o oeste. Vinte e seis viajantes que mantiveram sua escala domiciliar apresentaram menos sonolência e melhor qualidade e duração do sono. No entanto, cerca de um terço dos participantes disseram que preferiam aderir ao cronograma.[16] Em contrapartida, existem alguns dados de estudos de *jet lag* que apoiam a alteração do horário programado de sono antes da viagem para o leste para ajudar no arrastamento, embora o impacto disso nos sintomas do *jet lag* não seja totalmente claro.[17]

Exposição controlada à luz

O primeiro passo é fazer uma grade com uma listagem de horários de origem e destino. Em seguida, marca-se o momento em que a temperatura corporal central do viajante atinja o seu mínimo. Se a pessoa habitualmente não dorme mais de 7 horas por noite, então se marca esse ponto como 2 horas antes do seu horário habitual de despertar; se a pessoa dorme mais de 7 horas, então se colocam 3 horas antes da hora de acordar.[18]

Pessoas viajando para o leste, que querem acertar seus relógios no local de destino (um avanço de fase), precisam manter-se no escuro nas 3 horas que antecedem a temperatura corporal mínima e depois se expor à luz nas 3 horas imediatamente seguintes. Assim, o viajante de Chicago a Paris ficaria melhor evitando a exposição à luz na chegada, seja permanecendo na escuridão em seu quarto de hotel ou usando óculos escuros quando estiver ao ar livre. Usar óculos de sol durante o trânsito para o hotel também ajudaria a evitar a exposição à luz.[19]

Depois de um voo para o oeste, vale a pena ficar acordado enquanto é dia no destino e tentar dormir quando escurece. Depois de um voo para o leste, deve-se ficar acordado, evitar luz forte para ativar a secreção de melatonina do próprio corpo assim que escurecer, para ajustar-se o mais rápido possível, avançando a fase de sono.

Administração controlada de melatonina

A maioria dos estudos de campo descobriu que doses noturnas de melatonina (2 a 8 mg) melhoram a qualidade do sono[20] ou, ao menos, aliviam os sintomas diurnos do *jet lag*.[21] Preparações de liberação imediata parecem ser mais eficazes do que aquelas de liberação lenta.[22] Vale ressaltar que a maioria dos estudos se voltou exclusivamente para a adaptação às viagens para o leste.

Em estudos com administração de 5mg de melatonina para voos transmeridianos (12 fusos horários), a administração oral foi iniciada 3 dias antes da partida (entre 10 e 12 horas – hora local) e foi mantida no mesmo horário durante o voo. Uma dose extra foi utilizada durante o voo (entre 22 e 0 horas – hora no destino), e mantida por até 3 dias depois da chegada.[23] Vários outros estudos simplificaram ainda mais esse regime, com participantes tomando melatonina noturna somente na chegada ao destino, seja na viagem para o leste ou para o oeste.

O estudo envolvendo apenas viagens para o oeste (Los Angeles à Nova Zelândia) foi o único dos estudos com resultados positivos que apresentou comparação entre os participantes que receberam melatonina antes da partida (3 dias em doses de 5 mg, tomadas entre 7 e 8h em Los Angeles) e continuando por 5 dias após a chegada, das 22 à 0h na Nova Zelândia. Naqueles que receberam melatonina começando apenas na chegada, foi observada melhora significativa na adaptação e menor sofrimento com sintomas de *jet lag*.[24]

Promoção de sono por meio de hipnóticos

Hipnóticos (zopiclona ou zolpidem), tomados antes de dormir nas primeiras noites após o voo, podem reduzir os efeitos do *jet lag*, melhorando apenas a qualidade e a duração do sono. Os hipnóticos estão associados a vários efeitos adversos, incluindo dor de cabeça, tontura, náusea, confusão e amnésia, que podem superar quaisquer benefícios em curto prazo.[25]

Muitas evidências fisiológicas e anedóticas apoiam a adaptação ambiental. A luz é o principal sincronizador ambiental que empurra a fase circadiana para o ritmo claro-escuro no destino. Depois de um voo para o oeste, provavelmente vale a pena ficar acordado durante o dia no destino e tentar dormir quando escurece; e, depois de um voo para o leste, tentar dormir mais cedo que o habitual para sincronizar o ritmo biológico com o horário de destino, devendo-se evitar luz forte e respeitar a fase escura local para antecipar a produção endógena de melatonina.[26] Esse comportamento pode ajustar o relógio biológico e ativar a secreção de melatonina do próprio corpo no momento certo. Outros sincronizadores ambientais podem reforçar o efeito da luz, como horários de refeição e atividade física programados.[27]

Considerações finais

Finalmente, vale ressaltar que situações individuais podem favorecer um ou outro tratamento ou manejo dos TRC, sejam eles intrínsecos ou extrínsecos. Comorbidades e medicações em uso devem ser consideradas, fazendo-se ajustes necessários em cada condição. A presença de sintomas e sua gravidade também precisam de atenção ímpar. De modo geral, medidas comportamentais têm impacto positivo no tratamento dos TRC e devem ser incentivadas. O uso da melatonina também tem papel importante, porém seu manejo precisa ser mais bem conduzido.

■ Referências bibliográficas

1. Zee PC, Manthena P. The brain's master circadian clock: implications and opportunities for therapy of sleep disorders. Sleep Med Rev. 2007;11:59-70.

2. Dijk DJ, Archer SN. Light, sleep, and circadian rhythms: together again. PLoS. 2009;7:3000145.
3. Benarroch EE. Suprachiasmatic nucleus and melatonin: reciprocal interactions and clinical correlations. Neurology. 2008;71(8):594-8.
4. Wyatt JK, Dijk D, De Cecco AR et al. Sleep-facilitating effect of exogenous melatonin in healthy young men and women is circadian-phase dependent. Sleep. 2006;29:609-18.
5. Czeisler CA, Buxton OM, Khalsa SBS. The human circadian timing system and sleep-wake regulation. In: Kryger MH, Roth T, Dement WC, editors. Principles and practice of sleep medicine. 4th ed. Philadelphia: Saunders; 2005. p. 375-94.
6. American Academy of Sleep Medicine. International classification of sleep disorders. 3rd ed. Darien, IL: American Academy of Sleep Medicine; 2014.
7. Ramar K, Dort LC, Katz SG, Lettieri CJ, Harrod CG, Thomas SM et al. Clinical practice guideline for the treatment of obstructive sleep apnea and snoring with oral appliance therapy: an update for 2015. J Clin Sleep Med. 2015 Jul 15;11(7):773-827.
8. Santhi N, Duffy JF, Horowitz TS, Czeisler CA. Scheduling of sleep/darkness affects the circadian phase of night shift workers. Neuroscience Letters. 2005;384:316-20.
9. Garbarino S, Mascialino B, Penco MA et al. Professional shiftwork drivers who adopt prophylactic naps can reduce the risk of car accidents during night work. Sleep. 2004;27:1295-302.
10. Patterson PD, Weaver MD, Guyette FX, Martin-Gill C. Should public safety shift workers be allowed to nap while on duty? Am J Ind Med. 2020 Oct;63(10):843-50.
11. Sack RL, Auckley D, Auger RR, Carskadon MA, Wright Jr KP, Vitiello MV et al.; American Academy of Sleep Medicine. Circadian rhythm sleep disorders: part I, basic principles, shift work and jet lag disorders. An American Academy of Sleep Medicine review. Sleep. 2007 Nov;30(11):1460-83.
12. Lam C, Chung MH. Dose-response effects of light therapy on sleepiness and circadian phase shift in shift workers: a meta-analysis and moderator analysis. Sci Rep. 2021 Jun 7;11(1):11976.
13. Thottakam BMVJ, Webster NR, Allen L, Columb MO, Galley HF. Melatonin is a feasible, safe, and acceptable intervention in doctors and nurses working nightshifts: the MIDNIGHT trial. Front Psychiatry. 2020 Aug 27;11:872.
14. Futenma K, Asaoka S, Takaesu Y, Komada Y, Ishikawa J, Murakoshi A et al. Impact of hypnotics use on daytime function and factors associated with usage by female shift work nurses. Sleep Med. 2015 May;16(5):604-11.
15. Czeisler CA, Walsh JK, Roth T et al. Modafinil for excessive sleepiness associated with shift-work sleep disorder. New England Journal of Medicine. 2005;353:476-86.
16. Lowden A, Akerstedt T. Retaining home-base sleep hours to prevent jet lag in connection with a westward flight across nine time zones. Chronobiol Int. 1998;15:365-76.
17. Burgess HJ, Crowley SJ, Gazda CJ, Fogg LF, Eastman CI. Preflight adjustment to eastward travel: 3 days of advancing sleep with and without morning bright light. Journal of Biological Rhythms. 2003;18:318-28.
18. Burgess HJ, Eastman CT. Prevention of jet lag. 2010. [acesso em 25 jun. 2010]. Disponível em: http://pier.acponline.org/physicians/screening/prev1015/prev1015.html.
19. Kolla BP, Auger RR. Jet lag and shift work sleep disorders: how to help reset the internal clock. Cleve Clin J Med. 2011 Oct;78(10):675-84.
20. Suhner A, Schlagenhauf P, Höfer I, Johnson R, Tschopp A, Steffen R. Effectiveness and tolerability of melatonin and zolpidem for the alleviation of jet lag. Aviat Space Environ Med. 2001;72:638-46.
21. Sack RL, Auckley D, Auger RR et al.; American Academy of Sleep Medicine. Circadian rhythm sleep disorders: part I, basic principles, shift work and jet lag disorders. An American Academy of Sleep Medicine review. Sleep. 2007;30:1460-83.
22. Suhner A, Schlagenhauf P, Johnson R, Tschopp A, Steffen R. Comparative study to determine the optimal melatonin dosage form for the alleviation of jet lag. Chronobiol Int. 1998;15:655-66.
23. Petrie K, Conaglen JV, Thompson L, Chamberlain K. Effect of melatonin on jet lag after long haul flights. BMJ. 1989;298:705-7.
24. Petrie K, Dawson AG, Thompson L, Brook R. A double-blind trial of melatonin as a treatment for jet lag in international cabin crew. Biol Psychiatry. 1993;33:526-30.
25. Herxheimer A. Jet lag. BMJ Clin Evid. 2014 Apr 29;2014:2303.
26. Herxheimer A, Waterhouse J. The prevention and treatment of jet lag. BMJ. 2003;326:296-7.
27. Waterhouse JM, Minors DS, Waterhouse ME et al. Keeping in time with your body clock. Oxford, UK: Oxford University Press; 2002.

15

Tratamento das Hipersonias

Fernando Morgadinho Santos Coelho

Introdução

A hipersonia ou sonolência excessiva diurna (SED) é a necessidade de dormir durante horários que são inapropriados. A SED está relacionada a perda da concentração, com prejuízo na qualidade de vida e aumento do risco de acidentes. A SED é uma entidade clínica de difícil caracterização, quantificação e diagnóstico de origem, com alta prevalência e impacto na população.[1,2]

O diagnóstico correto da SED nem sempre é fácil e a investigação com uma anamnese detalhada deve direcionar para umas das causas, como privação de sono, distúrbios de sono, doenças clínicas e psiquiátricas, uso de medicações, distúrbios de ritmo circadiano e hipersonias de origem central.[2,3]

A SED é um sintoma muito subjetivo e sua quantificação pode ser realizada por meio de escalas ou questionários clínicos. Há alguns exames neurofisiológicos objetivos, como o Teste de Múltiplas Latências de Sono (TMLS). A Escala de Sonolência de Epworth (ESE) auxilia no diagnóstico e na quantificação da gravidade.[3]

O tratamento da SED é direcionado para a resolução ou o controle da sua origem. Neste capítulo, serão abordadas as medidas terapêuticas para o tratamento das diversas causas de SED de origem central.[1,2]

Narcolepsia

O tratamento dos pacientes com narcolepsia busca garantir uma boa integração social, profissional e familiar. É dividido em não farmacológico e farmacológico.[3]

■ Tratamento não farmacológico

O tratamento não farmacológico se inicia pela educação contínua do paciente, da família e das pessoas do ambiente profissional sobre a doença. Há um preconceito natural em pacientes com SED que impacta na carreira profissional e nas atividades sociais de pacientes com narcolepsia.

A associação de narcolepsia e distúrbios do humor é comum e o seguimento desses pacientes por um grupo de profissionais da área de saúde mental é recomendado. O suporte psicológico em centros especializados modifica os prognósticos social e pessoal deles.

A higiene do sono é muito importante para os bons resultados durante o tratamento. Orientações sobre adotar horários regulares de dormir e acordar, evitar privação de sono, não fazer uso de medicações sem orientação médica, além de manter hábitos saudáveis de vida, facilitam o manejo da doença. Os pacientes devem evitar a ingesta de bebidas alcoólicas; e a prática de atividades físicas regulares é recomendada.

Outra importante medida não farmacológica é a recomendação de cochilos programados. Normalmente, os pacientes com narcolepsia se beneficiam de curtos cochilos (entre 15 e 20 minutos) durante o dia. Essa medida, incorporada na rotina do paciente, pode refletir em menor dose de medicações.

Os pacientes devem ser orientados quanto ao risco de acidentes domésticos, no trânsito e no trabalho, com acompanhamento regular desses eventos durante as consultas.[2]

■ Tratamento farmacológico

O tratamento farmacológico do paciente com narcolepsia deve ser direcionado para as necessidades individuais. A personalização dos medicamentos e das doses e o acompanhamento constante garantem o bom resultado da terapêutica escolhida, assim como evitam as complicações dos efeitos colaterais indesejados e danosos.

O tratamento farmacológico da narcolepsia é sintomático. Não há medicamentos que modifiquem a história natural da doença. Será abordado neste capítulo o tratamento farmacológico sintomático desses pacientes, dividido em tratamento da SED e da cataplexia.

Tratamento farmacológico da SED

As opções farmacológicas para o tratamento sintomático da SED em pacientes com narcolepsia são limitadas. A seguir, serão discutidas algumas opções terapêuticas de SED em pacientes com narcolepsia, conforme os níveis de evidência atual.[2]

Modafinila – classe de evidência I (disponível no Brasil)

A modafinila é um estimulante não típico do sistema nervoso central (SNC) (de 100 a 400 mg/dia), sendo usado normalmente em 2 tomadas diárias. É o medicamento de escolha para o tratamento da SED em pacientes com narcolepsia. Apresenta menos efeitos colaterais e menor incidência de tolerância do que os estimulantes típicos. O mecanismo de ação ainda não é totalmente conhecido, com ação adrenérgica, histaminérgica e hipocretinérgica.[4]

Armodafinila – classe de evidência I (disponível no Brasil)

A armodafinila é o isômero R mais duradouro da modafinila racêmica e é indicada para a promoção de vigília nos pacientes com narcolepsia. Apesar de meias-vidas semelhantes, as concentrações plasmáticas da armodafinila são mais elevadas no final do dia, declinando de maneira monofásica, em comparação à modafinila, que declina de maneira bifásica. A tomada deve ser 1 vez ao dia (de 150 a 250 mg/dia).[5]

Pitolisante – classe de evidência I (não disponível no Brasil)

O efeito do pitolisante no controle da SED em pacientes com narcolepsia é não inferior ao da modafinila. É uma opção terapêutica para o tratamento de SED em pacientes com narcolepsia em muitos países ao redor do mundo. Trata-se de um medicamento antagonista/agonista inverso do receptor de histamina (H3), atuando na ativação pré-sináptica de neurônios histaminérgicos, com promoção da vigília.[6,7]

Solriamfetol – classe de evidência I (não disponível no Brasil)

O solriamfetol é um inibidor dual seletivo da recaptação de dopamina e da norepinefrina, provocando liberação de aminas similar à ação dos estimulantes e reduzindo a SED em pacientes com narcolepsia. Dor de cabeça, náusea, diminuição do apetite, faringite, boca seca e ansiedade são os efeitos colaterais mais relatados pelos pacientes.[8]

Oxibato de sódio – classe de evidência I (não disponível no Brasil)

O oxibato de sódio (GHB) diminui a fragmentação do sono, com redução de SED, em pacientes com narcolepsia. A ação do GHB é aumento da liberação de GABA localizado no hipocampo e no córtex cerebral, modulação da neurotransmissão dopaminérgica e incremento do transporte de triptofano, com consequente aumento de aminas e acetilcolina no cérebro. Os efeitos colaterais mais descritos são euforia, amnésia, efeito anabolizante, agressividade, coma, agitação, tremores e contrações musculares clônicas.[9-11]

Metilfenidato – classe de evidência II (disponível no Brasil)

É um estimulante do SNC que apresenta ação semelhante à das anfetaminas. Encontram-se comprimidos de 10 mg, com meia-vida de 4 horas, uso de 2 a 3 tomadas ao dia, e versões de liberação lenta. A dose habitual varia entre 10 e 60 mg por dia. O tratamento deve ser iniciado com 5 mg, 2 vezes ao dia, no período de maior necessidade/atividade do paciente (início de manhã e/ou tarde).[12]

É importante orientar o paciente a evitar o uso da medicação nos fins de semana, para evitar a tolerância. Insônia, hipertensão arterial, irritabilidade, cefaleia e palpitações são frequentes efeitos colaterais.

Anfetaminas – classe de evidência de I a IV (disponível no Brasil)

As anfetaminas são estimulantes típicos com ação em dopamina, com risco de abuso e de eventos adversos cardiovasculares. O mazindol esteve disponível no Brasil até 2012 e foi descontinuado por hepatotoxicidade. O uso da lisdexanfetamina para tratamento da SED em pacientes com narcolepsia foi relatado recentemente em uma série de casos.[13,14]

Cafeína – classe de evidência II (disponível no Brasil)

A cafeína é um antagonista seletivo dos receptores de adenosina (A1 e A2a). Doses altas são necessárias para a promoção da vigília em pacientes com narcolepsia, com efeitos colaterais como ansiedade, tremores, dor de cabeça e irritação gastrointestinal. Estudo recente refere que menores doses de 200 mg de cafeína, em cápsulas, ajudam no controle da SED em pacientes com narcolepsia.

L-carnitina – classe de evidência II (disponível no Brasil)

A L-carnitina participa do metabolismo de lipídios no transporte do citoplasma para a matriz mitocondrial, para oxidação. Estudo em pacientes com narcolepsia demonstrou a eficácia da L-carnitina oral na redução da SED, pelo aumento da ação da enzima L-carnitina-o-palmitoil transferase. O uso da L-carnitina é seguro e tem sido usado durante a gravidez em pacientes com narcolepsia.[16]

Tratamento farmacológico da cataplexia

Oxibato de sódio – classe de evidência I (não disponível no Brasil)

O oxibato de sódio (GHB) é o medicamento de escolha para o tratamento da cataplexia, inclusive em crianças. Deve ser ingerido no momento de ir para a cama, pelo risco de acidentes, já que apresenta uma latência de sono muito reduzida.[9,10]

Antidepressivos duais – venlafaxina – sem classe de evidência (disponível no Brasil)

A venlafaxina é utilizada de rotina na prática clínica, apesar de não haver estudos com nível de evidência. A venlafaxina exerce ação dupla, com aumento nas sinapses da serotonina e da noradrenalina, e provoca, como principais efeitos colaterais, perda da coordenação fina, confusão mental, ganho ponderal, sedação, náuseas, insônia e disfunção sexual.[17]

Pitolisante – classe de evidência I (não disponível no Brasil)

O pitolisante também reduz a cataplexia sem abuso e com boa tolerabilidade. Os efeitos colaterais comuns são cefaleia, insônia e náusea.[6,7]

Antidepressivos tricíclicos – com classe de evidência IV (disponível no Brasil)

A clomipramina aumenta a concentração das monoaminas nas sinapses, e as doses para controle da cataplexia são menores do que aquelas utilizadas para tratamento da depressão. O uso de doses mais altas pode causar vários efeitos colaterais, como boca seca, visão com acuidade diminuída, obstipação intestinal, retenção urinária, hipotensão postural, ganho ponderal, coma, delírio, arritmias cardíacas, depressão respiratória e óbito.[18,19]

Antidepressivos inibidores da recaptação de serotonina – classe de evidência III e IV (disponível no Brasil)

Fluoxetina e citalopram são inibidores da recaptação de serotonina e elevam a concentração de serotonina por inibir a recaptação pré-sináptica. Os efeitos colaterais mais comuns são perda da coordenação fina, confusão mental, sedação, ganho ponderal, náuseas, insônia, alteração da função sexual e, em raros casos de associação medicamentosa, podem causar arritmias e óbito.[20]

Inibidores da monoamino oxidase B – classe de evidência II (disponível no Brasil)

A selegilina é um inibidor da monoamino oxidase B que exerce ação na degradação das monoaminas e consequente aumento do efeito desses neurotransmissores nos neurônios pós-sinápticos. Os efeitos colaterais mais comuns são sedação, confusão, tremores, excitação, ganho ponderal, xerostomia, obstipação intestinal, retenção urinária e arritmias cardíacas.[21,22]

Baclofeno – classe de evidência II (disponível no Brasil)

O baclofeno é um agonista do $GABA_B$ de ação central, comumente utilizado para controle da espasticidade e da rigidez. Sua ação é a de reduzir a latência para o sono e aumentar o sono de ondas lentas e o tempo total de sono. Há também benefício, demonstrado em poucos pacientes, do baclofeno no controle da cataplexia.[23]

Perspectivas para o tratamento da narcolepsia

A modulação do sistema imunológico tem sido tentada em séries de casos de pacientes com narcolepsia. Séries de casos com o uso intravenoso de imunoglobulinas foram publicadas, com resultados negativos ou pouco duradouros.[24,25]

O uso de glicocorticosteroides e imunomoduladores (alentuzumabe e rituximabe) tem sido tentado, mas estudos controlados precisam ser realizados para caracterizar a eficácia dessas terapias.[26,27]

Os medicamentos agonistas de hipocretina-1 estão em desenvolvimento e prometem revolucionar o tratamento sintomático da cataplexia.[28] Estudos em animais com células-tronco pluripotentes demonstraram resultados promissores.[29]

Hipersonia idiopática

A hipersonia idiopática (HI) é uma doença do sono do SNC, cuja origem é desconhecida e o diagnóstico é realizado após a exclusão de outras causas de SED.

Os pacientes com HI apresentam tempo total de sono aumentado nas 24 horas com SED permanente, cujos cochilos são muito mais longos e não reparadores.[30]

Inércia do sono com dificuldade para despertar, irritabilidade, impacto na realização de tarefas e perdas cognitivas, além de comportamento automático, são comuns nesses pacientes. Alguns pacientes apresentam fenômeno de Reynaud, hipotensão ortostática e alteração da percepção térmica.

O tratamento é dividido em comportamental e farmacológico. A orientação aos familiares e o uso de estimulantes melhoram a qualidade de vida dos pacientes. Há trabalhos com o uso de claritromicina, corticosteroides em altas doses e naloxone para o controle da SED nesses pacientes. Infelizmente, poucos estudos realizados para o tratamento de HI apresentam bom nível de evidência.[30]

Síndrome de Kleine-Levin

A síndrome de Kleine-Levin (SKL) é rara, mais comum em meninos na adolescência, e pode ter como origem uma alteração autoimune pós-infecciosa. A SKL é uma doença caracterizada por ataques de sono prolongados, do tipo recorrente-remitentes, além de alterações psiquiátricas, cognitivas e comportamentais com duração de 10 dias a mais de 1 mês. Os sintomas comportamentais mais comuns, que ocorrem em 50% dos pacientes, são a hiperfagia, a hipersexualidade, a coprolalia e a copropraxia. Entre as crises, os pacientes são assintomáticos, mas a hiperfagia e o ganho de peso podem causar o aumento da prevalência de apneia obstrutiva do sono com o decorrer da doença.

O carbonato de lítio tem sido utilizado para aumento dos intervalos entre as crises e normalmente há remissões espontâneas com o envelhecimento.[31]

■ Referências bibliográficas

1. Billiard M, Bassetti C, Dauvilliers Y, Dolenc-Groselj L, Lammers GJ, Mayer G et al. EFNS guidelines on management of narcolepsy. European Journal of Neurology. 2006;13(10):1035-48.
2. Bassetti CLA, Kallweit U, Vignatelli L, Plazzi G, Lecendreux M, Baldin E et al. European guideline and expert statements on the management of narcolepsy in adults and children. European Journal of Neurology. 2021;28(9):2815-30.

3. American Academy of Sleep Medicine. International classification of sleep disorders – Third edition (ICSD-3). Darien, IL: American Academy of Sleep Medicine; 2014.
4. Broughton RJ, Fleming JA, George CF, Hill JD, Kryger MH, Moldofsky H et al. Randomized, double-blind, placebo-controlled crossover trial of modafinil in the treatment of excessive daytime sleepiness in narcolepsy. Neurology. 1997;49(2):444-51.
5. Darwish M et al. Armodafinil and modafinil have substantially different pharmacokinetic profiles despite having the same terminal half-lives analysis of data from three randomized, single-dose, pharmacokinetic studies. Clin Drug Invest. 2009;29(9):613-23.
6. Szakacs Z, Dauvilliers Y, Mikhaylov V, Poverennova I, Krylov S, Jankovic S et al. Safety and efficacy of pitolisant on cataplexy in patients with narcolepsy: a randomised, double-blind, placebo-controlled trial. Lancet Neurol. 2017;16(3):200-7.
7. Dauvilliers Y, Bassetti C, Lammers GJ, Arnulf I, Mayer G, Rodenbeck A et al. Pitolisant versus placebo or modafinil in patients with narcolepsy: a double-blind, randomised trial. Lancet Neurol. 2013;12(11):1068-75.
8. Dauvilliers Y, Shapiro C, Mayer G, Lammers GJ, Emsellem H, Plazzi G et al. Solriamfetol for the treatment of excessive daytime sleepiness in participants with narcolepsy with and without cataplexy: subgroup analysis of efficacy and safety data by cataplexy status in a randomized controlled trial. CNS Drugs. 2020;34(7):773-84.
9. Boscolo-Berto R, Viel G, Montagnese S, Raduazzo DI, Ferrara SD, Dauvilliers Y. Narcolepsy and effectiveness of gamma-hydroxybutyrate (GHB): a systematic review and meta-analysis of randomized controlled trials. Sleep Medicine Reviews. 2012;16(5):431-43.
10. Alshaikh MK, Tricco AC, Tashkandi M, Mamdani M, Straus SE, BaHammam AS. Sodium oxybate for narcolepsy with cataplexy: systematic review and meta-analysis. J Clin Sleep Med. 2012;8(4):451-8.
11. Black J, Houghton WC. Sodium oxybate improves excessive daytime sleepiness in narcolepsy. Sleep. 2006;29(7):939-46.
12. Mitler MM, Shafor R, Hajdukovich R, Timms RM, Browman CP. Treatment of narcolepsy: objective studies on methylphenidate, pemoline, and protriptyline. Sleep. 1986;9(1 Pt 2):260-4.
13. Aguilar AC, Frange C, Pimentel Filho LH, Reis MJ, Tufik S, Coelho FMS. Lisdexamfetamine to improve excessive daytime sleepiness and weight management in narcolepsy: a case series. Braz J Psychiatry. 2020;42(3):314-6.
14. Shindler J, Schachter M, Brincat S, Parkes JD. Amphetamine, mazindol, and fencamfamin in narcolepsy. Br Med J (Clin Res Ed). 1985;290(6476):1167-70.
15. Aldosari MS, Olaish AH, Nashwan SZ, Abulmeaty MMA, BaHammam AS. The effects of caffeine on drowsiness in patients with narcolepsy: a double-blind randomized controlled pilot study. Sleep Breath. 2020;24(4):1675-84.
16. Miyagawa T, Kawamura H, Obuchi M, Ikesaki A, Ozaki A, Tokunaga K et al. Effects of oral L-carnitine administration in narcolepsy patients: a randomized, double-blind, cross-over and placebo-controlled trial. PLoS One. 2013;8(1):e53707.
17. Moller LR, Ostergaard JR. Treatment with venlafaxine in six cases of children with narcolepsy and with cataplexy and hypnagogic hallucinations. J Child Adolesc Psychopharmacol. 2009;19(2):197-201.
18. Schachter M, Parkes JD. Fluvoxamine and clomipramine in the treatment of cataplexy. J Neurol Neurosurg Psychiatry. 1980;43(2):171-4.
19. Guilleminault C, Raynal D, Takahashi S, Carskadon M, Dement W. Evaluation of short-term and long-term treatment of the narcolepsy syndrome with clomipramine hydrochloride. Acta Neurol Scand. 1976;54(1):71-87.
20. Langdon N, Shindler J, Parkes JD, Bandak S. Fluoxetine in the treatment of cataplexy. Sleep. 1986;9(2):371-3.
21. Thirumalai SS, Shubin RA. The use of citalopram in resistant cataplexy. Sleep Med. 2000;1(4):313-6.
22. Mayer G, Meier KE, Hephata K. Selegeline hydrochloride treatment in narcolepsy. A double-blind, placebo-controlled study. Clin Neuropharmacol. 1995;18(4):306-19.
23. Huang YS, Guilleminault C. Narcolepsy: action of two gamma-aminobutyric acid type B agonists, baclofen and sodium oxybate. Pediatr Neurol. 2009;41(1):9-16.
24. Valko PO, Khatami R, Baumann CR, Bassetti CL. No persistent effect of intravenous immunoglobulins in patients with narcolepsy with cataplexy. Journal of Neurology. 2008;255(12):1900-3.
25. Dauvilliers Y, Carlander B, Rivier F, Touchon J, Tafti M. Successful management of cataplexy with intravenous immunoglobulins at narcolepsy onset. Annals of Neurology. 2004;56(6):905-8.
26. Sarkanen T, Alen R, Partinen M. Transient impact of rituximab in H1N1 vaccination-associated narcolepsy with severe psychiatric symptoms. Neurologist. 2016;21(5):85-6.
27. Donjacour CE, Lammers GJ. A remarkable effect of alemtuzumab in a patient suffering from narcolepsy with cataplexy. J Sleep Res. 2012;21(4):479-80.
28. Nagahara T, Saitoh T, Kutsumura N, Irukayama-Tomobe Y, Ogawa Y, Kuroda D et al. Design and synthesis of non-peptide, selective orexin receptor 2 agonists. J Med Chem. 2015;58(20):7931-7.
29. Arias-Carrion O, Murillo-Rodriguez E. Effects of hypocretin/orexin cell transplantation on narcoleptic-like sleep behavior in rats. PLoS One. 2014;9(4):e95342.
30. Trotti LM. Idiopathic hypersomnia. Sleep Med Clin. 2017;12(3):331-44.
31. Arnulf I, Groos E, Dodet P. Kleine-Levin syndrome: a neuropsychiatric disorder. Revue Neurologique. 2018;174(4):216-27.

16

Outros Transtornos do Sono na Infância

Rosana S. Cardoso Alves

Introdução

O sono é importante em todas as fases da vida, porém na infância é ainda mais, pois é o período em que ocorre o desenvolvimento do sistema nervoso central e, assim, o de funções cognitivas.[1] Importante destacar que o desempenho diurno da criança está diretamente relacionado à qualidade do seu sono. Outro ponto de relevo é que a queixa de sono da criança pode alterar o sono de seus cuidadores e, portanto, de toda a família.[2]

Várias situações internas ou externas podem afetar o sono normal, como doenças sistêmicas, medicações, condições ambientais, assim como a faixa etária da criança e de seu desenvolvimento.

Os transtornos do sono são frequentes na população infantil. O diagnóstico adequado de determinado transtorno pode requerer uma avaliação detalhada com outros profissionais da saúde, além do pediatra.

Parassonias

O tema parassonias já é tratado em capítulo anterior, porém serão citadas aqui algumas peculiaridades das parassonias na infância. As parassonias são manifestações físicas indesejáveis que acometem o sistema motor ou neurovegetativo, podendo ocorrer durante o sono ou na transição sono-vigília ou vigília-sono. São comuns na infância, com prevalência em torno de 14% em crianças entre 7 e 11 anos.[3] A seguir, serão destacadas as parassonias mais frequentes na população pediátrica: sonambulismo, despertar confusional, terror noturno, pesadelos e enurese noturna.

Na maioria das vezes, o diagnóstico das parassonias pode ser obtido com uma história clínica detalhada. O momento do aparecimento, as características do evento e a idade da criança são informações cruciais para o raciocínio clínico. No entanto, alguns casos requerem uma polissonografia (PSG) com vídeo para uma avaliação mais apurada. As principais indicações de PSG nas parassonias são:

1. Riscos de lesões ou violência.

2. Diagnóstico diferencial com crises epilépticas.
3. Presença de sonolência excessiva diurna.
4. Ausência de resposta terapêutica.
5. Associação com outros transtornos neurológicos, clínicos ou psiquiátricos.

As **parassonias do sono NREM** geralmente ocorrem no início do sono, são comuns na infância e diminuem com a idade. Acredita-se que o maior predomínio dessas parassonias na infância se deva à maior quantidade de sono N3 que as crianças apresentam, uma vez que é nessa fase que predominam os transtornos do despertar. Com o passar dos anos, a quantidade de sono N3 vai diminuindo, bem como a incidência dessas parassonias. Em geral, há histórico familiar positivo, com predisposição genética.[4]

Vários fatores podem influenciar os transtornos do despertar. A idade é importante, uma vez que predominam na infância e muitas vezes desaparecem na adolescência. A privação de sono e o estresse escolar ou familiar parecem aumentar a complexidade e a frequência dos eventos.

O **sonambulismo** é caracterizado por episódios de despertar parcial do sono NREM, com comportamentos motores estereotipados e automáticos, além de amnésia total ao evento. Os episódios apresentam uma tendência de ocorrer no terço inicial da noite, provavelmente por ser o momento em que há a maior porcentagem de sono de ondas lentas.

O sonambulismo é mais comum em crianças entre 8 e 12 anos, sendo que em 10% a 25% dos casos é possível identificar história familiar.[3] Fatores como febre, privação de sono, medicamentos, atividade física, estresse, ansiedade, álcool, apneia do sono podem aumentar a frequência dos episódios.

O tratamento do sonambulismo inclui o aconselhamento familiar a respeito do caráter benigno da doença e orientação acerca de medidas de segurança para evitar que essas pessoas se machuquem. Deve-se orientar com medidas de higiene do sono e raramente é necessária a introdução de clonazepam.[5]

O **terror noturno** consiste em episódios de despertar parcial do sono NREM. Esses episódios são caracterizados por despertar súbito, e o paciente em geral grita e senta-se na cama, com predomínio de intensas manifestações autonômicas, como taquicardia, taquipneia, rubor de pele, sudorese e midríase. Há usualmente amnésia total dos episódios. Os episódios duram de 3 a 5 minutos e o retorno ao sono é imediato.[4,6]

Há uma incidência maior entre 4 e 12 anos de idade. O terror noturno é mais comum no sexo masculino e tem caráter autolimitado. Aqui também fatores como febre, privação de sono e apneia do sono podem aumentar a frequência dos episódios. O diagnóstico diferencial inclui pesadelos e epilepsia.[7]

O tratamento é semelhante ao do sonambulismo, realizado apenas se houver risco de lesões ou se o impacto dos eventos for muito grande. Há relatos de uso de LH triptofano em alguns países europeus.

Os **despertares confusionais** consistem em despertares parciais, com fala ininteligível, amnésia ao evento, sudorese ou comportamento inapropriado, como choro inconsolável ou agressividade. Em geral, duram de 5 a 15 minutos, mas podem ser mais prolongados. A prevalência é de 17% entre 3 e 13 anos, geralmente desaparecendo após os 10 anos, sendo que a associação com sonambulismo é frequente.

As **parassonias do sono REM** são menos comuns na infância, sendo o transtorno comportamental do sono REM ainda mais raro nessa faixa etária. No entanto, considerando-se os **pesadelos**, eles são mais frequentes entre as idades de 3 e 6 anos. Assim, pesadelos são comuns na infância, ocorrendo em 60% a 75% das crianças. A ocorrência de pesadelos ocasionais não caracteriza o transtorno do pesadelo. Cerca de 10% a 50% das crianças de 3 a 5 anos de idade apresentam pesadelos ocasionais, graves o suficiente para pedir ajuda noturna a seus pais. O tratamento na maioria dos casos se restringe à orientação familiar a respeito do caráter benigno dos episódios.[8,9]

Já o **transtorno de pesadelo** na infância é mais provável de ocorrer em crianças expostas a estressores psicossociais intensos. A maioria dos pesadelos de infância se resolvem espontaneamente, sendo que o diagnóstico deve ser dado somente se houver sofrimento persistente.[10,11]

A **enurese noturna** (EN) é considerada como a eliminação de urina no período noturno, de maneira involuntária, em crianças a partir dos 5 anos de idade. O episódio de enurese deve se dar pelo menos em 2 noites na semana, podendo ocorrer mais de 1 vez por noite e até mesmo todas as noites. A enurese é comum, sendo que 1 em cada 3 crianças de 4 anos ainda urina na cama, ou seja, a enurese noturna é vista com um transtorno somente após os 5 anos de vida. A prevalência de enurese é de cerca de 10% em crianças de 6 anos. Se ambos os pais têm história pregressa de enurese, há risco de 77% de seus filhos também desenvolverem enurese; e, se um dos pais teve enurese, o risco é reduzido para 43%. A EN pode ser do tipo monossintomática (ENM), quando ocorre na ausência de outros sintomas, ou polissintomática (ENP), na presença de sintomas de perdas noturnas e diurnas e infecção urinária, associada ou não a encoprese. A enurese noturna é considerada primária quando a criança nunca tiver conseguido obter controle esfincteriano noturno.[12,13]

Qualquer condição clínica que interfira no sono apresenta potencial para determinar sintomas diurnos, como a síndrome da apneia obstrutiva do sono (SAOS), movimentos periódicos dos membros (MPM) durante a noite e enurese noturna.

Os episódios podem ocorrer em todos os estágios do sono. A fisiopatologia da enurese parece estar relacionada a um atraso na maturação do controle vesical na enurese primária. Fatores orgânicos, como malformações geniturinárias, bexiga neurogênica, patologias psiquiátricas ou endócrinas, podem causar enurese secundária (Quadro 16.1).

Quadro 16.1 Enurese – critérios diagnósticos obrigatórios: diagnósticos gerais para enurese do sono.
Enurese primária do sono a) O paciente ter mais de 5 anos b) O paciente apresentar micção involuntária recorrente durante o sono, que ocorre pelo menos 2 vezes por semana c) A condição estar presente há pelo menos 3 meses d) O paciente nunca ter sido consistentemente seco durante o sono
Enurese secundária do sono a) O paciente ter mais de 5 anos b) O paciente apresentar micção involuntária recorrente durante o sono, que ocorre pelo menos 2 vezes por semana c) A condição estar presente há pelo menos 3 meses d) O paciente já ter sido consistentemente seco durante o sono por pelo menos 6 meses

Fonte: Desenvolvido pela autoria do capítulo.

Falta de liberação de hormônio antidiurético durante o sono, instabilidade e/ou diminuição da capacidade da bexiga e da incapacidade de despertar do sono pela sensação da bexiga cheia fazem parte da fisiopatologia da enurese. A enurese é uma entidade multifatorial, cujo curso pode ser afetado por outros fatores, como a presença de hipercalciúria, irritabilidade e transtornos do déficit de atenção e hiperatividade (TDAH), apneia do sono, obesidade, constipação e incontinência fecal.

O prognóstico da ENM é bom, com taxa de cura espontânea de 10% a 15% ao ano. A recomendação é que se inicie o tratamento quando o problema começa a interferir nas atividades sociais da criança. O tratamento da enurese noturna inclui apoio psicológico e medidas comportamentais. Em casos mais graves, pode-se utilizar antidepressivos tricíclicos ou desamino-D-arginina-vasopressina – desmopressina (DDAVP).

Transtorno dos movimentos rítmicos relacionados ao sono

São considerados quatro tipos de movimentos rítmicos relacionados ao sono (MRS): bater a cabeça, balançar o corpo, rolar o corpo e rolar a cabeça. São movimentos amplos, repetidos ritmicamente, que ocorrem na transição da vigília para o sono ou ao despertar, durante cochilos diurnos ou durante o sono, nos estágios N1 ou N2 do sono. Em geral, são eventos benignos na maioria das crianças, porém podem causar ansiedade nos familiares. Uma preocupação constante dos pais é que a criança possa se machucar durante os episódios. O movimento rítmico de bater a cabeça (também chamado de *jactatio capitis nocturna*) é o mais estressante para os familiares. Os MRS com frequência desaparecem com a idade de 5 anos, mas podem persistir em crianças com transtorno do espectro autista ou outros transtornos do desenvolvimento.[14]

Com os MRS, às vezes ocorrem vocalizações, como murmúrios constantes ou falas ininteligíveis. Algumas crianças vocalizam tão alto que interrompem o sono de seus familiares. O exame físico da criança é normal na grande maioria das vezes, com exceção talvez de edemas na região onde a cabeça mais bate. É fundamental avaliar os marcos do desenvolvimento neuropsicomotor, que em geral são normais. Como a privação de sono pode exacerbar o MRS, a orientação sobre a higiene do sono é muito importante. A maioria das crianças reduz os movimentos por volta dos 3 anos de idade e cerca de 90% delas não mais os apresentam aos 4 anos. Raramente, os DRS persistem na adolescência ou mesmo até a vida adulta.

Dentro do escopo do tratamento, é importante esclarecer a família sobre os MRS serem benignos e em geral cessarem antes dos 5 anos de idade, bem como sobre medidas de segurança para que a criança não se machuque durante os movimentos. Embora o "bater a cabeça" muito dificilmente possa ferir a criança, os pais podem colocar almofadas ou travesseiros onde a criança costuma batê-la. A higiene do sono adequada é importante para a redução dos episódios. Muito raramente é necessária intervenção medicamentosa.

Sono agitado ou inquieto

A queixa de movimentação excessiva durante o sono é muito frequente nos consultórios pediátricos. Existem diversos diagnósticos possíveis para um sono inquieto ou agitado, os quais devem ser investigados. Ronco, apneia obstrutiva do sono, síndrome das pernas inquietas ou MRS são algumas causas que podem gerar desconforto na criança, fazendo com que ela se mexa bastante enquanto dorme. Recentemente, a revista *Sleep Medicine* publicou artigo em que especialistas sugerem a classificação de uma nova doença do sono para o público pediátrico, denominada "transtorno do sono agitado ou transtorno do sono inquieto" (no original: *Consensus diagnostic criteria for a newly defined pediatric sleep disorder: restless sleep disorder* – RSD).[15]

O diagnóstico do transtorno do sono agitado no público infantil deve basear-se em oito critérios essenciais:

1. Queixa de sono inquieto/agitado relatada por um familiar ou cuidador.
2. Movimentação excessiva que envolva grandes grupos musculares, como o corpo inteiro ou os quatro membros, diferenciando da síndrome das pernas inquietas, em que a movimentação é mais restrita às pernas.
3. Movimentos ocorrem durante o sono ou próximo do início do sono, o que caracteriza que se trata de um transtorno do sono.
4. Documentação por meio da videopolissonografia, mostrando um índice total de 5 ou mais movimentos corporais grandes por hora de sono.
5. Ocorrência dos sintomas de, pelo menos, 3 vezes por semana.
6. Presença do sono agitado pelo período mínimo de 3 meses.
7. Impacto clínico com alterações comportamentais, sociais ou de aprendizado, como sonolência excessiva durante o dia que cause irritabilidade ou impulsividade, fadiga e outras alterações de comportamento.
8. O transtorno do sono agitado não é explicado por outros transtornos do sono, como apneia obstrutiva do sono, síndrome das pernas inquietas, transtorno rítmico do movimento, insônia, ou crises epilépticas.

Ainda não há consenso sobre tratamentos específicos para esse novo transtorno do sono.

Referências bibliográficas

1. Mindell J, Owens J, Alves R, Bruni O, Goh D, Hiscock H et al. Give children and adolescents the gift of a good night's sleep: a call to action. Sleep Med. 2011;12(3):203-4.
2. Knoop MS, De Groot ER, Dudink J. Current ideas about the roles of rapid eye movement and non-rapid eye movement sleep in brain development. Acta Paediatr. 2021 Jan;110(1):36-44.
3. Alves RC. Distúrbios do sono. Rio de Janeiro: Atheneu; 2017.
4. Alves RSC. Parassonias. In: Pessoa JHL, Pereira Júnior JC, Alves RSC, editores. Distúrbios do sono na infância e adolescência. 2. ed. Rio de Janeiro: Atheneu; 2015. v. 1, p. 287.
5. Weiss SK, Garbutt A. Pharmacotherapy in pediatric sleep disorders. Adolesc Med State Art Rev. 2010;21(3):508-21.
6. Laberge L, Tremblay RE, Vitaro F. Development of parasomnias from childhood to early adolescence. Pediatrics. 2000;106:67-74.
7. Leung A, Wong A, Hon K. Sleep terrors: an updated review. Curr Pediatr Rev. 2020;16(3):176-82.
8. Schredl M, Reinhard I. Gender differences in nightmare frequency: a meta-analysis. Sleep Med Rev. 2011;15(2):115-21.
9. Scarpelli S, Bartolacci C, D'Atri A, Gorgoni M, De Gennaro L. Mental sleep activity and disturbing dreams in the lifespan. Int J Environ Res Public Health. 2019;29;16(19):3658.
10. Asarnow LD, Mirchandaney R. Sleep and mood disorders among youth. Child Adolesc Psychiatr Clin N Am. 2021 Jan;30(1):251-68.
11. Jeon M, Dimitriou D, Halstead EJ. A systematic review on cross-cultural comparative studies of sleep in young populations: the roles of cultural factors. Int J Environ Res Public Health. 2021 Feb 19;18(4):2005.
12. Soster LA, Alves RC. Sonambulismo e outras parassonias. In: Série SPSP: Medicina do Sono. 2019.
13. Soster LA, Alves RC et al. Non-REM sleep instability in children with primary monosymptomatic sleep enuresis. Journal of Clinical Sleep Medicine. 2017;13(10).
14. Mindell J, Owens J. A clinical guide to pediatric sleep: diagnosis and management of sleep problems. 2nd ed. Philadelphia: Lippincott Williams & Wilkins; 2010.
15. DelRosso L et al. Consensus diagnostic criteria for a newly defined pediatric sleep disorder: restless sleep disorder (RSD). Sleep Medicine. 2020;75:335-40.

17

Tratamento dos Transtornos do Sono nas Doenças Neurológicas

Fernando Gustavo Stelzer
Manoel Alves Sobreira Neto
Alan Luiz Eckeli

Introdução

Sono é um comportamento selecionado ao longo da evolução das espécies, sendo essencial para a vida humana. Sua relevância é observada na sua relação com a plasticidade sináptica, as funções cognitivas, o controle autonômico e a resiliência cerebral. Mais recentemente, o desenvolvimento do conceito de sistema glinfático apontou novos horizontes na relação entre o sono e o sistema nervoso.[1] Nessa interface, tem-se observado que, por um lado, as doenças do sono comprometem o funcionamento cerebral e que, por outro, as doenças neurológicas comumente causam alterações no sono. Essa relação entre sono e neurologia é extensa (Quadro 17.1) e, neste capítulo, serão abordadas mais especificamente as doenças neurodegenerativas, cerebrovasculares, neuromusculares, a epilepsia, bem como suas relações com o sono.

Doenças neurodegenerativas

Diferentes estudos têm demonstrado que doenças do sono, como insônia e apneia obstrutiva do sono (AOS), causam comprometimento da qualidade/quantidade do sono e promovem prejuízo cognitivo. Sabe-se também que os transtornos do sono são muito comuns em indivíduos com doenças neurodegenerativas, chegando a acometer até 80% dessa população. Tem sido observado que os transtornos do sono pioram a qualidade de vida desses pacientes e de seus cuidadores, sendo identificados como causa independente e importante para institucionalização. Diversos fatores estão relacionados à redução da qualidade de sono, como as mudanças no estilo de vida, a baixa exposição à luminosidade, a polifarmácia e os próprios mecanismos intrínsecos relacionados à neurodegeneração, com o comprometimento dos sistemas responsáveis pelo ciclo sono-vigília. Um deles é o sistema colinérgico, que atua tanto em circuitos promotores de sono e vigília quanto na consolidação da memória. Desse modo, a redução dos níveis de acetilcolina, como observado na doença de Alzheimer (DA), está associada a redução do desempenho cognitivo e se relaciona ao comprometimento do ciclo do sono-vigília.[2] Além disso, a redução da qualidade de sono nos indivíduos acometidos pelos processos neurodegenerativos está associada a aumento de mediadores inflamatórios no sistema nervoso central (SNC) e alteração na neurogênese em áreas hipocampais, que são estruturas essenciais no processo de memória e aprendizado.[3]

Doença de Parkinson

A doença de Parkinson (DP) é uma enfermidade crônica e neurodegenerativa, que afeta pelo menos 1% da população acima de 60 anos e entre 4% e 5% dos indivíduos com mais de 85 anos. É a segunda doença neurodegenerativa mais comum e a principal causa de parkinsonismo em idosos. A qualidade de sono nessa população é significativamente comprometida. Os transtornos do sono chegam a acometer até 96% dos pacientes com DP.[4]

Nos pacientes com DP, observam-se frequentemente alterações na quantidade e na qualidade do sono, que comprometem de modo significativo o funcionamento social desses indivíduos. Diversas manifestações clínicas são relatadas, como insônia, ronco, sonolência excessiva, pesadelos e comportamentos anormais durante o sono. Nessa população, os transtornos do sono mais prevalentes são: transtorno comportamental do sono REM (TCSREM), AOS, transtorno da insônia crônica e doença de Willis-Ekbom (DWE).[4]

Com relação ao TCSREM, sua prevalência oscila entre 30% e 60%. Os indivíduos com DP e TCSREM apresentam uma forma clínica mais grave da DP, indicando que o TCSREM atua como um marcador de gravidade para sintomas motores. Nessa população, observam-se também maior prevalência de *freezing*, sintomas autonômicos (como hipotensão ortostática) e o surgimento mais precoce de demência. Assim, o TCSREM parece estar associado a um fenótipo com maior gravidade de sintomas motores e não motores.[5]

A prevalência estimada de AOS em pacientes com DP varia de 20% a 66%. Quanto à fisiopatologia da AOS nos pacientes com DP, dois fatores poderiam justificar a ocorrência do transtorno respiratório nesses indivíduos: 1) redução de neurônios dopaminérgicos que atuam modulando a patência da via aérea; 2) comprometimento da coordenação motora da musculatura dilatadora da faringe. Em conjunto, esses fatores seriam responsáveis pela maior prevalência e gravidade de AOS nesse grupo de pacientes.[6]

As queixas de insônia são muito frequentes na DP, podendo chegar a mais de 50%. Pode-se justificar a elevada prevalência por diversos fatores, como a presença frequente de transtornos psiquiátricos (como depressão e transtornos psicóticos), hábitos de sono inadequados, o uso de medicações dopaminérgicas e anticolinérgicas, a presença de noctúria e a ocorrência de flutuações motoras e de discinesia.[7]

O tratamento das doenças do sono na DP é semelhante ao da população geral, não se dispondo de diretrizes específicas para essas condições (Quadro 17.1).[8] No TCSREM, orientam-se medidas de segurança e o uso de melatonina (3 a 15 mg) e/ou clonazepam (0,25 a 2 mg). Para o tratamento da AOS, utiliza-se com frequência a pressão positiva contínua nas vias aéreas (CPAP). E, quanto à insônia, a abordagem deve ter como objetivo principal identificar os fatores associados e as condições comórbidas e realizar as intervenções específicas para cada fator observado.

Quadro 17.1
Condições neurológicas, comorbidades de sono, sintomas de apresentação, investigação e tratamentos.

Doença neurológica	Comorbidades de sono	Sintomas	Investigação	Tratamentos
Epilepsia	Insônia, AOS	Fragmentação do sono	VPSG com montagem de EEG completo	Tratamento da AOS (PAP); tratamento da epilepsia
Cefaleia	Insônia, AOS, bruxismo	Fragmentação do sono	PSG	Tratamento da AOS (PAP, DIO) e bruxismo; higiene de sono
Doença de Alzheimer	AOS; transtorno de ritmo circadiano	Roncos, apneias testemunhadas, síndrome do pôr do sol; agitação noturna; sonolência excessiva	PSG, actigrafia	Tratamento da AOS (PAP); tratamento do transtorno de ritmo circadiano (fototerapia, melatonina)
Doença de Parkinson	Insônia, TCSREM, DWE, hipersonia, AOS	Despertar precoce pela manhã, sono agitado; sono fragmentado, sonolência excessiva, pesadelos	VPSG com montagem de EEG completo	Tratamento da AOS (PAP); ajuste e revisão de medicações; TCSREM (melatonina, clonazepam)
Doenças neuromusculares	Hipoventilação, AOS	Ortopneia, cefaleia matinal, insônia, hipersonia, fragmentação do sono	PSG, oximetria, teste de função pulmonar, gasometria arterial	Ventilação não invasiva (PAP binível ou ventilação com volume-dependente)
AVC	AOS, apneia central	Roncos, apneia testemunhada, HAS	PSG	Tratamento da AOS (PAP); apneia central pode se resolver após período agudo

AOS: apneia obstrutiva do sono; AVC: acidente vascular cerebral; DIO: dispositivo intraoral; DWE: doença de Willis-Ekbom; EEG: eletroencefalograma; HAS: hipertensão arterial sistêmica; PAP: pressão positiva nas vias aéreas; PSG: polissonografia; TCSREM: transtorno comportamental do sono REM; VPSG: videopolissonografia.

Fonte: Adaptado de Ju YES et al., 2017.

■ Doença de Alzheimer

A DA é a condição neurodegenerativa mais prevalente no mundo. Nos pacientes portadores de DA, observa-se o relato de alterações do sono muitas vezes antes da presença das queixas cognitivas. E, com a progressão da doença, os transtornos do sono tornam-se mais frequentes e intensos. Do ponto de vista epidemiológico, até 66% dos pacientes com DA relatam um problema do sono.[9] De maneira semelhante a outras condições neurológicas, observa-se relação bidirecional entre a DA e o sono, em que as alterações do sono são parte do processo evolutivo do quadro demencial, além de um fator de risco para demência.

Estudos observacionais demonstraram que a redução e o aumento do tempo total de sono subjetivo, o aumento do tempo acordado durante a noite, a redução da eficiência do sono e a redução da qualidade do sono estão associados ao aumento do risco de declínio cognitivo e demência. Nesse sentido, sabe-se que sono atua num papel crítico na regulação das proteínas beta-amiloide e Tau e que alterações no sono estão associadas a alterações no metabolismo dessas proteínas, mesmo antes do início das queixas cognitivas.[10,11]

Outro aspecto na relação entre DA e sono é o processo de comprometimento do sistema circadiano. Quando presente, ele se manifesta com o relato de queixas de insônia, agitação noturna, *delirium* e sonolência excessiva. Essas alterações podem ser resultado de alterações do núcleo supraquiasmático, uso de medicamentos, mudanças nos fotorreceptores da retina e de mudanças comportamentais a que os pacientes estão submetidos, como a redução de mobilidade e exposição à luz.[12]

Tem sido descrito que a AOS é um fator de risco, de progressão e de complicações nos pacientes com DA. Estudos de neuroimagem e com biomarcadores séricos e no líquido cefalorraquiano em pacientes com AOS têm demonstrado alterações semelhantes às encontradas nos pacientes com DA leve ou em estágios pré-clínicos. E o tratamento dessa população com CPAP parece reduzir a expressão dos sintomas da DA.[13]

Doenças cerebrovasculares

As queixas relacionadas ao sono são frequentes em pacientes com doença cerebrovascular, em especial naqueles que sofreram um acidente vascular cerebral (AVC). Essa condição é uma das principais causas de morte e promove impacto social e econômico significativo. As interfaces entre o sono e doença cerebrovascular são amplas, indo muito além das doenças respiratórias do sono.

A quantidade e a qualidade do sono podem ser fatores que justificam a associação com doença cerebrovascular. Essas condições são essenciais para o equilíbrio metabólico e energético, em especial no controle glicêmico.[14] A fragmentação do sono e a redução do tempo total do sono estão associadas ao aumento do risco para diabetes tipo 2 (DM2) e obesidade, sendo fatores de risco para o AVC. Ademais, a redução do sono de ondas lentas está associada ao aumento do risco de hipertensão arterial sistêmica (HAS), constituindo outro fator de risco.

O desalinhamento do ritmo circadiano também pode ser outro fator que justifica essa associação. É sabido que os transtornos do ritmo circadiano, como o trabalho em turno, estão associados a maior risco para HAS e inflamação crônica, sendo fatores de risco para o AVC. Outra observação vem de estudos epidemiológicos que relatam a ocorrência do AVC nas primeiras horas da manhã em 25% dos pacientes.[15]

A presença de AOS aumenta o risco para AVC em duas vezes e aumenta o risco de recorrência para um novo evento. Essa associação está relacionada a piores desfechos clínicos e ao aumento das hiperintensidades de substância branca, marca registrada neurorradiológica para doença de pequenos vasos. Pode-se citar alguns mecanismos fisiopatológicos que justificam essa associação, como as alterações da vasorreatividade cerebral, a hipóxia intermitente, o aumento da atividade simpática, as alterações na camada íntima da carótida e a inflamação crônica.

O uso de CPAP nesses pacientes foi objeto de estudo em várias pesquisas. Uma publicação recente utilizou os dados de 5 ensaios clínicos, totalizando 1.141 controles e 943 pacientes que fizeram o uso de CPAP de ao menos 4 horas por dia. Como principais achados, foi demonstrado que o CPAP promoveu benefício significativo para os desfechos cerebrovasculares, como AVC, evento isquêmico transitório e morte de origem cerebrovascular. Dessa maneira, diferentemente dos resultados negativos observados nos desfechos cardíacos, o CPAP parece ser uma importante intervenção nos pacientes com AVC e AOS.[16]

Esclerose lateral amiotrófica

É uma doença neuromuscular que promove redução progressiva do controle dos movimentos voluntários. As queixas referentes ao sono nessa população se relacionam com alterações do ritmo circadiano, fragmentação do sono, transtornos do movimento e transtornos respiratórios relacionados ao sono.[17]

No início da doença, é frequente o relato de sintomas de insônia, fadiga e sonolência. Com a progressão, a imobilização e a sarcopenia tornam-se mais intensas e podem exacerbar os sintomas da DWE e as cãibras durante o sono. Posteriormente, os transtornos respiratórios do sono surgem, como a AOS e a hipoventilação. Esse comprometimento respiratório incialmente é mais evidente durante o sono REM, depois no sono NREM e, posteriormente, na vigília. Importantes evidências têm demonstrado que a ventilação não invasiva melhora a qualidade de vida, do sono e a sobrevida desses pacientes.[18]

Tendo em vista a natureza progressiva dessa condição, um acompanhamento próximo do especialista em sono é necessário. Ao longo desse período, serão necessárias mudanças na interface, nos modos de ventilação e nos parâmetros de tratamento.

Epilepsia

Compreender a complexa interação entre sono, doenças de sono e epilepsia é fundamental para o diagnóstico e o tratamento desses pacientes. Se o sono de qualidade é importante para todo ser humano, ele é essencial para indivíduos com epilepsia. Nessa população, o comprometimento do sono pode resultar não somente em sonolência excessiva, mas também no aumento da frequência das crises epilépticas e em pior qualidade de vida. Quanto às crises, podem ocorrer predominantemente durante o sono e após o despertar; e podem estar relacionadas a fragmentação e privação de sono. Ao grupo heterogêneo de síndromes epilépticas que fazem interface com o sono, é dado o nome de "epilepsias relacionadas ao sono". Com relação ao diagnóstico diferencial, o maior desafio se faz com as parassonias. Na Tabela 17.1 são apresentadas as características clínicas que as diferenciam.[22]

Observa-se que os pacientes com epilepsia apresentam duas vezes mais doenças do sono. Entre essas condições, estudos estimam que a prevalência de AOS seja de 40% a 70%.[19] Isso pode ser decorrente do estilo de vida sedentário e do uso de fármacos anticrise epilética, que são medicações associadas à redução do tônus muscular, aumento do limiar de despertar e aumento de peso. Foi descrito que o tratamento da AOS com CPAP promove melhora na sonolência excessiva, na qualidade de vida e resulta também em melhor controle das crises.[20]

Quanto à insônia, a estimativa da prevalência é de 26% a 74% em pessoas com epilepsia. Essa relação está associada a maior comprometimento da qualidade de vida e prevalência de sintomas depressivos, mas não foi consistentemente associada a controle de crises ou uso de medicações anticrise epiléptica. Não existem diretrizes específicas de tratamento de insônia nessa população. No entanto, terapia cognitivo-comportamental (TCC) é considerada primeira linha de tratamento para insônia crônica. Nesse sentido, deve-se manter em mente que restrição do sono, parte da TCC, deve ser usada com maior cautela, uma vez que pode ser relacionada a pior controle de crises epilépticas.[21]

Tabela 17.1
Características clínicas da epilepsia hipermotora, transtornos do despertar e o transtorno comportamental do sono REM.

Característica	Epilepsia hipermotora relacionada ao sono	Transtornos do despertar	Transtorno comportamental do sono REM
Idade de início	Entre 11 e 14 anos (variação 2 meses a 64 anos)	< 10 anos (geralmente idade escolar: 3 a 8 anos)	> 50 anos
Sexo	Predomínio masculino	Sem predomínio	Predomínio masculino
Frequência	Quase diário	Esporádico	Quase diário
Distribuição dos eventos no sono	Em qualquer momento	Geralmente primeiro terço	Geralmente segunda metade
Estágio de sono típico	Sono não REM (> 60% no estágio N2)	Estágio N3	Sono REM
Número de eventos por noite	Diversos	Geralmente 1	Geralmente 1
Fatores desencadeantes	Podem ocorrer	Estresse psicológico, privação de sono, doença febril	Geralmente ausentes
Estereotipia	Presente	Ausente	Ausente
Vocalizações	Podem estar presentes, rápidas e altas (gritos)	Geralmente presentes, sons incompreensíveis e breves ou compreensíveis e prolongados	Podem ocorrer; e são relacionadas ao conteúdo do sonho
Postura tônica ou distônica	Muito comum	~~Incomum~~	Incomum
Consciência ou percepção	Pode estar preservada em alguns episódios	Geralmente ausente durante o episódio	Geralmente ausente durante o episódio
Memória do evento	Pode ocorrer	Geralmente ausente	Recorda do sonho, se acordado logo após o evento
Consciência se acordado	Preservada e normal	Comprometida	Preservada, recorda do sonho
Manifestação autonômica	Presente	Presente	Ausente
Sonolência excessiva	Comum, relacionada a crises e fragmentação do sono	Incomum	Incomum
História familiar	Presente	Presente	Ausente
Resposta ao tratamento	Boa resposta aos FAE	Melhora com a consolidação do sono	Satisfatória (clonazepam ou melatonina)
Prognóstico	Pode necessitar de medicação a longo prazo	Melhora na adolescência	Progressão para doença neurológica degenerativa

FAE: fármaco antiepilético; REM: *rapid eye movement*.

Fonte: Adaptada de Tinuper P et al., 2007.

■ Referências bibliográficas

1. Hablitz LM, Nedergaard M. The glymphatic system: a novel component of fundamental neurobiology. J Neurosci Off J Soc Neurosci. 2021 Sep;41(37):7698-711.
2. Grossberg S. Acetylcholine neuromodulation in normal and abnormal learning and memory: vigilance control in waking, sleep, autism, amnesia and Alzheimer's disease. Front Neural Circuits. 2017;11:82.
3. Irwin MR, Vitiello MV. Implications of sleep disturbance and inflammation for Alzheimer's disease dementia. Lancet Neurol. 2019 Mar;18(3):296-306.
4. Sobreira-Neto MA, Pena-Pereira MA, Sobreira EST, Chagas MHN, Fernandes RMF, Tumas V et al. High frequency of sleep disorders in Parkinson's disease and its relationship with quality of life. Eur Neurol. 2017;78(5-6):330-7.
5. Berg D, Borghammer P, Fereshtehnejad SM, Heinzel S, Horsager J, Schaeffer E et al. Prodromal Parkinson disease subtypes: key to understanding heterogeneity. Nat Rev Neurol. 2021 Jun;17(6):349-61.
6. Sobreira-Neto MA, Pena-Pereira MA, Sobreira EST, Chagas MHN, Almeida CMO de, Fernandes RMF et al. Obstructive sleep apnea and Parkinson's disease: characteristics and associated factors. Arq Neuropsiquiatr. 2019;77(9):609-16.
7. Sobreira-Neto MA, Pena-Pereira MA, Sobreira EST, Chagas MHN, Almeida CMO, Fernandes RMF et al. Chronic insomnia in patients with Parkinson disease: which associated factors are relevant? J Geriatr Psychiatry Neurol. 2020 Jan;33(1):22-7.
8. Ju YES, Videnovic A, Vaughn BV. Comorbid sleep disturbances in neurologic disorders. Continuum (Minneap Minn). 2017 Aug;23(4 Sleep Neurology):1117-31.
9. Guarnieri B, Adorni F, Musicco M, Appollonio I, Bonanni E, Caffarra P et al. Prevalence of sleep disturbances in mild cognitive impairment and dementing disorders: a multicenter Italian clinical cross-sectional study on 431 patients. Dement Geriatr Cogn Disord. 2012;33(1):50-8.
10. Lucey BP, Wisch J, Boerwinkle AH, Landsness EC, Toedebusch CD, McLeland JS et al. Sleep and longitudinal cognitive performance in preclinical and early symptomatic Alzheimer's disease. Brain. 2021 Oct;144(9):2852-62.
11. Insel PS, Mohlenhoff BS, Neylan TC, Krystal AD, Mackin RS. Association of sleep and β-amyloid pathology among older cognitively unimpaired adults. JAMA Netw open. 2021 Jul;4(7):e2117573.
12. Uddin MS, Tewari D, Al-Mamun A, Kabir MT, Niaz K, Wahed MII et al. Circadian and sleep dysfunction in Alzheimer's disease. Ageing Res Rev. 2020 Jul;60:101046.
13. Cooke JR, Ayalon L, Palmer BW, Loredo JS, Corey-Bloom J, Natarajan L et al. Sustained use of CPAP slows deterioration of cognition, sleep, and mood in patients with Alzheimer's disease and obstructive sleep apnea: a preliminary study. J Clin Sleep Med. JCSM Off Publ Am Acad Sleep Med. 2009 Aug;5(4):305-9.
14. Broussard JL, Ehrmann DA, Van Cauter E, Tasali E, Brady MJ. Impaired insulin signaling in human adipocytes after experimental sleep restriction: a randomized, crossover study. Ann Intern Med. 2012 Oct;157(8):549-57.
15. Fink JN, Kumar S, Horkan C, Linfante I, Selim MH, Caplan LR et al. The stroke patient who woke up: clinical and radiological features, including diffusion and perfusion MRI. Stroke. 2002 Apr;33(4):988-93.
16. Javaheri S, Martinez-Garcia MA, Campos-Rodriguez F, Muriel A, Peker Y. Continuous positive airway pressure adherence for prevention of major adverse cerebrovascular and cardiovascular events in obstructive sleep apnea. American Journal of Respiratory and Critical Care Medicine. 2020;201:607-10.
17. Lucia D, McCombe PA, Henderson RD, Ngo ST. Disorders of sleep and wakefulness in amyotrophic lateral sclerosis (ALS): a systematic review. Amyotroph Lateral Scler Frontotemporal Degener. 2021 May;22(3-4):161-9.
18. Vrijsen B, Buyse B, Belge C, Robberecht W, Van Damme P, Decramer M et al. Noninvasive ventilation improves sleep in amyotrophic lateral sclerosis: a prospective polysomnographic study. J Clin Sleep Med. JCSM Off Publ Am Acad Sleep Med. 2015 Apr;11(5):559-66.
19. Malow BA, Levy K, Maturen K, Bowes R. Obstructive sleep apnea is common in medically refractory epilepsy patients. Neurology. 2000 Oct;55(7):1002-7.
20. Malow BA, Foldvary-Schaefer N, Vaughn BV, Selwa LM, Chervin RD, Weatherwax KJ et al. Treating obstructive sleep apnea in adults with epilepsy: a randomized pilot trial. Neurology. 2008 Aug;71(8):572-7.
21. Nobili L, De Weerd A, Rubboli G, Beniczky S, Derry C, Eriksson S et al. Standard procedures for the diagnostic pathway of sleep-related epilepsies and comorbid sleep disorders: a European Academy of Neurology, European Sleep Research Society and International League against Epilepsy-Europe consensus review. J Sleep Res. 2020 Dec;29(6):e13184.
22. Tinuper P, Provini F, Bisulli F, Vignatelli L, Plazzi G, Vetrugno R et al. Movement disorders in sleep: guidelines for differentiating epileptic from non-epileptic motor phenomena arising from sleep. Sleep Med Rev. 2007 Aug;11(4):255-67.

18

Tratamento dos Transtornos do Sono nas Doenças Psiquiátricas

Alexandre Pinto de Azevedo
Andrea Cecilia Toscanini

Introdução

Alterações do sono são consideradas biomarcadores clínicos promissores para transtornos mentais, contribuindo para a patogênese, a qualidade dos sintomas e o risco de recaída desses transtornos.[1,2] De fato, os distúrbios do sono são sintomas centrais de diversos transtornos psiquiátricos, como os transtornos do humor e por uso de substâncias.[1] Por exemplo, mais de 90% dos indivíduos com episódio depressivo maior têm insônia ou hipersonia.[1,3] As alterações do sono parecem ser um dos melhores preditores de tentativa de suicídio entre adolescentes e entre indivíduos que fazem uso indevido de álcool.[1,4] A insônia também é um fator de risco bem conhecido de recaída em uso de substâncias.[1,4] A prevenção e o tratamento dos distúrbios do sono podem ser uma estratégia eficiente para diminuir esse risco.[1] A duração do sono é um marcador de risco para inúmeras doenças; redução ou aumento da duração habitual do sono estão associados a resultados adversos à saúde, mas existe uma escassez de dados atuais e abrangentes sobre a associação de transtornos mentais e alterações da duração do sono.[1] Contudo, um estudo coreano encontrou uma associação em forma de U entre a duração do sono e distúrbios psiquiátricos.[5] Outro estudo de residentes de Pequim também relatou um padrão em U de associação entre a prevalência ao longo da vida de alguns transtornos psiquiátricos e a duração do sono.[6]

Quando se trata de insônia, a mais alta prevalência é observada em pacientes psiquiátricos.[7] É sabido que indivíduos que sofrem de distúrbios do sono geralmente se apresentam com sintomas de descontentamento em relação à qualidade, à quantidade e ao horário do sono,[7,8] e esses sintomas têm impacto adverso na função e na qualidade de vida.[7] Dados epidemiológicos das populações ocidentais sugerem que a prevalência de vários distúrbios do sono na população em geral varia de 0,047% a 50,5%, sendo a insônia o distúrbio mais prevalente.[7,8] Dificuldade em adormecer ou manter o sono, má qualidade do sono, pesadelos e sonolência diurna excessiva são alguns dos principais distúrbios do sono observados em pessoas com depressão, transtorno de ansiedade generalizada, transtorno bipolar e transtorno do estresse pós-traumático.[7-9] Por exemplo, até 90% dos pacientes com depressão relataram distúrbios do sono,[9] 23% a 78% dos pacientes com transtorno bipolar relataram sintomas de hipersonia[7,10] e 60% a 70% dos pacientes com ansiedade generalizada e transtorno do pânico relataram distúrbios do sono proeminentes.[7] Esses distúrbios do sono podem ter um impacto negativo no curso e no tratamento da doença psiquiátrica, bem como aumentar o risco de recaída de episódios depressivos[7,11] e o desenvolvimento de mania no transtorno bipolar ou episódio psicótico em esquizofrênicos.[7,12]

Vários estudos sugerem que os medicamentos psiquiátricos têm efeitos positivos e negativos sobre o sono e que alguns deles têm o potencial de precipitar certos distúrbios do sono.[13] Por exemplo, alguns antidepressivos podem causar ou exacerbar o movimento periódico dos membros/síndrome das pernas inquietas,[13] enquanto alguns melhoram o início e a continuidade do sono.[7,14] Antipsicóticos podem melhorar o sono, mas também podem causar ganho de peso, o que pode ser um fator de risco para o desenvolvimento do distúrbio respiratório do sono, síndrome das pernas inquietas e movimentos periódicos dos membros.[7,15]

Repercussões sobre o sono nos transtornos psiquiátricos

■ Transtornos do humor

Transtorno depressivo maior

Sintomas de insônia ou hipersonia são prevalentes na depressão. Diferentes estudos mostram que tanto queixas de hipersonia como de insônia podem muitas vezes preceder a sintomatologia emocional da depressão.[16] Contudo, hipersonia, bem como a insônia, também é comumente considerada consequência do transtorno depressivo, sendo ambas potencialmente relacionadas às alterações na atividade das monoaminas (serotonina, dopamina, noradrenalina).[16] Está bem estabelecido, portanto, que a associação entre depressão e alterações do sono tem um caráter potencialmente bidirecional.[17] Mais de 85% dos pacientes com depressão relatam ter insônia, que costuma ser o sintoma residual persistente mais comum de depressão, mesmo após melhora das queixas específicas de humor após tratamento farmacológico.[18] Alterações objetivas do sono em pacientes com depressão compreendem a continuidade do sono prejudicada (latência para o sono prolongada, aumento do número de despertares intermitentes, despertar precoce pela manhã), redução do sono de ondas lentas e alterações no sono REM (latência para sono REM encurtado, primeiro período REM prolongado e densidade aumentada do REM, particularmente durante o primeiro período REM).[18-20] Em estudo de amostragem populacional caso-controle, Cho et al. demonstraram que uma ampla gama de doenças preexistentes é mais comum em pessoas que desenvolvem transtorno depressivo maior do que naquelas que não o desenvolvem.[21] Esses resultados indicam que a maioria dos pacientes apresenta condições de saúde complexas antes de iniciar o tratamento para depressão. As maiores prevalências foram observadas para distúrbios do sono e outras doenças psiquiátricas, além da depressão, com uma taxa de prevalência de insônia de 21,1%.[21]

Na presença da comorbidade entre insônia crônica e depressão unipolar, o tratamento deve seguir as diretrizes usuais para cada transtorno isoladamente e simultaneamente.[22] Por vezes, profissionais de saúde acreditam que eleger tratar isoladamente uma morbidade poderá beneficiar a melhora da morbidade conjunta, quando na verdade o conceito original de insônia comórbida torna clara a necessidade de abordagem terapêutica individual e concomitante para cada morbidade.[22,23] Segundo as diretrizes sobre o diagnóstico e o tratamento da insônia da Associação Brasileira do Sono,[22] o padrão-ouro de tratamento para a insônia é a terapia cognitivo-comportamental para insônia (TCCi).[22]

No Quadro 18.1, estão os principais antidepressivos utilizados no tratamento da depressão e seus efeitos sobre o sono. Sabe-se que algumas classes de antidepressivos podem deteriorar a qualidade do sono, principalmente pela ativação dos receptores serotoninérgicos 5-HT2 e pelo aumento da neurotransmissão noradrenérgica e dopaminérgica.[24] Ao contrário, antidepressivos com ação anti-histaminérgica ou ação antagônica nos receptores serotoninérgicos 5-HT2 melhoram rapidamente o sono. Então, alguns desses antidepressivos podem provocar sedação e sonolência diurna, enquanto outros podem promover alerta e insônia.[24] Em um artigo de revisão sobre a prevalência do tratamento de insônia emergente e sonolência em pacientes em tratamento para depressão, foi demonstrado que as queixas subjetivas de insônia ou sonolência foram frequentes em pacientes que sofrem de depressão ou transtornos de ansiedade tratados com diferentes classes de antidepressivos.[24,25]

Quadro 18.1
Efeitos dos antidepressivos sobre o sono.

Classe do antidepressivo	Efeito sobre o sono
Inibidores seletivos da recaptura de serotonina (fluoxetina, sertralina, citalopram, escitalopram)	Usualmente aumento da latência para início do sono e fragmentação do sono, mas pode também promover sedação e sonolência diurna
Inibidores seletivos da recaptura de serotonina (paroxetina)	Usualmente sedação e sonolência diurna
Inibidores seletivos da recaptura de serotonina (fluvoxamina)	Usualmente melhora da continuidade do sono e tempo total de sono, mas não sedação ou sonolência diurna
Inibidores da recaptura de serotonina e noradrenalina (venlafaxina, desvenlafaxina, duloxetina)	Usualmente aumento da latência para início do sono e fragmentação do sono
Inibidores da recaptura de noradrenalina e dopamina (bupropiona)	Usualmente aumento da latência para início do sono e fragmentação do sono, além de promoção de estado de vigília
Antidepressivos tricíclicos (imipramina, clomipramina, amitriptilina, doxepina)	Usualmente sedação e sonolência diurna
Agonistas do receptor melatoninérgico (agomelatina)	Usualmente aumento da continuidade do sono e do sono de ondas lentas, mas não necessariamente sedação e sonolência diurna
Antagonista alfa-2 adrenorreceptor (mirtazapina)	Usualmente sedação e sonolência diurna
Inibidores da recaptura de 5-HT e antagonistas alfa-2 (trazodona)	Usualmente sedação e sonolência diurna
Agente multimodal serotoninérgico (vortioxetina)	Usualmente redução da continuidade do sono (fragmentação do sono)

Fonte: Wichniak A, Wierzbicka A, Walcka M, Jernajczyk W, 2017.

Com base nessas informações, antidepressivos com efeito sedativo são uma opção valiosa de tratamento da insônia em situações em que a terapia cognitivo-comportamental para insônia não esteja disponível, tenha resposta limitada ou seja mesmo contraindicada.[24,26] O uso de antidepressivos sedativos deve também ser considerado quando há comorbidade com transtorno de humor e/ou ansiedade, porque esses pacientes estão em maior risco de desenvolver dependência aos agentes de ação no receptor GABA.[24,26] Além disso, muitos pacientes com insônia apresentam parâmetros fisiológicos alterados, de modo semelhante aos portadores de depressão, o que é conhecido como estado de hiperexcitação, apoiando-se o uso de antidepressivos sedativos para tratar esses pacientes.[24] Antidepressivos como amitriptilina, trazodona, mirtazapina e doxepina em baixas doses devem ser potenciais escolhas para o tratamento da depressão crônica.[22]

Transtorno bipolar

Distúrbios do sono no transtorno bipolar (TB) são comuns e persistentes em episódios do ciclo da doença (mania, hipomania e/ou depressão bipolar) e entre esses episódios.[27] Sintomas como insônia, hipersonia, necessidade reduzida de sono, sono com irregularidade e variabilidade de horários e distúrbios do ritmo circadiano são frequentemente observados.[27] Esses distúrbios do sono persistem durante o período interepisódio. Entre pacientes com transtorno bipolar, 70% relatam insônia e 25% experimentam hipersonia durante o período interepisódio.[27,28] Os distúrbios do sono parecem aumentar antes de um episódio, piorar durante ele e persistir apesar do tratamento medicamentoso.[27,28] Além dos distúrbios de continuidade do sono, a variabilidade no tempo total de sono, assim como no seu deslocamento, é bastante frequente em adultos e adolescentes com TB.[27,29] Uma área de distúrbio do sono que é pouco estudada, mas parece de relevante importância, é a do sono de tempo total longo ou hipersonia (aumento da necessidade de sono).[27] Pesquisas recentes sugerem que a longa duração do sono é bastante comum no TB, está usualmente associada ao intervalo encurtado para recaída (período interepisódio) e está ligada a níveis mais baixos de atividade diurna em uma população já sabidamente mais sedentária.[27,30]

Os tratamentos farmacológicos são fundamentais para o manejo do TB, porém as opções farmacológicas específicas para tratamento dos distúrbios do sono têm suas limitações quando indicadas para portadores de TB.[27] Os benefícios dos agentes farmacológicos projetados para melhorar queixas sobre o sono, como os hipnóticos, ou melhorar o estado de vigília, como os psicoestimulantes, devem ser ponderados no TB pelos potenciais efeitos colaterais, como desestabilização do humor e interações com outros medicamentos. Além disso, dada a taxa de coocorrência entre TB e transtornos por uso de substâncias, certas classes de medicamentos para insônia aprovados pela Food and Drug Administration (FDA) representam um risco de abuso nessa população.[31] Assim, além dos antipsicóticos e estabilizadores do humor com alguns efeitos sobre o sono já utilizados no TB (ver Quadro 18.2 para mais detalhes), medidas não farmacológicas são potenciais escolhas na comorbidade entre distúrbios do sono e TB,[27] como a fototerapia (*light therapy*) e a terapia cognitivo-comportamental para insônia (TCCi).[32,33]

Embora raramente usada como um tratamento isolado para distúrbios do sono no transtorno bipolar, a fototerapia potencialmente promove estabilização e avanço dos ritmos circadianos, melhora do humor e aumento da sensação de energia durante do dia.[32] A fototerapia é um tratamento reconhecido para a depressão bipolar, com rápidas respostas observadas. A exposição à luz matinal é importante componente do tratamento da chamada "cronoterapia tripla", que, quando combinada com a privação do sono e um avanço de fase circadiana direcionado, produz melhora na depressão bipolar.[32,34] Em um estudo controlado por mais de 6 semanas,[35] a exposição à luz brilhante diária do meio-dia (equivalente a 7.000 lux, por até 60 minutos por dia) produziu uma resposta antidepressiva robusta, com 2/3 atingindo remissão ao final do estudo e nenhum indivíduo exibindo uma ciclagem para hipomania/mania, com melhorias na qualidade subjetiva do sono e menos sono excessivo, sugerindo promessa para queixa de hipersonia na depressão bipolar.[35] A eficácia da TCC-I é apoiada por várias metanálises e publicações de parâmetros de prática clínica e está atualmente recomendada como tratamento de primeira linha por diferentes diretrizes.[22,33]

Metanálises recentes também sugerem que a insônia em comorbidade com uma série de condições psiquiátricas pode ser melhorada com TCCi, sendo que essas melhorias persistem ao longo do tempo.[36] Harvey et al.[37] desenvolveram e avaliaram uma adaptação do TCCi específica para portadores de TB (TCCi-TB), a qual aborda tanto o espectro de queixas de sono no transtorno bipolar como adaptações específicas necessárias no TB. Esse tratamento combina o tradicional TCCi com elementos de terapia de ritmo social e interpessoal, entrevista motivacional e cronoterapia. Os resultados demonstraram que a TCCi-TB promoveu redução das taxas de recaída e melhorou as queixas sobre o sono, com resultados funcionais.[37]

Quadro 18.2
Efeitos dos estabilizadores do humor sobre o sono.

Classe do estabilizador do humor	Efeito sobre o sono
Carbonato de lítio	Usualmente sem impacto sobre o sono
Anticonvulsivantes estabilizadores (valproato de sódio, carbamazepina)	Usualmente sedação e sonolência diurna
Anticonvulsivantes estabilizadores (lamotrigina)	Usualmente sem impacto sobre o sono
Antipsicóticos estabilizadores (quetiapina, olanzapina, clozapina, ziprasidona)	Usualmente sedação e sonolência diurna
Antipsicóticos estabilizadores (ziprasidona)	Usualmente sem impacto sobre o sono

Fonte: Kaplan KA, 2020.

▪ Transtornos de ansiedade

Transtorno de pânico

O transtorno de pânico (TP) é caracterizado por ataques repentinos e recorrentes de medo e ansiedade que atingem o pico em poucos minutos. Os sintomas do TP incluem dificuldade para respirar, batimentos cardíacos acelerados, tonturas, náuseas e sudorese ou calafrios, entre outros.[38] Embora os estudos relacionando sono e saúde mental revelem uma relação clara entre transtornos do humor e distúrbios do sono, alguns deles também sugeriram que a insônia ou a apneia do sono seriam fatores de risco para o transtorno do pânico e argumentam sobre a importância do gerenciamento ideal do transtorno do sono para prevenir o transtorno do pânico.[38,39] Park et al. analisaram a relação entre transtornos do sono e transtorno do pânico usando um estudo caso-controle com dados representativos na Coreia do Sul, sugerindo que pacientes com distúrbios do sono foram mais frequentemente associados a maior risco de TP, em especial com a insônia exacerbando os sintomas de TP.[38] Dados sobre a relação entre distúrbios do sono e distúrbios do humor são consistentes, porém as informações sobre distúrbios do sono em TP é limitado. A ocorrência noturna de ataques de pânico é tradicionalmente considerada em torno de 18% de todos os ataques de pânico, mas pode estar presente em 44% a 71% dos pacientes.[40] Há evidências que apontam que os pacientes com TP experimentam distúrbios do sono mesmo após a remissão sintomática, sugerindo que eles não são simplesmente consequentes aos ataques de pânico noturnos ou à gravidade do núcleo de manifestações típicas do TP.[40,41] Pacientes com apneia do sono também podem apresentar comorbidades como depressão, ansiedade, transtorno bipolar, esquizofrenia, síndrome de estresse pós-traumático e abuso de substâncias.[40,42] Existem, no entanto, poucos estudos abordando a relação entre apneia do sono e TP, e a maioria desses estudos são pequenos ou carecem de grupo de controle apropriado.[42] Um estudo envolvendo 12 pacientes com transtorno do pânico que também apresentavam apneia obstrutiva do sono mostrou que se beneficiaram da terapia com pressão positiva contínua nas vias aéreas (CPAP), diminuindo os ataques de pânico e reduzindo o uso de ansiolíticos benzodiazepínicos, sugerindo uma possível interação de ambas as doenças,[42,43] sendo a apneia do sono um fator de risco independente para a incidência de ataques de pânico.[42] A ligação entre apneia do sono e TP poderia ser explicada de várias maneiras. Despertares frequentes do sono (fragmentação do sono), despertar com sentimentos de asfixia ou sufocamento e sonolência diurna têm sido propostos como mecanismos de ansiedade na apneia obstrutiva do sono.[40-42] Além disso, episódios de apneia/hipopneia resultando em hipoxemia intermitente (e possivelmente hipercapnia) podem facilitar a deterioração funcional relacionada ao estresse, aumentando assim o risco de crises de pânico.[40-42]

Dessa maneira, torna-se claro que o tratamento de um transtorno primário do sono conforme suas diretrizes específicas, seja insônia e/ou apneia do sono, entre outros, e a promoção da estabilidade do sono podem resultar em redução dos episódios de pânico, desde que este esteja também sendo adequadamente tratado segundo suas recomendações formais.[38-43]

Transtorno de ansiedade generalizada

Os problemas de sono estão incluídos nos critérios diagnósticos de sintomas para o transtorno de ansiedade generalizada (TAG), descritos como "perturbação do sono – dificuldade em conciliar ou manter o sono, ou sono insatisfatório e inquieto" na 5ª edição do Diagnostic and Statistical Manual of Mental Disorders (DSM-5),[8] e pesquisas recentes sugerem que distúrbios do sono podem prever o desenvolvimento de um transtorno de ansiedade.[44] Embora haja um número de estudos relativamente limitado comparando medidas objetivas de sono entre indivíduos com TAG e controle saudáveis, a literatura existente indica diferenças entre esses grupos em vários parâmetros de sono. Em comparação com controles saudáveis, aqueles com TAG exibem tempo total de sono diminuído, aumento do estágio 2 do sono e aumento da latência para o início do sono.[44,45] Estudos também apontam achados controversos em alguns parâmetros, como ausência de impacto sobre a eficiência do sono e aumento do tempo de vigília após o início do sono.[44,45] Além disso, em comparação a controles saudáveis, adultos com TAG consistentemente relatam a queixa subjetiva de pior qualidade sono ou sono não restaurador.[46]

Existe um elevado grau de sobreposição entre TAG e insônia. Além disso, o principal atributo do TAG, preocupação excessiva ou expectativa apreensiva, comumente está implicada na gênese e na manutenção dos problemas de insônia.[45] A comorbidade de TAG e insônia é maior do que para todos os outros transtornos psiquiátricos pesquisados e estudos usando registros objetivos do sono corroboram as associações relatadas de TAG e insônia, demonstrando início e manutenção do sono prejudicados em pessoas que têm TAG.[45]

Terapias para transtornos de ansiedade e distúrbios do sono se sobrepõem. TCC para a insônia apresenta eficácia bem estabelecida: fornecer instruções sobre higiene do sono, incluindo a manutenção de horários de dormir e acordar consistentes, evitar o uso de substâncias e não passar muito tempo acordado na cama.[45,47] Os componentes às vezes incluem realizar técnicas de relaxamento, bem como identificar e desafiar crenças disfuncionais que perpetuam a insônia. Gestão da ansiedade, exposição e reestruturação cognitiva são componentes-chave de um processo cognitivo eficaz de tratamentos comportamentais para transtornos de ansiedade. Assim, parece que intervenções comportamentais destinadas à insônia e transtornos de ansiedade podem ser aplicadas sinergicamente.[45,47] Agentes farmacológicos usualmente indicados para tratamento do TAG podem melhorar alguns parâmetros do sono, como benzodiazepínicos, paroxetina, mirtazapina e pregabalina,[45,48] enquanto outros podem promover insônia, como duloxetina.[48]

Transtornos relacionados a trauma e a estressores

Transtorno de estresse pós-traumático

Populações expostas ao trauma relatam distúrbios do sono em taxas maiores do que a população geral.[49] Esses distúrbios do sono incluem dificuldade em iniciar e manter o sono, comportamentos perturbadores do sono atípicos, pesadelos recorrentes e despertares ao longo da noite de sono.[8,49] Embora anteriormente vistos como secundários ao transtorno de estresse pós-traumático (TEPT), os problemas do sono relacionados ao trauma são agora reconhecidos como sintomas primários que precisam de intervenções específicas direcionadas,[50] com evidências de que contribuem tanto para o desenvolvimento quanto para a manutenção dos sintomas típicos do TEPT, e muitas vezes persistem mesmo após a conclusão bem-sucedida de intervenções focadas nesse transtorno com base em evidências.[49,50]

Segundo o DSM-5,[8] alguns critérios podem estar presentes para o diagnóstico de TEPT, entre inúmeros outros, que dizem respeito a alterações sobre o sono, como sonhos angustiantes recorrentes nos quais o conteúdo e/ou o sentimento do sonho estão relacionados ao evento traumático (em crianças, pode haver pesadelos sem conteúdo identificável) e perturbação do sono (dificuldade para iniciar ou manter o sono, ou sono agitado).[8] Indivíduos que sofrem de TEPT frequentemente apresentam transtornos do sono, como insônia crônica, pesadelos traumáticos, mas também, de certa maneira menos esperado, distúrbio respiratório relacionado ao sono.[51] Os distúrbios do sono são um fator no desenvolvimento e na manutenção do TEPT, além de um fator de resistência ao tratamento, sendo, mesmo após o tratamento focado no TEPT, sintomas residuais comuns.[51] É necessário associar, ao manejo usual do TEPT, abordagens direcionadas aos problemas do sono, permitindo uma melhora não apenas dos distúrbios do sono, mas também dos sintomas diurnos específicos para TEPT.[49,51]

Pesadelos traumáticos são patognomônicos de TEPT. As pessoas com esse transtorno têm pesadelos frequentes, que muitas vezes são réplicas do evento traumático ou têm conexão com ele, bem como podem apresentar pesadelos que não estão diretamente relacionados ao evento traumático. Pesadelos traumáticos ocorrem principalmente durante o sono REM, porém podem ocorrer também durante o sono de ondas lentas e podem ser associados a movimentos ou manifestações corporais neurovegetativas.[8,50,51] Supõe-se que o conteúdo dos pesadelos esteja relacionado a uma tentativa de integração e adaptação ao evento traumático, de maneira não patológica. No TEPT, é possível que a intensidade emocional negativa associada a pesadelos esteja envolvida na ocorrência de despertares e de microdespertares, fragmentando o sono.[51]

Surpreendentemente, destaca-se um número significativo de indivíduos que sofrem de TEPT e apresentam distúrbios respiratórios relacionados ao sono. Metanálise publicada em 2017,[52] avaliando indivíduos que sofrem de TEPT, mostrou que a prevalência da síndrome da apneia obstrutiva do sono (SAOS) foi de 75,7% para critério diagnóstico com índice de apneia-hipopneia (IAH) de 5/h e de 43,6% para critério diagnóstico de IAH 10/h. Além disso, parece que a gravidade da sintomatologia do transtorno pode estar relacionada à gravidade da SAOS.[51,52] Em indivíduos com TEPT, observa-se uma ativação do sistema nervoso autônomo, com um tônus parassimpático mais baixo em favor do tônus simpático durante o sono, especialmente no início da noite.[51] Assim, tem sido sugerido que a hiperadrenergia encontrada no TEPT poderia ser a causa da hiperventilação, que, por sua vez, resultaria na hipocapnia.[51,52]

Terapia cognitivo-comportamental para insônia (TCC-I) está bem estabelecida como a abordagem de tratamento de primeira linha para insônia, sendo eficaz em amostras de TEPT e, atualmente, a única abordagem psicoterápica recomendada para distúrbios do sono em pacientes diagnosticados com esse transtorno. A TCC-I demonstrou melhorar significativamente outros sintomas de TEPT e, posteriormente, reduzir o medo do sono.[49] Apesar de a TCC-I demonstrar resultados superiores em longo prazo sobre medicamentos, prescrições de hipnóticos e uso de medicamentos *off-label* (como antidepressivos) para dormir continuam a ser um tratamento primário para insônia em grupos diagnosticados com TEPT.[49] É necessário estar atento às escolhas, pois esses pacientes podem necessitar de prescrições contínuas em longo prazo. A pressão positiva nas vias aéreas (PAP) é a terapia mais conhecida para AOS. Estudos mostram que o uso de CPAP, além de aliviar problemas respiratórios e de ronco, pode reduzir os sintomas diurnos do TEPT e melhorar a perturbação do pesadelo.[49,52] É plausível que a redução da fragmentação do sono derivada da AOS pode resultar em sono consolidado, assim como melhorar o TEPT diurno que se sobrepõe à AOS (p. ex., fadiga diurna, irritabilidade e desafios de concentração).[49] No entanto, essas melhorias dependem da adesão ao CPAP e do uso contínuo, o que é um desafio para essa população, considerando que pacientes com a comorbidade entre TEPT e AOS são significativamente menos aderentes ao CPAP.[49,52]

Transtornos de neurodesenvolvimento

Problemas de sono provocam problemas emocionais, comportamentais e cognitivos, especialmente na área executiva, afetando funções como flexibilidade mental, inibição cognitiva e memória de trabalho.[53] O aumento da variabilidade da atenção momento a momento, causada por um déficit crônico de sono (teoria do estado instável), pode alterar funções executivas e emocionais como consequência da interação entre tendência homeostática de sono, tendência circadiana à vigília e esforço compensatório. Esse envolvimento ocorre desde a primeira infância, o que é evidenciado pelo fato de as crianças com sono "curto", antes dos 40 meses de idade, terem aumento do risco de impulsividade-hiperatividade e terem o desempenho de sua função cognitiva prejudicada aos 6 anos, quando comparadas com crianças que dormem 11 horas por noite.[53] Cada indivíduo tem um ritmo circadiano endógeno; a sincronização desses ritmos varia entre os indivíduos, dando origem a diferentes cronotipos. As crianças com cronotipo vespertino (tendência a adormecer e levantar-se um pouco mais tarde) têm maior prevalência de problemas comportamentais e emocionais que as crianças com cronotipo matutino (tendência a adormecer e acordar mais cedo).[53] Problemas com o sono têm uma prevalência de até 86% em indivíduos com distúrbios do neurodesenvolvimento, sendo os mais frequentes a insônia precoce, despertares noturnos e diminuição do tempo total de sono.[53] A higiene do sono e as rotinas favorecem uma boa qualidade de sono, e crianças com transtorno do espectro do autismo (TEA), por exemplo, tendem a passar mais tempo diariamente do que seus pares com desenvolvimento-padrão na frente de telas, como jogos eletrônicos e videogames; dessa maneira, a influência negativa do uso de tecnologia perto da hora de dormir é maior em crianças com distúrbios do neurodesenvolvimento do que em crianças com desenvolvimento típico.[53] Maus hábitos de sono têm sido associados a irritabilidade, automutilação, negativismo e agressividade nessa população.[54] Pelo contrário, a melhoria do dormir e da higiene do sono (especialmente o cuidado com as tecnologias) favorece a melhora no comportamento de crianças com transtornos do neurodesenvolvimento.[53,54]

Transtorno de espectro autista

Problemas com o sono afetam 50% a 80% das crianças com transtorno de espectro autista (TEA). Apesar disso, as muitas preocupações dos pais em relação às mudanças comportamentais fazem com que muitos deles não direcionem sua atenção sobre o sono dos filhos para o seus médicos.[55] Essas queixas geralmente começam na mesma idade da regressão do desenvolvimento, sugerindo mais vulnerabilidade nesse período da vida. Crianças com TEA têm diferenças mensuráveis na evolução cronológica e estrutural do sono.[53,55] Nessa população, durante os primeiros 30 meses, não há diferença no tempo total de sono. A diferença é máxima aos 6 anos (43 minutos a menos) e permanece aos 11 anos (20 minutos a menos).[55] A tendência para dormir menos está relacionada a maior dificuldade na comunicação social (de 42 a 140 meses).[55] Além disso, as principais diferenças estão na maior latência do sono e na redução do tempo total de sono por ir dormir mais tarde e acordar mais cedo Observam-se também menor eficiência do sono e maior número de despertares noturnos.[53,55] Não há diferenças no tempo de sono diurno. Entretanto, a remissão espontânea de problemas de sono em crianças com TEA é de 8,3% *versus* 52,4% em crianças com desenvolvimento-padrão.[55,56] As causas dos problemas de sono são multifatoriais, como fatores intrínsecos:[53-56] a) neurotransmissores como a serotonina, relacionada a despertares corticais e que é elevada em 25% das crianças em decorrência de um distúrbio da função metabólica primária de seu receptor ou de uma alteração em sua eliminação por alteração em seu transportador; b) baixa concentração plasmática de melatonina em razão da deficiência primária da atividade da acetilserotonina metiltransferase; c) fatores médicos (epilepsia, distúrbios gastrointestinais); d) comportamental (má higiene do sono).

A primeira abordagem terapêutica deve ser sempre uma intervenção comportamental; e, mesmo que uma abordagem farmacológica seja necessária desde o início, as intervenções comportamentais devem estar sempre associadas.[56] A higiene correta do sono deve ser a primeira, assegurada com boas práticas de sono e técnicas cognitivo-comportamentais, usando-se uma abordagem gradual, como extinção progressiva, rotinas positivas para dormir e reforço positivo, entre outras.[56,57] A escolha dos agentes farmacológicos e sua dosagem devem ser individualizadas, levando-se em consideração vários fatores, inclusive a gravidade e o tipo de problema do sono e a patologia neurológica associada. O uso de um medicamento promotor do sono pode ser considerado para crianças sem melhora significativa após intervenções comportamentais. Em crianças e adolescentes com distúrbios do neurodesenvolvimento, as técnicas comportamentais podem ser difíceis de implementar e podem demorar semanas ou meses para mostrar benefícios, se houver; portanto, agentes promotores do sono devem ser recomendados enquanto intervenção comportamental. As crianças que não respondem a intervenções comportamentais podem ser candidatas ao tratamento farmacológico da insônia, devendo ser sempre considerada combinação com tratamento comportamental.[56] A melatonina é amplamente utilizada e segura em crianças com condições mentais de neurodesenvolvimento.[56,57] Apesar do uso crescente de melatonina na população pediátrica, ainda existem poucos estudos controlados de sua eficácia, bem como da dosagem adequada. Portanto, há uma necessidade não atendida de medicamentos devidamente testados e aprovados que demonstrem eficácia e segurança para a insônia nessa população.

Transtorno de déficit de atenção/hiperatividade

Maior resistência comportamental na hora de dormir é detectada na população com transtorno de déficit de atenção/hiperatividade (TDAH), havendo aumento da dificuldade para iniciar o sono, despertares noturnos e dificuldade para acordar pela manhã, com consequente sonolência diurna.[53] Objetivamente, por meio de registros polissonográficos, observa-se: o aumento da fase N3 (sono de ondas lentas), provavelmente relacionado à deficiência de norepinefrina e/ou dopamina, importante na manutenção da vigília; e/ou atraso maturacional da privação progressiva do sono N3, que acontece espontaneamente com a idade.[53] Também foi possível encontrar mais movimentos durante o sono de maneira estatisticamente significativa;[58] estima-se que 20% das crianças com TDAH têm o diagnóstico de pernas inquietas definido e 5% apresentam diagnóstico provável.[53,58] Estudos com actigrafia e determinação do início de secreção noturna de melatonina apontam um início tardio dessa secreção junto a um atraso do início e do fim do sono. Dados sugerem a presença de um atraso de fase entre as causas da aparente insônia. Sua tendência diurna à hipoexcitação é caracterizada pelo aumento da atividade **teta** (especialmente nas áreas frontais), diminuição da atividade **alfa** e **beta** e um aumento nas razões **teta/alfa** e **teta/beta.**[53,59]

A literatura geral sobre distúrbio de atraso de fase do sono (DAFS) em adultos com TDAH é escassa e, até agora, não foi foco nas implicações clínicas da comorbidade entre as duas condições.[60] Particularmente em adultos com TDAH diagnosticados pela primeira vez após os 18 anos de idade, encontra-se uma correlação entre idade jovem, traços ciclotímicos e desregulação emocional relacionada, uso de *cannabis* e DAFS.[60] A presença de DAFS parece limitar ainda mais a capacidade funcional nessa população, destacando a importância de diagnóstico precoce e abordagem de tratamento direcionada. As estratégias terapêuticas para DAFS em pacientes adultos com TDAH consistem em psicoeducação, higiene do sono, terapia de luz brilhante e, entre as intervenções farmacológicas, o uso de melatonina.[60] O tratamento com psicoestimulantes durante o dia também mostrou benefícios nos sintomas de insônia e distúrbios do ritmo circadiano de pacientes com TDAH.[60]

Os distúrbios respiratórios do sono incluem amplo espectro de entidades, desde o ronco até a síndrome da apneia/hipopneia do sono. A incidência de crianças e adolescentes com TDAH que têm problemas respiratórios relacionados ao sono é de 25% a 57%.[61] A presença de hipercapnia, hipóxia e aumento da produção de radicais livres, citocinas inflamatórias e estresse oxidativo em pacientes com distúrbios respiratórios do sono causa disfunção neurológica, que pode provocar sintomas de desatenção, hiperatividade ou impulsividade.[61] A causa mais comum da síndrome da apneia/hipopneia do sono em crianças é a hipertrofia adenoide e tonsilar.

Transtornos alimentares

Síndrome do comer noturno

A síndrome do comer noturno (SCN) foi identificada pela primeira vez na década de 1950 como um conjunto de três comportamentos não normativos induzidos pelo estresse, incluindo anorexia matinal (ou seja, falta de fome matinal), hiperfagia noturna e insônia para início do sono.[62] Desde então, os critérios diagnósticos propostos e a conceituação do

SCN evoluíram consideravelmente. O DSM-5[8] refere-se à SCN, no capítulo de transtornos alimentares, como:

> Episódios recorrentes de ingestão noturna, manifestados pela ingestão ao despertar do sono noturno ou pelo consumo excessivo de alimentos depois de uma refeição noturna. Há consciência e recordação da ingesta. A ingestão noturna não é mais bem explicada por influências externas, como mudanças no ciclo de sono-vigília do indivíduo, ou por normas sociais locais. A ingestão noturna causa sofrimento significativo e/ou prejuízo no funcionamento. O padrão desordenado de ingestão não é mais bem explicado por transtorno de compulsão alimentar ou outro transtorno mental, incluindo uso de substâncias, e não é atribuível a outro distúrbio médico ou ao efeito de uma medicação.[8]

É importante compreender que há vigília completa durante os episódios de comer noturno e lembrança do evento na manhã seguinte.

A repercussão relacionada ao sono diz respeito a dificuldade para iniciar o sono, na tentativa de evitar os episódios de comer na ausência de fome, ou ocorrência de despertares noturnos relacionados ao comportamento de comer na maioria das noites.[62] Estudos sobre a SCN revelam sintomas depressivos associados, sugerindo uma relação entre a instabilidade do humor e os distúrbios do sono, como insônia e sono de baixa qualidade restauradora.[62] Investigação de padrão de sono entre portadores de SCN revela menor tempo de sono e pior qualidade do sono.[63] Pacientes com SCN parecem ter insônia de manutenção, em vez de parassonia.[63]

Diversas opções têm sido recomendadas na literatura para o tratamento de SCN, incluindo terapia comportamental, nutricional e medicação; contudo, essas modalidades de tratamento necessitam de maior validação e carecem de um ensaio clínico de apoio com poder de estudo e acompanhamento em longo prazo.[63] Vários estudos examinaram os benefícios do tratamento medicamentoso para SCN na base hipotética das supostas alterações neuro-hormonais em comedores noturnos. Os inibidores da recaptação de serotonina foram testados por ensaios controlados randomizados e estudos clínicos não randomizados para pacientes com SCN na esperança de restaurar o ritmo circadiano.[63,64] Isso se deve à crença de que a serotonina pós-sináptica é relativamente deficiente nas regiões de controle do sono e alimentação de núcleos mesoencefálicos. Poucos pacientes demonstraram se beneficiar de um estudo de curto prazo de agomelatina, melhorando os sintomas de SCN, perda de peso e os perfis metabólicos, contudo mais ensaios clínicos com duração adequada de acompanhamento são necessários para concluir a eficácia da substância melatoninérgica no tratamento da SCN.[65] Como agonista do ácido gama-aminobutírico, o topiramato tem sido usado no tratamento de distúrbios alimentares relacionados ao sono, não estando claro se o benefício de redução dos sintomas pelo uso de topiramato é decorrente de seu efeito colateral anorexígeno (alteração do paladar), de sua ação anticonvulsivante, ou simplesmente um efeito sedativo.[66] Sem se considerar o sucesso do tratamento de alguns comedores noturnos com topiramato, são necessárias precauções especiais para os potenciais efeitos colaterais neuropsiquiátricos desse medicamento, como na memória e na concentração.[63,66]

Transtornos relacionados a substâncias

Estudo avaliando relatos subjetivos de dificuldades de sono e pacientes atendidos em centros especializados para tratamento de dependência química revela uma prevalência de aproximadamente 65% de queixas sobre o sono, sejam dificuldades para adormecer ou despertares noturnos[67] e cerca de 37% dos pacientes relatam seis meses de duração das queixas no momento da avaliação.[67] Está ficando mais claro que os distúrbios no funcionamento do sono-vigília aumentam os riscos para o desenvolvimento, a manutenção e a recaída de transtornos por uso de substâncias (TUS). Evidências apontam que a exposição repetida a substâncias viciantes interrompe o ritmo temporal de sono-vigília e a duração e a continuidade do sono (essas substâncias normalmente alteram e interrompem a neurofisiologia responsável por regular o sistema sono-vigília), enquanto a abstinência causa distúrbios do sono e relatos de insônia e afeto negativo, que tende a conduzir o desejo e a impulsividade, resultando em recaída, o que revela uma relação bidirecional entre essas morbidades.[68]

Recentes descobertas sobre orexina revelam importantes evidências na relação sono-vigília e TUS. O aglomerado de 50 mil a 80 mil neurônios no hipotálamo lateral, que se projetam por todo o cérebro e participam da regulação do sono-vigília, alimentação, reatividade ao estresse e comportamento motivado por drogas, expressa os dois peptídeos denominados "hipocretina" ou "orexina" (OX_1 e OX_2).[68,69] Esses neurônios se projetam do hipotálamo lateral para sistemas colinérgicos e monoaminérgicos, estimulando assim a excitação e a motivação.[69] Modelos pré-clínicos sugerem que a ativação de receptores OX_2 está principalmente envolvida na manutenção da vigília e da excitação, enquanto a ativação de receptores OX_1 promove motivação e comportamentos de reforço.[68,69]

A recaída após um período de abstinência prolongada é a característica definidora do TUS e pesquisas sugerem que o distúrbio do sono/vigília é um preditor de recaída.[68] Uma publicação sobre revisão retrospectiva de prontuários foi realizada com pacientes em um programa de tratamento ambulatorial para TUS que incluiu uma avaliação pré-tratamento de insônia e sonolência diurna. Os pacientes representavam uma gama diversificada de TUS, incluindo álcool, *cannabis*, opioides, estimulantes e sedativos, hipnóticos ou ansiolíticos.[70] O estudo não analisou por subtipo de TUS, pois a hipótese do estudo testada foi a de que o distúrbio do sono é um "fato de risco universal" para a recaída. Entre os 110 pacientes, insônia clinicamente significativa foi preditiva de incapacidade de completar o tratamento de 20 dias, enquanto a sonolência excessiva não foi preditiva.[70] Estudos específicos de abstinência de longo prazo de TUS apresentam um quadro semelhante.[67,70]

Dado que o distúrbio do sono/vigília é preditivo de recaída (pelo menos para algumas substâncias), segue que o tratamento das queixas relacionadas ao sono deve melhorar os resultados de recaída do TUS.[68] Os tratamentos, segundo diretrizes específicas e focados em distúrbios do sono, geralmente melhoram o sono, mas não têm nenhum impacto direto nas taxas de abstinência de álcool. Tratamentos que se concentram no antagonismo da orexina podem ser importantes, dado o papel da orexina tanto no sono e na vigília quanto na motivação e na recompensa.[68,70]

Considerações finais

Enquanto o sono desempenha funções regulatórias importantes para a saúde mental, os distúrbios do sono, como insônia, apneia do sono, síndromes da sonolência excessiva diurna e sono não restaurador, podem favorecer um estado de sobrecarga alostática, prejudicando a neuroplasticidade cerebral e as vias imunes ao estresse, contribuindo assim para os transtornos mentais.[71] Não se questiona mais que a insônia pode desempenhar um papel importante como fator de risco, comorbidade e sintoma transdiagnóstico para muitos transtornos mentais, incluindo transtornos de humor/ansiedade e esquizofrenia.[4,5,7,71] A insônia também pode desempenhar um papel como marcador de neuroplasticidade rompida, contribuindo para a desregulação de diferentes mecanismos neurobiológicos envolvidos nessas diferentes condições mentais.[71] Considerando-se esses fatores de correlação, como comorbidades e vias bidirecionais predisponentes, precipitadores e/ou perpetuantes, que podem muitas vezes serem modificadores do prognóstico e da resposta ao tratamento de cada morbidade, garantir o adequado tratamento do distúrbio do sono pode não apenas garantir a normalização de processos reguladores do sono, mas também o ajuste de sistemas reguladores de estresse, de processos de neuroinflamação e da plasticidade cerebral. Incluem-se os tratamentos não farmacológicos e farmacológicos, com claras e importantes evidências de eficácia para os distúrbios do sono, além das morbidades mentais.

Referências bibliográficas

1. Geoffroy PA, Tebeka S, Blanco C, Dubertret C, Le Strat Y. Shorter and longer durations of sleep are associated with an increased twelve-month prevalence of psychiatric and substance use disorders: findings from a nationally representative survey of US adults (NESARC-III). J Psychiatr Res. 2020 May;124:34-41.
2. Dolsen MR, Harvey AG. Life-time history of insomnia and hypersomnia symptoms as correlates of alcohol, cocaine and heroin use and relapse among adults seeking substance use treatment in the United States from 1991 to 1994. Addiction. 2017;112:1104-11.
3. Geoffroy PA, Hoertel N, Etain B, Bellivier F, Delorme R, Limosin F et al. Insomnia and hypersomnia in major depressive episode: prevalence, sociodemographic characteristics and psychiatric comorbidity in a population-based study. J Affect Disord. 2018 Jan 15;226:132-41.
4. Chakravorty S, Grandner MA, Mavandadi S, Perlis ML, Sturgis EB, Oslin DW. Suicidal ideation in veterans misusing alcohol: relationships with insomnia symptoms and sleep duration. Addict Behav. 2014;39:399-405.
5. Park S, Cho MJ, Chang SM, Bae JN, Jeon HJ, Cho SJ et al. Relationships of sleep duration with sociodemographic and health-related factors, psychiatric disorders and sleep disturbances in a community sample of Korean adults. J Sleep Res. 2010;19:567-77.
6. Xiang YT, Ma X, Lu JY, Cai Z-J, Li SR, Xiang YQ et al. Relationships of sleep duration with sleep disturbances, basic socio-demographic factors, and BMI in Chinese people. Sleep Med. 2009;10:1085-9.
7. Hombali A, Seow E, Yuan Q, Chang SHS, Satghare P, Kumar S et al. Prevalence and correlates of sleep disorder symptoms in psychiatric disorders. Psychiatry Res. 2019 Sep;279:116-22.
8. Diagnostic and statistical manual of mental disorders, 5th ed. (DSM-V). Arlington, VA: American Psychiatric Association; 2013.
9. Monti JM, Monti D. Sleep disturbance in schizophrenia. Int Rev Psychiatry. 2005;17(4):247-53.
10. Harvey AG. Sleep and circadian rhythms in bipolar disorder: seeking synchrony, harmony, and regulation. Am J Psychiatry. 2008;165(7):820-9.
11. Sjostrom N, Waern M, Hetta J. Nightmares and sleep disturbances in relation to suicidality in suicide attempters. Sleep. 2007;30(1):91-5.
12. Chemerinski E, Ho BC, Flaum M, Arndt S, Fleming F, Andreasen NC. Insomnia as a predictor for symptom worsening following antipsychotic withdrawal in schizophrenia. Compr Psychiatry. 2002;43(5):393-6.
13. Hoque R, Chesson Jr AL. Pharmacologically induced/exacerbated restless legs syndrome, periodic limb movements of sleep, and REM behavior disorder/REM sleep without atonia: literature review, qualitative scoring, and comparative analysis. J Clin Sleep Med. 2010;6(1):79-83.
14. Winokur A, Sateia MJ, Hayes JB, Bayles-Dazet W, MacDonald MM, Gary KA. Acute effects of mirtazapine on sleep continuity and sleep architecture in depressed patients: a pilot study. Biol Psychiatry. 2000;48(1):75-8.
15. Krystal AD, Goforth HW, Roth T. Effects of antipsychotic medications on sleep in schizophrenia. Int Clin Psychopharmacol. 2008;23(3):150-60.
16. Barateau L, Lopez R, Franchi JA, Dauvilliers Y. Hypersomnolence, hypersomnia, and mood disorders. Curr Psychiatry Rep. 2017 Feb;19(2):13.
17. Staner L. Comorbidity of insomnia and depression. Sleep Med Rev. 2010;14:35-46.
18. Omichi C, Kadotani H, Sumi Y, Ubara A, Nishikawa K, Mattusa A et al.; The NinJa Sleep Study Group. Prolonged sleep latency and reduced REM latency are associated with depressive symptoms in a Japanese working population. Int J Environ Res Public Health. 2022 Feb 13;19(4):2112.
19. Pillai V, Kalmbach DA, Ciesla JA. A meta-analysis of electroencephalographic sleep in depression: evidence for genetic biomarkers. Biol Psychiatry. 2011;70:912-9.

20. Baglioni C, Nanovska S, Regen W, Spiegelhalder K, Feige B, Nissen C et al. Sleep and mental disorders: a meta-analysis of polysomnographic research. Psychol Bull. 2016;142:960-90.
21. Cho Y, Mishiro I, Akaki T et al. Diseases prevalent before major depressive disorder diagnosis: an exploratory nested case-control study using health insurance-based claims data. BMJ Open. 2022;12:e048233.
22. Bacelar A, Pinto Jr LR, coordenadores. Insônia: do diagnóstico ao tratamento. São Caetano do Sul, SP: Difusão; São Paulo, SP: Associação Brasileira do Livro; 2019.
23. National Institutes of Health. State of the Science Conference Statement on Manifestations and Management of Chronic Insomnia in Adults, June 13-15, 2005. Sleep. 2005 Sep;28(9):1049-57.
24. Wichniak A, Wierzbicka A, Walcka M, Jernajczyk W. Effects of antidepressants on Sleep. Curr Psychiatry Rep. 2017 Aug 9;19(9):63.
25. Thompson C. Onset of action of antidepressants: results of different analyses. Hum Psychopharmacol. 2002;17(Suppl 1):S27-32.
26. Sateia MJ, Buysse DJ, Krystal AD, Neubauer DN, Heald JL. Clinical practice guideline for the pharmacologic treatment of chronic insomnia in adults: an American Academy of Sleep Medicine clinical practice guideline. J Clin Sleep Med. 2017;13:307-49.
27. Kaplan KA. Sleep and sleep treatments in bipolar disorder. Curr Opin Psychol. 2020 Aug;34:117-22.
28. Gruber J, Harvey AG, Wang PW et al. Sleep functioning in relation to mood, function, and quality of life at entry to the systematic treatment enhancement program for bipolar disorder (STEPBD). J Affect Disord. 2009;114:41-9.
29. Bradley AJ, Webb-Mitchell R, Hazu A et al. Sleep and circadian rhythm disturbance in bipolar disorder. Psychol Med. 2017;47:1678-89.
30. Gershon A, Do D, Satyanarayana S et al. Abnormal sleep duration associated with hastened depressive recurrence in bipolar disorder. J Affect Disord. 2017;218:374-9.
31. Levin FR, Hennessy G. Bipolar disorder and substance abuse. Bio Psychiatry. 2004;56:738-48.
32. Zhou TH, Dang WM, Ma YT et al. Clinical efficacy, onset time and safety of bright light therapy in acute bipolar depression as an adjunctive therapy: a randomized controlled trial. J Affect Disord. 2018;227:90-6.
33. Wu JQ, Appleman ER, Salazar RD, Ong JC. Cognitive behavioral therapy for insomnia comorbid with psychiatric and medical conditions: a meta-analysis. JAMA Intern Med. 2015;175:1461-72.
34. Wu JC, Kelsoe JR, Schachat C, Bunney BG et al. Rapid and sustained antidepressant response with sleep deprivation and chronotherapy in bipolar disorder. Biol Psychiatry. 2009;66:298-301.
35. Sit DK, McGowan J, Wiltrout C et al. Adjunctive bright light therapy for bipolar depression: a randomized double-blind placebo-controlled trial. Am J Psychiatry. 2018;175:131-9.
36. Van der Zweerde T, Bisdounis L, Kyle SD et al. Cognitive behavioral therapy for insomnia: a meta-analysis of long-term effects in controlled studies. Sleep Med Rev. 2019;48:1012-8.
37. Harvey AG, Soehner AM, Kaplan KA et al. Treating insomnia improves mood state, sleep, and functioning in bipolar disorder: a pilot randomized controlled trial. J Consult Clin Psychol. 2015 Jun;83(3):564-77.
38. Park HJ, Kim MS, Park EC, Jang SY, Kim W, Han KT. Association between sleep disorder and panic disorder in South Korea: nationwide nested case-control study of data from 2004 to 2013. Psychiatry Res. 2018 Feb;260:286-91.
39. Su VYF, Chen YT, Lin WC et al. Sleep apnea and risk of panic disorder. Ann Fam Med. 2015;13:325-30.
40. Miniati M, Palagini L, Maglio A, Marazziti D, Dell'Osso L. Can sleep disturbance be a cue of mood spectrum comorbidity? A preliminary study in panic disorder. CNS Spectr. 2020 Feb;25(1):32-7.
41. Cousineau H, Marchand A, Bouchard S et al. Insomnia symptoms following treatment for comorbid panic disorder with agorafobia and generalized anxiety disorder. J Nerv Ment Dis. 2016;204(4):267-73.
42. Su VY, Chen YT, Lin WC et al. Sleep apnea and risk of panic disorder. Ann Fam Med. 2015 Jul-Aug;13(4):325-30.
43. Takaesu Y, Inoue Y, Komada Y, Kagimura T, Iimori M. Effects of nasal continuous positive airway pressure on panic disorder comorbid with obstructive sleep apnea syndrome. Sleep Med. 2012;13(2):156-60.
44. Cox RC, Olatunji BO. A systematic review of sleep disturbance in anxiety and related disorders. J Anxiety Disord. 2016 Jan;37:104-29.
45. Mellman TA. Sleep and anxiety disorders. Psychiatr Clin North Am. 2006 Dec;29(4):1047-58.
46. Tempesta D, Mazza M, Serroni N et al. Neuropsychological functioning in young subjects with generalized anxiety disorder with and without pharmacotherapy. Progress in Neuro-Psychopharmacology & Biological Psychiatry. 2013;45:236-41.
47. Belanger L, Morin CM, Langlois F et al. Insomnia and generalized anxiety disorder: effects of cognitive behavior therapy for gad on insomnia symptoms. J Anxiety Disord. 2004;18:561-71.
48. Slee A, Nazareth I, Bondaronek P, Liu Y, Cheng Z, Freemantle N. Pharmacological treatments for generalised anxiety disorder: a systematic review and network meta-analysis. Lancet. 2019 Feb 23;393(10173):768-77.
49. Miller KE, Brownlow JA, Gehrman PR. Sleep in PTSD: treatment approaches and outcomes. Curr Opin Psychol. 2020 Aug;34:12-7.

50. Gehrman P, Seelig AD, Jacobson IG et al. Predeployment sleep duration and insomnia symptoms as risk factors for new-onset mental health disorders following military deployment. Sleep. 2013;36:1009-18.
51. Mascarel P, Poirot I, Lardinois M et al. Les troubles du sommeil et leur traitement dans le trouble stress post-traumatique [Sleep disorders and their treatment in post-traumatic stress disorder]. Presse Med. 2019 Oct;48(10):1051-8.
52. Zhang Y, Weed JG, Ren R et al. Prevalence of obstructive sleep apnea in patients with posttraumatic stress disorder and its impact on adherence to continuous positive airway pressure therapy: a meta-analysis. Sleep Med. 2017;0(0).
53. Pin-Arboledas G. El sueño del niño con trastornos del neurodesarrollo [The sleep in children with neurodevelopmental disorders]. Medicina. 2019;79(Suppl 1):44-50.
54. Keshavarzi Z, Bajoghli H, Mohamadi MR et al. In a randomized case-control trial with 10-year olds suffering from attention deficit/hyperactivity disorder (ADHD) sleep and psychological functioning improved during a 12-week sleep-training program. World J Biol Psychiatry. 2014;15:609-19.
55. Malow BA, Byars K, Jhonson K et al.; Sleep Committee of The Autism Treatment Network. A practice pathway for the identification, evaluation, and management of insomnia in children and adolescents with autism spectrum disorders. Pediatrics. 2012;130(Suppl 2):S106-24.
56. Elrod MG, Hood BS. Sleep differences among children with autism spectrum disorders and typically developing peers: a meta-analysis. J Dev Behav Pediatr. 2015;36:166-77.
57. Bruni O, Angriman M, Melegari MG, Ferri R. Pharmacotherapeutic management of sleep disorders in children with neurodevelopmental disorders. Expert Opinion on Pharmacotherapy. 2019;20:18:2257-71.
58. Honaker SM, Meltzer LJ. Bedtime problems and night wakings in young children: an update of the evidence. Paediatr Respir Rev. 2014;15(4):333-9.
59. Cortesse S, Konofal E, Yateman N, Mouren M, Lecendreux M. Sleep and alertness in children with attention-deficit/hyperactivity disorder: a systematic review of the literature. Sleep. 2006;29:505-11.
60. Golan N, Sahar E, Ravid S, Pillar G. Sleep disorders and daytime sleepiness in children with attention-deficit/hyperactivity disorder. Sleep. 2004;27:261-6.
61. Spera V, Maiello M, Pallucchini A, Novi M, Elefante C, De Dominicis F et al. Adult attention-deficit hyperactivity disorder and clinical correlates of delayed sleep phase disorder. Psychiatry Res. 2020 Sep;291:113162.
62. Chamorro M, Lara JP, Insa I, Espadas M, Alda-Diez JA. Evaluation and treatment of sleep problems in children diagnosed with attention deficit hyperactivity disorder: an update of the evidence. Rev Neurol. 2017 May 1;64(9):413-21.
63. Beauchamp MT, Allison KC, Lundgren JD. The nature of night eating syndrome: using network analysis to understand unique symptomological relationships. Int J Eat Disord. 2021 May;54(5):733-44.
64. Shoar S, Naderan M, Mahmoodzadeh H, Shoar N, Lotfi D. Night eating syndrome: a psychiatric disease, a sleep disorder, a delayed circadian eating rhythm, and/or a metabolic condition? Expert Rev Endocrinol Metab. 2019 Sep;14(5):351-8.
65. O'Reardon JP, Allison KC, Martino NS et al. A randomized, placebo-controlled trial of sertraline in the treatment of night eating syndrome. Am J Psychiatry. 2006;163(5):893-8.
66. Zapp AA, Fischer EC, Deuschle M. The effect of agomelatine and melatonin on sleep-related eating: a case report. J Med Case Rep. 2017;11(1):275.
67. Cooper-Kazaz R. Treatment of night eating syndrome with topiramate: dawn of a new day. J Clin Psychopharmacol. 2012;32(1):143-5.
68. Nkire N, Ekwegbalu UO, Iro C, O'Connor J. Subjective sleep complaints in patients attending a substance use disorder clinic. Ir Med J. 2013 Jan;106(1):21-2.
69. Roehrs T, Sibai M, Roth T. Sleep and alertness disturbance and substance use disorders: a bi-directional relation. Pharmacol Biochem Behav. 2021 Apr;203:173153.
70. Tyree SM, Borniger JC, De Lecea L. Hypocretin as a hub for arousal and motivation. Front Neurology. 2018;9:1-16.
71. Wilkerson AK, Sahlem GL, Bentzley BS, Lord J, Smith JP, Simmons RO et al. Insomnia severity during early abstinence is related to substance use treatment completion in adults enrolled in an intensive outpatient program. J Sub Abuse Treat. 2019;104:97-103.

Índice Remissivo

Obs.: números em *itálico* indicam figuras; números em **negrito** indicam quadros e tabelas.

D

E

J

L

M

Este livro foi impresso nas oficinas gráficas da Editora Vozes Ltda.,
Rua Frei Luís, 100 – Petrópolis, RJ.